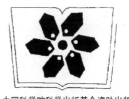

中国科学院科学出版基金资助出版

现代数学基础丛书·典藏版 82

生存数据统计分析

王启华 著

科学出版社

北 京

内 容 简 介

本书主要系统介绍生存分布函数估计、概率密度估计、失效率估计、包含平均寿命作为特例的一类均值泛函估计及其统计性质,介绍与之相关的统计方法(如鞅重抽样方法、估计方程方法、点过程鞅方法、经验似然方法等)及有关的应用成果;介绍两样本检验及处理差异统计推断方法,介绍随机删失回归分析及比例风险回归统计推断方法、理论及应用.

本书适合作高等院校数学和统计专业的高年级大学生、研究生教材,也适合大学教师、科研人员以及应用工作者阅读参考.

图书在版编目(CIP)数据

生存数据统计分析/王启华著.—北京:科学出版社,2006
(现代数学基础丛书·典藏版;82)
ISBN 978-7-03-016454-4

I. 生… II. 王… III. 生存率-统计分析(数学) IV. R195.3

中国版本图书馆 CIP 数据核字(2005) 第 131809 号

责任编辑:陈玉琢 / 责任校对:钟 洋
责任印制:吴兆东 / 封面设计:陈 敬

科 学 出 版 社 出版
北京东黄城根北街 16 号
邮政编码:100717
http://www.sciencep.com

北京凌奇印刷有限责任公司 印刷
科学出版社发行 各地新华书店经销

*

2006 年 1 月第 一 版 开本:B5(720×1000)
2022 年 2 月印 刷 印张:18
字数:336 000
定价:108.00 元
(如有印装质量问题,我社负责调换)

《现代数学基础丛书》序

对于数学研究与培养青年数学人才而言, 书籍与期刊起着特殊重要的作用. 许多成就卓越的数学家在青年时代都曾钻研或参考过一些优秀书籍, 从中汲取营养, 获得教益.

20 世纪 70 年代后期, 我国的数学研究与数学书刊的出版由于文化大革命的浩劫已经破坏与中断了十余年, 而在这期间国际上数学研究却在迅猛地发展着. 1978 年以后, 我国青年学子重新获得了学习、钻研与深造的机会. 当时他们的参考书籍大多还是 50 年代甚至更早期的著述. 据此, 科学出版社陆续推出了多套数学丛书, 其中《纯粹数学与应用数学专著》丛书与《现代数学基础丛书》更为突出, 前者出版约 40 卷, 后者则逾 80 卷. 它们质量甚高, 影响颇大, 对我国数学研究、交流与人才培养发挥了显著效用.

《现代数学基础丛书》的宗旨是面向大学数学专业的高年级学生、研究生以及青年学者, 针对一些重要的数学领域与研究方向, 作较系统的介绍. 既注意该领域的基础知识, 又反映其新发展, 力求深入浅出, 简明扼要, 注重创新.

近年来, 数学在各门科学、高新技术、经济、管理等方面取得了更加广泛与深入的应用, 还形成了一些交叉学科. 我们希望这套丛书的内容由基础数学拓展到应用数学、计算数学以及数学交叉学科的各个领域.

这套丛书得到了许多数学家长期的大力支持, 编辑人员也为其付出了艰辛的劳动. 它获得了广大读者的喜爱. 我们诚挚地希望大家更加关心与支持它的发展, 使它越办越好, 为我国数学研究与教育水平的进一步提高作出贡献.

杨 乐

2003 年 8 月

前　言

生存分析是近几十年来发展起来的、对生存数据进行统计分析的一门学科. 近二三十年来生存分析受到国内外统计学家的关注, 研究异常活跃. 统计学家们提出了很多有实用价值的方法并建立了一套系统的理论, 然而这些理论成果大多都散布在文献中, 已有的有关著作要么定位于应用, 要么定位于理论, 所介绍的大多是十年之前的成果. 为了介绍一些重要的最新成果, 同时为了将方法、理论与应用有机地结合起来, 使广大读者对这一领域有比较系统的了解, 并从中得到一些科学研究的启发, 我们决定写这本书.

作者尽管希望能在这本书中做到将方法、理论与应用有机结合, 但本书仍偏于方法与理论的介绍. 这样做的主要原因是介绍生存分析的方法与应用的书相对较多, 而系统且详细介绍方法与理论的书并不多见; 另一个原因是学习方法与理论对希望进入这一领域的读者是至关重要的. 只有首先掌握必要的理论知识, 才有可能真正理解并进一步研究生存分析的方法, 并对其理论进行进一步探索. 而对于一个应用工作者来说, 系统的理论基础知识能帮助他们更好地掌握对生存分析方法的运用, 增强他们对生存分析的方法在实际应用中的灵活性, 帮助他们理解生存分析中一些统计思想的科学性.

这本书既不同于一般的教材, 也不同于一般的专著. 作者在写这本书时, 注重系统介绍生存分析的一些基本方法与理论, 对一些基本的重要的定理给出详细的证明, 并适当介绍方法应用, 使读者在系统掌握必要的基础知识的同时, 又能掌握必要的理论研究技术和方法应用上的技巧, 从而体现了一般教材的特点. 但这本书并不局限于介绍基本方法、理论及其应用, 我们还介绍了一些最新成果, 其中包括作者本人最近的一些工作, 从而体现专著的特性. 在这本书中, 我们还注重介绍一些问题研究的发展过程及发展方向, 从而便于从事科学研究的读者了解科学研究的发展规律. 我们也注意介绍一些相关成果的来源或出处, 希望能使这本书成为广大读者的一本科研指导书.

本书主要系统介绍生存分布函数估计、概率密度估计、失效率估计、包含平均寿命作为特例的一类均值泛函估计及其统计性质, 介绍与之相关的统计方法 (如鞅重抽样方法、估计方程方法、点过程鞅方法、经验似然方法等) 及有关的应用成果; 介绍两样本检验及处理差异统计推断方法、介绍随机删失回归分析及比例风险回归统计推断方法与理论. 尽管其中有一部分内容在其他书中已有介绍, 但在本书介绍这些内容仍是必要的, 因为这保证了本书对这一领域介绍的完整性和系统性. 应该指出的是第 6 章内容主要是 20 世纪 50~60 年代的成果, 是比较经典的内容, 作者在写这一章时, 没有直接追索这些成果的原文, 而是直接参考 Miller (1981), Lee

(1992), Anderson (1993) 及 Klein 与 Moeschberger (1997) 等著作.

据作者所知, 本书中的一些内容如有关概率密度估计、失效率估计、一类均值泛函估计、两样本处理差异推断及随机删失半参数回归等内容是已有书中尚未介绍的. 此外, 本书还介绍了一些新的处理随机删失数据的方法, 如鞅重抽样方法、估计方程方法、经验似然方法及局部回归方法等. 既注意该领域的基础知识介绍, 又反映其最新的进展, 是作者在写这本书时试图体现的特色.

本书面向大学数学及统计专业的高年级学生、研究生、大学教师、科研人员以及广大的应用工作者.

本书中一些插图是我的博士生孙志华所完成的, 在此向她表示感谢! 由于作者水平有限, 书中一定还有不少的谬误, 恳请同行及广大读者批评指正.

王启华

2005 年 4 月

于中国科学院数学与系统科学研究院

目　　录

引　言

生存分析是近二三十年发展起来的数理统计新分支, 它是根据医学、生命科学、可靠性工程、保险等科学研究中的大量实际问题提出的, 它可以广义地认为是对生存时间 (非负随机变量) 的一类统计分析技术, 主要研究随机删失数据的统计分析. 随机删失是生命科学、医药追踪研究、可靠性寿命试验及其他一些实际问题中常常碰到的一种重要类型的统计数据. 其理论与方法不仅能应用于生命科学、医药卫生、可靠性工程, 而且在保险数学、犯罪学、社会学、市场学、环境科学、航空航天等高科技领域都有广泛的应用前景.

生存分析的起源可能归结于几个世纪之前对死亡表的研究及半个世纪前开始的工程研究. 二战引起了人们对武器可靠性的兴趣, 且这一兴趣一直持续到战后乃至今天的武器及商业产品上. 以前大部分关于工程应用方面的统计研究主要集中在参数模型. 而在过去的 20 年中, 医学研究中的临床试验快速发展, 使生存统计分析方法研究的重点转移到非参数. 本书将着重非参数的介绍, 特别是近一二十年来这一领域的新进展. 以下我们介绍一些有关的概念, 这可能有利于读者在阅读这本书之前对生存分析有一个大致的了解.

1. 生存时间

生存时间可以广泛地定义为一给定的事件发生的时间. 这个事件可以是疾病的发生、一种处理 (治疗) 的反应、病情复发或死亡. 因此, 生存时间可以是无肿瘤时间, 从一种治疗开始到有反应的时间, 缓解时间长度或出现死亡的时间. 生存数据可以包括生存时间、对治疗的反应以及与反应、生存及疾病发生有关的病人特征. 生存数据不仅出现在生物医学中, 而且出现在工业可靠性、社会科学和商业研究中. 在这些领域生存数据的例子是: 可靠性工程中电子设备 (元件或系统) 的寿命, 犯罪学中重罪犯人的假释时间, 社会学中首次婚姻的持续时间, 它也可以不是时间, 它可以是汽车车轮转动的圈数, 也可以是市场学中报纸或杂志的篇幅和订费, 甚至可能是保险公司在某一索赔案中所付的保险费等.

2. 随机删失数据

设 $T_1, T_2, \cdots, T_n$ 是非负独立同分布表示寿命的随机变量, 其分布函数为 F; $C_1, C_2, \cdots, C_n$ 是非负独立同分布表示删失的随机变量, 具有分布函数 G. 在随机右删失模型中, 我们不能完全观察到 T_i, 而仅能观察到

$$X_i = \min(T_i, C_i), \qquad \delta_i = I[T_i \leqslant C_i], \quad i = 1, 2, \cdots, n,$$

其中 $I[\,\cdot\,]$ 表示某事件的示性函数. 显然, δ 包含了删失信息.

下图表示随机删失数据的例子:

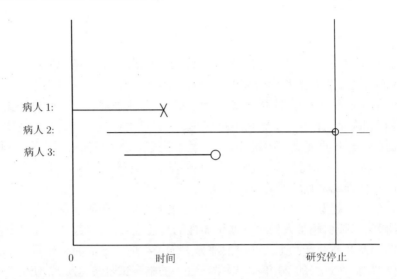

这里, 第一个病人在 $t=0$ 时刻进入研究, 但在研究停止前某时刻死亡; 第二个病人在研究开始后某时刻进入研究, 但在研究结束时, 该病人仍然活着, 因而产生一个删失观察; 第三个病人在研究开始后进入研究, 但在研究结束之前退出试验, 因而产生另一个删失观察.

这种删失通常发生在医学研究及临床试验中. 在大部分临床研究试验中, 研究时间通常是固定的, 且病人通常在这段时间内的不同时刻进入研究. 一些人在研究结束前可能死亡, 这部分人生存时间已知; 其他人可能在研究结束之前退出试验或失去跟踪, 或在研究结束时仍然活着. 对中途退出或失去跟踪的病人生存时间至少是从进入研究到失去联系这段时间; 对仍然活着的病人, 生存时间至少是从进入研究到研究结束这段时间, 这两种观察就是删失观察. 既然进入试验时间可能不同, 因而被删失的时间也可能不同. 例如, 假设 6 个有急性白血病的病人, 先后分别进入研究时间为 1 年临床试验, 假设 6 个病人获得治疗并得到缓解. 缓解时间见下图, 病人 A, C, E 获得缓解的时间分别是二月、四月和九月, 而复发时间分别是 4 和 5 及 3 个月以后. 病人 B 在第三个月的开始获得缓解, 但 4 个月以后失去跟踪, 对 B 缓解时间至少是 4 个月. 病人 D 和 F 分别在第五、第十一个月开始获得缓解, 且在研究结束时没有复发, 因此他们的缓解时间因此至少是 8 个月和 3 个月. 这 6 个病人的缓解时间分别是 4, 4+, 5, 8+, 3 及 2+ 个月, 其中带 "+" 号数据表示删失数据.

应当指出这里所介绍的随机删失只是随机右删失, 其他随机删失还有左删失、双向删失及区间删失等, 但在此不做一一介绍, 因为本书主要集中在随机右删失方面的内容.

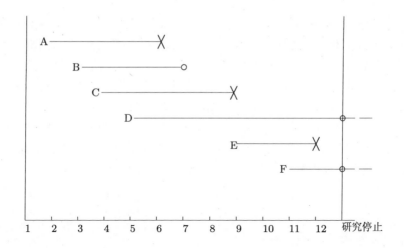

3. 生存时间的函数

生存时间的特征通常用下面 3 个函数来刻画: (1) 生存分布函数; (2) 概率密度函数; (3) 失效率函数. 应当指出: 这 3 个函数在数学上是等价的. 设非负随机变量 T 有密度 $f(t)$ 和分布函数 $F(t)$, 则生存函数 $\bar{F}(t)$ 定义为 $\bar{F}(t) = 1 - F(t)$, 失效率为 $\lambda(t) = f(t)/(1 - F(t))$. 本书将探讨这些生存时间函数的估计及其统计性质.

4. 随机删失回归

随机删失回归主要包含随机删失线性回归、非参数回归、半参数回归及 Cox 回归等. 现以线性回归为例说明. 设有线性模型 $Y_i = X_i^{\mathrm{T}}\beta + \epsilon_i (i = 1, 2, \cdots, n)$, 其中 β 是参数向量, ϵ_i 是均值为 0 且方差有限的随机误差变量, X_i 是协变量向量, Y_i 是反映变量 $(i = 1, 2, \cdots, n)$. 在完全观察下, 最小二乘法可用于估计参数 β. 然而在随机删失下, Y_i (通常是某寿命随机变量 T_i 的对数) 可能被另一随机变量 C_i 所删失, 使 Y_i 不能被完全观察, 而观察到的数据是 (Z_i, δ_i, X_i), 其中 $Z_i = \min(Y_i, C_i)$, $\delta_i = I[Y_i \leqslant C_i], i = 1, 2, \cdots, n$. 这种反映变量被随机删失的回归就称为随机删失回归. 显然, 对这种随机删失回归, 标准方法比如线性回归分析中的最小二乘法等, 就不能直接应用, 于是如何利用随机删失数据对回归模型进行统计分析, 正是随机删失回归分析所要探讨的内容.

5. 本书的范围

本书共分 8 章. 第 1 章首先介绍如何利用随机删失数据构造生存分布函数的 Kaplan-Meier 乘积限估计, 然后再介绍它的渐近性质, 包括相容性、强相合性及其收敛速度、鞅方法、鞅表示、渐近表示、弱收敛与强逼近定理, 介绍 Edgeworth 展开与 bootstrap 方法及 bootstrap 逼近方面的结果; 第 2 章介绍概率密度估计及其渐近性质, 包括概率密度估计的强相合性、渐近正态性、均方收敛速度、一些矩不等式、光滑 bootstrap 方法及窗宽选择等; 第 3 章介绍各种形式的失效率估计及其渐近性质, 包括渐近正态性, 强相合收敛速度, 一些不等式及窗宽选择等; 第 4 章介绍平均寿命、一类均值泛函估计及其统计性质, 介绍点过程鞅方法及经验似然方法; 第 5 章介绍对照差在不同模型下的估计方法及估计的渐近性质; 第 6 章从生存分布与失效率的角度介绍比较两个总体及多个总体的检验方法; 第 7 章介绍回归模型及相关的回归分析方法, 介绍线性、非线性及半参数部分线性回归的估计方法及统计推断的理论; 第 8 章介绍比例风险回归, 介绍估计方法及估计的渐近性质, 介绍模型检验及点过程鞅方法在比例风险模型研究中的应用等.

第1章 生存分布函数估计

Kaplan 与 Meier(1958) 在随机删失下提出了生存函数的一种所谓的乘积限估计, 它在生存分析中的地位相当于完全观察下的经验分布函数, 然而它的构造及其统计特性的研究要比经验分布函数复杂得多. 近二三十年来人们致力于这一估计的研究, 获得很多重要的成果. 本章只介绍其中最重要和最有代表性的内容. 下面在给出这一估计之前, 先介绍生存分布函数.

§1.1 生存分布函数

设 T 表示生存时间, $F(t) = P(T \leqslant t)$ 表示 T 的分布函数, 则 $\bar{F}(t) = 1 - F(t)$ 定义 T 的生存分布函数, 它实际上是个体生存时间长于 t 的概率. 易知, $\bar{F}(t)$ 是非增函数, 且 $\bar{F}(0) = 1, \bar{F}(+\infty) = 0$.

函数 $\bar{F}(t)$ 也叫累积生存率, 它的图形叫做生存曲线. 陡峭的生存曲线表示低的生存概率, 见图 1-1-1(a); 较平坦的曲线表示高的生存概率, 见图 1-1-1(b).

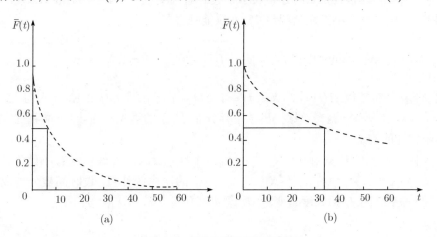

图 1-1-1 两个生存曲线的例子

在实践中, 如果数据被完全观察, 生存函数可用生存时间长于 t 者所占的比例来估计:

$$\widehat{F}(t) = \frac{\text{生存时间长于 } t \text{ 的病人数}}{\text{病人总数}}, \tag{1.1.1}$$

这里 $\widehat{\bar{F}}(t)$ 表示 $\bar{F}(t)$ 的估计. 当数据有删失时, 式 (1.1.1) 的分子一般不能确定. 例如考虑下面生存数据: 4, 6, 6+, 10+, 15, 20, 其中带 "+" 号的数据表示是删失数据. 利用式 (1.1.1) 可得 $\widehat{\bar{F}}(5) = 5/6 = 0.833$, 但不能得到 $\widehat{\bar{F}}(11)$, 因为生存时间长于 11 的病人是不知道的, 第三个病人或第四个病人的生存时间可能长于 11 也可能小于 11. 因此, 一旦有删失数据, 用式 (1.1.1) 估计 $\bar{F}(t)$ 是不合适的. 于是在随机删失下构造 $\bar{F}(t)$ 的合适估计是本章的内容.

构造 $\bar{F}(t)$ 主要有两种方法. 第一种方法是生命表分析法, 这种方法适合于样本量很大 (例如数以千计) 或数据是按区间分组等情形; 第二种方法是 Kaplan 与 Meier(1958) 所提出的估计生存函数的乘积限方法. 由于计算机使用越来越广泛, 这个方法可用于小样本、中样本及大样本等各种情形. 生命表估计与乘积限估计实质上是一样的. 很多作者也把乘积限估计称作寿命表估计, 二者的差别是: 乘积限估计是基于一个一个的数, 而寿命表估计是基于按区间的分组数据, 因而乘积限估计是寿命表估计在各个区间只含一个观察值时的一种特殊情形. 由于人们主要致力于乘积限估计的研究, 并获得一系列丰富的成果, 因而在此只介绍乘积限估计方法.

§1.2   估计的定义与计算

设 $T_1, T_2, \cdots, T_n$ 是非负独立同分布表示寿命的随机变量, 其分布函数为 F; $C_1, C_2, \cdots, C_n$ 是非负独立同分布表示删失的随机变量, 具有分布函数 G. 在随机右删失模型中, 我们不能完全观察 T_i, 而仅能观察到

$$X_i = \min(T_i, C_i), \qquad \delta_i = I[T_i \leqslant C_i], \quad i = 1, 2, \cdots, n,$$

显然 X_i 有分布函数 $H(t) = P(X \leqslant t) = 1 - (1 - F(t))(1 - G(t))$. Kaplan 与 Meier (1958) 针对这一随机删失数据提出了生存分布 $\bar{F}(t)$ 的乘积限估计. 下面我们介绍乘积限估计的构造.

我们观察到的数据对是 $(X_1, \delta_1), (X_2, \delta_2), \cdots, (X_n, \delta_n)$, 假设没有 "结", 设 $X_{(1)} < X_{(2)} < \cdots < X_{(n)}$ 是 $X_1, X_2, \cdots, X_n$ 的次序统计量, 设时间被分割成 n 个区间, 每个区间 I_i 的长度是变量, I_i 区间的右端点 $\tau_i = X_{(i)}$, 如下图:

"○" 表示删失 ,   "×" 表示非删失

设 $\delta_{(i)}$ 是对应于 $X_{(i)}$ 的 δ 值, 即当 $X_{(i)} = X_j$ 时, $\delta_{(i)} = \delta_j$. 设 $\mathcal{R}(t)$ 记在时间 t 的风险集, 即在时刻 t 仍然活着的个体数, 且设

$n_i = \mathcal{R}(X_{(i)})$ 中的个体数,

$d_i = $ 在时刻 $X_{(i)}$ 死亡数,

$p_i = P(\text{活过 } I_i | \text{ 在} I_i \text{的开始活着}) = P(T > \tau_i | T > \tau_{i-1})$,

$q_i = 1 - p_i.$

在观察没有 "结" 时, $d_i = 1$ 或 0, 由 q_i 与 p_i 的估计

$$\widehat{q_i} = \frac{d_i}{n_i}, \quad \widehat{p_i} = 1 - \widehat{q_i} = \begin{cases} 1 - \dfrac{1}{n_i}, & \text{若} \quad \delta_{(i)} = 1, \\ 1, & \text{若} \quad \delta_{(i)} = 0. \end{cases}$$

Kaplan 与 Meier (1958) 所定义的乘积限估计是

$$\widehat{\bar{F}}_n(t) \equiv 1 - \widehat{F}_n(t) = \prod_{X_{(i)} \leqslant t} \widehat{p_i} = \prod_{X_{(i)} \leqslant t} \left(1 - \frac{1}{n_i}\right)^{\delta_{(i)}} = \prod_{X_{(i)} \leqslant t} \left(1 - \frac{1}{n-i+1}\right)^{\delta_{(i)}}.$$

$$(1.2.1)$$

下面我们用一个例子来帮助理解这一估计. 为方便, 以下有时用 $\widehat{\bar{F}}$ 记 $\widehat{\bar{F}}_n$.

假设有 10 个病人在 1988 年初进入某临床研究, 在 1988 年内有 6 人死亡而 4 人活着. 在这年末又有 20 个病人进入研究. 在 1989 年, 首批进入研究的有 3 人死亡, 还有 1 人活着; 后进入研究的有 15 人死亡, 还有 5 人活着. 假设研究工作于 1989 年底结束, 要求估计生存两年以上的病人所占的比例. 此例中的第一组病人有两年观察时间, 第二组病人只有 1 年观察时间. 一种可能的估计是 $\widehat{\bar{F}}(2) = 1/10 = 0.1$. 这个估计忽略了 20 个病人只观察了 1 年的事实. Kaplan 与 Meier 认为, 第 2 个样本对于估计 $\bar{F}(2)$ 也有作用.

活了两年的病人都可以看做第 1 年活着然后又活了 1 年. 于是

$$\widehat{\bar{F}}(2) = P(\text{第 1 年活着然后再活了 1 年})$$

$$= P(\text{病人活了 1 年的条件下活了 2 年}) \times P(\text{第 1 年活着}). \quad (1.2.2)$$

基于式 (1.2.2), 按 Kaplan 与 Meier 的思想, $\bar{F}(2)$ 的估计应该定义如下:

$$\widehat{\bar{F}}(2) = \frac{\text{活了两年的病人数}}{\text{第 1 年活着的病人数}} \times \frac{\text{活过 1 年的病人数}}{\text{占总病人数}}. \quad (1.2.3)$$

对上面所给的数据, 4 个活了 1 年的病人中有 1 人活过两年, 因而式 (1.2.3) 右边第一个比例是 1/4; 10 个从 1988 年年初进入的病人中有 4 人活过了 1 年, 20 个

从 1988 年年底进入的病人中有 5 人生存时间超过 1 年, 因而式 (1.2.3) 中第 2 个
比例是 $(4+5)/(10+20)$. 从而由式 (1.2.2) 得到 $\bar{F}(2)$ 的乘积限估计如下:

$$\widehat{\bar{F}}(2) = \frac{1}{4} \times \frac{4+5}{10+20} = 0.075.$$

这一简单的规则可以推广如下: 从研究开始, 生存超过 k 年的概率是 k 个被
观察生存率的乘积, 即

$$\widehat{\bar{F}}(k) = p_1 \times p_2 \times p_3 \times \cdots \times p_k, \tag{1.2.4}$$

其中 p_1 定义至少生存 1 年病人的比例, p_2 是在已生存 1 年的病人中生存至少两年
病人的比例, p_3 是生存两年的病人中生存超过 3 年的比例, p_k 是生存 $k-1$ 年的病
人中生存超过 k 年病人的比例. 因此, 从研究开始到任何年数的乘积限估计是前一
年同样估计与这一特定年观察生存率的乘积, 即

$$\widehat{\bar{F}}(t) = \widehat{\bar{F}}(t-1)p_t.$$

实践中, 乘积限估计可以通过一个 5 列的表计算, 下面是对这一方法的陈述:
(1) 第 1 列按从小到大的顺序列出全部的生存时间, 包括删失和非删失数据.
并用 "+" 号表示删失观察, 如果删失观察与非删失观察有相同的值, 则后者应排在
前面.
(2) 第 2 列标号 r 是第一列观察所对应的秩.
(3) 第 3 列标号 i, 是非删失观察所对应的第二列 r 的值.
(4) 第 4 列对每一个非删失观察, 计算 $(n-i)/(n-i+1)$ 或 p_i, 给出超过 $X_{(i)}$
的病人所占生存到 $X_{(i)}$ 病人的比例.
(5) 第 5 列是所有达到 t 时刻并包含 t 时刻所有 $(n-i)/(n-i+1)$ 值的乘积.
如果某非删失观察有 "结", 我们应该使用最小的 $\widehat{\bar{F}}(t)$.
为概括这一方法, 设 n 是包含所有删失观察和非删失观察的总数, 将 n 个生存
观察值从小到大排序, 使得 $X_{(1)} \leqslant X_{(2)} \leqslant \cdots \leqslant X_{(n)}$, 则有

$$\widehat{\bar{F}}_n(t) = \prod_{X_{(i)} \leqslant t} \frac{n-i}{n-i+1}, \tag{1.2.5}$$

其中 i 取遍所有满足 $X_{(i)} \leqslant t$ 的正整数, 这里 $X_{(i)}$ 是非删失观察. 显然, 式 (1.2.5)
与 (1.2.1) 所定义的乘积限估计等价.
应当指出, 尽管式 (1.2.1) 中所定义的乘积限估计是在观察数据没有 "结" 的
假设下定义的, 然而对有 "结" 的情形, 乘积限估计有式 (1.2.1) 同样的形式. 另一

点需要说明的是, 若最后观察 $X_{(n)}$ 被删失, 则对式 (1.2.1) 中所定义的乘积限估计 $\widehat{F}_n(t)$ 有

$$\lim_{t \to \infty} \widehat{F}_n(t) > 0.$$

一般地, 当 $t \geqslant X_{(n)}, \delta_{(n)} = 0$ 时, 人们更倾向于重新定义 $\widehat{F}_n(t) = 0$, 或留下 $\widehat{F}_n(t)$ 不定义.

下面我们举两个例子说明乘积限估计的计算:

例 1.2.1 某试验观测 10 个癌症病人的病情缓解时间, 其中 6 人分别在 3.0, 6.5, 6.5, 10, 12, 15 个月后病情复发, 有 1 人被观测 8.4 个月后失去联系未继续观测, 还有 3 个病人在研究结束时仍处于病情缓解中, 他们的缓解时间分别持续了 4.0, 5.7, 10 个月. 表 1-2-1 给出了生存概率分布函数乘积限估计的计算.

表 1-2-1 例 1.2.1 中 KM 估计 $\widehat{F}(t)$ 的计算

缓解时间 t	名次 i	r	$\dfrac{n-r}{n-r+1}$	$\widehat{F}(t)$
3.0	1	1	9/10	9/10=0.9
4.0+	2	—	—	—
5.7+	3	—	—	—
6.5	4	4	6/7	$9/10 \times 6/7 = 0.771$
6.5	5	5	5/6	$9/10 \times 6/7 \times 5/6 = 0.643$
8.4+	6	—	—	—
10.0	7	7	3/4	$9/10 \times 6/7 \times 5/6 \times 3/4 = 0.482$
10.0+	8	—	—	—
12.0	9	9	1/2	$9/10 \times 6/7 \times 5/6 \times 3/4 \times 1/2 = 0.241$
15.0	10	10	0	0

例 1.2.2 史坦福大学做了一临床试验, 用来评估急性骨髓性白血病维护化学疗法. 在病人通过化学疗法治疗进入缓解状态后, 随机分成两组. 第一组 (治疗组) 获得维持化学疗法; 第二组 (控制组) 没有维持化学疗法. 试验的目的是看维持化学疗法是否延长缓解时间. 所获得数据如下:

治疗组：9, 13, 13+, 18, 23, 28+, 31, 34, 45+, 48, 161+

控制组：5, 5, 8, 8, 12, 16+, 23, 27, 30, 33, 43, 45

对治疗组生存分布的 Kaplan-Meier 乘积限估计可计算如下:

$\widehat{F}(0) = 1$, $\widehat{F}(9) = \widehat{F}(0) \times \dfrac{10}{11} = 0.91$, $\widehat{F}(13) = \widehat{F}(9) \times \dfrac{9}{10} = 0.82$, $\widehat{F}(18) = \widehat{F}(13) \times \dfrac{7}{8} = 0.72$; $\widehat{F}(23) = \widehat{F}(18) \times \dfrac{6}{7} = 0.61$; $\widehat{F}(31) = \widehat{F}(23) \times \dfrac{4}{5} = 0.49$; $\widehat{F}(34) = \widehat{F}(31) \times \dfrac{3}{4} = 0.37$; $\widehat{F}(48) = \widehat{F}(34) \times \dfrac{1}{2} = 0.18$; 图 1-2-1 是治疗组与对照组的乘积限估计曲线.

Efron 引进另一种计算乘积限估计的方法, 叫做右向重新分配算法. 这里仍用上面白血病的例子来说明. 在下面坐标图中画出 $(n = 11)$ 个生存时间:

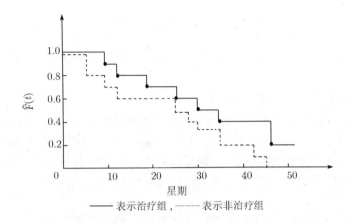

图 1-2-1　ACL 治疗研究中生存曲线估计

表 1-2-2　右向重新分配算法计算表

$X_{(i)}$	开始质量	第一次 重新分配 后的质量	第二次 重新分配 后的质量	第三次 重新分配 后的质量	$\widehat{F}_n(X_{(i)})$
9	1/11=0.09	0.09	0.09	0.09	0.91
13	0.09	0.09	0.09	0.09	0.82
13+	0.09	0	0	0	
18		0.09+(1/8)(0.09)=0.10	0.10	0.10	0.72
23	⋮	0.10	0.10	0.10	0.62
28+		0.10	0	0	
31		⋮	0.10+(1/5)(0.10)=0.12	0.12	0.50
34			0.12	0.12	0.38
45+			0.12	0	
48			⋮	0.12+(1/2)(0.12)=0.18	0.20
161+				0.18	

按无删失情形, $\bar{F}(t)$ 的经验估计是在每一个观察值点分配 1/11 的概率质量, 现考虑删失, 13+ 是第一个删失时间, 既然在 13+ 没有死亡, 因而可能在这之后某个时间死亡, 于是一个合理的方法是将分配给 13+ 的质量 1/11 重新等同地分配到 13+ 后面的观察数据, 也就是在后面的观察点 18, 23, 28+, ⋯ 等同地增加 (1/8)(1/11) 的概率质量. 再考虑第二个被删失的观察 28+, 重新将在这一点的质量 1/11 + (1/8)(1/11) 等同地分配到后面的观察. 近似地处理其他删失数据, 得到的乘积限估计的结果见表 1-2-2.

§1.3 非参数极大似然

在完全样本下, 经验分布函数是非参数极大似然估计, 在随机删失下乘积限估计是否为极大似然估计? 下面回答这一问题.

一般地, 在参数推断中我们假设观察 $\widetilde{X}$ 有概率测度 P_θ, 满足

$$dP_\theta(\widetilde{X}) = f_\theta(\widetilde{X})d\mu(\widetilde{X}),$$

其中 $\mu(\widetilde{X})$ 是测度类 P_θ 的控制测度. 定义 θ 的极大似然估计为使得 $L(\theta) = f_\theta(\widetilde{X})$ 达到极大的 θ.

在非参数情形下, 我们假设观察有概率测度 P_F, 该测度依赖未知分布 F. 而测度类 $\{P_F\}$ 没有控制测度, 于是我们需要对极大似然有更加一般的定义.

Kiefer 与 Wolfowitz 建议下面的定义: 设 $\mathcal{P} = \{P\}$ 是一类概率测度. 对 $\mathcal{P}$ 中的元素 P_1 与 P_2, 定义

$$f(\tilde{X}; P_1, P_2) = \frac{dP_1(\tilde{X})}{d(P_1 + P_2)},$$

上式的右边是 P_1 关于 $P_1 + P_2$ 的微分. 定义概率测度 $\widehat{P}$ 为广义极大似然估计, 如果对任意 $\mathcal{P}$ 中元素 P, 它满足

$$f(\widetilde{X}; \widehat{P}, P) \geqslant f(\widetilde{X}; P, \widehat{P}). \tag{1.3.1}$$

显然, 广义极大似然估计实际上包含参数极大似然估计的定义作为特例.

如果概率测度 $\widehat{P}$ 在 $\tilde{X}$ 有正概率测度, 除非 P 也有正的概率测度, 否则 $f(\widetilde{X}, P, \widehat{P})$ =0. 因此, 为了验证式 (1.3.1), 只需对 $P\{\widetilde{X}\}$ 验证, 且在这一情形下式 (1.3.1) 简化为

$$\widehat{P}\{\widetilde{X}\} \geqslant P\{\widetilde{X}\}. \tag{1.3.2}$$

既然 $\widehat{F}$ 在 $\widetilde{X} = ((X_1, \delta_1), \cdots, (X_n, \delta_n))$ 有正的概率测度, 我们仅需要考虑在这一点有正的概率测度 P, 并证明 $\widehat{F}_n$ 使 $P\{((X_1, \delta_1), \cdots, (X_n, \delta_n))\}$ 达到极大. 对任意这样的测度 P, 我们有

$$L = P\{(X_1, \delta_1), \cdots, (X_n, \delta_n)\}$$

$$= \prod_{i=1}^{n} P\{T = X_{(i)}\}^{\delta_{(i)}} P(T > X_{(i)})^{1-\delta_{(i)}}.$$

设 P 在 $[X_{(i)}, X_{(i+1)})$ 上分配概率 p_i ($i = 1, 2, \cdots, n$), 其中 $X_{(n+1)} = +\infty$. 对固定的 $p_1, \cdots, p_n$, 在 $\delta_{(i)} = 1$ 时, 若取 $P(T = X_{(i)}) = p_i$, L 达到极大. 当 $\delta_{(i)} = 0$ 时, 若取 $P(X_{(i)} < T < X_{(i+1)}) = p_i$, L 达到极大. 因此, 对固定的 $p_1, p_2, \cdots, p_n$, L 的极大值是

$$\prod_{i=1}^{n} p_i^{\delta_{(i)}} \left(\sum_{j=i}^{n} p_j \right)^{1-\delta_{(i)}}. \tag{1.3.3}$$

式 (1.3.3) 在

$$\widehat{p_i} = \prod_{j=1}^{i-1} \left(1 - \frac{\delta_{(j)}}{n-j+1} \right) \frac{\delta_{(i)}}{n-i+1}$$

达到极大, $\widehat{p_i}$ 正是 $\widehat{\bar{F}}$ 在 $[X_{(i)}, X_{(i+1)})$ 上的跳, 这证明 Kaplan-Meier 乘积限估计是生存函数 $\bar{F}$ 的广义极大似然估计, 在此称作非参数极大似然估计. 对于有 "结" 的情形可以类似证明.

§1.4 自 相 容 性

为简单计, 我们假设没有 "结". 根据 Miller (1981) 书中所述, 一个估计 $\widehat{S}(t)$ 称为自相容的, 如果它满足

$$\widehat{S}(t) = \frac{1}{n} \Big[\sum_{i=1}^{n} 1 * I[X_{(i)} > t] + \sum_{i=1}^{n} 0 * I[X_{(i)} \leqslant t, \delta_{(i)} = 1]$$

$$+ \sum_{i=1}^{n} \frac{\widehat{S}(t)}{\widehat{S}(X_{(i)})} I[X_{(i)} \leqslant t, \delta_{(i)} = 0] \Big], \tag{1.4.1}$$

其中 $\widehat{S}(t)/\widehat{S}(X_{(i)})$ 是生存在 $X_{(i)}$ 的条件下生存超过 t 的条件概率估计. 注意式 (1.4.1) 可写成

$$\widehat{S}(t) = \frac{1}{n} \Big[N(t) + \sum_{X_{(i)} \leqslant t} (1 - \delta_{(i)}) \frac{\widehat{S}(t)}{\widehat{S}(X_{(i)})} \Big], \tag{1.4.2}$$

其中

$$N(t) = \sum_{i=1}^{n} I[X_i > t].$$

定理 1.4.1 当 $t < X_{(n)}$ 时, 乘积限估计是惟一的自相容估计.

证 由式 (1.4.2), 自相容估计 $\widehat{S}(t)$ 满足

$$\widehat{S}(t) = \frac{N(t)}{n - \sum_{X_{(i)} \leqslant t} \left(\dfrac{1 - \delta_{(i)}}{\widehat{S}(X_{(i)})} \right)}$$

$$= \begin{cases} 1, & \text{若} \quad t < X_{(1)}, \\[3mm] \dfrac{N(t)}{n - \sum_{i=1}^{k} \left(\dfrac{1 - \delta_{(i)}}{\widehat{S}(X_{(i)})} \right)}, & \text{若} \quad X_{(k)} \leqslant t < X_{(k+1)}, \\[3mm] & \quad k = 1, 2, \cdots, n - 1. \end{cases} \tag{1.4.3}$$

为证定理 1.4.1, 只要证若 $\widehat{S}(t)$ 满足式 (1.4.3), 则 $\widehat{S}(t) = \widehat{\overline{F}}_n(t)$. 首先注意到

$$\widehat{\overline{F}}(t) = 1 = \widehat{S}(t), \qquad \text{当} \ t < X_{(1)}.$$

其次注意到 $\widehat{\overline{F}}_n(t)$ 与 $\widehat{S}_n(t)$ 在区间 $[X_{(k)}, X_{(k+1)})(k = 1, 2, \cdots, n)$ 都是常数. 因此, 剩下只需证明 $\widehat{S}(t)$ 在 $X_{(k)}$ 的跳与 $\widehat{\overline{F}}_n(t)$ 的跳相同, 下面分两种情形证之.

情形 1: 若 $\delta_{(k)} = 0$, 由式 (1.4.3) 可得

$$N(X_{(k)}-) - 1 = N(X_{(k)}) = \widehat{S}(X_{(k)}) \left[n - \sum_{i=1}^{k} \left(\frac{1 - \delta_{(i)}}{\widehat{S}(X_{(i)})} \right) \right]$$

$$= \widehat{S}(X_{(k)}) \left[n - \sum_{i=1}^{k-1} \left(\frac{1 - \delta_{(i)}}{\widehat{S}(X_{(i)})} \right) \right] - 1 = \widehat{S}(X_{(k)}) \left[\frac{N(X_{(k)}-)}{\widehat{S}(X_{(k)}-)} \right] - 1,$$

这证明 $\widehat{S}(X_{(k)}) = \widehat{S}(X_{(k)}-)$, 即在观察点 $X_{(k)}, k \in \{i : \delta_{(i)} = 0\}$, $\widehat{S}(t)$ 没有跳, 这与 $\widehat{\overline{F}}(t)$ 一致.

情形 2: 若 $\delta_{(k)} = 1$, 由式 (1.4.3) 可得

$$\widehat{S}(X_{(k)}) = \frac{N(X_{(k)})}{n - \sum_{i=1}^{k} \left(\dfrac{1 - \delta_{(i)}}{\widehat{S}(X_{(i)})} \right)} = \frac{N(X_{(k)})}{N(X_{(k)}-)} \frac{N(X_{(k)}-)}{n - \sum_{i=1}^{k-1} \left(\dfrac{1 - \delta_{(i)}}{\widehat{S}(X_{(i)})} \right)}$$

$$= \frac{n - k}{n - k + 1} \widehat{S}(X_{(k)}-),$$

因此 $\widehat{S}(t)$ 在 $X_{(k)}(k \in \{i : \delta_{(i)} = 1\})$ 有跳, 且 $\widehat{S}(X_{(k)}) / \widehat{S}(X_{(k)}-) = (n-k)/(n-k+1)$, 这也与 $\widehat{\overline{F}}(t)$ 一致.

定理证毕.

乘积限估计的自相容性使得它的计算能通过下面迭代方法计算:

(1) 选初始估计 $\widehat{\bar{F}}_n^0(t) = \dfrac{N(t)}{n}$.

(2) 使用迭代公式

$$\widehat{\bar{F}}^{(j+1)}(t) = \frac{1}{n}\left[N(t) + \sum_{X_{(i)} \leqslant t} (1 - \delta_{(i)}) \frac{\widehat{\bar{F}}^{(j)}(t)}{\widehat{\bar{F}}^{(j)}(X_{(i)})} \right]$$

改进估计.

无限次迭代后, $\widehat{\bar{F}}^{(j)}(t)$ 收敛到乘积限估计. 这个迭代算法可能在更加一般删失问题中有用.

§1.5　强 相 合 性

Peterson(1977) 通过给出 Kaplan-Meier 估计 Peterson 表达式, 首次证明了 Kaplan-Meier 乘积限估计的强相合性. 为记号上统一, 以后在不特别申明的情形下, 对任意分布函数 $\Xi(t)$, 定义 $\bar{\Xi}(t) = 1 - \Xi(t)$ 与 $\tau_\Xi = \inf\{t : \Xi(t) = 1\}$.

定理 1.5.1　设 $T_1, T_2, \cdots, T_n$ 是独立同分布表示寿命的随机变量, 具有分布函数 F, $C_1, C_2, \cdots, C_n$ 是独立同分布表示删失的随机变量, 具有分布函数 G. 若 $\{T_i\}$ 与 $\{C_i\}$ 独立且 F 与 G 没有共同的跳跃点, 则对任意 $t \in [0, \tau_H)$ 有

$$\widehat{\bar{F}}_n(t) \xrightarrow{\text{a.s.}} \bar{F}(t). \tag{1.5.1}$$

证　定义子生存分布函数

$$\widetilde{H}_0(t) = P(X > t, \delta = 0) = \int_t^\infty (1 - F(u))\,dG(u),$$

$$\widetilde{H}_1(t) = P(X > t, \delta = 1) = \int_t^\infty (1 - G(u))\,dF(u).$$

为了证明定理 1.5.1, 我们首先证明 $\bar{F}(t)$ 能表示成 $\widetilde{H}_0(t)$ 与 $\widetilde{H}_1(t)$ 的函数.

(i) 若 $\widetilde{H}_1(t)$ 在 (t_1, t_2) 上连续, 则

$$\int_{t_1}^{t_2} \frac{d\widetilde{H}_1(u)}{\widetilde{H}_1(u) + \widetilde{H}_0(u)} = \int_{t_1}^{t_2} \frac{-(1 - G(u))\,dF(u)}{(1 - F(u))(1 - G(u))} = \int_{t_1}^{t_2} \frac{-dF(u)}{1 - F(u)} = \log \frac{\bar{F}(t_2)}{\bar{F}(t_1)}.$$

(ii) 若 $\widetilde{H}_1(t)$ 在 t 有跳, 但 $\widetilde{H}_0(t)$ 在 t 连续, 则

$$\log \frac{\widetilde{H}_0(t+) + \widetilde{H}_1(t+)}{\widetilde{H}_0(t-) + \widetilde{H}_1(t-)} = \log \frac{(1 - F(t+))(1 - G(t+))}{(1 - F(t-))(1 - G(t-))}$$

$$= \log \frac{1 - F(t+)}{1 - F(t-)} = \log \frac{\bar{F}(t+)}{\bar{F}(t-)}.$$

若 F 与 G 没有共同的 "跳", 由 (i) 与 (ii) 得

$$\bar{F}(t) = \exp\left\{ c\int_0^t \frac{d\widetilde{H}_1(u)}{\widetilde{H}_0(u) + \widetilde{H}_1(u)} + d\sum_{u \leqslant t} \log\left[\frac{\widetilde{H}_0(u+) + \widetilde{H}_1(u+)}{\widetilde{H}_0(u-) + \widetilde{H}_1(u-)}\right] \right\}, \qquad (1.5.2)$$

其中 $c\int$ 定义 $\widetilde{H}_1(t)$ 的连续区间上的积分, $d\sum$ 表示 $\widetilde{H}_1(t)$ 的所有跳跃点上求和. 式 (1.5.2) 称为 Peterson 表达式, 它把 $\bar{F}(t)$ 写成如下形式:

$$\bar{F}(t) = \psi(\widetilde{H}_0, \widetilde{H}_1, t). \qquad (1.5.3)$$

下面, 我们定义所谓的子经验分布函数:

$$\widetilde{H}_{n0}(t) = \frac{1}{n}\sum_{i=1}^n I[Y_i > t, \delta_i = 0],$$

$$\widetilde{H}_{n1}(t) = \frac{1}{n}\sum_{i=1}^n I[Y_i > t, \delta_i = 1].$$

F 与 G 的乘积限估计 $\widehat{\bar{F}}_n(t)$ 与 $\widehat{G}_n(t)$ 没有共同的跳, 因而

$$\widehat{\bar{F}}(t) = \psi(\widetilde{H}_{n0}, \widetilde{H}_{n1}, t).$$

由 Glivenko-Cantelli 引理, 对 t 一致地有

$$\widetilde{H}_{n0}(t) \xrightarrow{\text{a.s.}} \widetilde{H}_0(t),$$

$$\widetilde{H}_{n1}(t) \xrightarrow{\text{a.s.}} \widetilde{H}_1(t).$$

另一方面, 注意到 ψ 关于上确界范数连续, 因而由上式有

$$\widehat{\bar{F}}_n(t) = \psi(\widetilde{H}_{n0}, \widetilde{H}_{n1}; t) \xrightarrow{\text{a.s.}} \psi(\widetilde{H}_0, \widetilde{H}_1; t).$$

于是定理得证.

一个自然的问题是, 定理 1.5.1 的结论能否加强为

$$\sup_{t < \tau_H} |\widehat{\bar{F}}_n(t) - \bar{F}(t)| \xrightarrow{\text{a.s.}} 0 \,?$$

Wang(1987) 指出: 对任何分布函数 F 与 G, 只要 $H(\tau_H-) < 1$ 或 $F(\tau_H-) = 1$, 就有

$$\sup_{t < \tau_H} |\widehat{\bar{F}}_n(t) - \bar{F}(t)| \xrightarrow{\text{a.s.}} 0.$$

然而下面的定理在条件上更进一步放松, 而有上面同样的结果.

定理 1.5.2　设 F 与 G 是 $[0, \infty)$ 上任意分布函数, 则

$$\sup_{t < \tau_H} |\widehat{\overline{F}}_n(t) - \bar{F}(t)| \xrightarrow{\text{a.s.}} 0. \tag{1.5.4}$$

证　设 $\Lambda(t) = -\int_{[0,t]} \dfrac{1}{1-F(s-)} \, dF(s)$ 且 $\widehat{\Lambda}_n(t) = -\int_{[0,t]} \dfrac{1}{1-\widehat{F}_n(s-)} \, d\widehat{F}_n(s)$.
由于 $\Lambda(t) = \int_{[0,t]} \dfrac{1}{1-H(s-)} \, d\widetilde{H}_1(s)$ 及 $\widehat{\Lambda}_n(t) = \int_{[0,t]} \dfrac{1}{(1-H_n(s-))} \, d\widetilde{H}_{n1}(s)$, 而由
Glivenko-Cantelli 引理有 $\sup_t |H_n(t) - H(t)| \xrightarrow{\text{a.s.}} 0$, $\sup_t |H_n(t-) - H(t-)| \xrightarrow{\text{a.s.}} 0$ 及
$\sup_t |\widetilde{H}_{n1}(t) - \widetilde{H}_1(t)| \xrightarrow{\text{a.s.}} 0$. 对任意固定的 $t \leqslant \tau < \tau_H$, 我们有

$$|\widehat{\Lambda}_n(t) - \Lambda(t)| \leqslant \int_0^t |(1-H_n(t-))^{-1} - (1-H(t-))^{-1}| \, d\widetilde{H}_{n1}(t)$$

$$+ \left| \int_0^t (1-H(t-))^{-1} \, d(\widetilde{H}_{n1}(t) - H_1(t)) \right|$$

$$= o(1) + \left| \int_0^t (1-H(u-))^{-1} \, d(\widetilde{H}_{n1}(u) - H_1(u)) \right| = o(1).$$

既然 $\widehat{\Lambda}_n(t)$ 与 $\Lambda(t)$ 单调上升, 因而上式在 $[0, X_{(n)})$ 上一致成立. 对 $0 \leqslant t < \tau_F$, 我们几乎处处有 (Shorack 与 Wellner (1986), 第七章, 第二节, 命题 1)

$$\frac{1-\widehat{F}_n(t)}{1-F(t)} = 1 - \int_0^t \frac{1-\widehat{F}_n(u-)}{1-F(u)} \, d(\widehat{\Lambda}_n(u) - \Lambda(u)).$$

由此可得, 当 $0 \leqslant t \leqslant \tau < \tau_H \leqslant \tau_F$ 时,

$$|\widehat{\overline{F}}_n(t) - F(t)| \leqslant (1-F(t)) \left| \int_0^t \frac{1-\widehat{F}_n(u-)}{1-F(u)} \, d(\widehat{\Lambda}_n(u) - \Lambda(u)) \right|$$

$$\leqslant \left| \int_0^t \frac{1-\widehat{F}_n(u-)}{1-F(u-)} \frac{1}{1-\Delta\Lambda(u)} \, d(\widehat{\Lambda}_n(u) - \Lambda(u)) \right|$$

$$= \left| \int_0^t \frac{1-\widehat{F}_n(u-)}{1-F(u-)} \, dK_n(u) \right|$$

$$= \left| \int_0^t (\text{左连续}) \, d(\text{右连续}) \right|$$

$$= \left| \left(\frac{1-\widehat{F}_n(t)}{1-F(t)} \right) K_n(t) - \int_0^t K_n(u) \, d\left(\frac{1-\widehat{F}_n(u)}{1-F(u)} \right) \right|$$

$$\leqslant \left(\frac{1}{1-F(\tau)}\right)|K_n(t)| + \sup_{0\leqslant u\leqslant t}|K_n(u)|\int_0^t d\left|\frac{1-\widehat{F}_n(u-)}{1-F(u-)}\right|$$

$$\leqslant \sup_{0\leqslant t\leqslant \tau}|K_n(t)|O(1) \quad \text{a.s.}, \tag{1.5.5}$$

其中 $K_n(t) = \int_0^t \frac{1}{1-\Delta\Lambda(u)}\, d(\widehat{\Lambda}_n(u) - \Lambda(u))$. 注意到

$$|K_n(t)| = \left|\int_0^t d(\widehat{\Lambda}_n(u) - \Lambda(u)) + \int_0^t \frac{\Delta F(u)}{1-F(u)}\, d(\widehat{\Lambda}_n(u) - \Lambda(u))\right|$$

$$\leqslant |\widehat{\Lambda}_n(t) - \Lambda(t)| + \left|\sum_{s<t, \Delta F(s)>0}\frac{\Delta F(s)}{1-F(s)}(\Delta\widehat{\Lambda}_n(s) - \Delta\Lambda(s))\right|,$$

因此有

$$\sup_{0\leqslant t\leqslant \tau}|K_n(t)| \leqslant \sup_{0\leqslant u\leqslant \tau}|\widehat{\Lambda}_n(u) - \Lambda(u)|\left(1+2\frac{F(\tau)}{1-F(\tau)}\right) \xrightarrow{\text{a.s.}} 0. \tag{1.5.6}$$

式 (1.5.5) 与式 (1.5.6) 一起证明 $\widehat{F}_n(t) \xrightarrow{\text{a.s.}} F(t)$. 由于 $\widehat{F}_n(t)$ 与 $\bar{F}(t)$ 单调, 因而对任意的 $\tau < \tau_H$, $\widehat{F}_n(t)$ 逐点收敛可改进为 $[0,\tau]$ 上的一致收敛, 又注意到 $\bar{F}(t)$ 有界, 因而 $[0,\tau]$ 上的一致收敛又可改进为 $[0,\tau_H]$ 上的一致收敛. 定理证毕.

$\widehat{F}_n(t)$ 在 $t = \tau_H$ 的收敛情形是非常复杂的. 我们对 $t = \tau_H$ 的收敛做如下讨论:

(i) 假设 $\tau_H = \infty$, 式 (1.5.4) 的收敛包含所有 t.

(ii) 假设 $\tau_H < \infty$ 且 $G(\tau_H-) = 1$, 由式 (1.5.4), $\widehat{F}_n(\tau_H-) \xrightarrow{\text{a.s.}} \bar{F}(\tau_H-)$. 又既然所有 X_i 几乎处处小于 τ_H, 根据乘积估计的定义有 $\widehat{F}_n(\tau_H) \overset{\text{a.s.}}{=} \widehat{F}_n(\tau_H-) \xrightarrow{\text{a.s.}} \bar{F}(\tau_H-)$, 因而当 $\Delta F(\tau) = 0$ 时, $\widehat{F}_n(\tau_H) \xrightarrow{\text{a.s.}} \bar{F}(\tau_H)$; 而当 $\Delta F(\tau_H) > 0$ 时, 该极限不成立. 下面就是这样一个例子: 设

$$F(t) = \begin{cases} t, & 0\leqslant t\leqslant \frac{1}{2}, \\ \frac{1}{2}, & \frac{1}{2}\leqslant t<1, \\ 1, & t\geqslant 1; \end{cases} \qquad G(t) = \begin{cases} t, & 0\leqslant t<1, \\ 1, & t\geqslant 1. \end{cases}$$

显然 $\tau_H = 1$, $\widehat{F}_n(1) = \widehat{F}_n\left(\frac{1}{2}\right) \longrightarrow \bar{F}\left(\frac{1}{2}\right) = \frac{1}{2} \neq 0 = \bar{F}(1)$.

(iii) 假设 $\tau_H < \infty$, $G(\tau_H-) < 1$, $\Delta F(\tau_H) > 0$ 且 $F(\tau_H) = 1$, 所有在 $[\tau_H,\infty)$ 上的观察都是在 τ_H 点的非删失观察, 因此 $\widehat{F}_n(\tau_H) \overset{\text{a.s.}}{=} 0 = \bar{F}(\tau_H)$.

(iv) 假设 $\tau_H < \infty$, $G(\tau_H-) < 1$, $\Delta F(\tau_H) > 0$, 且 $F(\tau_H) < 1$, 在 τ_H 点的观察近似数为 $n(1-H(\tau_H-))$, 这其中有 $\Delta F(\tau_H)/(1-F(\tau_H-))$ 比例观察是非删失观

察, 因此 $\widehat{\bar{F}}_n(\tau_H) \overset{\text{a.s.}}{\to} \bar{F}(\tau_H-) + (1 - H(\tau_H-))\Delta F(\tau_H)/(\bar{F}(\tau_H-)) = \bar{F}(\tau_H-) + (1 - G(\tau_H-))\Delta F(\tau_H) \neq \bar{F}(\tau_H)$.

上面 4 种情形包含所有的可能性, 我们可以概括如下:

$$
\widehat{\bar{F}}_n(\tau_H) \overset{\text{a.s.}}{\longrightarrow}
\begin{cases}
\bar{F}(\tau_H-), & \text{若 } \tau_H < \infty, G(\tau_H-) = 1, \\
& \Delta F(\tau_H) > 0, \\
\bar{F}(\tau_H-) + (1 - G(\tau_H-))\Delta F(\tau_H), & \text{若 } \tau_H < \infty, G(\tau_H-) < 1, \\
& \Delta F(\tau_H) > 0, \text{且 } F(\tau_H) < 1, \\
\bar{F}(\tau_H), & \text{其他.}
\end{cases}
$$

这回答了 Gill(1983) 的一个公开问题: $\sup_{0 \leqslant t \leqslant \tau_H} |\widehat{\bar{F}}_n(t) - F(t)| \overset{\text{a.s.}}{\to} 0$ 可能不成立. 但它仅在 $\tau_H < \infty, G(\tau_H-) < 1$ 且 $\Delta F(\tau_H) > 0$ 时不成立.

§1.6   一致强相合性收敛速度

关于乘积限估计的强相合性收敛速度, 文献中已有很多研究, 概括地讲这些研究分为两种情形: (1) 限制在区间 $[0, \tau], \tau < \tau_H$; (2) 扩张到区间 $[0, \tau_H]$. 对于第一种情形的收敛速度, Földes 和 Rejtö(1981a, 1981b) 等人证明了

$$\limsup_n n^{1/2}(\log\log n)^{-1/2} \sup_{0 \leqslant t \leqslant \tau} |\widehat{\bar{F}}_n(t) - \bar{F}(t)| = C, \tag{1.6.1}$$

其中 C 是依赖于 τ 的常数. 然而关于第二种情形收敛结果远未完全解决. 在较强的条件 $G(\tau_H) < 1 = F(\tau_H)$ 下, Csörgö 和 Horváth (1983) 证明了

$$\varlimsup_{n \to \infty} (2n)^{\frac{1}{2}}(\log\log n)^{-\frac{1}{2}} \sup_{t \leqslant \tau_H} |\widehat{\bar{F}}_n(t) - \bar{F}(t)| \leqslant \frac{11.536478}{1 - G(\tau_F)}.$$

后来, Zheng (1986) 又改进了上式中的常数, 且 Földes 与 Rejtö (1981b) 及 Gu 和 Lai(1990) 证明了式 (1.6.1) 在 $[0, \tau_H]$ 上成立. 然而这个问题的更重要且更有挑战的部分是考虑

$$F(\tau_H) < 1 \tag{1.6.2}$$

的情形. 在式 (1.6.2) 及条件

$$\int_0^{\tau_H} \frac{1}{1 - G} dF < \infty \tag{1.6.3}$$

下, Gu 与 Lai(1990) 证明式 (1.6.1) 的收敛能改进到区间 $[0, \tau_H]$. 不假设式 (1.6.3), Stute 与 Wang(1993) 也证明了 $\widehat{\bar{F}}_n(t)$ 在 $[0, \tau_H]$ 上的一致收敛性. 仅在式 (1.6.2) 的

假设下, Chen 与 Lo(1997) 探讨了乘积限估计可获得收敛速度为 n^{-p} 的充分必要条件. 然而到今天, 在 $[0, \tau_H]$ 上的收敛速度问题仍然没有完全的答案. 下面仅介绍一些已获得的具有代表性的结果.

设 τ_n 为一列常数, 满足 $1 - F(\tau_n) = \dfrac{2A}{1 - G(\tau_F)} \sqrt{\dfrac{\log\log n}{2n}}$, 其中 $A \geqslant 7$ 为一常数.

定理 1.6.1　若 F 和 G 连续, 且 $\tau_F < \tau_G \leqslant \infty$, 则依概率 1 有

$$\sup_{t < \tau_F} |\widehat{\bar{F}}_n(t) - \bar{F}(t)| = O\left(\sqrt{\frac{\log\log n}{n}}\right). \tag{1.6.4}$$

该定理来自 Földes 与 Rejtö(1981b) 的论文, 但我们直接引自黎子良与郑祖康 (1993) 的书. 为了证明这一定理, 我们需证明下面 4 个引理:

假设 $H_0(t) = P(X \leqslant t, \delta = 0)$, $H_1(t) = P(X \leqslant t, \delta = 1)$, $H_{n0}(t) = \frac{1}{n} \sum_{i=1}^{n} I[X_i \leqslant t, \delta_i = 0]$ 及 $H_{n1}(t) = \frac{1}{n} \sum_{i=1}^{n} I[X_i \leqslant t, \delta_i = 1]$.

引理 1.6.1　在定理 1.6.1 的条件下, 对几乎所有的 ω, 存在 $N(\omega)$, 当 $n > N$ 时, 对一切 $t \leqslant \tau_n$ 及 $k_1 > 0$, $k_2 > 0$, $k_1 + k_2 = k > 1$, 有

(i)

$$\int_0^t \frac{dH_{n1}(u)}{(1 - H_n(u))^{k_1}(1 - H(u))^{k_2}} \leqslant \frac{2^{k_1}}{(1 - G(\tau_F))^{k-1}(1 - F(t))^{k-1}} \left(\frac{2}{A} + \frac{1}{k-1}\right), \tag{1.6.5}$$

(ii)　$\displaystyle\int_0^t \frac{dH_{n1}(u)}{(1 - H_n(u))^{k_1}(1 - H(u))^{k_2}} = O\left(\left(\frac{n}{\log\log n}\right)^{\frac{k-1}{2}}\right).$ $\tag{1.6.6}$

证　注意到当 n 充分大时, 对 $0 \leqslant t \leqslant \tau_n$, 以概率 1 有 $1 - H_n(t) \geqslant \frac{1}{2}(1 - H(t))$, 由此知式 (1.6.5) 的左边不大于

$$\left| \int_0^t \frac{2^{k_1}}{(1 - H(u))^k} d(H_{n1}(u) - H_1(u)) \right| + \left| \int_0^t \frac{2^{k_1}}{(1 - H(u))^k} dH_1(u) \right|$$

$$\leqslant \frac{2^{k_1}}{(1 - G(\tau_F))^k} \frac{2 \sup_{t \leqslant \tau_n} |H_{n1}(t) - H_1(t)|}{(1 - F(t))^k} + \frac{2^{k_1}}{(1 - G(\tau_F))^{k-1}} \int_0^t \frac{dF(u)}{(1 - F(u))^k}$$

$$\leqslant \frac{2^{k_1}}{(1 - G(\tau_F))^{k-1}} \left\{ \frac{2 \sup_{t \leqslant \tau_n} |H_{n1}(t) - H_1(t)|}{(1 - F(t))^{k-1}(1 - F(\tau_n))(1 - G(\tau_F))} + \frac{1}{(1 - F(t))^{k-1}} \frac{1}{k-1} \right\}$$

$$= \frac{2^{k_1}}{(1 - G(\tau_F))^{k-1}(1 - F(t))^{k-1}} \left\{ \frac{2 \sup_{t \leqslant \tau_n} |H_{n1}(t) - H_1(t)|}{2A} \sqrt{\frac{2n}{\log\log n}} + \frac{1}{k-1} \right\},$$

这与下式

$$\limsup_{n\to\infty} \frac{\sqrt{n}\sup|H_{n1}(t) - H_1(t)|}{\sqrt{(1/2)\log\log n}} \leqslant 1, \quad \text{a.s.} \tag{1.6.7}$$

一起证明式 (1.6.5). 用 τ_n 替代式 (1.6.5) 右端的 t, 由 τ_n 的定义可证式 (1.6.6). 于是引理得证.

设

$$\bar{F}_n(t) = \begin{cases} \displaystyle\prod_{j=1}^n \left(\frac{N(X_j)+1}{N(X_j)+2}\right)^{I[X_j\leqslant t, \delta_j=1]}, & \text{当 } t \leqslant X_{(n)}, \\ 0, & \text{当 } t > X_{(n)}, \end{cases}$$

其中 $N(\cdot) = \sum_{i=1}^n I[X_i > \cdot]$.

引理 1.6.2　在定理 1.6.1 的条件下, 我们有

$$\sup_{t\leqslant\tau_n} |\widehat{\bar{F}}_n(t) - \bar{F}_n(t)| = O\left(\sqrt{\frac{1}{n\log\log n}}\right), \quad \text{a.s..}$$

证　注意到式 (1.2.1) 中所定义的 Kaplan-Meier 估计可等价地表示为

$$\widehat{\bar{F}}_n(t) \equiv 1 - \widehat{F}_n(t) = \begin{cases} \displaystyle\prod_{j=1}^n \left(\frac{N(X_j)}{N(X_j)+1}\right)^{I[X_j\leqslant t, \delta_j=1]}, & \text{当 } t \leqslant X_{(n)}, \\ 0, & \text{当 } t > X_{(n)}, \end{cases} \tag{1.6.8}$$

于是利用不等式 $|\prod_{i=1}^n a_i - \prod_{i=1}^n b_i| \leqslant \sum_{i=1}^n |a_i - b_i|$, 其中 $0 \leqslant a_i \leqslant 1, 0 \leqslant b_i \leqslant 1$, $i = 1, 2, \cdots, n$, 我们有

$$|\widehat{\bar{F}}_n(t) - \bar{F}_n(t)| \leqslant \sum_{j=1}^n \left| \left(\frac{N(X_j)}{N(X_j)+1}\right)^{I[X_j\leqslant t, \delta_j=1]} - \left(\frac{N(X_j)+1}{N(X_j)+2}\right)^{I[X_j\leqslant t, \delta_j=1]} \right|$$

$$\leqslant \sum_{j=1}^n \frac{I[X_j \leqslant t, \delta_j=1]}{(N(X_j)+1)^2} \leqslant \frac{1}{n}\int_0^t \frac{1}{(1-H_n(u))^2}\, dH_{n1}(t)$$

$$= O\left(\sqrt{\frac{1}{n\log\log n}}\right).$$

引理证毕.

设 $D_n(t) = \displaystyle\int_0^t \frac{1}{1-H_n(u)}\, dH_{n1}(u)$, 则有

引理 1.6.3　$\sup_{t\leqslant\tau_n} |\log \bar{F}_n(t) + D_n(t)| = O\left(\sqrt{\frac{1}{n\log\log n}}\right)$, a.s..

证 由 $\bar{F}_n(t)$ 和 $D_n(t)$ 的定义及对数函数的展开式,

$$|\log \bar{F}_n(t) + D_n(t)|$$

$$= \left| \int_0^t \left\{ n \left[-\sum_{l=1}^{\infty} \frac{1}{l} (2 + n(1 - H_n(u)))^{-l} \right] + \frac{1}{1 - H_n(u)} \right\} dH_{n1}(u) \right|$$

$$\leqslant \int_0^t \left| \frac{1}{1 - H_n(u)} - \frac{1}{\dfrac{2}{n} + (1 - H_n(u))} \right| dH_{n1}(u)$$

$$+ \int_0^t n \sum_{l=2}^{\infty} \frac{1}{l} \frac{dH_{n1}(u)}{[2 + n(1 - H(u))]^l}$$

$$\leqslant \frac{2}{n} \int_0^t \frac{1}{(1 - H_n(u))^2} dH_{n1}(u) + \int_0^t \frac{n}{[2 + n(1 - H_n(u))]^2} dH_{n1}(u)$$

$$\leqslant 3 \int_0^t \frac{1}{n(1 - H_n(u))^2} dH_{n1}(u) = O\left(\sqrt{\frac{1}{n \log \log n}} \right), \quad \text{a.s.}.$$

设 $D(t) = \displaystyle\int_0^t \frac{1}{1 - H(u)} dH_1(u) = -\log(1 - F(t))$.

引理 1.6.4 在定理 1.6.1 条件下, 有

(i) $\sup_{t \leqslant \tau_n} |D_n(t) - D(t)| \leqslant \frac{2}{3}$, a.s.;

(ii) $\sup_{t \leqslant \tau_n} |D_n(t) - D(t)|(1 - F(t)) = O\left(\sqrt{\frac{\log \log n}{n}} \right)$, a.s..

证 观察到

$$|D_n(t) - D(t)| \leqslant \left| \int_0^t \frac{dH_{n1}(u)}{1 - H_n(u)} - \int_0^t \frac{dH_{n1}(u)}{1 - H(u)} \right| + \left| \int_0^t \frac{dH_{n1}(u)}{1 - H(u)} - \int_0^t \frac{dH_1(u)}{1 - H(u)} \right|$$

$$\leqslant \int_0^t \frac{|H_n(u) - H(u)|}{(1 - H_n(u))(1 - H(u))} dH_{n1}(u) + \left| \int_0^t \frac{1}{1 - H(u)} d(H_{n1}(u) - H_1(u)) \right|$$

$$\leqslant (\sup_{t \leqslant \tau_n} |H_n(t) - H(t)|) \frac{2(1 + 2/A)}{(1 - F(\tau_n))(1 - G(\tau_F))} + \frac{2 \sup_{t \leqslant \tau_n} |H_{n1}(t) - H_1(t)|}{(1 - F(\tau_n))(1 - G(\tau_F))}.$$
$$\tag{1.6.9}$$

由式 (1.6.7) 及 τ_n 的定义, 当 n 充分大时即得引理 1.6.4(i) 的证明.

类似地,

$$(1 - F(t))|D_n(t) - D(t)|$$

$$\leqslant (1 - F(t)) \left\{ \left[\sup_{t \leqslant \tau_n} |H_n(t) - H(t)| \right] \frac{2(1 + 2/A)}{(1 - F(t))(1 - G(\tau_F))} + \frac{2 \sup_{t \leqslant \tau_n} |H_{n1}(t) - H_1(t)|}{(1 - F(t))(1 - G(\tau_F))} \right\}$$

$$\leqslant \sqrt{\frac{\log\log n}{2n}} \frac{1}{1 - G(\tau_F)} 4 \left(2 + \frac{2}{A} \right) \leqslant \frac{64}{7} \frac{1}{1 - G(\tau_F)} \sqrt{\frac{\log\log n}{2n}}.$$

定理 1.6.1 的证　注意到

$$\sup_{t \leqslant \tau_F} |\widehat{\bar{F}}_n(t) - \bar{F}(t)| \leqslant \sup_{\tau_n < t \leqslant \tau_F} |\widehat{\bar{F}}_n(t) - \bar{F}(t)| + \sup_{t \leqslant \tau_n} |\widehat{\bar{F}}_n(t) - \bar{F}_n(t)|$$

$$+ \sup_{t \leqslant \tau_n} |\bar{F}_n(t) - \bar{F}(t)| \tag{1.6.10}$$

$$= I_{1n} + I_{2n} + I_{3n}.$$

容易看到

$$I_{1n} \leqslant 2(\bar{F}(\tau_n) + |\widehat{\bar{F}}_n(\tau_n) - \bar{F}(\tau_n)|) \leqslant 2 \sup_{t \leqslant \tau_n} |\widehat{\bar{F}}_n(t) - \bar{F}(t)| + O\left(\sqrt{\frac{\log\log n}{n}} \right)$$

$$\leqslant 2(I_{2n} + I_{3n}) + O\left(\sqrt{\frac{\log\log n}{n}} \right).$$

由引理 1.6.2 知

$$I_{2n} = O\left(\sqrt{\frac{\log\log n}{n}} \right).$$

从而只需证明

$$I_{3n} = O\left(\sqrt{\frac{\log\log n}{n}} \right). \tag{1.6.11}$$

为此, 考虑分解式

$$\bar{F}_n(t) - \bar{F}(t) = (\exp\{\log \bar{F}_n(t)\} - \exp\{-D_n(t)\}) + (\exp\{-D_n(t)\} - \exp\{-D(t)\})$$

$$= \exp\{-D_n^*(t)\}(\log \bar{F}_n(t) + D_n(t)) + (1 - F(t))(D(t) - D_n(t))$$

$$+ \frac{1}{2} \exp\{-D_n^*(t)\}(D(t) - D_n(t))^2, \tag{1.6.12}$$

这里

$$\min\{-\log \bar{F}_n(t), D_n(t)\} \leqslant D_n^*(t) \leqslant \max\{-\log \bar{F}_n(t), D_n(t)\},$$

$$\min\{D(t), D_n(t)\} \leqslant D_n^{**}(t) \leqslant \max\{D(t), D_n(t)\}. \tag{1.6.13}$$

由式 (1.6.13) 中第二式可推出

$$\exp\{-D_n^{**}(t)\} \leqslant \exp\{-D(t) + |D_n(t) - D(t)|\} = (1 - F(t)) \exp\{|D_n(t) - D(t)|\}.$$

或

$$\frac{1}{2}\exp\{-D_n^{**}(t)\}|D_n(t) - D(t)|^2 \leqslant \frac{1}{2}(1 - F(t))\exp\{|D_n(t) - D(t)|\}|D_n(t) - D(t)|^2$$

$$\leqslant (1 - F(t))|D_n(t) - D(t)|.$$

最后一个不等式用到了 $\frac{1}{2}e^x x^2 < x$(当 $0 < x \leqslant \frac{2}{3}$), 因此, 由式 (1.6.12) 得

$$|\bar{F}_n(t) - \bar{F}(t)| \leqslant |\log \bar{F}_n(t) + D_n(t)| + 2(1 - F(t))|D_n(t) - D(t)|.$$

再由引理 1.6.3 和 1.6.4 即得式 (1.6.11), 从而得到定理 1.6.1 的证明.

Stute 与 Wang(1993) 获得下面结果:

定理 1.6.2 若 $F(t)$ 与 $G(t)$ 没有共同的跳, 则 $\widehat{\bar{F}}_n(t)$ 在 $(-\infty, \tau_H]$ 一致收敛到 $\bar{F}(t)$ 的充分必要条件为 $F\{\tau_H\} = 0$, 或 $F\{\tau_H\} > 0$ 但 $G(\tau_H-) < 1$.

Chen 与 Lo(1997) 在下面定理中, 给出了 $\widehat{\bar{F}}_n(t)$ 获得强一致收敛速度 $o(n^{-p})(0 < p < \frac{1}{2})$ 的充分必要条件

定理 1.6.3 假设 $F(\tau_H) < 1$, 则对 $0 < p < \frac{1}{2}$, 以概率 1 有

$$\sup_{t \leqslant \tau_H} |\widehat{\bar{F}}_n(t) - \bar{F}(t)| = o(n^{-p}) \tag{1.6.14}$$

的充分必要条件为

$$\int_0^{\tau_H} (1 - G)^{-\frac{p}{1-p}} \, dF < \infty. \tag{1.6.15}$$

而且, 如果条件 (1.6.15) 不成立, 则

$$n^p \overline{\lim}_n \sup_{t \leqslant X_n^*} |\widehat{\bar{F}}_n(t) - \bar{F}(t)| = n^p \overline{\lim}_n |\widehat{\bar{F}}_n(\tau_H) - \bar{F}(\tau_H)| = \infty \quad \text{a.s.}, \tag{1.6.16}$$

其中 $X_n^* = \max\{\delta_i X_i : 1 \leqslant i \leqslant n\}$ 是最大的非删失观察.

邻近端点删失的轻重程度由条件 (1.6.15) 中 p 的大小反映. p 越小, 接近端点的非删失观察越少. 这反映在收敛速度是: p 越小, 收敛速度越慢.

定理 1.6.1 与 1.6.3 的条件均蕴涵 $\tau_H < \infty$, 而 $\tau_H = \infty$ 的情形也是值得研究的. 这里我们把所有的情形分为 3 类: (1) $F(\tau_H) = 1$ 且 $G(\tau_H) < 1$; (2) $F(\tau_H) = G(\tau_H) = 1$; (3) $F(\tau_H) < 1$ 且 $G(\tau_H) = 1$. 定理 1.6.1 考虑的是 (1) 的情形, 而定理 1.6.3 考虑的是 (3) 的情形, 第二种情形包含 $\tau_H = \infty$, 是比较困难的研究的情形, Lai 与 Gu(1990) 使用

$$\int_0^{\tau_H} (1-G)^{-1} \, dF < \infty$$

和一些其他假设及条件证明了重对数律.

§1.7   鞅方法与鞅表示

如前所述, (X_i, δ_i) $(i = 1, 2, \cdots, n)$ 是独立同分布对, 且对 $0 \leqslant t < \infty$ 有

$$1 - H(t) = P(X > t) = (1 - F(t))(1 - G(t)),$$

$$H_1(t) = P(X \leqslant t, \delta = 1) = \int_{[0,t]} (1 - G(s-)) \, dF(s),$$

$$H_0(t) = P(X \leqslant t, \delta = 0) = \int_{[0,t]} (1 - F(s)) \, dG(s).$$

它们的经验子分布函数如前所定义分别为

$$H_n(t) = \frac{1}{n} \sum_{i=1}^n I[X_i \leqslant t], \quad H_{n1}(t) = \frac{1}{n} \sum_{i=1}^n I[X_i \leqslant t, \delta_i = 1],$$

$$H_{n0}(t) = \frac{1}{n} \sum_{i=1}^n I[X_i \leqslant t, \delta_i = 0].$$

我们约定: 若 A 是右连左极函数, 我们写 A_- 为 A 的左连续版本: $A_-(t) \equiv A(t-) \equiv \lim_{s \uparrow t} A(s)$. 我们也记

$$\Delta A = A - A_-, \quad A^c(t) = A(t) - \sum_{s \leqslant t} \Delta A(s),$$

且约定 $0/0 = 0$.

考虑基本鞅

$$\mathbf{M}_n(t) = \sqrt{n} \left[H_{n1}(t) - \int_0^t (1 - H_{n-}(s)) \, d\Lambda(s) \right], \quad 0 \leqslant t < \infty, \tag{1.7.1}$$

其中

$$\Lambda(t) = \int_{[0,t]} \frac{dF(s)}{1 - F(s-)}.$$

设

$$\mathbf{X}_n(t) = \widehat{F}_n(t) - F(t).$$

我们将建立 $\mathbf{X}_n(t)/(1 - F(t))$ 关于鞅 $\mathbf{M}_n(t)$ 的随机积分, 这使得 Rebolledo 的鞅中心极限定理可用于建立过程 $\mathbf{X}_n(t)/(1 - F)$ 的收敛理论. 鞅表示不仅可用于建立估计的中心极限定理, 还可用于证明估计的相合性及建立估计的一些不等式.

为简单, 本节使用下面约定: 对 $s > 0$, $\int_s^t \equiv \int_{(s,t]}$, 而 $\int_0^t = \int_{[0,t]}$. 由 Shorack 与 Wellner (1986), 鞅 $\mathbf{M}_n$ 可表示为

$$\mathbf{M}_n(t) = \sqrt{n} \left[H_{n1}(t) - \int_0^t (1 - H_n(s-))\, d\Lambda(s) \right]$$

$$= \sqrt{n}(H_{n1}(t) - H_1(t)) + \sqrt{n} \left[\int_0^t (1 - G(s-))\, dF(s) - \int_0^t (1 - H_n(s-))\, d\Lambda(s) \right]$$

$$= \sqrt{n}(H_{n1}(t) - H_1(t)) + \sqrt{n} \left[\int_0^t (1 - H(s-))\, d\Lambda(s) - \int_0^t (1 - H_n(s-))\, d\Lambda(s) \right]$$

$$= \sqrt{n}(H_{n1}(t) - H_1(t)) + \int_0^t \sqrt{n}(H_n(s-) - H(s-))\, d\Lambda(s)$$

$$= \sqrt{n}(H_{n1}(t) - H_1(t)) + \int_0^t \sqrt{n}(H_n(s-) - H(s-)) \frac{1 - G(s-)}{1 - H(s-)}\, dF(s)$$

$$= \sqrt{n}(H_{n1}(t) - H_1(t)) + \int_0^t \sqrt{n} \frac{(H_n(s-) - H(s-))}{1 - H(s-)}\, dH_1(s). \tag{1.7.2}$$

上面一系列关于鞅 $\mathbf{M}_n$ 的表示, 对建立乘积限估计的理论是有用的. 由式 (1.7.1) 中 $\mathbf{M}_n$ 的定义, $\mathbf{M}_n$ 还可写成

$$\mathbf{M}_n(t) = \frac{1}{\sqrt{n}} \sum_{i=1}^n \left[I[X_i \leqslant t, \delta_i = 1] - \int_0^t I[X_i \geqslant s]\, d\Lambda(s) \right] := \frac{1}{\sqrt{n}} \sum_{i=1}^n \mathbf{M}_{1i}(t), \tag{1.7.3}$$

其中 $\mathbf{M}_{11}, \cdots, \mathbf{M}_{1n}$ 是独立同分布过程. 容易计算对 $0 \leqslant s \leqslant t$, 有

$$\mathrm{Cov}(\mathbf{M}_n(s), \mathbf{M}_n(t))$$

$$= \mathrm{Cov}(\mathbf{M}_{1i}(s), M_{1i}(t))$$

$$= \mathrm{Cov}\left(I[X \leqslant s, \delta = 1] - \int_0^s I[X \geqslant u]\, d\Lambda(u), I[X \leqslant t, \delta = 1] - \int_0^t I[X \geqslant v]\, d\Lambda(v) \right)$$

$$= E(I[X \leqslant s, \delta = 1] I[X \leqslant t, \delta = 1]) + \int_0^s \int_0^t E\left(I[X \geqslant u] I[X \geqslant v] \right)\, d\Lambda(u)\, d\Lambda(v)$$

$$-\int_0^t E(I[X \leqslant s, \delta = 1]I[X \geqslant v])\, d\Lambda(v) - \int_0^s E(I[X \leqslant t, \delta = 1]I[X \geqslant u])\, d\Lambda(u)$$

$$= \int_0^s (1 - G(s-))\, dF(s) - \sum_{u \leqslant s} (1 - H(u-))(\Delta\Lambda(u))^2$$

$$= \int_0^s (1 - G(v-))(1 - \Delta\Lambda(v))\, dF(v). \tag{1.7.4}$$

由式 (1.7.3) 与 (1.7.4), 建立 $\mathbf{M}_n$ 的弱收敛结果是直接的.

记 $J_n(t) \equiv I[0 \leqslant t \leqslant X_{(n)}]$.

定理 1.7.1　对 $n \geqslant 1$, $0 \leqslant t < \tau_F$ 及 $0 \leqslant t \leqslant X_{(n)}$, 有

$$\frac{\mathbf{X}_n(t)}{1 - F(t)} = \int_0^t \frac{1 - \widehat{F}_n(s-)}{1 - F(s)} \frac{J_n(s)}{1 - H_n(s-)}\, d\mathbf{M}_n(s),$$

且上式蕴涵: 若 $X_{(n)} < \tau_F$, 则

$$\mathbf{Z}_n(t) \equiv \frac{\mathbf{X}_n(t \wedge X_{(n)})}{1 - F(t \wedge X_{(n)})} = \int_0^t \frac{1 - \widehat{F}_n(s-)}{1 - F(s)} \frac{J_n(s)}{1 - H_n(s-)}\, d\mathbf{M}_n(s), \quad 0 \leqslant t < \infty.$$

证　设 $\mathbf{B}_n(t) = \sqrt{n}(\widehat{\Lambda}_n(t) - \Lambda(t))$. 由 $\widehat{\Lambda}_n(t)$ 的定义, 对 $0 \leqslant t \leqslant X_{(n)}$, 有

$$\mathbf{B}_n(t) = \sqrt{n} \left(\int_0^t \frac{1}{1 - H_n(s-)}\, dH_{n1}(s) - \int_0^t d\Lambda(s) \right)$$

$$= \sqrt{n} \int_0^t \frac{1}{1 - H_n(s-)}\, d\left[H_{n1}(s) - \int_0^t (1 - H_n(s-))\, d\Lambda(s) \right]$$

$$= \int_0^t \frac{J_n(s)}{1 - H_n(s-)}\, d\mathbf{M}_n(s). \tag{1.7.5}$$

由 Shorack 与 Wellner(1986) 的书中命题 7.2.1, 知

$$\frac{\sqrt{n}(\widehat{F}_n(t) - F(t))}{1 - F(t)} = \int_0^t \frac{1 - \widehat{F}_n(s-)}{1 - F(s)}\, d\mathbf{B}_n(s).$$

这与式 (1.7.5) 一起证明了定理.

下面考虑 $\mathcal{F}_n$ 适应过程, 其中

$$\mathcal{F}_n = \{\mathcal{F}_t^n : 0 \leqslant t < \infty\},$$

$$\mathcal{F}_t^n = \sigma\{I[T_i \leqslant s], I[C_i \leqslant s], I[T_i \leqslant s, \delta_i = 1], I[C_i \leqslant s, \delta_i = 1] : 1 \leqslant i \leqslant n, 0 \leqslant s \leqslant t\};$$

即每一个 X_t 是 $\mathcal{F}_t^n$ 可测的. 直观上一个过程如果在 $[0, t)$ 上的值决定在 t 点的值, 那么这个过程是可料的, 因此任何左连续过程是可料的, 同时像 $\int_0^t (1 - H_n(s-))\, d\Lambda(s)$ 这样的过程也是可料的, 尽管它是右连续函数. 然而, $H_{n1}(t), H_n(t)$ 与 $\widehat{F}_n(t)$ 都

不是可料的. 严格地讲, 一个过程称作可料的, 如果它关于所有的左连续 $\mathcal{F}_n$- 适应过程集产生的 $[0,\infty] \times \Omega$ 上的 σ- 域是可测的; 一个过程 X_t 称作可积的, 如果 $\sup_{0 \leqslant t < \infty} E|X_t| < \infty$; 一个过程 X_t 称作平方可积的, 如果 X_t^2 是可积的. 若以上特性对过程 $\{X_{t \wedge \tau_k} : 0 \leqslant t < \infty\}$ $(k \geqslant 1)$ 成立, 那么这些特性称为局部成立的, 其中 τ_k 是满足 $\tau_k \to \infty$ a.s. 的停时序列.

可料过程

$$\mathbf{A}_n(t) = \int_0^t (1 - H_n(s-)) \, d\Lambda(s), \quad 0 \leqslant t < \infty$$

很显然是一个 $\mathcal{F}_n$ 适应的过程. 我们将证明

$$\mathbf{M}_n(t) = \sqrt{n} \left[H_{n1}(t) - \int_0^t (1 - H_n(s-)) \, d\Lambda \right] = \sqrt{n}(H_{n1}(t) - \mathbf{A}_n(t))$$

是鞅, 因此 $H_{n1}(t) = n^{-1/2}\mathbf{M}_n(t) + \mathbf{A}_n(t)$ 就是所谓的 Doob-Meyer 分解, 即一个鞅与一个单调上升过程的和. $n\mathbf{A}_n$ 是 nH_{n1} 的补偿子. 既然 $\mathbf{M}_n$ 是鞅, $\mathbf{M}_n^2$ 是一个子鞅, 则它也有下面的 Doob-Meyer 分解

$$\mathbf{M}_n^2(t) = (\mathbf{M}_n^2(t) - \langle \mathbf{M}_n \rangle(t)) + \langle \mathbf{M}_n \rangle(t),$$

其中过程 $\langle \mathbf{M}_n \rangle$ 称为 $\mathbf{M}_n$ 的可料变差过程.

定理 1.7.2 设 F 是 $[0,\infty)$ 上的任意分布函数但非退化, 若 $X_{(n)} < \tau_F$, 则

$$\mathbf{Z}_n(t) \equiv \frac{\mathbf{X}_n(\cdot \wedge X_{(n)})}{1 - F(\cdot \wedge X_{(n)})}$$

是 $[0,\infty)$ 上 $\mathcal{F}_n$ 适应的局部零均值平方可积鞅, 且有可料的变差过程

$$\langle \mathbf{Z}_n \rangle(t) = \int_0^t \left(\frac{1 - \widehat{F}_n(s-)}{1 - F(s)} \right)^2 \frac{J_n(s)}{1 - H_n(s-)} (1 - \Delta\Lambda(s)) \, d\Lambda(s), \quad 0 \leqslant t < \infty.$$

为证这一定理我们先证下面引理.

引理 1.7.1 在定理 1.7.2 同样的假设下, $\{(\mathbf{M}_n(t), \mathcal{F}_t^n : 0 \leqslant t < \infty)\}$ 是均值为零的平方可积鞅, 而且它的可料变差过程为

$$\langle \mathbf{M}_n \rangle(t) = \int_0^t (1 - H_n(s-))(1 - \Delta\Lambda(s)) \, d\Lambda(s).$$

证 既然 $\mathbf{M}_n$ 是 n 个独立同分布过程的和, 为证第一个结论, 我们只需证 $n = 1$ 的情形, 即我们需要证明

$$\mathbf{M}_1(t) \equiv I[X \leqslant t, \delta = 1] - \mathbf{A}_1(t)$$

是一个均值为零的平方可积鞅, 其中 $\mathbf{A}_1(t) = \int_0^t I[X \geqslant u] \frac{1}{1 - F(u-)} \, dF(u)$. 通过简单计算可得

$$EM_1(t) = \int_0^t (1 - G(s-)) \, dF - \int_0^t \frac{(1 - H(s-))}{1 - F(s-)} \, dF(s) = 0,$$

而且有

$$E\{I[X \leqslant t, \delta = 1] | \mathcal{F}_s\} = I[X \leqslant s, \delta = 1] + \int_s^t \frac{(1 - G(u-)) dF(u)}{1 - H(s)} I[X > s] \quad (1.7.6)$$

与

$$
\begin{aligned}
E[\mathbf{A}_1(t) | \mathcal{F}_s] &= E\left(\int_0^t I[X \geqslant u] \frac{dF(u)}{1 - F(u-)} \Big| \mathcal{F}_s \right) \\
&= E\left\{ \left(\int_0^s + \int_s^t \right) I[X \geqslant u] \frac{dF(u)}{1 - F(u-)} \Big| \mathcal{F}_s \right\} \\
&= \mathbf{A}_1(s) + \int_s^t E[I[X \geqslant u] | \mathcal{F}_s] \frac{dF(u)}{1 - F(u-)} \\
&= \mathbf{A}_1(s) + \int_s^t \left(0 I[X \leqslant s] + \frac{1 - H(u-)}{1 - H(s)} I[X > s] \right) \frac{dF(u)}{1 - F(u-)} \\
&= \mathbf{A}_1(s) + \int_s^t \frac{(1 - G(u-))}{1 - H(s)} \, dF(u) I[X > s].
\end{aligned}
\quad (1.7.7)
$$

式 (1.7.7) 减去式 (1.7.6) 可知过程 $\mathbf{M}_1(t)$ 满足鞅条件. 又

$$E(I[X \leqslant t, \delta = 1] - \mathbf{A}_1(t))^2 = \int_0^s (1 - G(v-))(1 - \Delta \Lambda(v)) \, dF(v) < 1,$$

因而 $\mathbf{M}_1(t)$ 又是平方可积的.

至于引理第二个结论中的可料变差, 可根据 Shorack 与 Wellner(1986) 的书中附录 B 定理 2.2 直接计算得到.

定理 1.7.2 的证　由定理 1.7.1, 为了获得定理中的可料变差 $\langle \mathbf{Z}_n(t) \rangle$, 我们可应用 Shorack 与 Wellner(1986) 的书中的定理 B.3.1, 使用 $\mathbf{Z}_n(t), [(1 - \widehat{F}_n(t-))/(1 - F(t))][J_n/(1 - H_n(t-))]$ 及 $\mathbf{M}_{ni}$ 分别取代 Shorack 与 Wellner(1986) 书中 (B.3.1) 中

的 Y, H 及 M. 由引理 1.7.1, 对 $0 \leqslant t < \infty$, 在 $[X_{(n)} < \tau_F]$ 上,

$$\int_0^t \left(\frac{1 - \widehat{F}_n(s-)}{1 - F(s)} \right)^2 \frac{J_n(s)}{(1 - H_n(s-))^2} \, d\langle \mathbf{M}(s) \rangle$$

$$= \int_0^t \left(\frac{1 - \widehat{F}_n(s-)}{1 - F(s)} \right)^2 \frac{J_n(s)}{1 - H_n(s-)} (1 - \Delta \Lambda(s)) \, d\Lambda(s)$$

$$\leqslant \int_0^t \frac{1}{(1 - F(s))^2} \frac{J_n(s)}{(1 - H_n(s-))} \, d\Lambda(s) < \infty,$$

于是 Shorack 与 Wellner(1986) 中定理 B.3.1(d) 满足, 又 $E\mathbf{Z}_n(0) = 0$, 因而可得 $\mathbf{Z}_n$ 均值为零, 这就证明定理 1.7.2 中第一个结论成立. 至于定理第二个结论中可料变差过程可通过 Shorack 与 Wellner(1986) 中的 (B.3.2) 直接计算得到.

§1.8 渐 近 表 示

Lo 与 Singh(1986) 建立了 $\widehat{\bar{F}}_n(t) - F(t)$ 的独立同分布表示. 他们使用合适的方式将 $[0, \tau]$ 区间分割成小区间, 并证明了

$$\sup_{t \leqslant \tau} |\widehat{\bar{F}}_n(t) - \bar{F}(t) - \frac{1 - F(t)}{n} \sum_{j=1}^n \eta_j(t)| = O(n^{-\frac{3}{4}} (\log n)^{\frac{3}{4}}) \quad \text{a.s.,} \tag{1.8.1}$$

其中

$$\eta_j(t) = -\frac{\delta_j}{1 - H(X_j)} I[X_j \leqslant t] + \int_0^{t \wedge X_j} \frac{dH_1}{(1 - H)^2}$$

是 Kaplan-Meier 估计的影响函数, $\tau < \tau_H$. 式 (1.8.1) 中的收敛速度在后来的研究中大为改进, 例如 Major 与 Rejto (1988) 获得下面结果:

定理 1.8.1 设对某 $\delta > 0$, τ 满足 $1 - H(\tau) > \delta$, 则 $\widehat{\bar{F}}_n(t) - \bar{F}(t)$ 能表示为

$$\widehat{\bar{F}}(t) - \bar{F}(t) = (1 - F(t))(A(t, n) + B(t, n)) + R(t, n), \quad t \in \{u : 1 - H(u) > 0\},$$

其中

$$A(t, n) = -\frac{\sqrt{n}(H_{n1}(t) - H_1(t))}{\sqrt{n}(1 - H(t))} + \frac{1}{\sqrt{n}} \int_0^t \frac{\sqrt{n}(H_{n1}(s) - H_1(s))}{(1 - H(s))^2} \, dH(s),$$

$$B(t, n) = -\frac{1}{\sqrt{n}} \int_0^t \frac{\sqrt{n}(H_n(s) - H(s))}{(1 - H(s))^2} \, dH_1(s)$$

而余项对 $x > 0$ 满足

$$P \left(\sup_{t \leqslant \tau} n|R_n(t)| > x + \frac{C}{\delta} \right) \leqslant K \exp\{-\lambda x \delta^2\},$$

其中 $C > 0$, $K > 0$ 与 $\lambda > 0$ 是常数, $H_1(t)$ 与 $H_{n1}(t)$ 如前所定义, 即

$$H_1(t) = P(X \leqslant t, \delta = 1), H_{n1}(t) = \frac{1}{n} \sum_{j=1}^n I[X_j \leqslant t, \delta_j = 1].$$

定理 1.8.1 表明乘积限估计独立同分布表示的余项收敛速度是 $(\log n / n)$, 这大大改进了 Lo 与 Singh(1986) 的结果 (1.8.1). 应用重对数定理, 由式 (1.8.1) 或定理 1.8.1 容易推得式 (1.6.1), 并得到 $C = \sup_{t \leqslant \tau} (1 - F(t)) \left(\int_0^t (1 - H)^{-2} \, dH_1 \right)^{\frac{1}{2}}$. 独立同分布表示不仅能用于获得估计的重对数律, 而且还可用以获得强逼近定理. 下一节将介绍这一应用.

定理 1.8.1 的证   设 $\widehat{A}_n(t)$ 及 $A(t)$ 如定理 1.5.2 证明中所定义, 使用 Taylor 展开可得

$$\widehat{\bar{F}}_n(t) - \bar{F}(t) = - \exp\{-A(t)\}[1 - \exp\{A(t) - \widehat{A}_n(t)\}]$$

$$= - \exp\{-A(t)\}(\widehat{A}_n(t) - A(t)) + R_1(t), \tag{1.8.2}$$

及

$$|R_1(t)| \leqslant |\widehat{A}_n(t) - A(t)|^2 \text{ 若 } |\widehat{A}_n(t) - A(t) \leqslant 1. \tag{1.8.3}$$

我们将看到 $|\widehat{A}_n(t) - A(t)| < 1$ 这一事件的概率以指数速度接近于 1, 因此, 由式 (1.8.2) 我们只需研究 $\widehat{A}_n(t) - A(t)$. 由式 (1.6.8), 易得

$$\widehat{A}_n(t) = - \sum_{i=1}^n I[X_i \leqslant t, \delta_i = 1] \log \left(1 - \frac{1}{1 + N(X_i)} \right).$$

对 $|x| < 1$, 使用关系式 $-\log(1 - x) \sim x$ 可证 $\widehat{A}_n(t)$ 可由过程

$$\widetilde{A}_n(t) = \sum_{i=1}^n \frac{I[X_i \leqslant t, \delta_i = 1]}{N(X_i)} = \sum_{i=1}^n \frac{I[X_i \leqslant t, \delta_i = 1]}{\sum_{j=1}^n I[X_j > X_i]}$$

近似. 由 Major 与 Rejto (1988) 的文中引理 1, $\widehat{A}_n(t)$ 可表示为

$$\widehat{A}_n(t) = \widetilde{A}_n(t) + R_2(t), \tag{1.8.4}$$

其中

$$P \left(\sup_{t \leqslant \tau} |n R_2(t)| > \frac{2}{\delta} \right) \leqslant \exp\{-\lambda \delta n\}$$

(这里及以下关于渐近同分布表示证明过程中, λ, δ 等均表示常数).

从 $\widetilde{A}_n(t)$, 我们还看不到 $\widehat{A}_n(t)$ 的渐近行为, 下面继续研究 $\widetilde{A}_n(t)$. 注意到在给定 X_i 的条件下, $N(X_i)$ 的条件分布是参数 $n - 1$ 及 $1 - H(X_i)$ 的二项分布, 于是

我们能重写 $\widetilde{\Lambda}_n(t)$. 首先, 有

$$\sum_{j=1}^n I[X_j > X_i] = n\bar{H}(X_i) \left[1 + \frac{\displaystyle\sum_{j=1}^n I[X_j > X_i] - n\bar{H}(X_i)}{n\bar{H}(X_i)} \right],$$

并注意到 $|1/(1+x) - 1 + x| < 2x^2, x < \dfrac{1}{2}$, 我们得到

$$\widetilde{\Lambda}_n(t) = -\sum_{i=1}^n \frac{I[X_i \leqslant t, \delta_i = 1]}{n\bar{H}(X_i)} \left[\frac{\displaystyle\sum_{j=1}^n I[X_j > X_i] - 2n\bar{H}(X_i)}{n\bar{H}(X_i)} \right] + R_3(t),$$

其中 $R_3(t)$ 在集

$$B_n = \left\{ \left| \sum_{j=1}^n I[X_j > X_i] - n\bar{H}(X_i) \right| < \frac{1}{2}n\bar{H}(X_i) \ \text{或} \ X_i > t, 1 \leqslant i \leqslant n \right\}$$

上满足

$$|R_3(t)| \leqslant 2\sum_{i=1}^n \frac{I[X_i \leqslant t, \delta_i = 1]}{n\bar{H}(X_i)} \left[\frac{\displaystyle\sum_{j=1}^n I[X_j > X_i] - n\bar{H}(X_i)}{n\bar{H}(X_i)} \right]^2.$$

由 Major 与 Rejto (1988) 的文中引理 2, 有

$$P\left(\sup_{t \leqslant \tau} |nR_3(t)| > x \right) \leqslant K\exp\{-\lambda\delta^2 x\}, \text{若} 0 \leqslant x < \frac{2n}{\delta}, \tag{1.8.5}$$

因此得到

$$\widetilde{\Lambda}_n(t) = 2\widetilde{A}(t) - \widetilde{B}(t) + R_3(t), \tag{1.8.6}$$

其中

$$\widetilde{A}(t) = \sum_{i=1}^n \frac{I[X_i \leqslant t, \delta_i = 1]}{n\bar{H}(X_i)} = \int_0^\infty \frac{I[u \leqslant t]}{1 - H(u)}\, dH_{n1}(u),$$

且

$$\widetilde{B}(t) = \sum_{i=1}^n \sum_{j=1}^n \frac{I[X_i \leqslant t, \delta_i = 1]I[X_j > X_i]}{n^2\bar{H}^2(X_i)}$$

$$= \int_0^\infty \int_0^\infty \frac{I[u \leqslant t]I[v > u]}{(1 - H(u))^2}\, dH_{n1}(u)\, dH_n(v).$$

$\widetilde{B}(t)$ 可分解为

$$
\begin{aligned}
\widetilde{B}(t) = {}& \frac{1}{\sqrt{n}} \int_0^\infty \int_0^\infty \frac{I[u \leqslant t] I[v > u]}{(1 - H(u))^2} \, d[\sqrt{n}(H_{n1}(u) - H_1(u))] \, dH(v) \\
& + \frac{1}{\sqrt{n}} \int_0^\infty \int_0^\infty \frac{I[u \leqslant t] I[v > u]}{(1 - H(u))^2} \, dH_1(u) \, d[\sqrt{n}(H_n(v) - H(v))] \\
& + \frac{1}{n} \int_0^\infty \int_0^\infty \frac{I[u \leqslant t] I[v > u]}{(1 - H(v))^2} \, d[\sqrt{n}(H_{n1}(u) - H_1(u))] \, d[\sqrt{n}(H_n(v) - H(v)) \\
& + \int_0^\infty \int_0^\infty \frac{I[u \leqslant t] I[v > u]}{(1 - H(u))^2} \, dH_1(u) \, dH(v)
\end{aligned}
$$

$$
:= B_1(t) + B_2(t) + B_3(t) + B_4(t).
$$

显然

$$
B_1(u) + B_4(u) = \widetilde{A}(u). \tag{1.8.7}
$$

设

$$
R_4(t) = -B_3(t). \tag{1.8.8}
$$

由 Major 与 Rejto (1988) 文中引理 3, 有

$$
P(\sup_{t \leqslant \tau} |nR_4(t)| > x) < K \exp\{-\lambda \delta^2 x\}, \quad x > 0. \tag{1.8.9}
$$

$B_2(t)$ 可以写为

$$
B_2(t) = \frac{1}{\sqrt{n}} \int_0^t \frac{\sqrt{n}(H(u) - H_n(u))}{(1 - H(u))^2} \, dH_1(u). \tag{1.8.10}
$$

由公式 (1.8.6)~(1.8.8), 可推得

$$
\widetilde{\Lambda}_n(t) = \widetilde{A}(t) - B_2(u) + R_3(t) + R_4(t). \tag{1.8.11}
$$

观察到

$$
\widetilde{A}(t) = \int_0^t \frac{dH_1(u)}{1 - H(u)} + \frac{1}{\sqrt{n}} \int_0^\infty \frac{d[\sqrt{n}(H_{1n}(u) - H_1(u))]}{1 - H(u)} = A_0(t) + A_1(t). \tag{1.8.12}
$$

注意到 $H_1(t) = \int_0^t (1 - G(u)) \, dF(u)$ 及 $1 - H(t) = (1 - F(t))(1 - G(t))$, 我们有

$$
A_0(t) = \int_0^t \frac{dF(u)}{1 - F(u)} = -\log(1 - F(t)) = \Lambda(t). \tag{1.8.13}
$$

由分部积分可得

$$A_1(t) = \frac{\sqrt{n}(H_{1n}(t) - H_1(t))}{\sqrt{n}(1 - H(t))} - \frac{1}{\sqrt{n}} \int_0^t \frac{\sqrt{n}(H_{1n}(u) - H_1(u))}{(1 - H(u))^2} \, dH(u). \qquad (1.8.14)$$

由式 (1.8.11)~(1.8.13) 及 (1.8.5) 得到

$$\widehat{\Lambda}_n(t) - \Lambda(t) = A_1(t) - B_2(t) + R_2(t) + R_3(t) + R_4(t).$$

这与式 (1.8.2) 一起证明

$$\widehat{\overline{F}}_n(t) - F(t) = -(1 - F(t))(A_1(t) - B_2(t)) + R(t, n), \qquad (1.8.15)$$

其中

$$R(t, n) = (1 - F(t))(R_2(t) + R_3(t) + R_4(t)) + R_1(t).$$

定义 $A(t, n) = -A_1(t)$ 且 $B(t, n) = B_2(t)$. 我们首先在 $0 < x < 2n$ 情形下证明定理 1.8.1. 不失一般性, 可以假设 $x > 50/(n\delta^2)$. 而当 $x < 50/(n\delta^2)$ 时, 可选定理 1.8.1 中的 K 充分大, 使得 $K \exp\{-\lambda\delta^2 x\} \geqslant 1$, 则定理 1.8.1 中关于余项不等式自动成立.

由式 (1.8.4) 和 (1.8.5) 及 (1.8.9), 对 $0 < x < 2n$, 我们有

$$P\left(\sup_{t \leqslant \tau} |nR_2(t)| > \frac{2}{\delta}\right) \leqslant \exp\{-\lambda\delta n\} < \exp\{-\lambda\delta^2 x\},$$

$$P\left(\sup_{t \leqslant \tau} |nR_3(t)| > \frac{x}{4}\right) \leqslant K \exp\{-\lambda\delta^2 x\},$$

$$P\left(\sup_{t \leqslant \tau} |nR_4(t)| > \frac{x}{4}\right) \leqslant K \exp\{-\lambda\delta^2 x\}.$$

下面证, 当 $50/n\delta^2 < x < 2n$ 时,

$$P\left(\sup_{t \leqslant \tau} |\widehat{\Lambda}_n(t) - \Lambda(t)|^2 > x\right) \leqslant K \exp\{-\lambda\delta^2 x\}. \qquad (1.8.16)$$

易见

$$P\left(\sup_{t \leqslant \tau} n|\widehat{\Lambda}_n(t) - \Lambda(t)|^2 > x\right) \leqslant P\left(\sup_{t \leqslant \tau} n|A_1(t)| > \frac{1}{5}\sqrt{nx}\right)$$

$$+ P\left(\sup_{t \leqslant \tau} n|B_2(t)| > \frac{1}{5}\sqrt{nx}\right) + P\left(\sup_{t \leqslant \tau} n|R_2(t)| > \frac{1}{5}\sqrt{nx}\right)$$

$$+ P\left(\sup_{t \leqslant \tau} n|R_3(t)| > \frac{1}{5}\sqrt{nx}\right) + P\left(\sup_{t \leqslant \tau} n|R_4(t)| > \frac{1}{5}\sqrt{nx}\right). \qquad (1.8.17)$$

注意到当 $t \leqslant \tau$ 时, $1 - H(t) \geqslant \delta$ 且

$$\int_0^t \frac{dH(u)}{(1 - H(u))^2} = \frac{H(t)}{1 - H(t)} \leqslant \frac{1}{\delta}.$$

由式 (1.8.14) 可得

$$\sup_{t \leqslant \tau} |A_1(t)| \leqslant \frac{2}{\delta} \sup_{t \leqslant \tau} |H_{n1}(t) - H_1(t)|.$$

因此, 对 $t \leqslant \tau$ 有

$$\int_0^t \frac{dH_1(u)}{(1 - H(u))^2} \leqslant \int_0^t \frac{dH(u)}{(1 - H(u))^2} \leqslant \frac{1}{\delta}$$

及

$$P\left(\sup_{t \leqslant \tau} n|A_1(u)| > \frac{1}{5}\sqrt{nx}\right) \leqslant P\left(\sup_{t \leqslant \tau} n|H_{n1}(t) - H_1(t)| > \frac{1}{10}\delta\sqrt{nx}\right).$$

应用 Dvoretzky, Kiefer 与 Wolfowitz(1956) 的引理 2, 可得

$$P\left(\sup_{t \leqslant \tau} n|A_1(u)| > \frac{1}{5}\sqrt{nx}\right) \leqslant K \exp\{-\lambda\delta^2 nx\}.$$

类似地, 由式 (1.8.10) 可得

$$P\left(\sup_{t \leqslant \tau} n|B_2(t)| > \frac{1}{5}\sqrt{nx}\right) \leqslant K \exp\{-\lambda\delta^2 nx\}.$$

应用 Major 与 Rejtö(1988) 文中引理 1~3, 我们能估计式 (1.8.17) 中的下面 3 项:

$$P\left(\sup_{t \leqslant \tau} n|R_2(t)| > \frac{1}{5}\sqrt{nx}\right) \leqslant \exp\{-\lambda\delta n\}, x > 50/(n\delta^2)$$

$$P\left(\sup_{t \leqslant \tau} n|R_3(t)| > \frac{1}{5}\sqrt{nx}\right) \leqslant K \exp\{-\lambda\delta^2 \sqrt{nx}\},$$

$$P\left(\sup_{t \leqslant \tau} n|R_4(t)| > \frac{1}{5}\sqrt{nx}\right) \leqslant K \exp\{-\lambda\delta^2 \sqrt{nx}\}.$$

既然

$$K \exp\{-\lambda\delta^2 \sqrt{nx}\} \leqslant K \exp\left(-\frac{\lambda\delta^2}{2}x\right),$$

且

$$\exp\{-\lambda\delta n\} \leqslant \exp\left\{-\frac{\lambda\delta^2}{2}x\right\}, \quad x < 2n,$$

综上我们得到式 (1.8.16).

下面证明定理 1.8.1 在 $x > 2n$ 时成立. 注意到 $|\widehat{F}_n(t) - F(t)| \leqslant 1$, 因此当 $x > 2n$ 时, 由式 (1.8.15), 关系式 $|nR(n,t)| > x$ 蕴涵 $n|A_1(t) - B_2(t)| > x/2$. 在这一情形下

$$P(\sup_{t \leqslant \tau} |nR(n,t)| > x)$$

$$\leqslant P\left(\sup_{t \leqslant \tau} n|A_1(t)| > \frac{x}{4}\right) + P\left(\sup_{t \leqslant \tau} n|B_2(t)| > \frac{x}{4}\right)$$

$$\leqslant P\left(\sup_{t \leqslant \tau} |\widehat{H}_1(t) - H_1(t)| > \frac{x\delta}{8\sqrt{n}}\right)$$

$$+ P\left(\sup_{t \leqslant T} |H_n(t) - H(t)| > \frac{x\delta}{8\sqrt{n}}\right)$$

$$\leqslant K \exp\{-\lambda \frac{\delta^2 x^2}{n}\} \leqslant K \exp\{-\lambda \delta^2 x\}.$$

综上得定理的证明.

§ 1.9 弱收敛与强逼近定理

乘积限估计的弱收敛结果由 Breslow 与 Crowley(1974) 获得 (见下面定理 1.9.1), 然而这一结果限制在有限区间, 后来 Gill(1983) 做了突破性的工作, 把弱收敛区间扩展到 $[0, \infty)$; Major 和 Rejto (1988) 建立了强逼近定理, 证明了乘积限过程有类似于经验过程的强逼近定理. 下面介绍这些成果. 应该指出下面定理 1.9.1 直接引自黎子良与郑祖康 (1993) 的书, 而没有追溯原文.

定理 1.9.1　设 $F(t)$ 与 $G(t)$ 连续, 若 $\tau < \infty$ 且满足 $H(\tau) < 1$, 则在 $[0, \tau]$ 上

$$\sqrt{n}(\widehat{F}_n(t) - \bar{F}(t)) \xrightarrow{\mathcal{D}} W(t), t \in [0, \tau],$$

这里 $W(t)$ 是 Gauss 过程, 满足

$$EW(t) = 0,$$

$$\mathrm{Cov}(W(t_1), W(t_2)) = \bar{F}(t_1)\bar{F}(t_2) \int_0^{t_1 \wedge t_2} \frac{dH_1(u)}{(1 - H(u))^2}. \tag{1.9.1}$$

在证明本定理之前先证下面引理:

引理 1.9.1　若 $\tau < \infty$ 且满足 $H(\tau) < 1$, 则在 $[0, \tau]$ 上

$$\sqrt{n}(\widehat{\Lambda}_n(t) - \Lambda(t)) \xrightarrow{\mathcal{D}} U(t),$$

其中 $\Lambda(t)$ 是累积失效率函数, $\widehat{\Lambda}_n(t) = \sum_{X_{(i)} \leqslant t} \frac{\delta_{(i)}}{n-i+1}$ 是累积失效率估计, $U(t)$ 是某个 Gauss 过程, 满足

$$EU(t) = 0$$

及

$$\mathrm{Cov}(U(t_1), U(t_2)) = \int_0^{t_1 \wedge t_2} \frac{dH_1(u)}{1 - H(u)},$$

其中 $\mathcal{D}$ 表示过程弱收敛.

证　对 $t < \tau$, 容易看出 $\widehat{\Lambda}_n(t)$ 可表示成

$$\widehat{\Lambda}_n(t) = \int_0^t \frac{dH_{n1}(u)}{1 - H_n(u-)} = \int_0^t \frac{dH_{n1}(u)}{1 - H_n(u)} + O\left(\frac{1}{n}\right).$$

考虑下面分解式

$$\sqrt{n}(\widehat{\Lambda}_n(t) - \Lambda(t))$$

$$= \sqrt{n}\left(\int_0^t \frac{dH_{n1}(u)}{1 - H_n(u)} - \int_0^t \frac{dH_1(u)}{1 - H(u)}\right)$$

$$= \sqrt{n}\left(\int_0^t \frac{d(H_{n1}(u) - H_1(u))}{1 - H(u)} + \int_0^t \frac{H_n(u) - H(u)}{(1 - H_n(u))(1 - H(u))} dH_{n1}(u)\right)$$

$$= \left\{\frac{\sqrt{n}(H_{n1}(t) - H_1(t))}{1 - H(t)} - \sqrt{n}\int_0^t \frac{H_{n1}(u) - H_1(u)}{(1 - H(u))^2} dH(u)\right.$$

$$\left. + \int_0^t \frac{\sqrt{n}(H_n(u) - H(u))}{(1 - H(u))^2} dH_1(u)\right\}$$

$$+ \int_0^t \frac{\sqrt{n}(H_n(u) - H(u))}{(1 - H_n(u))(1 - H(u))} d(H_{n1}(u) - H_1(u))$$

$$+ \int_0^t \sqrt{n}(H_n(u) - H(u))\left(\frac{1}{(1 - H_n(u))(1 - H(u))} - \frac{1}{(1 - H(u))^2}\right) dH_1(u)$$

$$:= U_n(t) + R_{n,1}(t) + R_{n,2}(t). \tag{1.9.2}$$

由经验过程的弱收敛性知道: 若记 $\alpha_n(t) = \sqrt{n}(H_n(t) - H(t))$, $\beta_n(t) = \sqrt{n}(H_{n1}(t) - H_1(t))$, 则在适当的空间中 $(\alpha_n(t), \beta_n(t))$ 弱收敛到二元 Gauss 过程 $(\alpha(t), \beta(t))$, 且

$$\rho((\alpha_n(t), \beta_n(t)), (\alpha(t), \beta(t))) \xrightarrow{\text{a.s.}} 0.$$

这里 ρ 是在 $D[0, \tau] \times D[0, \tau]$ 上的 Skorohod 度量. 当 $s \leqslant t$ 时, α 与 β 的协方差为

$$\mathrm{Cov}(\alpha(s), \alpha(t)) = H(s)(1 - H(t)),$$

$$\mathrm{Cov}(\beta(s), \beta(t)) = H_1(s)(1 - H_1(t)),$$

$$\mathrm{Cov}(\beta(s), \alpha(t)) = H_1(s)(1 - H(t)),$$

$$\mathrm{Cov}(\alpha(s), \beta(t)) = H_1(t)(1 - H(s)),$$

从而由不变原理可得

$$
\begin{aligned}
U_n(t) &= \frac{\sqrt{n}(H_{n1}(t) - H_1(t))}{1 - H(t)} - \sqrt{n} \int_0^t \frac{H_{n1}(u) - H_1(u)}{(1 - H(u))^2} \, dH(u) \\
&\quad + \int_0^t \frac{\sqrt{n}(H_n(u) - H(u))}{(1 - H(u))^2} \, dH_1(u) \\
&\xrightarrow{\mathcal{D}} \frac{\beta(t)}{1 - H(t)} - \int_0^t \frac{\beta(u)}{(1 - H(u))^2} \, dH(u) + \int_0^t \frac{\alpha(u)}{(1 - H(u))^2} \, dH_1(u) := U(t).
\end{aligned}
$$

下面往证 $R_{n,1}(t)$ 与 $R_{n,2}(t)$ 是可略项. $R_{n,1}(t)$ 可分解为

$$
\begin{aligned}
|R_{n,1}(t)| &= \left| \int_0^t \frac{\sqrt{n}(H_n(u) - H(u))}{(1 - H_n(u))(1 - H(u))} \, d(H_{n1}(u) - H_1(u)) \right| \\
&\leqslant \left| \int_0^t \frac{a(u)}{(1 - H(u))^2} \, d(H_{n1}(u) - H_1(u)) \right| \\
&\quad + \left| \int_0^t \frac{\alpha(u)}{(1 - H(u))} \left(\frac{1}{1 - H_n(u)} - \frac{1}{1 - H(u)} \right) d(H_{n1}(u) - H_1(u)) \right| \\
&\quad + \left| \int_0^t \frac{\alpha_n(u) - \alpha(u)}{(1 - H_n(u))(1 - H(u))} \, d(H_{n1}(u) - H_1(u)) \right| \\
&:= R_{n,1}^{(1)} + R_{n,1}^{(2)} + R_{n,1}^{(3)}.
\end{aligned}
\tag{1.9.3}
$$

注意到

$$
\int_0^t \frac{\alpha(u)}{(1 - H(u))^2} \, dH_{n1}(u) = \frac{1}{n} \sum_{i=1}^n \frac{\alpha(X_i) I[X_i \leqslant t, \delta_i = 1]}{(1 - H(X_i))^2}.
$$

于是由强大数定律知

$$
R_{n,1}^{(1)} \xrightarrow{\text{a.s.}} 0.
\tag{1.9.4}
$$

对 $R_{n,1}^{(2)}$ 与 $R_{n,1}^{(3)}$, 我们有

$$
R_{n,1}^{(2)} \leqslant 2 \sup_{u \leqslant t} |a(u)| n^{-\frac{1}{2}} \sup_{u \leqslant t} |\alpha_n(u)| (1 - H(t))^{-2} (1 - H_n(t))^{-1} \xrightarrow{\text{a.s.}} 0
\tag{1.9.5}
$$

及

$$
R_{n,1}^{(3)} \leqslant 2\rho(\alpha_n, \alpha)(1 - H(t))^{-1}(1 - H_n(t))^{-1} \xrightarrow{\text{a.s.}} 0.
\tag{1.9.6}
$$

由式 (1.9.3)~(1.9.6), 得到 $R_{n,1} \xrightarrow{\text{a.s.}} 0$.

对 $R_{n,2}(t)$, 有

$$
\begin{aligned}
|R_{n,2}(t)| &= \left| \int_0^t \frac{\sqrt{n}(H_n(u) - H(u))^2}{(1 - H_n(u))(1 - H(u))^2} \, dH_1(u) \right| \\
&\leqslant \frac{\int_0^t |\alpha_n(u)|^2 \, dH_1(u)}{\sqrt{n}(1 - H_n(t))(1 - H(t))^2} \xrightarrow{\text{a.s.}} 0.
\end{aligned}
$$

至于协方差可直接计算. 于是引理得证.

定理 1.9.1 的证   记

$$\Delta_n(t) = -\log \widehat{\bar{F}}_n(t) - \widehat{\Lambda}_n(t)$$

$$= \sum_{X_{(j)} \leqslant t} \left\{ -\log\left(1 - \frac{\delta_{(j)}}{n-j+1}\right) - \frac{\delta_{(j)}}{n-j+1} \right\}.$$

利用不等式

$$-\log\left(1 - \frac{1}{x+1}\right) - \frac{1}{x+1} = \frac{1}{2(x+1)^2} + \frac{1}{3(x+1)^3} + \cdots < \frac{1}{x(x+1)},$$

可得

$$0 < \Delta_n(t) < \sum_{X_{(j)} < t} \frac{\delta_{(j)}}{(n-j)(n-j+1)} \leqslant \frac{1}{N_n(t)} - \frac{1}{n} = \frac{1}{n}\frac{H_n(t)}{1 - H_n(t)}.$$

当 $0 \leqslant t \leqslant \tau$ 时, $\sqrt{n}\Delta_n(t) \overset{\text{a.s.}}{\to} 0$, 由

$$\sqrt{n}(\widehat{\bar{F}}_n(t) - \bar{F}(t)) = \sqrt{n}(\exp\{\log \widehat{\bar{F}}_n(t)\} - \exp\{-\Lambda(t)\})$$

$$= \sqrt{n}[(\log \widehat{\bar{F}}_n(t) + \Lambda(t))\exp\{-\Lambda(t)\}$$

$$+ \frac{\exp\{c(t)\}}{2}(\log \widehat{\bar{F}}_n(t) + \Lambda(t))^2],$$

其中 $\min(\log \widehat{\bar{F}}_n(t), -\Lambda(t)) \leqslant c(t) \leqslant \max(\log \widehat{\bar{F}}_n(t), -\Lambda(t))$, 知

$$\sqrt{n}(\widehat{\bar{F}}_n(t) - \bar{F}(t)) = \sqrt{n}(-\widehat{\Lambda}(t) + \Lambda(t))\exp\{-\Lambda(t)\} + R_n(t).$$

余项趋于零, 而第一项由引理 1.9.1 知收敛到

$$-U(t)\exp\{-\Lambda(t)\} = -U(t)\bar{F}(t) := W(t).$$

式 (1.9.1) 可直接计算得到.

设 $Z_n(t) = \widehat{\bar{F}}_n(t) - \bar{F}(t)$. 我们应当指出 $Z_n(t)$ 弱收敛到 Gauss 过程 $W(t)$ 意味着对任意的 $t_1, t_2, \cdots, t_k$, $Z_n(t_1), \cdots, Z_n(t_k)$ 有渐近的多元正态分布, 且 Z_n 的概率测度是紧的并使得 $f(Z_n)$ 依分布收敛到 $f(Z)$, 其中 f 是连续的任意函数. 作为以上结果的特别情形, 我们有

$$\sqrt{n}(\widehat{\bar{F}}_n(t) - \bar{F}(t)) \overset{\mathcal{L}}{\longrightarrow} N\left(0, \bar{F}^2(t)\int_0^t \frac{dH_1(u)}{(1-H(u))^2}\right).$$

下面是关于 $\widehat{\bar{F}}_n(t)$ 渐近方差的一个近似. 若没有"结",

$$dH_{n1}(X_{(i)}) = \frac{\delta_{(i)}}{n},$$

$$1 - H_n(X_{(i)}) = 1 - \frac{i}{n} = \frac{n-i}{n},$$

$$1 - H_n(X_{(i)}-) = 1 - \frac{i-1}{n} = \frac{n-i+1}{n}.$$

在渐近方差公式中用 $(1 - H(u))(1 - H(u-))$ 取代 $(1 - H(u))^2$, 然后用上面公式取代后得

$$\widehat{\mathrm{Var}}(\widehat{\bar{F}}_n(t)) = \frac{\widehat{\bar{F}}_n^2(t)}{n} \sum_{X_{(i)} \leqslant t} \frac{\delta_{(i)}/n}{[(n-i)/n][(n-i+1)/n]}$$

$$= \widehat{\bar{F}}_n^2(t) \sum_{X_{(i)} \leqslant t} \frac{\delta_{(i)}}{(n-i)(n-i+1)},$$

这正是 Greenwood 公式.

定理 1.9.1 的结果由 Breslow 与 Crowley(1974) 获得, 而 Burke, Csörgo 与 Horváth (1981) 首先获得了强逼近的一个结果, 所获得的逼近速度是 $O((\log n)^{1/2}/n^{1/3})$. 显然这一速度没有达到经验过程的强逼近速度, 一个自然的问题是乘积限估计的强逼近速度能否达到没有删失时经验过程的收敛速度, Major 与 Rejtor (1988) 给出了肯定的回答. 下面介绍他们的这一成果.

定理 1.9.2 设 $F(t)$ 和 $G(t)$ 连续, 则存在 Gauss 过程 $W(t)$, 使得

$$P\left(\sup_{u \leqslant \tau} \sqrt{n}|\sqrt{n}(\widehat{\bar{F}}_n(u) - F(u)) - \bar{F}(u)W(u)| > \frac{2C}{\delta}\log n + x\right) < 2Ke^{-\lambda\delta^2 x}, \quad x > 0,$$

其中 C, K, λ 是正的常数, δ 与 τ 如定理 1.8.1 中所定义, $W(t)$ 的均值为零且有协方差函数

$$EW(s)W(t) = EW^2(s) = \int_0^s \frac{dF(u)}{(1 - G(u))(1 - F(u))^2}, \quad 0 < s \leqslant t < \infty.$$

这一结果能解释为 $\widehat{\bar{F}}_n(t) - \bar{F}(t)$ 以速度 $O(\log n/n)$ 逼近 Gauss 过程, 即

$$\sup_{t \leqslant \tau_0} |\widehat{\bar{F}}_n(t) - \bar{F}(t) - n^{-\frac{1}{2}}\bar{F}(t)W(t)| = O(\log n/n) \quad \text{a.s.},$$

这正是经验过程所达到的强逼近速度. 应该指出当 F 与 G 有跳时, 以上结果仍成立. 显然, 由 Breslow 与 Crowley(1974) 首先获得的弱收敛结果 (见定理 1.9.1) 是上面结果的简单推论.

在证明该定理之前, 我们先证下面

引理 1.9.2　可以构造一个 Brown 桥 $S(t)$ $(0 < t < 1)$, 使得

$$P\left(\sup_{t<\infty} \sqrt{n}|S(H_1(t)) - \sqrt{n}(H_{n1}(t) - H_1(t))| > (C\log n + z)\right)$$

$$< K\exp\{-\lambda z\}, \quad z > 0,$$

且

$$P\left(\sup_{t<\infty} \sqrt{n}|S(1 - H_0(t)) - \sqrt{n}(H_0(t) - H_{n0}(t))| > (C\log n + z)\right)$$

$$< K\exp\{-\lambda z\}, \quad z > 0,$$

其中 H_0, H_1, H_{n0} 及 H_{n1} 如同 §1.6 所定义.

　　证　定义 $\mathcal{R}^1$ 到 $[0,1]$ 变换 $T_1(x)$ 与 $T_2(x)$, 使得

$$T_1(x) = H_1(x), \quad T_2(x) = 1 - H_0(x),$$

并由下式定义随机变量序列 $U_1, \cdots, U_n$,

$$U_i = \begin{cases} T_1(X_i), & \text{若 } \delta_i = 1, \\ T_2(X_i), & \text{若 } \delta_i = 0. \end{cases}$$

设 $F_n(t)$ 是一均匀分布样本的经验分布函数, 由 Komlós, Major 与 Tusnády (1975) 文中的定理 3, 可以使用下面的方式构造一个 Brown 桥

$$P\left(\sup_{0\leqslant t\leqslant 1} \sqrt{n}|S(t) - \sqrt{n}(F_n(t) - t)| > C\log n + z\right) < K\exp\{-\lambda z\}.$$

既然

$$\sqrt{n}(H_{n1}(t) - H_1(t)) = \sqrt{n}(F_n(H_1(t)) - H_1(t)),$$

且

$$\sqrt{n}(H_{n0}(t) - H_0(t)) = \sqrt{n}((1 - H_0(t)) - F_n(1 - H_0(t))),$$

以上关系证明

$$P\left(\sup_{t<\infty} \sqrt{n}|S(H_1(t)) - \sqrt{n}(H_{n1}(t) - H_1(t))| > (C\log n + z)\right)$$

$$< K\exp\{-\lambda z\}, \quad z > 0. \quad (1.9.7)$$

使用 Komlós, Major 与 Tusnády (1975) 文中定理 4, 类似可证

$$P\left(\sup_{t<\infty} \sqrt{n}|S(1-H_0(t)) - \sqrt{n}(H_0(t) - H_{n0}(t))| > (C\log n + z)\right) < K\exp\{-\lambda z\}, \quad z > 0.$$

$$(1.9.8)$$

定义 Gauss 过程

$$W(t) = -\frac{S(H_1(t))}{1 - H(u)} + \int_0^t \frac{S(H_1(u))}{(1 - H(u))^2} \, dH(u) - \int_0^t \frac{S(H_1(u)) - S(1 - H_0(u))}{(1 - H(u))^2} \, dH_1(u).$$
$$(1.9.9)$$

比较式 (1.9.9) 与 (1.8.10) 及 (1.8.14), 并应用式 (1.9.7) 及 (1.9.8), 取 $z = \delta x$ 得到

$$P\left(\sup_{t \leqslant \tau} \sqrt{n}|\sqrt{n}(A(t,n) + B(t,n)) - W(t)| > \frac{C}{\delta} \log n + x\right) < K \exp\{-\lambda \delta^2 x\}. \quad (1.9.10)$$

由 Breslow 与 Crowley(1974), 有

$$EW(s)W(t) = EW^2(s) = \int_0^s \frac{dF(u)}{(1 - G(u))(1 - F(u))^2}, 0, \quad s \leqslant t < \infty. \quad (1.9.11)$$

由定理 1.8.1 中独立同分布表示, 观察到

$$P\left(\sup_{t \leqslant \tau} \sqrt{n}|\sqrt{n}(\widehat{\bar{F}}_n(t) - \bar{F}(t)) - \bar{F}(t)W(t)| > \frac{2C}{\delta} \log n + x\right)$$

$$\leqslant P\left(\sup_{t \leqslant \tau} \sqrt{n}|\sqrt{n}(A(t,n) + B(t,n)) - W(t)| > \frac{C}{\delta} \log n + \frac{x}{2}\right)$$

$$+ P\left(\sup_{t \leqslant \tau} n|R_n(t)| > \frac{x}{2} + \frac{C}{\delta}\right).$$

应用定理 1.8.1 与式 (1.9.10) 及 (1.9.11), 即得定理的证明.

§ 1.10 Edgeworth 展开

Edgeworth 展开分别由 Chang(1990), Chen 与 Lo(1996) 及 Wang 与 Zheng(1998) 所建立. Chang(1990) 建立了标准化 Kaplan-Meier 估计的 Edgeworth 展开, Chen 与 Lo(1996) 及 Wang 与 Zheng(1998) 分别独立地建立了学生化 Kaplan-Meier 估计的 Edgeworth 展开, 但所不同的是他们使用不同的学生化方法. Edgeworth 展开的重要性主要在于它通常被应用于获得 bootstrap 逼近精度.

设 $\widehat{\bar{F}}_n^{(-i)}(t)$ 是基于 $\{(X_1, \delta_1), \cdots, (X_n, \delta_n)\} - \{(X_i, \delta_i)\}$ 的 Kaplan-Meier 乘积限估计. 随机过程虚拟值可定义为

$$J_{ni} = n\widehat{\bar{F}}_n(t) - (n-1)\widehat{\bar{F}}_n^{(-i)}(t), \quad 1 \leqslant i \leqslant n.$$

由 Singh 与 Liu (1990) 的文章, $\widehat{\bar{F}}_n(t)$ 的渐近方差 σ^2 的 Jackknife 估计是

$$\widehat{\sigma}_{nJ}^2 = n^{-1} \sum_{i=1}^n (J_{ni} - \bar{J}_n)^2, \quad (1.10.1)$$

其中 $\bar{J}_n = n^{-1}\sum_{i=1}^n J_{ni}$.

设对任意函数 Q, $\bar{Q} = 1 - Q, Q^{-1} = \frac{1}{Q}$, 如前定义 $\widetilde{H}_1(t) = P(X > t, \delta = 1), \widetilde{H}_{n1}(t) = n^{-1}\sum_{i=1}^n I[X_i > t, \delta_i = 1], \widetilde{H}_0(t) = P(X > t, \delta = 0), \widetilde{H}_{n0}(t) = n^{-1}\sum_{i=1}^n I[X_i > t, \delta_i = 0], \bar{H}_1(t) = P(X > t), \bar{H}_n(t) = n^{-1}\sum_{i=1}^n I[X_i \geqslant t], \sigma_0^2 = \int_0^t \bar{H}^{-2}\, d\widetilde{H}_1$. Wang 与 Zheng(1998) 在下面定理中建立了学生化 Kaplan-Meier 估计的 Edgeworth 展开:

定理 1.10.1   假设 F 与 G 是连续的, 当 $n \to \infty$ 时, 对任意 $t > 0$ 有

$$\sup_x |P(\sqrt{n}\widehat{\sigma}_{nJ}^{-1}(\widehat{\bar{F}}_n(t) - \bar{F}(t)) \leqslant x) - K_n(x)| = o(n^{-\frac{1}{2}}),$$

其中

$$K_n(x) = \Phi(x) - \frac{\kappa_3}{6}n^{-\frac{1}{2}}\phi(x)\left(x^2 + \frac{1}{2}\right),$$

$$\kappa_3 = -2\sigma_0^{-3}\left(\int_0^t \bar{H}^{-3}\, d\widetilde{H}_1 + \frac{3}{2}\sigma_0^4\right),$$

$\Phi(x)$ 与 $\phi(x)$ 分别是标准正态分布函数和概率密度.

当 F 完全未知时, κ_3 与 σ_0^2 未知, 因而在这种情形下 $K_n(x)$ 是一个未知函数, 定理 1.10.1 还不能直接应用于统计推断. 解决这一问题的第一种方法是用 $\bar{H}_n$ 与 $\widetilde{H}_{n1}$ 取代 κ_3 与 σ_0^2 中的 $\bar{H}$ 与 $\widetilde{H}_1$, 得到 κ_3 与 σ_0^2 的估计, 从而得到 $K(x)$ 的一个估计函数 $\widehat{K}(x)$, 用此估计函数取代定理 1.10.1 中 $K(x)$, 定理 1.10.1 仍成立 (见 Wang 与 Zheng(1998) 的论文或王启华 (2002) 的书). 另一种方法是 bootstrap 逼近方法, 我们将在下一节详细介绍这一方法.

在证明定理 1.10.1 之前, 我们先证明有关定理. 为方便计, 特约定 c 可表示任何所需的常数, 即使在同一式中出现也可表示不同.

对任意样本容量 n, 以正概率 $\widehat{\bar{F}}_n(t) = 0$, 因此 $\log \widehat{\bar{F}}_n(t) = -\infty$. 为克服这一研究上的困难, 可将样本空间 Ω 分成两部分: $\Omega_0^{(n)}$ 与 $\Omega_1^{(n)} = \Omega - \Omega_0^{(n)}$, 其中 $\Omega_0^{(n)}$ 如 Chang (1989, 1990) 所定义. Chang 与 Rao(1989) 及 Chang (1990) 证明了 $P(\Omega_1^{(n)}) = o(n^{-k})$, 对任意 $k > 0$ 成立. 而对 $\omega \in \Omega_0^{(n)}$, $-\infty < \log \widehat{\bar{F}}_n(t) < +\infty$. 这说明我们的研究可集中在子样本空间 $\Omega_0^{(n)}$ 上, 所获的 Edgeworth 展开结果在 Ω 上仍成立. 这是因为

$$P(\sqrt{n}\widehat{\sigma}_{nJ}^{-1}(\widehat{F}_n(t) - F(t)) \leqslant x)$$

$$= P(\sqrt{n}\widehat{\sigma}_{nJ}^{-1}(\widehat{F}_n(t) - F(t)) \leqslant x, \Omega_0^{(n)}) + o(n^{-k}),$$

对任意 $k > 0$ 成立.

下面结果在 $\Omega_0^{(n)}$ 上成立.

引理 1.10.1 若定理 1.10.1 的条件满足, 则对任意 $t > 0$, 有

$$\log \widehat{\bar{F}}_n(t) - \log \bar{F}(t) = n^{-1} \sum_{i=1}^{n} \varphi(X_i, \delta_i; t) + r_{n1}(t), \tag{1.10.2}$$

$$\widehat{\bar{F}}_n(t) - \bar{F}(t) = n^{-1} \sum_{i=1}^{n} \bar{F}(t) \varphi(X_i, \delta_i; t) + r_{n2}(t), \tag{1.10.3}$$

其中

$$\varphi(X, \delta; t) = -\left(\int_0^{x \wedge t} [\bar{H}(s)]^{-2} \, d\tilde{H}_1(s) + \bar{H}^{-1}(z) I[z \leqslant t, \delta = 1] \right),$$

且 $r_{n1}(t), r_{n2}(t)$ 对任意使得 $n\epsilon_n \to \infty$ 的 $0 < \epsilon_n < 1, k > 0$ 和 $t > 0$, 满足

$$P(|r_{n1}(t)| > \epsilon_n) \leqslant C(n\epsilon_n)^{-k}, \tag{1.10.4}$$

$$P(|r_{n2}(t)| > \epsilon_n) \leqslant C(n\epsilon_n)^{-k}. \tag{1.10.5}$$

证 由 Lo 与 Singh(1986) 的结果知, 当 n 充分大时

$$P(|r_{n1}| > \epsilon_n) \leqslant C P\left(\left| \int_0^t (\bar{H}_n - \bar{H}) \bar{H}^{-2} \, d(\tilde{H}_{n1} - \tilde{H}_1) \right| > \frac{\epsilon_n}{2} \right)$$

$$+ P\left(\sup_{0 \leqslant s \leqslant t} |\bar{H}_n(s) - \bar{H}(s)| > \frac{1}{2} H(t) \right)$$

$$+ cP\left(\left| \log \widehat{\bar{F}}_n(t) - \int_0^t [\bar{H}_n(s)]^{-1} \, d\tilde{H}_{n1}(s) \right| > \frac{\epsilon_n}{2} \right) \tag{1.10.6}$$

对任意 $t > 0$ 与 $\epsilon_n > 0$ 成立.

易得

$$\Delta_n := \int_0^t (\bar{H}_n - \bar{H}) \bar{H}^{-2} \, d(\tilde{H}_{n1} - \tilde{H}_1)$$

$$= \int_0^{+\infty} \int_0^{+\infty} (-I[0 \leqslant s \leqslant t, s < u]) \bar{H}^{-2}(s) \, d(\bar{H}_n - \bar{H})(u) \, d(\tilde{H}_{n1} - \tilde{H}_1)(s).$$

由 Chang 与 Rao (1989) 附录中的引理与 Tchebyschev 不等式, 对任意正整数 m 和某常数 c(可能依赖 $m, \bar{H}, \tilde{H}_1$), 有

$$P(|\Delta_n| > \epsilon_n) \leqslant \epsilon_n^{-m} E\Delta_n^m \leqslant C(n\epsilon_n)^{-m} \leqslant C(n\epsilon_n)^{-k}, \tag{1.10.7}$$

对任意 $t > 0, k > 0$ 与 $\epsilon_n > 0$ 成立. 又由于

$$\Delta_n' := \log \widehat{\bar{F}}_n(t) - \int_0^t [\bar{H}_n(s)]^{-1} \, d\tilde{H}_{n1}(s)$$

$$= \sum_{i=1}^{n} I[X_i \leqslant t, \delta_i = 1] \left\{ \log\left(1 - \frac{1}{1 + n\bar{H}_n(X_i)} \right) + \frac{1}{n\bar{H}_n(X_i)} \right\}, \tag{1.10.8}$$

记 $A_{n\epsilon} = \bigcap\limits_{i=1}^{n} \{\{\omega : (1 + n\bar{H}_n(X_i))I[X_i \leqslant t] \geqslant 2\} \bigcup \{X_i > t\}\}$, $A_{n\epsilon}^c$ 为其补, 则由式 (1.10.8) 并利用不等式 $|\log(1-x) + x| \leqslant x^2 \left(0 \leqslant x \leqslant \dfrac{1}{2}\right)$, 可得在 $A_{n\epsilon}$ 上, 有

$$\Delta_n' \leqslant 2 \sum_{i=1}^{n} I[X_i \leqslant t, \delta_i = 1] \frac{1}{n\bar{H}_n(X_i)(1 + n\bar{H}_n(X_i))}. \tag{1.10.9}$$

而

$$P(A_{n\epsilon}^c) \leqslant \sum_{i=1}^{n} P((1 + n\bar{H}_n(X_i))I[X_i \leqslant t] = 1)$$

$$= \sum_{i=1}^{n} \int_0^t P((1 + n\bar{H}_n(X_i))I[X_i \leqslant t] = 1 | X_i = x)\, dH(x)$$

$$\leqslant n \int_0^t \binom{n-1}{0} H^{n-1}(x)\, dH(x) \leqslant (1 - \bar{H})^n \leqslant \mathrm{e}^{-n\bar{H}(t)}, \tag{1.10.10}$$

于是由式 (1.10.9) 与 (1.10.10), 即得

$$P\left(|\Delta_n'| > \frac{\epsilon_n}{2}\right) \leqslant P\left(\frac{1}{n} \sum_{i=1}^{n} I[X_i \leqslant t, \delta_i = 1] > \frac{n\epsilon_n \bar{H}^2(t)}{16}\right)$$

$$+ P\left(\bar{H}_n(t) < \frac{1}{2}\bar{H}(t)\right) + P(A_{n\epsilon}^c). \tag{1.10.11}$$

注意到 $n\epsilon_n < 16\bar{H}^{-2}(t)$ 时, 式 (1.10.4) 是平凡的, 因而只考虑 $n\epsilon_n \geqslant 16\bar{H}^{-2}(t)$ 的情形, 在此情形下式 (1.10.11) 的第一项为 0, 而

$$P(\bar{H}_n(t) < \frac{1}{2}\bar{H}(t)) \leqslant P(|H_n(t) - H(t)| > \frac{1}{2}\bar{H}(t)) \leqslant \mathrm{e}^{-n\bar{H}^2(t)}, \tag{1.10.12}$$

因而由式 (1.10.10)~(1.10.12) 就得到当 $n\epsilon_n \geqslant 16\bar{H}^{-2}(t)$ 时,

$$P\left(|\Delta_n'| > \frac{\epsilon_n}{2}\right) \leqslant \mathrm{e}^{-n\bar{H}^2(t)} + \mathrm{e}^{-n\bar{H}(t)}. \tag{1.10.13}$$

联合式 (1.10.6), (1.10.7), (1.10.13) 与 (1.10.12) 中的最后一个不等式, 我们就证明了式 (1.10.4).

为证式 (1.10.5), 我们首先证明

$$P(|\log \widehat{\bar{F}}_n(t) - \log \bar{F}(t)| > \epsilon_n) \leqslant C(n^{\frac{1}{2}}\epsilon_n)^{-k} \tag{1.10.14}$$

对任意 $t > 0, k > 0$ 与 $\epsilon_n > 0$ 成立. 由式 (1.10.2) 和 (1.10.4) 及 Tchebyschev 不等式与 Dharmadhikari-Jodgeo (D-J) 不等式 (见 Rao (1987)), 式 (1.10.14) 容易证明.

由 $\widehat{\overline{F}}_n(t) - F(t)$ 的 Taylor 展开, 式 (1.10.2) 及 (1.10.3), 容易看出

$$P(|r_{n2}(t)| > \epsilon_n)$$

$$\leqslant P\left(|r_{n1}(t)| > \frac{\epsilon_n}{2\bar{F}}\right) + P\left(\frac{\bar{F}(t)e^{\theta(\log \widehat{\overline{F}}_n - \log \bar{F})}}{2}(\log \widehat{\overline{F}}_n(t) - \log \bar{F}(t))^2 > \frac{\epsilon_n}{2}\right).$$

$$(1.10.15)$$

设 P_n 表示式 (1.10.15) 右边第二项. 由式 (1.10.14), 我们有

$$P_n \leqslant P(|\log \widehat{\overline{F}}_n - \log \bar{F}| > \epsilon_n^{\frac{1}{2}}) + P(|\log \widehat{\overline{F}}_n - \log \bar{F}| > -\log \bar{F})$$

$$\leqslant C(n\epsilon_n)^{-\frac{k}{2}}. \tag{1.10.16}$$

因此, 联合式 (1.10.15), (1.10.16) 与 (1.10.4) 再注意到 k 的任意性, 即证式 (1.10.5).

为证明定理 1.10.1, 还需下面引理, 由于有些引理的证明是直接和冗长的, 本书略去不证, 有兴趣的读者可作为练习自证, 或在王启华 (2002) 的书中找到证明.

引理 1.10.2   在引理 1.10.1 的假设下, 对任意 $t > 0, k > 0$ 及 $\epsilon_n > 0$, 有

$$\widehat{\sigma}_{nJ}^2 = n^{-1}\sum_{i=1}^{n} \bar{F}^2\left(\psi(X_i, \delta_i; t) - n^{-1}\sum_{i=1}^{n}\psi(X_i, \delta_i; t)\right)^2 + R_n(t). \tag{1.10.17}$$

引理 1.10.3   若定理 1.10.1 的条件满足, 则对任意 $t > 0, k > 0$ 与 $0 < \epsilon_n < 1$, 有

$$P(|\widehat{\sigma}_{nJ}^2 - \sigma^2| > \epsilon_n) \leqslant Cn^{1-\frac{k}{2}}\epsilon_n^{-k}.$$

引理 1.10.4   若定理 1.10.1 的条件满足, 则对任意 $t > 0$, 有

$$\log \widehat{\overline{F}}_n - \log \bar{F} = U_{n0} - \frac{1}{2}n^{-1}\sigma_0^2 + \Delta_{n1},$$

且对任意 $t > 0$,

$$P(\sqrt{n}|\Delta_{n1}| > n^{-\frac{1}{2}}(\log n)^{-1}) = o(n^{-\frac{1}{2}}),$$

其中

$$U_{n0} = n^{-2} \sum_{i<j} h_0(X_i, \delta_i; X_j, \delta_j),$$

$$h_0(X_1, \delta_1; X_2, \delta_2) = g_0(X_1, \delta_1) + g_0(X_2, \delta_2) + \psi_0(X_1, \delta_1; X_2, \delta_2),$$

$$g_0(X, \delta) = -A_{10}(X)\delta - A_{20}(X \wedge t),$$

$$A_{10}(s) = \bar{H}^{-1}(s)I[0 \leqslant s \leqslant t],$$

$$A_{20}(s) = \int_0^s \bar{H}^{-2} \, d\widetilde{H}_1,$$

$$\psi_0(X_1, \delta_1; X_2, \delta_2) = \eta(X_1, \delta_1; X_2, \delta_2) + \eta(X_2, \delta_2; X_1, \delta_1),$$

$$\eta(X_1, \delta_1; X_2, \delta_2) = B_1(X_1, X_2)\delta_1 + B_2(X_1, X_2)$$

$$-E[B_1(X_1, X_2)\delta_1 + B_2(X_1, X_2)|X_1, \delta_1]$$

$$B_1(s, u) = \bar{H}^{-2}(s)I[0 \leqslant s \leqslant t, s < u],$$

$$B_2(s, u) = \int_0^{t \wedge s \wedge u} \bar{H}^{-3} \, d\widetilde{H}_1.$$

引理 1.10.5   对任意随机变量 X 和 Y, 存在常数 α, 使得对任意常数 $a > 0$, 有

$$\sup_x |P(X + Y \leqslant x) - K_n(x)| = \sup_x |P(X \leqslant x) - K_n(x)| + \alpha a + P(|Y| > a),$$

其中 $K_n(x)$ 如定理 1.10.1 所定义.

记

$$U_n = n^{-2} \sum_{i<j} h(X_i, \delta_i; X_j, \delta_j), \tag{1.10.18}$$

其中

$$h(X_i, \delta_i; X_j, \delta_j) = h_0(X_i, \delta_i; X_j, \delta_j)$$

$$-\frac{\varphi^2(X_i, \delta_i)\varphi(X_j, \delta_j) + \varphi(X_i, \delta_i)\varphi^2(X_j, \delta_j)}{2\sigma_0^2}$$

$$+\frac{\varphi(X_i, \delta_i) + \varphi(X_j, \delta_j)}{2} + \varphi(X_i, \delta_i)\varphi(X_j, \delta_j).$$

引理 1.10.6   设 σ_n^2 是 U_n 的方差, 若引理 1.10.5 的条件满足, 则当 $n \to +\infty$ 时,

$$\sup_x |P(\sqrt{n}\sigma_n^{-1}U_n \leqslant x) - K_{n0}(x)| = o(n^{-\frac{1}{2}}),$$

其中

$$K_{n0}(x) = \Phi(x) - \frac{\kappa_3}{6} n^{-\frac{1}{2}} \phi(x)(x^2 - 1),$$

$$\kappa_3 = -2\sigma_0^{-3} \left(\int_0^t \bar{H}^{-3} d\tilde{H}_1 + \frac{3}{2} \sigma_0^4 \right).$$

证 根据 Chang(1990) 的思想证明该引理. 显然 $h(X_1, \delta_1; X_2, \delta_2)$ 关于 (X_1, δ_1) 和 (X_2, δ_2) 对称, i.e., $h(X_1, \delta_1; X_2, \delta_2) = h(X_2, \delta_2; X_1, \delta_1)$. 根据 $E\varphi(X_1, \delta_1) = 0$(Lo 与 Singh (1986)),

$$Eh_0(X_1, \delta_1; X_2, \delta_2) = 0$$

(见 Chang (1990)), 且注意到 $(X_1, \delta_1), (X_2, \delta_2), \cdots, (X_n, \delta_n)$ 独立同分布, 于是得到

$$Eh(X_1, \delta_1; X_2, \delta_2) = 0. \tag{1.10.19}$$

易见 U_n 是具有对称核 h 的二阶 U- 统计量.

设

$$g(X_1, \delta_1) := E[h(X_1, \delta_1; X_2, , \delta_2)|X_1, \delta_1].$$

由式 (1.10.19) 与 (1.10.17), 得

$$g(X_1, \delta_1) = E[h_0(X_1, \delta_1; X_2, \delta_2)|X_1, \delta_1] - \frac{\varphi(X_1, \delta_1)\sigma_0^2}{2\sigma_0^2} + \frac{\varphi(X_1, \delta_1)}{2}$$

$$= g_0(X_1, \delta_1). \tag{1.10.20}$$

因 U_n 能表示成

$$U_n = n^{-2} \left[(n-1) \sum_{i=1}^n g(X_i, \delta_i) + \sum\sum_{i<j} \psi(X_i, \delta_i; X_j, \delta_j) \right],$$

其中

$$\psi(X_1, \delta_1; X_2, \delta_2) = h(X_1, \delta_1; X_2, \delta_2) - g(X_1, \delta_1) - g(X_2, \delta_2), \tag{1.10.21}$$

易见 $n^2 U_n$ 与 Bickel 等 (1986) 的式 (1.2.4) 有相同的形式. 现在为证引理 1.10.6, 只需证

$$\kappa_3 = \sigma_0^{-3} \left\{ Eg^3(X_1, \delta_1) + 3E[g(X_1, \delta_1)g(X_2, \delta_2)\psi(X_1, \delta_1; X_2, \delta_2)] \right\} \tag{1.10.22}$$

及 Bickel 等 (1986) 中条件 (1.13) 与 (1.15)~(1.18) 满足.

首先证式 (1.10.22) 成立. 由式 (1.10.20) 与 Chang(1990) 文, 我们有

$$Eg^3(X_1, \delta_1) = Eg_0^3(X_1, \delta_1) = \int_0^t \bar{H}^{-3} d\tilde{H}_1 + \frac{3}{2} \sigma_0^4. \tag{1.10.23}$$

由式 (1.10.21)、(1.10.18) 与 (1.10.20), 得

$$E\{g(X_1,\delta_1)g(X_2,\delta_2)\psi(X_1,\delta_1;X_2,\psi_2)\}$$

$$= \left\{ g_0(X_1,\delta_1)g_0(X_2,\delta_2)\left[\psi_0(X_1,\delta_1;X_2,\delta_2) - \frac{\varphi^2(X_1,\delta_1)\varphi(X_2,\delta_2) + \varphi(X_1,\delta_1)\varphi^2(X_2,\delta_2)}{2\sigma_0^2}\right.\right.$$

$$\left.\left. + \frac{\varphi(X_1,\delta_1) + \varphi(X_2,\delta_2)}{2} + \varphi(X_1,\delta_1)\varphi(X_2,\delta_2)\right]\right\}$$

$$= Eg_0(X_1,\delta_1)g_0(X_2,\delta_2)\psi_0(X_1,\delta_1;X_2,\delta_2)$$

$$- \left\{ \frac{2E[g_0(X_1,\delta_1)\varphi^2(X_1,\delta_1)]Eg_0(X_1,\delta_1)\varphi(X_1,\delta_1)}{2\sigma_0^2}\right.$$

$$\left. - E[g_0(X_1,\delta_1)\varphi(X_1,\delta_1)]Eg_0(X_1,\delta_1) - E^2[g_0(X_1,\delta_1)\varphi(X_1,\delta_1)]\right\}$$

$$:= E_{1n} - E_{2n}. \tag{1.10.24}$$

由 Chang(1990) 文中式 (6) 的证明, 我们有

$$E_{1n} = -\sigma_0^4. \tag{1.10.25}$$

由引理 1.10.7 与 1.10.4 中对 $\varphi(X,\delta)$ 与 $g_0(X,\delta)$ 的定义, 易见

$$g_0(X_1,\delta_1) = \varphi(X_1,\delta_1). \tag{1.10.26}$$

因此由式 (1.10.26) 和 (1.10.23) 及 $E\varphi^2 = \sigma_0^2, E\varphi = 0$ (见 Lo 与 Singh(1986)) 这两个结果, 我们有

$$Eg_0(X_1,\delta_1)\varphi^2(X_1,\delta_1) = Eg_0^3(X_1,\delta_1) = \int_0^t \bar{H}^{-3}\,d\widetilde{H}_1 + \frac{3}{2}\sigma_0^4, \tag{1.10.27}$$

$$Eg_0(X_1,\delta_1)\varphi(X_1,\delta_1) = E\varphi^2(X_1,\delta_1) = \sigma_0^2. \tag{1.10.28}$$

使用式 (1.10.27) 与 (1.10.28) 及 $E\varphi(X_1,\delta_1) = 0$ 这一结果, 即得

$$E_{2n} = \int_0^t \bar{H}^{-3}\,d\widetilde{H}_1 + \frac{3}{2}\sigma_0^4 - \sigma_0^4. \tag{1.10.29}$$

联合式 (1.10.24), (1.10.25) 与 (1.10.29), 我们得到

$$E\{g(X_1,\delta_1)g(X_2,\delta_2)\psi(X_1,\delta_1;X_2,\delta_2)\} = -\left(\int_0^t \bar{H}^{-3}\,d\widetilde{H}_1 + \frac{3}{2}\sigma_0^4\right). \tag{1.10.30}$$

因此由式 (1.10.23) 和 (1.10.30) 与引理中对 κ_3 的定义即证式 (1.10.22).

下面我们将证明 Bickel 等 (1986) 的条件 (1.13) 与 (1.15)∼(1.18) 在此成立. 注意到 $\psi(X_1, \delta_1; X_2, \delta_2)$ 能表示成

$$
\begin{aligned}
\psi(X_1, \delta_1; X_2, \delta_2) &= \psi_0(X_1, \delta_1; X_2, \delta_2) \\
&\quad - \frac{\varphi^2(X_1, \delta_1)\varphi(X_2, \delta_2) + \varphi(X_1, \delta_1)\varphi^2(X_2, \delta_2)}{2\sigma_0^2} \\
&\quad + \frac{\varphi(X_1, \delta_1) + \varphi(X_2, \delta_2)}{2} + \varphi(X_1, \delta_1)\varphi(X_2, \delta_2), \quad (1.10.31)
\end{aligned}
$$

由 Chang(1990) 的结果 $E|\psi_0(X_1, \delta_1; X_2, \delta_2)|^r < +\infty \ (r > 0)$ 及 $\varphi(X, \delta)$ 的有界性, 容易得到

$$
E|\psi(X_1, \delta_1; X_2, \delta_2)|^r < +\infty \qquad (1.10.32)
$$

对任意 $r > 0$ 成立.

由式 (1.10.20) 和 (1.10.26) 及 $\varphi(z, \delta)$ 的有界性知存在 $M > 0$, 使得

$$
I[|g(X, \delta)| > M) = 0, \qquad (1.10.33)
$$

因此, Bickel 等 (1986) 的条件 (1.13) 与 (1.15)∼(1.17) 满足.

注意到这里的 $-g(X, \delta)$ 即为 Chang(1990) 文中的 $g(X, \delta)$, 因而由 Chang(1990) 对 Bickel 等 (1986) 的条件 (1.18) 的验证结果即知该条件在此亦满足. 证毕.

引理 1.10.7 在引理 1.10.5 的假定下, 当 n 充分大时, 有

$$
\sup_x |P(\sqrt{n}\sigma_0^{-1} U_n \leqslant x) - K_{n0}(x)| = o(n^{-\frac{1}{2}}).
$$

应用引理 1.10.5 与 1.10.6, 可证引理 1.10.7.

引理 1.10.8 在引理 1.10.6 的假定下, 当 n 充分大时, 我们有

$$
\sup_x |P(\sqrt{n}\sigma_0^{-1} U_n - An^{-\frac{1}{2}} \leqslant x) - K_n(x)| = o(n^{-\frac{1}{2}}),
$$

其中 $K_n(x)$ 如定理 1.10.1 所定义, $A = \frac{1}{2}\sigma_0^{-3}\left(\int_0^t \bar{H}^{-3} d\tilde{H}_1 + \frac{3}{2}\sigma_0^4\right)$.

证 由引理 1.10.6 与 Taylor 公式, 我们有

$$
\begin{aligned}
&\sup_x |P(\sqrt{n}\sigma_0^{-1} U_n - An^{-\frac{1}{2}} \leqslant x) - K_n(x)| \\
&\leqslant \sup_x |P(\sqrt{n}\sigma_0^{-1} U_n \leqslant x) - K_{n0}(x)| + \sup_x |K_{n0}(x + An^{-\frac{1}{2}}) - K_n(x)| \\
&= \sup_x |K_{n0}(x) + \left[\frac{d}{dx} K_{n0}(x)\right] An^{-\frac{1}{2}} - K_n(x)| + o(n^{-\frac{1}{2}}) = o(n^{-\frac{1}{2}}).
\end{aligned}
$$

于是引理得证.

定理 1.10.1 的证　下面固定 t, 使得 $t > 0$. 令 $Q(x) = \frac{1}{1+x} - (1-x)$, 则

$$\sqrt{n}\widehat{\sigma}_{nJ}^{-1}(\widehat{\bar{F}}_n - \bar{F}) = \sqrt{n}\sigma^{-1}(\widehat{\bar{F}}_n - \bar{F})\left(1 - \frac{\widehat{\sigma}_{nJ} - \sigma}{\sigma}\right)$$

$$+ \sqrt{n}\sigma^{-1}(\widehat{\bar{F}}_n - \bar{F})Q\left(\frac{\widehat{\sigma}_{nJ} - \sigma}{\sigma}\right)$$

$$:= R_{1n} + R_{2n}. \tag{1.10.34}$$

易见

$$P(|R_{2n}| > (n\log n)^{-\frac{1}{2}})$$

$$\leqslant P(|\sqrt{n}\sigma^{-1}(\widehat{\bar{F}}_n - \bar{F})| > \log^{\frac{1}{2}} n) + P\left(\left|Q\left(\frac{\widehat{\sigma}_{nJ} - \sigma}{\sigma}\right)\right| > n^{-\frac{1}{2}}\log^{-1} n\right)$$

$$:= R_{21n} + R_{22n}. \tag{1.10.35}$$

记

$$\Psi_n(x) = \Phi(x) - \frac{\widetilde{\kappa}_3}{6}n^{-\frac{1}{2}}\phi(x)(x^2 - 1),$$

其中

$$\widetilde{\kappa}_3 = -\sigma_0^{-3}\left(-\int_0^t \bar{H}^{-3}\,d\widetilde{H}_1 + \frac{3}{2}\sigma_0^4\right) + 3\sigma_0.$$

容易看到

$$R_{21n} \leqslant |P(\sqrt{n}\sigma^{-1}(\widehat{\bar{F}}_n - \bar{F}) > \log^{\frac{1}{2}} n) - (1 - \Psi_n(\log^{\frac{1}{2}} n))|$$

$$+ |P(\sqrt{n}\sigma^{-1}(\widehat{\bar{F}}_n - \bar{F}) < -\log^{\frac{1}{2}} n) - \Psi_n(-\log^{\frac{1}{2}} n)|$$

$$+ |1 - \Psi_n(\log^{\frac{1}{2}} n)| + |\Psi_n(-\log^{\frac{1}{2}} n)|. \tag{1.10.36}$$

根据 Chang(1990) 文中引理 3 及 Chow 与 Teicher(1978) 的书中第 49 页引理 3, 可得

$$R_{21n} \leqslant C(n\log n)^{-\frac{1}{2}}. \tag{1.10.37}$$

应用不等式 $|Q(x)| \leqslant 2x^2$, $|x| < \frac{1}{2}$, 我们有

$$R_{22n} \leqslant P\left(2(\widehat{\sigma}_{nJ}^2 - \sigma^2) > \frac{3}{2\sqrt{2}}\sigma^2 n^{-\frac{1}{4}}\log^{-\frac{1}{2}} n, \left|\frac{\widehat{\sigma}_{nJ} - \sigma}{\sigma}\right| \leqslant \frac{1}{2}\right)$$

$$+ P\left(\left|\widehat{\sigma}_{nJ}^2 - \sigma^2\right| > \frac{1}{2}\sigma^2\right) \leqslant C((n\log n)^{-\frac{1}{2}} + n^{1-\frac{k}{4}}\log^{\frac{k}{2}} n). \tag{1.10.38}$$

因此由式 (1.10.35)、(1.10.37) 与 (1.10.38), 可得

$$P(|R_{2n}| > (n \log n)^{-\frac{1}{2}}) \leqslant C((n \log n)^{-\frac{1}{2}} + n^{1-\frac{k}{4}} \log^{\frac{k}{2}} n). \tag{1.10.39}$$

由 Taylor 公式, 我们有

$$R_{1n} = \sqrt{n}\sigma^{-1}\bar{F}\left[(\log\widehat{\bar{F}}_n - \log\bar{F})\left(1 - \frac{\hat{\sigma}_{nJ} - \sigma}{\sigma}\right) + \frac{(\log\widehat{\bar{F}}_n - \log\bar{F})^2}{2}\right]$$

$$- \frac{\sqrt{n}\bar{F}(\hat{\sigma}_{nJ} - \sigma)(\log\widehat{\bar{F}}_n - \log\bar{F})^2}{2\sigma^2}$$

$$+ \sqrt{n}\sigma^{-1}\bar{F}\frac{e^{\theta'(\log\widehat{\bar{F}}_n - \log\bar{F})}}{6}(\log\widehat{\bar{F}}_n - \log\bar{F})^3\left(1 - \frac{\hat{\sigma}_{nJ} - \sigma}{\sigma}\right)$$

$$:= R_{11n} + R_{12n} + R_{13n}. \tag{1.10.40}$$

利用 Chang(1990) 文中定理 2, 并使用证式 (1.10.37) 同样的方法可证

$$P(\sqrt{n}\sigma^{-1}\bar{F}|(\log\widehat{\bar{F}}_n - \log\bar{F})| > \log^{\frac{1}{2}} n) \leqslant C(n \log n)^{-\frac{1}{2}}, \tag{1.10.41}$$

因此

$$P(|R_{12n}| > (n \log n)^{-\frac{1}{2}})$$

$$\leqslant P\left(|\hat{\sigma}_{nJ}^2 - \sigma^2| > n^{-\frac{1}{4}}\log^{-\frac{1}{2}} n\right) + P(|\log\widehat{\bar{F}}_n - \log\bar{F}|) > \sigma n^{-\frac{1}{4}}\log^{-\frac{1}{2}} n)$$

$$+ P\left(\hat{\sigma}_{nJ} \leqslant \frac{1}{2}\sigma\right) + P(|\sqrt{n}\sigma^{-1}\bar{F}(\log\widehat{\bar{F}}_n - \log\bar{F})| > \log^{\frac{1}{2}} n)$$

$$\leqslant C(n^{1-\frac{k}{4}}\log^{\frac{k}{2}} n + (n \log n)^{-\frac{1}{2}}). \tag{1.10.42}$$

而且由式 (1.10.14) 及引理 1.10.3, 我们有

$$P(|R_{13n}| > (n \log n)^{-\frac{1}{2}})$$

$$\leqslant P\left(|\log\widehat{\bar{F}}_n - \log\bar{F}| \leqslant 1, \left|\frac{\hat{\sigma}_{nJ} - \sigma}{\sigma}\right| \leqslant \frac{1}{2}, |\log\widehat{\bar{F}}_n - \log\bar{F}|^3 > \frac{4\sigma}{e}(n \log n)^{-1}\right)$$

$$+ P(|\log\widehat{\bar{F}}_n - \log\bar{F}| > 1) + P\left(\left|\frac{\hat{\sigma}_{nJ} - \sigma}{\sigma}\right| > \frac{1}{2}\right)$$

$$\leqslant C(n^{-\frac{k}{6}}\log^{\frac{k}{3}} n + n^{1-\frac{k}{2}}). \tag{1.10.43}$$

因

$$\frac{\hat{\sigma}_{nJ} - \sigma}{\sigma} = \frac{\hat{\sigma}_{nJ}^2 - \sigma^2}{2\sigma^2}\left[1 - \frac{\hat{\sigma}_{nJ} - \sigma}{2\sigma} + Q\left(\frac{\hat{\sigma}_{nJ} - \sigma}{2\sigma}\right)\right],$$

故有

$$
R_{11n} = \sqrt{n}\sigma^{-1}\bar{F}\left[(\log\widehat{\bar{F}}_n - \log\bar{F}) - (\log\widehat{\bar{F}}_n - \log\bar{F})\frac{\widehat{\sigma}_{nJ}^2 - \sigma^2}{2\sigma^2} + \frac{(\log\widehat{\bar{F}}_n - \log\bar{F})^2}{2}\right]
$$

$$
+ \sqrt{n}\sigma^{-1}\bar{F}(\log\widehat{\bar{F}}_n - \log\bar{F})\left[\frac{\widehat{\sigma}_{nJ} - \sigma}{2\sigma} - Q\left(\frac{\widehat{\sigma}_{nJ} - \sigma}{2\sigma}\right)\right]\frac{\widehat{\sigma}_{nJ}^2 - \sigma^2}{2\sigma^2}
$$

$$
:= R_{111n} + R_{112n}. \tag{1.10.44}
$$

使用证式 (1.10.43) 和 (1.10.44) 的方法, 类似可证

$$
P(|R_{112n}| > (n\log n)^{-\frac{1}{2}}) \leqslant C(n^{1-\frac{k}{4}}\log^{\frac{k}{2}} n + (n\log n)^{-\frac{1}{2}}). \tag{1.10.45}
$$

而由引理 1.10.4 与 1.10.1, 我们有

$$
R_{111n} = \sqrt{n}\sigma_0^{-1}\left[n^{-2}\sum\sum_{i<j} h_0(Z_i, \delta_i; Z_j, \delta_j) - n^{-1}\sum_{i=1}^{n}\varphi(Z_i, \delta_i)\frac{\widehat{\sigma}_{nJ}^2 - \sigma^2}{2\sigma^2}\right.
$$

$$
\left. + \frac{1}{2}n^{-2}\sum_{i=1}^{n}\sum_{j=1}^{n}\varphi(Z_i, \delta_i)\varphi(Z_j, \delta_j) - \frac{1}{2}\sigma_0 n^{-1}\right]
$$

$$
+ \sqrt{n}\sigma_0^{-1}\Delta_{n1} - \sqrt{n}\sigma_0^{-1}r_{n1}\frac{\widehat{\sigma}_{nJ}^2 - \sigma^2}{2\sigma^2}
$$

$$
+ \sqrt{n}\sigma_0^{-1}r_{n1}\frac{1}{n}\sum_{i=1}^{n}\varphi(Z_i, \delta_i) + \frac{\sqrt{n}\sigma_0^{-1}r_{n1}^2}{2}
$$

$$
:= R_{111n}^{(1)} + R_{111n}^{(2)} + R_{111n}^{(3)} + R_{111n}^{(4)} + R_{111n}^{(5)}. \tag{1.10.46}
$$

由引理 1.10.4, 有

$$
P(|R_{111n}^{(2)}| > (n\log n)^{-\frac{1}{2}}) = o(n^{-\frac{1}{2}}). \tag{1.10.47}
$$

使用引理 1.10.1 与 1.10.3, 得到

$$
P(|R_{111n}^{(3)}| > (n\log n)^{-\frac{1}{2}})
$$

$$
\leqslant P(|r_{n1}| > Cn^{-\frac{3}{4}}(\log n)^{-\frac{1}{2}}) + P(|\widehat{\sigma}_{nJ}^2 - \sigma^2| > Cn^{-\frac{1}{4}})
$$

$$
\leqslant C(n^{-\frac{k}{4}}\log^{\frac{k}{2}} n + n^{1-\frac{k}{4}}). \tag{1.10.48}
$$

类似地, 由引理 1.10.1 与 D-J 不等式, 有

$$P(|R_{111n}^{(4)}| > (n\log n)^{-\frac{1}{2}})$$

$$\leqslant P(|r_{n1}| > Cn^{-\frac{3}{4}}\log^{-\frac{1}{2}} n) + P\left(\left|n^{-1}\sum_{i=1}^{n}\varphi(Z_i,\delta_i)\right| > Cn^{-\frac{1}{4}}\right)$$

$$\leqslant Cn^{-\frac{k}{4}}\log^{\frac{k}{2}} n, \tag{1.10.49}$$

且

$$P(|R_{111n}^{(5)}| > (n\log n)^{-\frac{1}{2}})$$

$$\leqslant P(|r_{n1}| > Cn^{-\frac{1}{2}}\log^{-\frac{1}{4}} n) \leqslant Cn^{-\frac{k}{2}}\log^{\frac{k}{4}} n. \tag{1.10.50}$$

根据引理 1.10.2, 有

$$\left(n^{-1}\sum_{i=1}^{n}\varphi(Z_i,\delta_i)\right)(\widehat{\sigma}_{nJ}^2 - \sigma^2)$$

$$= n^{-2}\bar{F}^2\sum\sum_{i<j}\left[\varphi^2(Z_i,\delta_i)\varphi(Z_j,\delta_j) + \varphi(Z_i,\delta_i)\varphi^2(Z_j,\delta_j)\right.$$

$$\left. - (\varphi(Z_i,\delta_i) + \varphi(Z_j,\delta_j))\sigma_0^2\right] + n^{-2}\bar{F}^2\sum_{i=1}^{n}\varphi^3(Z_i,\delta_i)$$

$$- \frac{\sigma^2}{(n-1)n^2}\sum\sum_{i<j}(\varphi(Z_i,\delta_i) + \varphi(Z_j,\delta_j))$$

$$- \bar{F}^2\left(n^{-1}\sum_{i=1}^{n}\varphi(Z_i,\delta_i)\right)^3 + R_n n^{-1}\sum_{i=1}^{n}\varphi(Z_i,\delta_i). \tag{1.10.51}$$

因此由式 (1.10.46) 与 (1.10.18) 中分别对 $R_{111n}^{(1)}$ 与 U_n 的定义, 我们有

$$R_{111n}^{(1)} = \sqrt{n}\sigma_0^{-1}U_n - \frac{1}{2}n^{-\frac{1}{2}}\sigma_0^{-3}(E\varphi^3(Z_1,\delta_1))$$

$$-(2\sigma_0^3 n^{\frac{3}{2}})^{-1}\sum_{i=1}^{n}(\varphi^3(Z_i,\delta_i) - E\varphi^3(Z_i,\delta_i))$$

$$+(2\sigma_0 n^{\frac{3}{2}})^{-1}\sum_{i=1}^{n}\varphi(Z_i,\delta_i) + \sqrt{n}(2\sigma_0^3)^{-1}\left(n^{-1}\sum_{i=1}^{n}\varphi(Z_i,\delta_i)\right)^3$$

$$-\sqrt{n}(2\bar{F}\sigma_0^3)^{-1}R_n n^{-1}\sum_{i=1}^{n}\varphi(Z_i,\delta_i)$$

$$+ (2n^{\frac{3}{2}}\sigma_0)^{-1} \sum_{i=1}^{n} \left(\varphi_0^2(Z_i, \delta_i) - E\varphi_0^2(z_i, \delta_i) \right)$$

$$:= \sqrt{n}\sigma_0^{-1} U_n + e_{1n} + e_{2n} + e_{3n} + e_{4n} + e_{5n} + e_{6n}. \tag{1.10.52}$$

而由 Tchebychev 不等式, D-J 不等式并注意到 $\psi(X_i, \delta_i)$ $(1 \leqslant i \leqslant n)$ 是有界独立同分布随机变量, 且 $E\psi(X, \delta) = 0$, 容易证明

$$P(|e_{in}| > C(n\log n)^{-\frac{1}{2}}) = o(n^{-\frac{1}{2}}), \quad i = 1, 2, 3, 4, 5, 6. \tag{1.10.53}$$

由式 (1.10.34)、(1.10.39)、(1.10.40) 和 (1.10.42)~(1.10.53) 并注意到 k 是任意常数, 有

$$\sqrt{n}\widehat{\sigma}_{nJ}^{-1}(\widehat{F}_n - \bar{F}) = \sqrt{n}\sigma_0^{-1} U_n - \nu n^{-\frac{1}{2}} + E_n,$$

其中 ν 如引理 1.10.8 所定义, E_n 满足

$$P(|E_n| > C(n\log n)^{-\frac{1}{2}}) = o(n^{-\frac{1}{2}}).$$

由引理 1.10.5 与 1.10.8, 定理得证.

§1.11   Bootstrap 方法与 Bootstrap 逼近

由 Efron (1979) 引进的 bootstrap 重抽样方法是现代统计中最流行的方法之一, 受到了统计界的广泛关注. 其重要性主要在于它是一个估计有限样本分布方法, 因而能应用于构造非参数置信区间. 在随机删失情形下, Efron(1981) 提出了两种实施 bootstrap 的方法:

第一种方法: 有放回独立地从 $\widetilde{F}_n$ 中抽 m 次, 获得 bootstrap 样本 (X_1^*, δ_1^*), (X_2^*, δ_2^*), $\cdots$, (X_m^*, δ_m^*), m 可以不等于 n, 其中 $\widetilde{F}_n$ 是一个在 (X_i, δ_i) 有概率质量 $1/n$ 的分布.

第二种方法: 独立地获得 $T_i^* \sim \widehat{F}_n$ 及 $C_i^* \sim \widehat{G}_n$, 并定义 $X_i^* = \min(T_i^*, C_i^*)$ 及 $\delta_i^* = I[X_i^* < C_i^*]$ $(i = 1, 2, \cdots, m)$, 从而获得 bootstrap 样本 $(X_1^*, \delta_1^*), (X_2^*, \delta_2^*), \cdots$, (X_m^*, δ_m^*), m 可以不等于 n, 其中 $\widehat{F}_n$ 与 $\widehat{G}_n$ 是 F 与 G 的乘积限估计, $\widehat{G}_n$ 的定义是用 $1 - \delta_i$ 取代 $\widehat{F}_n$ 定义中的 δ_i 获得.

Efron(1981) 证明以上两种方法等价. 显然, 第 2 种方法便于问题的研究, 在后来的文献中人们常用这种方法. Akrital (1986) 基于第 2 种方法获得 bootstrap 样本 $(X_1^*, \delta_1^*), (X_2^*, \delta_2^*), \cdots, (X_m^*, \delta_m^*)$, 定义了 $\widehat{F}_n$ 与 $\widehat{G}_n$ 的 bootstrap 版本 $\widehat{F}_m^*$ 与 $\widehat{G}_m^*$, 并获得 bootstrap 乘积限估计的弱收敛定理.

定理 1.11.1　对于任意 $\tau < \tau_H$, 当 $m \to \infty, n \to \infty$ 时, 沿着几乎所有的样本序列 $X_1, X_2, \cdots, X_n; C_1, C_2, \cdots, C_n$, 在 $[0, \tau]$ 上有

$$m^{\frac{1}{2}}(\widehat{F}_m^*(t) - \widehat{F}_n(t)) \longrightarrow B(K(t)) \frac{1 - F(t)}{1 - K(t)},$$

其中 B 定义 Brownian 桥且 $K(x) = C(x)/(1 + C(x))$, 而

$$C(x) = \int_0^x \frac{I[0 \leqslant \Delta\Lambda(t) < 1]|}{(1 - \Delta\Lambda(t))(1 - H(t-))} \, d\Lambda(t),$$

$\Lambda(t)$ 是如前所定义的累积失效率函数, $\Delta\Lambda(t) = \Lambda(t) - \Lambda(t-)$.

定理 1.11.1 表明使用 Efron 的重抽样方案, $m^{1/2}(\widehat{F}_m^*(t) - \widehat{F}_n(t))$ 有与 $n^{1/2}(\widehat{F}_n(t) - F(t))$ 同样的极限, 因此 bootstrap 方法能够用于构造 $1 - F(t)$ 的置信区间. 此外, Horváth 与 Yandell (1987) 还获得了乘积限过程 bootstrap 版本的强逼近速度.

定义

$$H_m^*(t) = (1 - \widehat{F}_m^*(t))(1 - \widehat{G}_m^*(t)),$$

$$H_{m1}^*(t) = m^{-1} \sum_{i=1}^m I[X_i^* \leqslant t, \delta_i^* = 1],$$

$$M_m^*(t) = m^{\frac{1}{2}}(H_{m1}^*(t) - \int_{(0,t]} (1 - H_m^*(s-)) \, d\widehat{\Lambda}_n(s)), \tag{1.11.1}$$

其中 $\widehat{\Lambda}_n(t)$ 如前所定义是乘积限估计累积失效率函数. 由本章第 1.7 节, Gill 的结果 (1980, 第二章与第三章, 特别是 54 页公式 (4.1.6)), 我们得到 M_m^* 是平方可积鞅, 其协变差函数为

$$\langle M_m^* \rangle(t) = \int_{(0,t]} (1 - H_m^*(s-))(1 - \Delta\Lambda_n(s)) \, d\Lambda_n(s), \tag{1.11.2}$$

由前面 1.7 节或 Gill(1980, 第 37 页), 我们有表示

$$Z_m^*(t) = m^{\frac{1}{2}} \frac{\widehat{F}_m^* - \widehat{F}_n}{1 - \widehat{F}_n}(t \wedge \tau) = \int_{(0,t \wedge \tau]} \frac{1 - \widehat{F}_m(s-)}{1 - \widehat{F}_n} \frac{J^*(s)}{1 - \widehat{H}_m^*(s-)} \, dM_m^*(s), \tag{1.11.3}$$

其中 $J^*(s) = I[0 \leqslant s \leqslant X_{(m)}^*]$, $X_{(m)}^* = \max\{X_1^*, X_2^*, \cdots, X_m^*\}$ 及 $t \wedge \tau = \min(t, \tau)$. 由关系 (1.11.1) 与 (1.11.3) 知, Z_m^* 是平方可积鞅, 且有变差函数 (见前面第 1.7 节或 Gill(1980), 第 10 页).

$$\langle Z_m^* \rangle(t) = \int_{(0,t \wedge \tau]} \left(\frac{1 - \widehat{F}_m^*(s-)}{(1 - \widehat{F}_n(s))} \right)^2 \frac{J^*(s)}{1 - \widehat{H}_m^*(s-)} (1 - \Delta\widehat{\Lambda}_n(s)) \, d\widehat{\Lambda}_n(s). \tag{1.11.4}$$

令

$$\underline{Z}_m^*(t) = \int_{(0,t \wedge \tau)} J_m^{*\epsilon} R \, dM_m^*, \quad \overline{Z}_m^*(t) = \int_{(0,t \wedge \tau)} (1 - J_m^{*\epsilon}) R \, dM_m^*,$$

其中 $J_m^{*\epsilon}(t) = I[0 \leqslant R(t) \leqslant \epsilon]$, $\epsilon > \sup\{(1-H(t))^{-1}, 0 \leqslant t \leqslant \tau\}$ 且 $R(t) = [(1-\widehat{F}_m^*(t-))/(1-\widehat{F}_n(t))][J^*(t)/(1-H_n^*(t-))]$, 因此

$$Z_m^* = \underline{Z}_m^* + \overline{Z}_m^*. \tag{1.11.5}$$

于是得到 $\underline{Z}_m^*$ 与 $\overline{Z}_m^*$ 是两个平方可积鞅, 且

$$\|\Delta\underline{Z}_m^*\| \leqslant \epsilon\|\Delta M_m^*\|_0^\tau. \tag{1.11.6}$$

注意到在 $[0, \tau]$ 上, $J_m^{*\epsilon}(t) \to 1$, 以条件概率几乎处处有

$$\langle\overline{Z}_m^*\rangle(t) = \int_{(0, t\wedge\tau]} (1-J_m^{*\epsilon}(s))\left(\frac{(1-\widehat{F}_m^*(s-))}{(1-\widehat{F}_n(s))}\right)^2\left[\frac{J_m^{*\epsilon}}{(1-H_m^*(s-))}\right](1-\Delta\Lambda_n(s))\, d\Lambda_n(s)$$
$$\longrightarrow 0. \tag{1.11.7}$$

注意到 $1-\widehat{F}_n(t) = (1-\Delta\widehat{\Lambda}_n(t))(1-\widehat{F}_n(t-))$, 最后由式 (1.11.4) 得到

$$\langle Z_m^*\rangle(t) \longrightarrow \int_{(0, t\wedge\tau]}\frac{I[0 \leqslant \Delta\Lambda(s) < 1]}{(1-\Delta\Lambda(s))(1-H(s-))}\, d\Lambda(s). \tag{1.11.8}$$

注意到式 (1.11.8) 也使用 Gill(1980) 的定理 4.1.1. 现在假设 F 是连续的, 我们有 $\|\Delta M_m^*\|_0^\tau \to \|\Delta M\|_0^\tau = 0$ 对几乎所有的 $\omega \in \Omega$ 成立, 且式 (1.11.8) 右边的函数是连续的, 因此, 关系式 (1.11.5)~(1.11.8) 及 Rebolledo(1980) 中的中心定理可推得

$$Z_m^* \Rightarrow B(C) \equiv B^0(K)[1/(1-K)],$$

其中 B 是标准的 Brown 运动, B^0 是 Brown 桥. 这证明了定理在 F 连续时成立.

　　对 F 是非连续的情形, 结果可以通过 Gill(1980, p.74) 类似地讨论证明.

　　一个自然的问题是: 乘积限估计的 bootstrap 精度如何? 一般地 Edgeworth 展开用作获得 bootstrap 逼近精度的工具, 然而前面 §1.10 中所建立的 Edgeworth 展开需要假设 F 连续, 于是要建立乘积限估计有类似的 Edgeworth 展开, 需要 bootstrap 样本分布是连续的, 受到 Efron(1979) 在非删失下所发展的光滑 bootstrap 方法的启发, Wang 与 Zheng (1998) 提出了随机删失下光滑 bootstrap 方法. 下面让我们陈述这一方法: 设

$$\widehat{f}_{nh}(t) = \frac{1}{h_n}\int_0^{+\infty} K\left(\frac{t-s}{h_n}\right) d\widehat{F}_n(s),$$

$$\widehat{g}_{nh}(t) = \frac{1}{h_n}\int_0^{+\infty} K\left(\frac{t-s}{h_n}\right) d\widehat{G}_n(s),$$

其中 $h_n \to 0$ 是常数序列, $K(\cdot)$ 是概率密度核函数. 分布总体 $\widehat{F}_{nh}$ 与 $\widehat{G}_{nh}$ 分别对应于 $\widehat{f}_{nh}$ 与 $\widehat{g}_{nh}$, 作为第二阶段抽样的目的, 分别把它们当做生存和删失总体.

给定 $(X_1, \delta_1), (X_2, \delta_2), \cdots, (X_n, \delta_n)$, 从总体 $\widehat{F}_{nh}$ 抽 n 个独立同分布 bootstrap 样本 $T_1^*, T_2^*, \cdots, T_n^*$, 从 G_{nh} 抽 n 个独立同分布 bootstrap 样本 $C_1^*, C_2^*, \cdots, C_n^*$, 设 $X_i^* = T_i^* \wedge C_i^*, \delta_i^* = I[T^* \leqslant C_i^*]$, 基于 (X_i^*, δ_i^*) $(i = 1, 2, \cdots, n)$, 构造乘积限估计 $\widehat{F}_n$ 的 bootstrap 版本 $\widehat{F}_n^*$, 为了研究学生化乘积限估计的 bootstrap 逼近精度, 我们还定义 $\widehat{F}_n$ 刀切方差估计 $\widehat{\sigma}_{nJ}^2$ 的 bootstrap 版本 $\widehat{\sigma}_{nj}^{*2}$, 为获得 $\widehat{F}_n^*$ 与 $\widehat{\sigma}_{nj}^{*2}$, 只需要用 (X_i^*, δ_i^*) 取代式 (1.2.1) 及 (1.10.1) 中的 (X_i, δ_i) $(i = 1, 2, \cdots, n)$. 以下我们用 P^* 定义 bootstrap 概率.

定理 1.11.2   设 T_i 与 C_i 有连续有界的条件密度 f 与 g, 若 $K(\cdot)$ 是 $[0, \infty)$ 上的概率密度函数, 满足 $\int_0^\infty u K(u)\, du < \infty$, 则以概率 1, 对任意 $t > 0$ 有

$$\sup_x |P(\sqrt{n}\widehat{\sigma}_{nJ}^{-1}(\widehat{F}_n(t) - \bar{F}(t)) \leqslant x) - P^*(\sqrt{n}\widehat{\sigma}_{nJ}^{*-1}(\widehat{F}_n^*(t) - \widehat{\bar{F}}_{nh}(t)) \leqslant x)| = o(n^{-\frac{1}{2}}).$$

证   由 $\widehat{F}_{nh}$ 与 $\widehat{G}_{nh}$ 的连续性 (这正是使用光滑 bootstrap 的原因) 与定理 1.10.1, 有

$$\sup_x |P(\sqrt{n}\widehat{\sigma}_{nJ}^{*-1}(\widehat{F}_n^*(t) - \widehat{\bar{F}}_{nh}(t)) \leqslant x) - K_n^*(x)| = o(n^{-\frac{1}{2}}), \tag{1.10.9}$$

其中

$$K_n^*(x) = \Phi(x) - \frac{\kappa_3^*}{6} n^{-\frac{1}{2}} \phi(x) \left(x^2 + \frac{1}{2} \right),$$

$$\kappa_3^* = -2\sigma_0^* \left(\int_0^t \bar{H}^{*-3}\, d\widetilde{H}_1^* + \frac{3}{2}\sigma_0^{*4} \right),$$

$$\sigma_0^{*2} = \bar{F}_{nh}^2 \int_0^t \bar{H}^{*-2}\, d\widetilde{H}_1^*, \bar{H}^* = P^*(X_1^* > t), \widetilde{H}_1^* = P^*(X_1^* > t, \delta_1^* = 1),$$

其中 $\bar{H}^*(t) = P^*(X^* > t), \widetilde{H}_1^*(t) = P^*(X^* > t, \delta^* = 1)$. 可以证明, 对任意 $t > 0$, 有

$$\sup_{t \leqslant s < \infty} |\widehat{F}_{nh}(s) - F(s)| \longrightarrow 0,$$

与

$$\sup_{t \leqslant s < \infty} |\widehat{G}_{nh}(s) - G(s)| \longrightarrow 0$$

(见 Wang 与 Zheng (1998)), 有兴趣的读者自己也可给出证明. 由上面两式可得

$$\bar{H}^* = (1 - \widehat{F}_{nh})(1 - \widehat{G}_{nh}) \xrightarrow{\text{a.s.}} \bar{H}$$

与

$$\widetilde{H}_1^* = \int_t^{\tau_H \wedge \tau_{H^*}} (1 - \widehat{G}_{nh})\, d\widehat{F}_{nh} \xrightarrow{\text{a.s.}} \widetilde{H}_1.$$

由上面两式, 容易获得 $\kappa_3^* \overset{\text{a.s.}}{\to} \kappa_3, \sigma_0^{*2} \overset{\text{a.s.}}{\to} \sigma_0^2$, 由此得到 $\sup_x |K_n^*(x) - K_n(x)| = o(n^{-\frac{1}{2}})$, a.s. . 由定理 1.10.1 与式 (1.10.9) 得到定理 1.10.2 的证明.

应该指出 Chen 与 Lo(1996) 使用 Efron(1981) 的标准 bootstrap 方法也获得同样的 bootstrap 逼近速度, 然而, 他们是在建立 Edgeworth 展开的过程中使用了某种光滑技术, 对此方法, 作者有不同的看法, 故不在此谈其细节. 此外, 一些作者还提出了一些其他的 bootstrap 方法, 比如: Lo (1993) 提出了随机删失 Bayes bootstrap 方法, 及 James (1997) 提出了加权 bootstrap 方法等, 有兴趣的读者可参阅这些文献.

相关成果与文献注记

关于乘积限估计的结果远不止本章所介绍的内容. 例如, Chang (1989) 获得标准化 Kaplan-Meier 估计的 Berry-Essen 界, 王启华与郑忠国 (1996) 获得了学生化乘积限估计的收敛速度, Gillespie 与 Fisher (1979) 构造了 Kaplan-Meier 估计的置信界, Wellner(1982) 讨论了乘积限估计的最优性, Ying (1989) 也研究了乘积限估计在整个半直线上的收敛特性等. 除 Kaplan-Meier 乘积限估计外, 文献中还提出了一些其他的估计, 如 Susarla (1978a, b) 提出了经验 Bayes 估计及 Bayes 非参数估计, 并研究了它们的渐近特性. 此外, Földes, Rejtö 与 Winter (1981) 定义了光滑乘积限估计并证明了一致强相合性.

当生存函数是二元情形时, Campbell(1981) 定义了二元生存函数的估计, Campbell 与 Földes (1982) 获得了估计的强一致收敛速度, 并证明了弱收敛性. 后来 Wang (1995) 获得了估计的弱收敛速度, Lo 与 Wang (1989) 获得了估计的独立同分布表示, 更进一步 Wang(1997b) 获得了估计的 U 统计量表示并建立了 Edgeworth 展开, Wang(2000) 还获得估计的一些矩与概率不等式.

最后, 我们指出: 本章有一小部分比较基础性内容直接取材于 Miller(1981), Shorack 与 Wellner(1986), Lee (1992) 及黎子良与郑祖康 (1993) 等著作, 而没有直接追索原文.

第2章　概率密度估计

概率密度估计无论是在应用统计还是在理论统计中都有非常重要的作用, 特别是估计概率密度的非参数方法在决定一个总体的统计特征时是很有用的, 此外它们还可应用到很多其他统计推断问题. 在数据被完全观察时, 概率密度估计的方法与理论从 20 世纪 50 年代就开始发展, 现已建立一套系统的理论. 相对来说, 对随机删失下概率密度估计理论发展较晚, 到 20 世纪 80 年代初才有所研究. 应该说它的发展是按照完全样本情形下概率密度估计发展方向发展的, 然而研究要困难得多. 本章介绍几种估计, 包括核估计、近邻估计及直方估计.

设 $T_1, T_2, \cdots, T_n$ 是非负独立同分布表示寿命的随机变量, 其分布函数为 F, $C_1, C_2, \cdots, C_n$ 是非负独立同分布表示删失的随机变量, 具有连续分布函数 G. 如第一章, 假定诸 T_i 独立于诸 C_i, F 有概率密度 f. 在随机右删失模型中, 我们不能完全观察 T_i, 而仅能观察到

$$X_i = \min(T_i, C_i), \qquad \delta_i = I[T_i \leqslant C_i], \quad i = 1, 2, \cdots, n,$$

$I[\cdot]$ 表示某事件的示性函数. 如何利用这种随机删失数据定义概率密度的估计并介绍这些估计的统计性质是本章的内容. 在不特别说明的情形下, 本章仍使用第一章的记号.

§2.1　核密度估计

自从 Rosenblatt(1956) 及 Parzen(1962) 的工作以来, 在完全样本下核密度估计可能是最流行的估计之一, 并得到深入地研究. 然而对于随机右删失, 概率密度核估计的第一篇文章是 Blum 与 Susarla (1980). 基于 (X_i, δ_i) $(1 = 1, 2, \cdots, n)$, Blum 与 Susarla (1980) 定义了 $f(t)$ 的如下估计:

$$\widehat{f}_n(t) = h_n^{-1} \int_0^\infty K\left(\frac{t-s}{h_n}\right) d\widehat{F}_n(s), \tag{2.1.1}$$

其中 h_n 是趋于零的常数序列, $K(\cdot)$ 是核函数, $\widehat{F}_n = 1 - \widehat{\bar{F}}_n$, $\widehat{\bar{F}}_n$ 是 Kaplan-Meier 乘积限估计, 其定义可见第一章 (1.2.1) 或 (1.6.8). 下面讨论概率密度估计的渐近性质.

2.1.1　强相合性与强相合性收敛速度

首先是 Földes, Rejtö 与 Winter (1981) 获得 $\widehat{f}_n(t)$ 的强相合性结果. 他们假设

概率密度函数 f 有界及 $H(\tau_F-) < 1$ 这种较强的条件, 证明了逐点强相合性, 并通过进一步假设 f 在有限开区间上一致连续或有界的导数证明有限区间上的强一致相合性. 后来, Mielniczuk (1986) 在适当的条件下研究了强相合性, 并获得下面结果:

定理 2.1.1 设 $K(\cdot)$ 是具有有界支撑 $[-1,1]$ 的概率密度函数, 且 T 与 C 分别有概率密度函数 f 与 g, t 是 f 和 g 的连续点, 若对所有 $c > 0$, $\sum_{n=1}^{\infty} \exp(-cnh_n) < \infty$, 则当 $nh_n / \log\log n \to \infty$ 时, 有

$$\widehat{f}_n(t) - f(t) \xrightarrow{\text{a.s.}} 0.$$

定理 2.1.1 类似于完全样本下的 Devrove 与 Wagner (1979) 的定理 1, 该定理的证明主要基于下面的引理:

引理 2.1.1 在定理 2.1.1 的条件下, 以概率 1 有

$$\widehat{f}_n(x) - \frac{1}{\bar{G}(x)h_n} \int_0^{\infty} K\left(\frac{x-y}{h_n}\right) dH_{n1}(y) = O\left((\log\log n/n)^{\frac{1}{2}}\right) + O(h_n),$$

其中 $H_{n1}(\cdot)$ 是子经验分布函数, 如第一章所定义 (见 §1.6).

证 设 $S(t,r) = \{s : |s-t| \leqslant r\}$, 则

$$\left| \widehat{f}_n(t) - \frac{1}{\bar{G}(t)h_n} \int_0^{\infty} K\left(\frac{t-s}{h_n}\right) H_{n1}(s) \right|$$

$$\leqslant \sup K(u) \frac{\sum_{i=1}^{n} I[X_i \in S(t,h_n), \delta_i = 1]}{nh_n} \max_{\{X_i \in S(t,h_n), \delta_i=1\}} \left| \frac{\delta_i}{\bar{G}(t)} - n\delta_i a_n(X_i) \right|,$$

其中 $a_n(X_i)$ 是 KM 乘积限估计在 X_i 点的跳. 使用事实

$$\lim_{n\to\infty} \frac{\sum_{i=1}^{n} I[X_i \in S(t,h_n), \delta_i = 1]}{nh_n} = 2f(t)\bar{G}(t),$$

为证引理 2.1.1, 我们只要证

$$\max_{X_i \in S(t,h_n), \delta_i=1} \left| \frac{\delta_i}{\bar{G}(t)} - n\delta_i a_n(x_i) \right| = O\left((\log\log n/n)^{\frac{1}{2}}\right) + O(h_n). \tag{2.1.2}$$

既然 $na_n(X_i) = \delta_i \widehat{\bar{F}}_n(X_i-)/\bar{H}_n(X_i-)$ (见 Efron(1967)), 式 (2.1.2) 可由下面项所控制:

$$\sup_{s \leqslant t+h_n} \left| \frac{\widehat{\bar{F}}_n(s)}{\bar{H}_n(s)} - \frac{\widehat{\bar{F}}_n(s)}{\bar{H}(s)} \right| + \sup_{s \leqslant t+h_n} \left| \frac{\widehat{\bar{F}}_n(s)}{\bar{H}(s)} - \frac{\bar{F}(s)}{\bar{H}(s)} \right| + \sup_{s \leqslant t+h_n} \left| \frac{1}{\bar{G}(t)} - \frac{1}{\bar{G}(s)} \right|.$$

根据 Kolmogorov-Smirnov 距离的重对数定律 (Serfling, 1980) 和 Földes 与 Rejtö(1981), 前面两项分别是 $O((\log\log n/n)^{1/2})$ a.s., 最后一项被 $(G(t+h_n)-G(t-h_n)(\bar G(t+h_n))^{-2}$ 所控制, 于是由

$$\frac{G(t+h_n)-G(t-h_n)}{h_n} \longrightarrow 2g(t), \quad \text{a.s.}$$

即得引理的证明.

定理 2.1.1 的证 利用引理 2.1.1, 余下的工作只需按完全样本下的方法完成, 即可证明定理 2.1.1. 建议有兴趣的读者自己给出证明.

定理 2.1.1 陈述了 $\widehat f_n(t)$ 的逐点强相合定理, 下面定理陈述其一致强相合性.

定理 2.1.2 设定理 2.1.1 条件满足, f 与 g 连续, 若 $K(\cdot)$ 是连续核函数, 则当 $nh_n/\log n \to \infty$ 且 $\bar H(\tau) > 0$ 时, 有

$$\sup_{t\leqslant\tau} |\widehat f_n(t) - f(t)| \xrightarrow{\text{a.s.}} 0.$$

证 为了证明定理 2.1.2, 我们只需证明引理 2.1.1 在 $[0,\tau]$ 上一致成立, 余下的工作只要按完全观察情况下的方法证明. 由 Silverman (1978) 的结果, 可证

$$\sup_{0\leqslant t\leqslant\tau} \left| \frac{\sum\limits_{i=1}^{n} I[X_i \in S(t,h_n), \delta_i = 1]}{nh_n} - 2f(t)\bar G(t) \right| \longrightarrow 0 \quad \text{a.s.,}$$

根据引理 2.1.1 的证明, 剩下只需证

$$\sup_{0<x<\tau} |G(t+h_n) - G(t-h_n)| = O(h_n) \quad \text{a.s..} \tag{2.1.3}$$

注意到

$$\sup_{0<t<\tau} |G(t+h_n) - G(t-h_n)| = h_n \sup_{0<t<\tau} \frac{G(t+h_n) - G(t-h_n)}{h_n},$$

又 g 是一致连续的, 因而有

$$\sup_{0<t<\tau} \left| \frac{G(t+h_n) - G(t-h_n)}{h_n} - 2g(t) \right| \longrightarrow 0 \quad \text{a.s..}$$

这证明了式 (2.1.3). 于是定理得证.

后来 Diehl 与 Stute (1988) 还获得了概率密度估计的强一致收敛速度结果, 下面介绍他们的工作.

设

$$\bar f_n(t) = h_n^{-1} \int K\left(\frac{t-s}{h_n}\right) dF(s),$$

及

$$\widetilde{f}_{n1}(t) = h_n^{-1} \int K\left(\frac{t-s}{h_n}\right) dH_{n1}(s).$$

下面, 我们固定 τ, 使得 $H(\tau) < 1$, 研究 $\widehat{f}_n(t)$ 在 $[0,\tau]$ 上的渐近性质.

定理 2.1.3 设 $K(\cdot)$ 是连续可微且具有有界支撑 $[\alpha,\beta]$ 的概率密度核函数, f 与 g 有界, 则

(i) 依概率有

$$\sup_{0 \leqslant t \leqslant \tau} (nh_n)^{\frac{1}{2}} \left| \widehat{f}_n(t) - \bar{f}_n(t) - \frac{\widetilde{f}_{n1}(t) - E\widetilde{f}_{n1}(t)}{1 - G(t)} \right| = O((nh_n)^{-\frac{1}{2}}) + O(h_n^{\frac{1}{2}}). \quad (2.1.4)$$

(ii) 以概率 1 有

$$\sup_{0 \leqslant t \leqslant \tau} (nh_n)^{\frac{1}{2}} \left| \widehat{f}_n(t) - \bar{f}_n(t) - \frac{\widetilde{f}_{n1}(t) - E\widetilde{f}_{n1}(t)}{1 - G(t)} \right| = O\left(\frac{\log\log n}{(nh_n)^{\frac{1}{2}}} + (h_n \log\log n)^{\frac{1}{2}} \right). \quad (2.1.5)$$

为证定理 2.1.3, 我们先证下面引理:

引理 2.1.2 对给定的使得 $H(\tau) < 1$ 的 $0 \leqslant \tau < \infty$, 以概率 1 有

$$\sup_{0 \leqslant t \leqslant \tau} |\widehat{F}_n(t) - \widetilde{F}_n(t)| = O(n^{-1}),$$

其中 $\widetilde{F}_n(t) = 1 - \bar{F}_n$, 而 $\bar{F}_n$ 是修正的 Kaplan-Meier 估计, 如 §1.6 所定义.

证 应用不等式

$$\left| \prod_{j=1}^n a_j - \prod_{j=1}^n b_j \right| \leqslant \sum_{j=1}^n |a_j - b_j|, \quad |a_j| \leqslant 1, |b_j| \leqslant 1,$$

对 $0 \leqslant t \leqslant \tau$, 我们得到

$$|\widehat{F}_n(t) - \widetilde{F}_n(t)| \leqslant n^{-1} \int_0^t \left(1 - H_n(s) + \frac{1}{n} \right)^{-2} H_{n1}(s)$$

$$\leqslant \frac{1}{n\left(1 - H_n(\tau) + \dfrac{1}{n} \right)^2}.$$

这就证明了引理 2.1.2.

引理 2.1.3 设 τ 如同引理 2.1.2 所定义, 则以概率 1 有

$$\sup_{0 \leqslant t \leqslant \tau} |-\log(1 - \widetilde{F}_n(t)) - \Lambda_n(t)| = O(n^{-1}),$$

其中

$$\Lambda_n(t) = \int_0^t \left(1 - H_n(s) + \frac{1}{n} \right)^{-1} dH_{n1}(s).$$

证 展开 $\log(1-x)$, 可知在 $0 \leqslant t \leqslant \tau$ 上一致地有

$$|-\log(1-F_n(t)) - \Lambda_n(t)| \leqslant \frac{3}{2} \frac{1}{n(1-H_n(t)+1/n)}.$$

从而引理 2.1.3 得证.

引理 2.1.4 只要 $H(\tau) < 1$, 则对 $0 \leqslant t \leqslant \tau$ 有

$$\Lambda_n(t) - \Lambda(t) = \frac{H_{n1}(t) - H_1(t)}{1 - H(t)} - \int_0^t \frac{H_{n1} - H_1}{(1-H)^2}\, dH + \int_0^t \frac{H_n - H}{(1-H_n)(1-H)}\, dH_{n1}$$

$$- \frac{1}{n} \int_0^t \frac{1}{(1-H_n+1/n)(1-H_n)}\, dH_{n1},$$

其中 $\Lambda(t)$ 是累积失效率函数, 如第一章所定义.

证 利用 (1.9.2) 中第三个等式, 并应用分部积分, 证明是直接的.

由引理 2.1.4 与 Dvoretzky-Kiefer-Wolfowitz(1956) 可得下面引理:

引理 2.1.5 对所有满足 $H(\tau) < 1$ 的 τ, 以概率 1 有

$$\sup_{0 \leqslant t \leqslant \tau} |\Lambda_n(t) - \Lambda(t)| = O\left(\sqrt{\frac{\log\log n}{n}}\right) \quad \text{a.s..}$$

定理 2.1.3 的证 证明首先建立 $\widehat{f}_n(t) - \bar{f}_n(t)$ 关于 $\Lambda_n(t) - \Lambda(t)$ 的表示, 然后应用引理 2.1.4, 并研究主项. 应用分部积分, 可得

$$\widehat{f}_n(t) - \bar{f}_n(t) = h_n^{-1} \int K\left(\frac{t-s}{h_n}\right) d(\widehat{F}_n(s) - F(s))$$

$$= -h_n^{-1} \int (\widehat{F}_n(s) - \widetilde{F}_n(s))\, dK\left(\frac{t-s}{h_n}\right)$$

$$- h_n^{-1} \int (\widetilde{F}_n(s) - F(s))\, dK\left(\frac{t-s}{h_n}\right) := I + II.$$

既然 K 具有有界变差, 且 $h_n \to 0$, 由引理 2.1.2 可推得 $|I| = O((nh_n)^{-1})$ 以概率 1 一致地在 $0 \leqslant t \leqslant \tau$ 成立. 由 Taylor 展开可得

$$\widetilde{F}_n - F = (1-F)(\Lambda_n - \Lambda) - 2^{-1}\mathrm{e}^{-\Lambda_n^*}(\Lambda_n - \Lambda)^2$$

$$+ \mathrm{e}^{-\Lambda_n^{**}}(-\log(1-\widetilde{F}_n) - \Lambda_n), \tag{2.1.6}$$

其中 Λ_n^* 介于 Λ 与 Λ_n 之间, Λ_n^{**} 介于 $-\log(1-F_n)$ 与 Λ_n 之间. 由式 (2.1.6) 得到

$$-II = h_n^{-1} \int (1-F(s))(\Lambda_n(s) - \Lambda(s))\, dK\left(\frac{t-s}{h_n}\right)$$

$$- h_n^{-1} \int 2^{-1} \exp\{-\Lambda_n^*(s)\}(\Lambda_n(s) - \Lambda(s))^2\, dK\left(\frac{t-s}{h_n}\right)$$

$$+ h_n^{-1} \int \exp\{-\Lambda_n^{**}(s)\}(-\log(1-F_n(s)) - \Lambda_n(s))\, dK\left(\frac{t-s}{h_n}\right).$$

使用与前面同样的讨论, 并使用引理 2.1.3 及 2.1.5, 上式最后两项在 $[0,\tau]$ 上一致地分别依概率有阶 $O((nh_n)^{-1})$ 和以概率 1 有阶 $O\left(\frac{\log\log n}{nh_n}\right)$. 为处理第一项, 我们记 $B_n = B_n(t) = (t - h_n\beta, t - h_n\alpha]$, 并由引理 2.1.4 观察到

$$h_n^{-1} \int (1 - F(s))(\Lambda_n(s) - \Lambda(s))\, dK\left(\frac{t-s}{h_n}\right)$$

$$= h_n^{-1} \int_{B_n} \frac{H_{n1}(s) - H_1(s)}{1 - G(s)}\, dK\left(\frac{t-s}{h_n}\right)$$

$$- h_n^{-1} \int_{B_n} (1 - F(v)) \int_0^v \frac{H_{n1}(s) - H_1(s)}{(1 - H(s))^2}\, dH(s)\, dK\left(\frac{t-v}{h_n}\right)$$

$$+ h_n^{-1} \int_{B_n} (1 - F(v)) \int_0^v \frac{H_n(s) - H(s)}{(1 - H_n(s))(1 - H(s))}\, dH_{n1}(s)\, dK\left(\frac{t-v}{h_n}\right)$$

$$- (nh_n)^{-1} \int_{B_n} (1 - F(v)) \int_0^v \frac{1}{\left(1 - H_n(s) + \dfrac{1}{n}\right)(1 - H_n(s))}\, H_{n1}(s)\, dK\left(\frac{t-v}{h_n}\right)$$

$$:= \Delta_{n1} + \Delta_{n2} + \Delta_{n3} + \Delta_{n4}. \tag{2.1.7}$$

引进函数

$$l_n(t) = \int_0^t \frac{H_{n1}(s) - H_1(s)}{(1 - H(s))^2}\, dH(s),$$

并设 $u = (t - v)/h_n$, 使得

$$|\Delta_{n2}| \leqslant h_n^{-1}\left| \int_r^s (1 - F(t - h_n u))(l_n(t - h_n u) - l_n(t))K'(u)\, du \right|$$

$$+ h_n^{-1}\left| l_n(t) \int_r^s (1 - F(t - h_n u))K'(u)\, du \right|$$

$$\leqslant \sup_{0 \leqslant t \leqslant \tau'} |(H_{n1}(t) - H_1(t)|(1 - H(\tau'))^{-2}$$

$$\times \left\{ \sup_{0 \leqslant t \leqslant \tau'} h(t) \int |K'(u)|\, du + \sup_{0 \leqslant t \leqslant \tau'} f(t) \right\},$$

其中 $h(t)$ 是对应于 X 的概率密度, $\tau' > \tau$, 满足 $H(\tau') < 1$. 进一步我们得到

$$|\Delta_{n2}| = \begin{cases} O_p(n^{-\frac{1}{2}}), \\ O((n^{-1}\log\log n)^{\frac{1}{2}}) \quad \text{a.s.} \end{cases}$$

一致地在 $[0,\tau]$ 上成立.

对上面计算适当修改, 也可得到 Δ_{n3} 的界. 为此, 我们令

$$r_n(t) = \int_0^t \frac{H_n(s) - H(s)}{(1 - H_n(s))(1 - H(s))}\, dH_{n1}(s),$$

得到

$$|\Delta_{n3}| \leqslant h_n^{-1}\left|\int_r^s (1 - F(t - h_n u))(r_n(t - h_n u) - r_n(t))K'(u)\,du\right|$$

$$+ h_n^{-1}\left|r_n(t)\int_r^s (1 - F(t - h_n u))K'(u)\,du\right|$$

$$\leqslant h_n^{-1}|H_n - H|(1 - H_n(\tau'))^{-1}(1 - H(\tau'))^{-1}$$

$$\times \left\{2\mathrm{Var}(K)|H_{n1} - H_1| + h_n \sup_{0 \leqslant t \leqslant \tau'} \widetilde{h}(t)\int |K'(u)|\,du + h_n \sup_{0 \leqslant t \leqslant \tau'} f(t)\right\}$$

$$= \begin{cases} O_p((nh_n)^{-1}) + O_p(n^{-\frac{1}{2}}) \\ O\left(\dfrac{\log\log n}{nh_n}\right) + O((n^{-1}\log\log n)^{\frac{1}{2}}) \quad \text{a.s.}, \end{cases}$$

其中 $\widetilde{h}(t)$ 是对应于 $H_1(t)$ 的子密度, 即 $\widetilde{h}(t) = (1 - G(t))f(t)$, $\mathrm{Var}(K)$ 是 K 的有界变差.

最后, 显然有

$$\Delta_{n4} = O((nh_n)^{-1}) \quad \text{a.s..}$$

综上可得

$$\sup_{0 \leqslant t \leqslant \tau} (nh_n)^{\frac{1}{2}}\left|\widehat{f}_n(t) - \bar{f}_n(t) + h_n^{-1}\int_{B_n} \frac{H_{n1}(s) - H_1(s)}{1 - G(s)}\,dK\left(\frac{t - s}{h_n}\right)\right|$$

$$= \begin{cases} O_p((nh_n)^{-1}) + O_p(h_n^{\frac{1}{2}}), \\ O\left(\dfrac{\log\log n}{(nh_n)^{1/2}}\right) + O((h_n \log\log n)^{\frac{1}{2}}) \quad \text{a.s..} \end{cases}$$

上面积分可写作

$$h_n^{-1}\int_{B_n} \frac{H_{n1}(s) - H_1(s)}{1 - G(s)}\,dK\left(\frac{t - s}{h_n}\right)$$

$$= -\frac{\widetilde{f}_{n1}(t) - E\widetilde{f}_{n1}(t)}{1 - G(t)} + \frac{1}{1 - G(t)}h_n^{-1}\int_{B_n}(H_{n1}(s) - H_1(s))\frac{G(s) - G(t)}{1 - G(s)}\,dK\left(\frac{t - s}{h_n}\right),$$

其中

$$\widetilde{f}_{n1}(t) = h_n^{-1}\int K\left(\frac{t - s}{h_n}\right)\,dH_{n1}(s).$$

进一步使用 Dvoretzky-Kiefer-Wolfowitz (1956) 界, 上式最后积分阶分别为 $O_p(n^{-\frac{1}{2}})$ 或以概率 1 有 $O((n^{-1}\log\log n)^{\frac{1}{2}})$. 证毕.

由定理 2.1.3 可推得下面收敛速度定理:

定理 2.1.4　假设 $h_n \to 0$ 及 $nh_n \to \infty$, 使得

$$\lim_{\epsilon \to 0} \lim_{n \to \infty} \sup_{|m-n| \leqslant n\epsilon} \left| \frac{h_m}{h_n} - 1 \right| = 0,$$

且

$$\frac{(\log n)^4}{nh_n \log\log n} \longrightarrow 0.$$

则以概率 1 有

$$\limsup_{n \to \infty} \pm \sqrt{nh_n/2\log\log n}(\widehat{f}_n(t) - \bar{f}_n(t)) = \left(\frac{f(t)}{1-G(t)} \int K^2(x)\,dx \right)^{\frac{1}{2}}.$$

证　由定理 2.1.3(ii) 及 Hall (1981) 的定理 2 即可得定理 2.1.4 的证明.

应用定理 2.1.3(ii) 及 Stute (1982) 的定理 1.3 可证下面定理:

定理 2.1.5　假设在 $[\tau'', \tau']$, $0 \leqslant \tau'' < \tau < \tau'$, 我们有 $f \geqslant m > 0$. 设 $h_n \to 0$, $nh_n \to \infty$, 并有

$$\frac{\log h_n^{-1}}{nh_n} \to 0, \qquad \frac{\log h_n^{-1}}{\log\log n} \to \infty,$$

则以概率 1 有

$$\lim_{n \to \infty} \sqrt{\frac{nh_n}{2\log h_n^{-1}}} \sup_{\tau'' \leqslant t \leqslant \tau} \sqrt{\frac{1-G(t)}{f(t)}} |\widehat{f}_n(t) - \bar{f}_n(t)| = \left(\int K^2(s)\,ds \right)^{\frac{1}{2}}.$$

在上面定理 2.1.4 与 2.1.5 中, $\bar{f}_n$ 被 f 取代后, 只是需要对 f 加上适当的光滑条件, 并对 h_n 施加更进一步的限制, 结论仍然成立, 从而得到收敛速度定理和强一致收敛速度定理. 例如根据 Lo, Mack 和 Wang (1989) 的结果, 只要在定理 2.1.4 中增加 f 在 t 点两阶连续可微, $h_n = o((\log\log n/n)^{1/5})$, $\bar{f}_n$ 被 f 取代后, 定理 2.1.4 的结论仍成立. 剩下工作所需的证明方法与非删失情形下的方法相同. 最后, 我们指出: Zhang (1998) 在不要求 G 有概率密度的情形下也证明了强一致收敛性, 并获得强一致收敛速度结果.

2.1.2　渐近正态性

Mielniczuk (1986) 除了证明了上一节的强相合性定理外, 还证明了下面的渐近正态性结果.

定理 2.1.6　设 K 是偶函数, f 存在有界的二阶导数, 当 $h_n = o(n^{-\frac{1}{3}})$ 时, 有

$$(nh_n)^{1/2}(\widehat{f}_n(t) - f(t)) \xrightarrow{\mathcal{L}} N\left(0, \frac{f(t)}{\bar{G}(t)} \int_R K^2(y)\,dy \right).$$

证 Rosenblatt(1971) 证明在定理中对 K 所加的条件下, 当 $h_n = o(n^{-\frac{1}{3}})$ 时, $w_n(x) = (1/h_n) \int_R K((x-y)/h_n) \, dH_{n1}(y)$ 是渐近均值为 $f(x)\bar{G}(x)$ 及方差为 $1/(nh_n)f(x)\bar{G}(x) \int_R K^2(y) \, dy$ 的正态分布. 于是当 $h_n = o(n^{-1/3})$ 时, 定理 2.1.6 由引理 2.1.1 及 $(nh_n)^{1/2} = o(1/h_n)$ 得出.

Lo, Mack 与 Wang (1989) 对概率密度估计的一修正版本也证明了上面完全类似的结果, 只是他们的结果使用满足不同条件的核函数和窗宽. 此外, 在 f 与 g 有界的条件下, Diehl 与 Stute(1988) 利用定理 2.1.3(i) 也证明了 $\hat{f}_n(t)$ 的渐近正态性.

2.1.3 一些不等式

我们首先介绍 $\mathcal{L}_p$- 不等式. $\hat{f}_n(t)$ 的 $\mathcal{L}^p$ $(1 \leqslant p \leqslant \infty)$ 距离定义为

$$I(\tau, p) = \int_0^\tau |\hat{f}_n(t) - f(t)|^p \, dt.$$

Csörgö 等 (1991) 首先在 $1 \leqslant p \leqslant \infty, 0 < \tau \leqslant \infty$ 下, 研究了其渐近特性. 他们证明 I 在适当规范化后是渐近正态的. 对 $\tau < \infty$, Ghorai 与 Pattanaik (1990) 证明 $I(\tau, 1) \overset{\text{a.s.}}{\to} 0$, 而 Carbonez 等 (1992) 将这一结果拓展到 $\tau = \infty$ 的情形. 当 $\tau < \infty$ 时, Kulasekera (1995) 获得了 $E[I(\tau, 1)]$ 的两个不等式. 而 Wang(2000) 在更加一般的条件下, 在下面定理中获得了 $E[I(\tau, 1)]$ 的更加一般的不等式.

定理 2.1.7 设 $f(t)$ 存在 k 阶导数, 且 $f^{(k)}(t)$ 有界, 若核函数满足

i) $K(u)$ 具有有界的支撑 $[-1,1]$, 且有界,

ii) $\int_{-1}^1 K(u) \, du = 1$,

iii) 若 $k > 1, \int_{-1}^1 u^l K(u) \, du = 0, 1 \leqslant l \leqslant k-1, \int_{-1}^1 |u|^k K(u) \, du < \infty$,

则对任意 $0 < \tau < \tau_H$, 若取 $h_n = n^{-1/[2(k+1)]}$, 当 n 充分大时,

$$E \int_0^\tau |\hat{f}_n(t) - f(t)| \, dt$$

$$\leqslant \alpha_0 \Bigg\{ \bar{G}^{-1}(\tau) \bar{H}^{-3}(\tau) \sup_u |K(u)| + \tau \bar{G}^{-1}(\tau) \sup_u |K(u)|$$

$$+ \tau \sup_t |f^{(k)}(t)| \int_{-1}^1 |u^k K(u)| \, du \Bigg\} n^{-\frac{k}{2(k+1)}} + O\left(n^{-\frac{2k+1}{2(k+1)}}\right),$$

其中 α_0 是某正常数.

证 由于 $\hat{F}_n(t)$ 于 X_i 处的跳为 $\delta_i\{n\hat{\bar{G}}_n(X_i)\}^{-1}$, 此处 $\hat{\bar{G}}_n$ 是以 $1-\delta_i$ 取代 $\hat{F}_n$ 中 δ_i 而得到, $\hat{\bar{G}}_n(X_i) = 1 - \hat{G}_n(X_i)$. 于是 $\hat{f}_n(t)$ 可以等价地表示为

$$\hat{f}_n(t) = \frac{1}{nh_n} \sum_{i=1}^n \frac{\delta_i K\left(\dfrac{t-X_i}{h_n}\right)}{\hat{G}_n(X_i)}, \tag{2.1.8}$$

由上式, 我们可得

$$E \int_0^\tau |\widehat{f}_n(t) - f(t)| \, dt$$

$$\leqslant (nh_n)^{-1} \sum_{i=1}^n E\left[|\widehat{\bar{G}}_n^{-1}(X_i) - \bar{G}^{-1}(X_i)|\delta_i \int_0^\tau K\left(\frac{t - X_i}{h_n}\right) dt\right]$$

$$+ E \int_0^{\tau_H} \left|h_n^{-1} \int \frac{K\left(\dfrac{t - y}{h_n}\right)}{\bar{G}(y)} \, d(H_{n1}(y) - H_1(y))\right| dt$$

$$+ \int_0^{\tau_H} \left|h_n^{-1} \int K\left(\frac{t - y}{h_n}\right) f(y) \, dy - f(t)\right| dt := \Delta_{n1} + \Delta_{n2} + \Delta_{n3}. \quad (2.1.9)$$

由于 $\widehat{\bar{G}}_n^{-1}(X_i) \leqslant \dfrac{n+1}{N(X_i)+1}$, 于是我们有

$$|\widehat{\bar{G}}_n^{-1}(X_i) - \bar{G}^{-1}(X_i)| \leqslant \frac{n+1}{\bar{G}(X_i)(N(X_i)+1)}|\widehat{G}_n(X_i) - G(X_i)|, \quad (2.1.10)$$

其中 $N(\cdot)$ 如第一章所定义. 注意到随机右删失模型是左截断右删失模型在左截断不发生时的特殊情形, 并注意到 $\widehat{F}_n$ 与 $\widehat{G}_n$ 在理论研究上的对称性, 因而由 Gijbels 与 Wang(1993) 知

$$\widehat{G}_n(t) - G(t) = \bar{G}(t)\frac{1}{n} \sum_{j=1}^n \zeta(X_j, \delta_j; t) + R_n(t), \quad (2.1.11)$$

其中

$$\zeta(X_j, \delta_j; t) = I[X_j \leqslant t, \delta_j = 0]/\bar{H}(t) + \int_0^{X_j \wedge t} \frac{1}{\bar{H}^2(u)} \, dH_0(u),$$

而 $R_n(t)$ 满足

$$E(\sup_{0 \leqslant t \leqslant \tau} |R_n(t)|^r) = O(n^{-r}), \quad r > 0, 0 < \tau < \tau_H, \quad (2.1.12)$$

因而由式 (2.1.11) 与 (2.1.12), 并注意 $\zeta(X_j, \delta_j; t)$ $(j = 1, 2, \cdots, n)$ 是独立同分布且均值为零, 方差为 $\int_0^t \dfrac{dH_0(s)}{\bar{H}^2(s)}$ 的随机变量, 可得

$$E[(\widehat{G}_n(X_i) - G(X_i))^2 | X_i, \delta_i]$$

$$\leqslant 2\left\{\frac{\bar{G}^2(X_i)}{n^2}\left[(n-1)\int_0^{X_i} \frac{dH_0(s)}{\bar{H}^2(s)} + \frac{I[\delta_i = 0]}{\bar{H}(X_i)}\left(\frac{1}{\bar{H}(X_i)} - 2\int_0^{X_i} \frac{1}{\bar{H}^2(s)} \, dH_0(s)\right)\right.\right.$$

$$\left.\left. + \left(\int_0^{X_i} \frac{1}{\bar{H}^2(s)} \, dH_0(s)\right)^2\right] + E(R_n^2(X_i)|X_i, \delta_i)\right\}, \quad (2.1.13)$$

于是由式 (2.1.9), Schward 不等式及式 (2.1.13), 并注意应用不等式 $E(1+W)^{-r} \leqslant r!(kp)^{-r}, r \geqslant 1$, 其中 W 是二项 $b(k,p)$ 随机变量 (见 Susarla 与 Ryzin (1976)), 即得

$$E[|\widehat{\bar{G}}_n^{-1}(X_i) - \bar{G}^{-1}(X_i)||X_i, \delta_i]$$

$$\leqslant \bar{G}^{-1}(X_i) E^{\frac{1}{2}} \left[\left(\frac{N(X_i)+1}{n+1} \right)^{-2} \Big| X_i, \delta_i \right] E^{\frac{1}{2}} \left(|\widehat{G}_n(X_i) - G(X_i)|^2 \Big| X_i, \delta_i \right)$$

$$\leqslant \sqrt{2} \frac{n+1}{n-1} \bar{G}^{-1}(X_i) \bar{H}^{-1}(X_i) \left\{ \frac{\bar{G}^2(X_i)}{n^2} \left[n \int_0^{X_i} \frac{dH_0(s)}{\bar{H}^4(s)} \right. \right.$$

$$\left. \left. + \frac{I[\delta_i=0]}{\bar{H}(X_i)} \left(\frac{1}{\bar{H}(X_i)} - 2 \int_0^{X_i} \frac{1}{\bar{H}^2(s)} dH_0(s) \right) \right] + E(R_n^2(X_i)|X_i, \delta_i) \right\}^{\frac{1}{2}}, \quad (2.1.14)$$

注意到式 (2.1.9) 中所定义的

$$\Delta_{n1} = \frac{1}{nh_n} \sum_{i=1}^n E \left[\delta_i \int_0^\tau K \left(\frac{t-X_i}{h_n} \right) dt E \left(|\widehat{\bar{G}}^{-1}(X_i) - \bar{G}^{-1}(X_i)||X_i, \delta_i \right) \right],$$

将式 (2.1.14) 代入上式, 我们有

$$\Delta_{n1} \leqslant \frac{3\sqrt{2}}{h_n} \int_0^\tau \int_{t-h_n}^{t+h_n} K \left(\frac{t-y}{h_n} \right) \bar{G}_n^{-1}(y) \bar{H}^{-1}(y)$$

$$\times \left[\bar{G}(y) \left(\int_0^y \frac{dH_0(s)}{\bar{H}^4(s)} \right)^{\frac{1}{2}} n^{-\frac{1}{2}} + (ER_n^2(y))^{\frac{1}{2}} \right] dH_1(y) \, dt$$

$$\leqslant \frac{3\sqrt{2}}{h_n} \int_0^\tau \bar{G}^{-1}(t+h_n) \bar{H}^{-1}(t+h_n) \left[\bar{G}(t-h_n) \left(\int_0^{t+h_n} \frac{dH_0(s)}{\bar{H}^4(s)} \right)^{\frac{1}{2}} n^{-\frac{1}{2}} \right.$$

$$\left. + \left(\sup_{t-h_n \leqslant y \leqslant t+h_n} ER_n^2(y) \right)^{\frac{1}{2}} \right] \int_{t-h_n}^{t+h_n} K \left(\frac{t-y}{h_n} \right) \bar{G}(y) f(y) \, dy \, dt, \quad (2.1.15)$$

取 τ_0 使得 $\tau < \tau_0 < \tau_H$ 且 $\bar{G}(\tau_0) > \frac{1}{2} \bar{G}(\tau), \bar{H}(\tau_0) > \frac{1}{2} \bar{H}(\tau), \int_0^{\tau_0} \frac{dH_0(s)}{\bar{H}^4(s)} \leqslant 2 \int_0^\tau \frac{dH_0(s)}{\bar{H}^4(s)}$ (这由它们的连续性可保证), 再利用式 (2.1.12) 和 (2.1.15) 知, 当 n 充分大 (以保证 $\tau + h_n < \tau_0$) 时,

$$\Delta_{n1} \leqslant 3\sqrt{2} \bar{G}^{-1}(\tau_0) \bar{H}^{-1}(\tau_0) \left[\bar{H}^{-2}(\tau_0) n^{-\frac{1}{2}} + O \left(\frac{1}{n} \right) \right]$$

$$\times \int_0^\tau \int_{-1}^1 K(u) \bar{G}(t-h_n u) f(t-h_n u) \, du \, dt$$

$$\leqslant 24 \bar{G}^{-1}(\tau) \bar{H}^{-3}(\tau) \sup_u |K(u)| h_n^{-1} n^{-\frac{1}{2}} + O(n^{-1} h_n^{-1}), \quad (2.1.16)$$

又

$$\Delta_{n2} \leqslant h_n^{-1} \int_0^\tau E^{\frac{1}{2}} \left| \int_{t-h_n}^{t+h_n} \frac{K\left(\dfrac{t-y}{h_n}\right)}{\bar{G}(y)} d(H_{n1}(y) - H_1(y)) \right|^2 dt$$

$$\leqslant h_n^{-1} \int_0^\tau \left[E \int_0^\infty \int_0^\infty I[t - h_n \leqslant y_1 \leqslant t + h_n] I[t - h_n \leqslant y_2 \leqslant t + h_n] \right.$$

$$\left. \times \frac{K\left(\dfrac{t-y_1}{h_n}\right) K\left(\dfrac{t-y_2}{h_n}\right)}{\bar{G}(y_1)\bar{G}(y_2)} d(H_{n1}(y_1) - H_1(y_1)) d(H_{n1}(y_2) - H_1(y_2)) \right]^{\frac{1}{2}} dt.$$

$$(2.1.17)$$

令

$$h_{n0}(y_1, y_2) = I[t - h_n \leqslant y_1 \leqslant t + h_n] I[t - h_n \leqslant y_2 \leqslant t + h_n] \frac{K\left(\dfrac{t-y_1}{h_n}\right) K\left(\dfrac{t-y_2}{h_n}\right)}{\bar{G}(y_1)\bar{G}(y_2)},$$

由于 G 连续, 因而在 n 充分大时 $\bar{G}(t + h_n) > \frac{1}{2}\bar{G}(t)$, 由此在 $t \leqslant \tau$ 时可推得

$$|h_{n0}(y_1, y_2)| \leqslant 4(\sup_u |K(u)|)^2 \bar{G}^{-2}(\tau),$$

于是 Chang 与 Rao(1989) 附录中的引理可用于计算式 (2.1.17) 中的期望值, 由此引理得

$$\Delta_{n2} \leqslant 2\tau\alpha_0 \sup_u |K(u)| \bar{G}^{-1}(\tau) n^{-\frac{1}{2}} h_n^{-1}. \tag{2.1.18}$$

而

$$|\Delta_{n3}| = \left| h_n^k \int_0^\tau \int_{-1}^1 u^k K(u) f^{(k)}(t - \theta h_n u) \, du \, dt \right|$$

$$\leqslant \left[\tau \sup_t |f^{(k)}(t)| \int_{-1}^1 |u^k K(u)| \, du \right] h_n^k, \tag{2.1.19}$$

综合式 (2.1.9), (2.1.15), (2.1.18), (2.1.19), 并取 $h_n = n^{-\frac{1}{2(k+1)}}$, 即得定理的证明.

Wang (2000) 也获得了下面绝对矩不等式:

定理 2.1.8 设 $f(t)$ 存在 k 阶导数, 且 $f^{(k)}(t)$ 有界 ($k \geqslant 1$), 若 $K(\cdot)$ 满足定理 2.1.7 的条件, 则对任意取定的 $0 < t < \tau_H$ 及对 $p \geqslant 2$, 当 n 充分大时,

$$E|\hat{f}_n(t) - f(t)|^p \leqslant \alpha_0 (\bar{G}^{1-p}(t)\bar{H}^{-3p}(t) h_n^{-p} n^{-\frac{p}{2}} + h_n^{pk}).$$

证 使用 $\hat{f}_n(t)$ 的等价表达式 (2.1.8), 有

$$\widehat{f}_n(t) - f(t) = \left(\frac{1}{nh_n} \sum_{i=1}^n \frac{\delta_i K\left(\dfrac{t-X_i}{h_n}\right)}{\widehat{\bar{G}}_n(X_i)} - \frac{1}{nh_n} \sum_{i=1}^n \frac{\delta_i K\left(\dfrac{t-X_i}{h_n}\right)}{\bar{G}(X_i)} \right)$$

$$+ \left(\frac{1}{nh_n} \sum_{i=1}^n \frac{\delta_i K\left(\dfrac{t-X_i}{h_n}\right)}{\bar{G}(X_i)} - \frac{1}{nh_n} \sum_{i=1}^n E \frac{\delta_i K\left(\dfrac{t-X_i}{h_n}\right)}{\bar{G}(X_i)} \right)$$

$$+ \left(\frac{1}{nh_n} \sum_{i=1}^n E \frac{\delta_i K\left(\dfrac{t-X_i}{h_n}\right)}{\bar{G}(X_i)} - f(t) \right)$$

$$:= E_{1n} + E_{2n} + E_{3n}. \tag{2.1.20}$$

对 $p \geqslant 2$, 利用 C_p- 不等式, 得

$$E|E_{1n}|^p \leqslant h_n^{-p} n^{-1} \sum_{i=1}^n E\left\{ \delta_i K^p\left(\frac{t-X_i}{h_n}\right) E(|\widehat{\bar{G}}_n^{-1}(X_i) - \bar{G}^{-1}(X_i)|^p | X_i, \delta_i) \right\}, \tag{2.1.21}$$

由 Wang(1996) 中 (3.50) 知

$$E(|\widehat{\bar{G}}_n^{-1}(X_i) - \bar{G}^{-1}(X_i)|^p | X_i, \delta_i) \leqslant \alpha_0 n^{-\frac{p}{2}} \bar{G}^{-p}(X_i) \bar{H}^{-3p}(X_i). \tag{2.1.22}$$

将式 (2.1.22) 代入式 (2.1.21) 即知当 n 充分大时,

$$E|E_{1n}|^p \leqslant \alpha_0 h_n^{-p} n^{-\frac{p}{2}} \int_{t-h_n}^{t+h_n} \frac{K^p\left(\dfrac{t-s}{h_n}\right)}{\bar{G}^{p-1}(s) \bar{H}^{3p}(s)} f(s)\, ds$$

$$\leqslant \alpha_0 h_n^{-p} n^{-\frac{p}{2}} \bar{G}^{1-p}(t+h_n) \bar{H}^{-3p}(t+h_n) \int_{t-h_n}^{t+h_n} f(s)\, ds$$

$$\leqslant \alpha_0 h_n^{-p} n^{-\frac{p}{2}} \bar{G}^{1-p}(t) \bar{H}^{-3p}(t). \tag{2.1.23}$$

上式利用到 $K(\cdot)$ 的有界性及 G, H 的连续性, 因 G, H 的连续性保证了 $\bar{G}(t+h_n) > \frac{1}{2}\bar{G}(t)$, $\bar{H}(t+h_n) > \frac{1}{2}\bar{H}(t)$ 在 n 充分大时成立. 以后将会多次利用类似的性质, 但不再特别申明.

又应用 Dharmadhikari-Jodgeo(D-J) 不等式, 并再次利用 K 的有界性和 $\bar{G}$ 的连续性可得

$$E|E_{2n}|^p \leqslant \alpha_0 (nh_n)^{-p} n^{\frac{p}{2}-1} \sum_{i=1}^n E\left| \frac{\delta_i K\left(\dfrac{t-X_i}{h_n}\right)}{\bar{G}(X_i)} - E \frac{\delta_i K\left(\dfrac{t-X_i}{h_n}\right)}{\bar{G}(X_i)} \right|^p$$

$$\leqslant \alpha_0 n^{-\frac{p}{2}} h_n^{-p} \int \frac{K^p\left(\dfrac{t-y}{h_n}\right)}{\bar{G}^{p-1}(y)}\, dF(y) \leqslant \alpha_0 n^{-\frac{p}{2}} h_n^{-p} \bar{G}^{1-p}(t). \tag{2.1.24}$$

而

$$E_{3n} = h_n^{-1} \int K\left(\frac{t-y}{h_n}\right) dF(y) - f(t),$$

利用定理中的核条件 (i)~(iii) 即得

$$|E_{3n}| = \left| \int_{-1}^{1} K(u)(f(t-h_n u) - f(t)) \, du \right|$$

$$= h_n^k \left| \int_{-1}^{1} u^k K(u) f^k(t - \theta h_n u) \, du \right| \leqslant \alpha_0 h_n^k. \tag{2.1.25}$$

于是综合式 (2.1.20), (2.1.23), (2.1.24) 与 (2.1.25), 并运用 C_p- 不等式, 即得定理的结论.

推论 2.1.1 若定理 2.1.8 的条件满足, 则当 $h_n = n^{-\frac{1}{2(k+1)}}$ 时, 对取定的 $0 < t < \tau_H$ 及 $p \geqslant 2$, 有

$$E|\widehat{f}_n(t) - f(t)|^p \leqslant \alpha_0 \bar{G}^{1-p}(t) \bar{H}^{-3p}(t) n^{-\frac{kp}{2(k+1)}}.$$

证 只要在定理 2.1.8 中取 $h_n = n^{-\frac{1}{2(k+1)}}$, 即可得推论 2.1.1 的证明. 又注意到 $\bar{G}^{1-p}(t) \bar{H}^{-3p}(t) \geqslant 1$, 从而将两项合为一项 (这在证上面定理 2.1.8 时也用到类似的手法).

Wang (2000) 还获得了下面的偏差概率不等式:

定理 2.1.9 设 $f(t)$ 连续, 若 $K(\cdot)$ 是具有有界支撑 $[-1, 1]$ 的概率密度核函数, 则 $\forall \epsilon > 0$, 及任意取定的 $0 < t < \tau_H$ 知, 当 n 充分大时,

$$P(|\widehat{f}_n(t) - f(t)| > \epsilon) \leqslant \alpha_0 \exp\{-\alpha_0 \bar{G}^2(t) \bar{H}^2(t) [\min(1, \epsilon)]^2 n h_n^2\}.$$

该定理后来被 Gannoun 与 Saracco (2002) 引作引理, 给出了 $\widehat{f}_n(t)$ 的强相合性的一种新证明, 并研究了众数估计的强相合性. 为证定理 2.1.9, 我们先证下面

引理 2.1.6 设对某 $\gamma > 0$, 若 τ_0 满足 $\bar{H}(\tau_0) > \gamma$, 则当 $\frac{\sqrt{50}}{n\gamma} < \eta < \sqrt{2}$ 时,

$$P\left(\sup_{0 \leqslant y \leqslant \tau_0} |\widehat{\bar{G}}_n(y) - \bar{G}(y)| > \eta\right) \leqslant \alpha_0 \exp(-\alpha_0 \gamma^2 \eta^2 n).$$

证 利用不等式 $|x - y| \leqslant |\log x - \log y|$ $(0 < x < 1, 0 < y < 1)$, 我们有

$$P\left(\sup_{0 \leqslant y \leqslant \tau_0} |\widehat{\bar{G}}_n(y) - \bar{G}(y)| > \eta\right)$$

$$\leqslant P\left(\sup_{0 \leqslant y \leqslant \tau_0} |\log \widehat{\bar{G}}_n(y) - \log \bar{G}(y)| > \eta\right)$$

$$\leqslant P\left(\sup_{0 \leqslant y \leqslant \tau_0} n|\log \widehat{\bar{G}}_n(y) - \log \bar{G}(y)|^2 > n\eta^2\right). \tag{2.1.26}$$

而由 Major 与 Rejtö(1988) 中 (2.18) 即得

$$P\left(\sup_{0\leqslant y\leqslant \tau_0} n|\log\widehat{\bar{G}}_n(y) - \log\bar{G}(y)|^2 > n\eta^2\right) \leqslant \alpha_0\exp\{-\alpha_0\gamma^2 x^2 n\}, \qquad (2.1.27)$$

于是式 (2.1.26) 和 (2.1.27) 一起就证明了引理.

定理 2.1.9 的证 下面仍使用式 (2.1.20), 对任取但固定的 $0 < t < \tau_H$,

$$E_{3n} = \int_{-1}^{1} K(u)(f(t - h_n u) - f(t))\,du, \qquad (2.1.28)$$

而由 $f(t)$ 的连续性知, $\forall \epsilon > 0$, 当 n 充分大时,

$$|f(t - h_n u) - f(t)| < \frac{\epsilon}{3}$$

对 $-1 \leqslant u \leqslant 1$ 一致地成立, 由此及式 (2.1.28) 即知

$$E_{3n} \leqslant \frac{\epsilon}{3}, \qquad (2.1.29)$$

于是由式 (2.1.19) 和 (2.1.29) 知对上面的 $\epsilon > 0$,

$$P(|\widehat{f}_n(t) - f(t)| > \epsilon) \leqslant P\left(|E_{1n}| > \frac{\epsilon}{3}\right) + P\left(|E_{2n}| > \frac{\epsilon}{3}\right), \qquad (2.1.30)$$

由于

$$E_{1n} \leqslant \sup_{t-h_n u\leqslant y\leqslant t+h_n u}|\widehat{\bar{G}}_n(y) - \bar{G}(y)|\widehat{\bar{G}}_n^{-1}(t+h_n)\frac{1}{nh_n}\sum_{i=1}^{n}\frac{\delta_i K\left(\dfrac{t - X_i}{h_n}\right)}{\bar{G}(X_i)}.$$

取 τ_0 使得 $t < \tau_0 < \tau_H$ 且 $\bar{G}(\tau_0) \geqslant \frac{1}{2}\bar{G}(t), \bar{H}(\tau_0) \geqslant \frac{1}{2}\bar{H}(t)$, 则当 n 充分大时 (以保证 $t + h_n < \tau_0$), 有

$$P\left(|E_{1n}| > \frac{\epsilon}{3}\right)$$

$$\leqslant P\left(\sup_{0\leqslant y\leqslant \tau_0}|\widehat{\bar{G}}_n(y) - \bar{G}(y)|\widehat{\bar{G}}_n^{-1}(\tau_0) > \frac{1}{6}\right)$$

$$+P\left(\left|\frac{1}{nh_n}\sum_{i=1}^{n}\frac{\delta_i K\left(\dfrac{t - X_i}{h_n}\right)}{\bar{G}(X_i)} - h_n^{-1}\int K\left(\frac{t - y}{h_n}\right)f(y)\,dy\right| > \epsilon\right)$$

$$+P\left(\sup_{0\leqslant y\leqslant \tau_0}|\widehat{\bar{G}}_n(y) - \bar{G}(y)|h_n^{-1}\int K\left(\frac{t - y}{h_n}\right)f(y)\,dy > \frac{\epsilon}{6}\right)$$

$$:= I_{1n} + I_{2n} + I_{3n}, \qquad (2.1.31)$$

由于 $\bar{G}(\tau_0) > \frac{1}{2}\bar{G}(t)$, 因而

$$I_{1n} \leqslant P\left(\sup_{0\leqslant y\leqslant \tau_0}|\widehat{\bar{G}}_n(y) - \bar{G}(y)| > \frac{\bar{G}(t)}{24}\right) + P\left(\widehat{\bar{G}}_n(\tau_0) \leqslant \frac{1}{2}\bar{G}(\tau_0)\right). \qquad (2.1.32)$$

又

$$P\left(\widehat{\bar{G}}_n(\tau_0) \leqslant \frac{1}{2}\bar{G}(\tau_0)\right) \leqslant P(|\widehat{\bar{G}}_n(\tau_0) - \bar{G}(\tau_0)| > \frac{1}{2}\bar{G}(\tau_0))$$

$$\leqslant P\left(\sup_{0 \leqslant y \leqslant \tau_0} |\widehat{\bar{G}}_n(y) - \bar{G}(y)| > \frac{\bar{G}(t)}{4}\right), \tag{2.1.33}$$

在引理 2.1.6 中取 $\gamma = \dfrac{1}{2}\bar{H}(\tau_0)$, 则由式 (2.1.32) 和 (2.1.33) 并利用引理 2.1.6 知, 当 n 充分大 (以保证 $\dfrac{\sqrt{50}}{n\gamma} < \dfrac{1}{4}\bar{G}(t)$) 时,

$$I_{1n} \leqslant \alpha_0 \exp\left\{-\alpha_0\left(\frac{1}{2}\bar{H}(\tau_0)\right)^2 \bar{G}^2(t)n\right\}$$

$$\leqslant \alpha_0 \exp\{-\alpha_0\bar{H}^2(t)\bar{G}^2(t)n\}. \tag{2.1.34}$$

记 $A_n = \{y : H_n(y) - H(y-) > 0\}, A_n^c$ 为其补, 则当 n 充分大时,

$$I_{2n} \leqslant P\left(\left|\frac{1}{h_n}\int \frac{K\left(\dfrac{t-y}{h_n}\right)}{\bar{G}(y)} d(H_{n1}(y) - H_1(y))\right| > \epsilon\right)$$

$$\leqslant P\left(\left|\frac{1}{h_n}\int_{A_n} \frac{K\left(\dfrac{t-y}{h_n}\right)}{\bar{G}(y)} d(H_{n1}(y) - H_1(y))\right| > \frac{h_n\epsilon}{2}\right)$$

$$+P\left(\left|\frac{1}{h_n}\int_{A_n^c} \frac{K\left(\dfrac{t-y}{h_n}\right)}{\bar{G}(y)} d(H_{n1}(y) - H_1(y))\right| > \frac{h_n\epsilon}{2}\right)$$

$$\leqslant 2P\left(\bar{G}^{-1}(t+h_n)\sup_u K(u) \cdot \sup_y |H_{n1}(y) - H_1(y)| > \frac{h_n\epsilon}{2}\right)$$

$$\leqslant 2\exp\left\{-2n\frac{\bar{G}^2(t+h_n)}{4\left(\sup_u K(u)\right)^2} h_n^2\epsilon^2\right\}$$

$$\leqslant 2\exp\left\{-\frac{\bar{G}^2(t)\epsilon^2}{8\left(\sup_u K(u)\right)^2} nh_n^2\right\}. \tag{2.1.35}$$

上面最后一个不等式应用到 $\bar{G}(t+h_n) \geqslant \dfrac{1}{2}\bar{G}(t)$ 在 n 充分大时成立这一事实. 倒数第二个不等式应用到 Dvoretzky, Kiefer 与 Wolfowitz(1956) 的关于经验分布函数的概率不等式.

由式 (2.1.29) 知

$$\frac{1}{h_n}\int K\left(\frac{t-y}{h_n}\right)f(y)\,dy \longrightarrow f(t), \quad n \longrightarrow \infty,$$

因而当 n 充分大时,

$$\frac{1}{h_n} \int K\left(\frac{t-y}{h_n}\right) f(y)\, dy \leqslant 2f(t),$$

故由式 (2.1.31) 所定义的

$$I_{3n} \leqslant P\left(\sup_{0 \leqslant y \leqslant \tau_0} |\widehat{\bar{G}}(y) - \bar{G}(y)| > \frac{\epsilon}{12f(t)}\right),$$

再次应用引理 2.1.6, 并取 $\gamma = \frac{1}{2}\bar{H}(\tau_0) > \frac{1}{2}\bar{H}(t)$, 则当 n 充分大 (以保证 $\frac{\sqrt{50}}{n\gamma} <$ $\min\left\{1, \frac{\epsilon}{12f(t)}\right\}$) 时,

$$I_{3n} \leqslant \alpha_0 \exp\left\{-\alpha_0 \bar{H}^2(t) \left(\min\left\{1, \frac{\epsilon}{12f(t)}\right\}\right)^2 n\right\}. \tag{2.1.36}$$

综合式 (2.1.31) 和 (2.1.34)~(2.1.36) 知, 当 n 充分大 (以保证对所固定的 $0 < t < \tau_H$, 有 $h_n f(t) \leqslant 1$) 时, 有

$$P\left(|E_{1n}| > \frac{\epsilon}{3}\right) \leqslant \alpha_0 \exp\left\{-\alpha_0 \bar{G}^2(t) \bar{H}^2(t) [\min(1,\epsilon)]^2 n h_n^2\right\}, \tag{2.1.37}$$

而由式 (2.1.35) 的证明即知

$$P\left(|E_{2n}| > \frac{\epsilon}{3}\right) \leqslant 2 \exp\left\{-\frac{\bar{G}^2(t)\epsilon^2}{72 \sup_u K(u)} n h_n^2\right\}, \tag{2.1.38}$$

于是综合式 (2.1.30)、(2.1.37) 与 (2.1.38), 得

$$P(|\widehat{f}_n(t) - f(t)| > \epsilon) \leqslant \alpha_0 \exp\{-\alpha_0 \bar{G}^2(t) \bar{H}^2(t)[\min(1,\epsilon)]^2 n h_n^2\}.$$

这就证明了定理.

2.1.4 光滑 bootstrap 逼近

本节探讨 $\widehat{f}_n(t)$ 的光滑 bootstrap 逼近问题. 众知, 在随机删失模型下引进 bootstrap 方法已有一些工作 (见 Efron (1981), Lo 与 Singh(1986)), 这种一般的 bootstrap 方法在某些场合并不适用, 如在需要 bootstrap 样本分布具有某种光滑性时就是如此. 王启华 (1997) 再次将 Efron(1979) 在完全样本情形下所提出的光滑 bootstrap 思想应用到随机删失模型, 证明了 $\widehat{f}_n(t)$ 的光滑 bootstrap 逼近成立, 下面介绍这一结果.

记 $\widehat{G}_n$ 为 G 的乘积限估计, 它是以 $1 - \delta_i$ 取代 $\widehat{F}_n$ 中的 δ_i 而得到. 且记

$$\widehat{SF}_n(t) = \int_0^t \widehat{f}_n(y)\, dy,$$

$$\widehat{g}_n(t) = h_n^{-1} \int_0^\infty K\left(\frac{t-y}{h_n}\right) d\widehat{G}_n(y),$$

$$\widehat{SG}_n(t) = \int_0^t g_n(y)\, dy.$$

为抽取第二阶段 bootstrap 样本, 我们将 $\widehat{SF}_n$ 和 $\widehat{SG}_n$ 分别看做真的生存和删失总体, 根据随机右删失模型得到独立同分布的 bootstrap 观察 $(X_i^*, \delta_i^*), \cdots, (X_n^*, \delta_n^*)$, 此处

$$X_i^* = \min(X_i^*, C_i^*), \quad \delta_i^* = I[X_i^* \leqslant C_i^*], \quad i = 1, 2, \cdots, m.$$

m 可以不等于 n(事实上在此是独立于 n 取值). 而 $X_1^*, X_2^*, \cdots, X_m^* \overset{\text{iid}}{\sim} \widehat{SF}_n$, C_1^*, $C_2^*, \cdots, C_m^* \overset{\text{iid}}{\sim} \widehat{SG}_n$, 且诸 X_i^* 独立于诸 C_i^*. 以下均以 P^*, E^*, Var^* 表示在给定 $(X_1, \delta_1), \cdots, (X_n, \delta_n)$ 的条件下, 在 bootstrap 概率空间中求概率、期望和方差, 而 $\mathcal{L}^*$ 表示 bootstrap 分布弱收敛, a.s.* 表示以 P^* 概率 1. 此外, 再记

$$\widetilde{SH}_n = P^*(X_i^* \leqslant t), \qquad \widehat{SH}_{nm}^* = \frac{1}{m} \sum_{i=1}^{m} I[X_i^* \leqslant t],$$

$$\widetilde{SH}_{n0} = P^*(X_i^* \leqslant t, \delta_i^* = 0), \quad \widehat{SH}_{nm0}^* = \frac{1}{m} \sum_{i=1}^{m} I[X_i^* \leqslant t, \delta_i^* = 0],$$

$$\widetilde{SH}_{n1} = P^*(X_i^* \leqslant t, \delta_i^* = 1), \quad \widehat{SH}_{nm1}^* = \frac{1}{m} \sum_{i=1}^{m} I[X_i^* \leqslant t, \delta_i^* = 1],$$

$\widehat{F}_{nm}^*$ 和 $\widehat{G}_{nm}^*$ 是基于 (X_i^*, δ_i^*) $(i = 1, 2, \cdots, m)$ 的 bootstrap 乘积限估计, 即分别在 $\widehat{F}_n$ 和 $\widehat{G}_n$ 的表达式中将 n 换成 m, 并以 (X_i^*, δ_i^*) 取代 (X_i, δ_i) 就得到 $\widehat{F}_{nm}^*$ 和 $\widehat{G}_{nm}^*$.

引理 2.1.7 设 $K(\cdot)$ 是具有支撑集 $[-1, 1]$ 的连续概率密度函数, 则当 $m \to \infty$ 时,

(i) $\displaystyle\int_{-1}^{1} K(u) \widehat{f}_n(t - h_m u)\, du \to \widehat{f}_n(t)$,

(ii) $\displaystyle\int_{-1}^{1} K^{2+2\alpha}(u) \frac{\widehat{f}_n(t - h_m u)}{\overline{\widehat{SG}_n}^{1+2\alpha}(t - h_m u)}\, du \to \frac{\widehat{f}_n(t)}{\overline{\widehat{SG}_n}^{1+2\alpha}(t)} \int_{-1}^{1} K^{2+2\alpha}(u)\, du, \quad \alpha \geqslant 0.$

证 证明极其简单, 只要注意到 $m \to \infty$ 时,

$$\widehat{f}_n(t - h_m u) \to \widehat{f}_n(t), \qquad \frac{\widehat{f}_n(t - h_m u)}{\overline{\widehat{SG}_n}^{1+2\alpha}(t - h_m u)} \to \frac{\widehat{f}_n(t)}{\overline{\widehat{SG}_n}^{1+2\alpha}(t)}$$

关于 $-1 \leqslant u \leqslant 1$ 一致成立即可得证.

引理 2.1.8 (i) 设 $f(t)$ 连续, 若 $K(\cdot)$ 具有有界支撑集 $[-1, 1]$, 在 $(-1, 1)$ 上存在一阶有界导函数的有界概率密度核函数, 则对任意取定的 $0 < t < \tau_H$, 当 $\dfrac{nh_n^2}{\log\log n} \to \infty$ 时,

$$\widehat{f}_n(t) \overset{\text{a.s.}}{\longrightarrow} f(t).$$

(ii) 设 $K(\cdot)$ 是具有有界支撑集 $[-1, 1]$ 的概率核函数, 则对任意取定的 $0 < t < \tau_H$, 有

$$\widehat{SG}_n(t) \overset{\text{a.s.}}{\longrightarrow} G(t).$$

证 (i) 的证明类似于前面关于 $\widehat{f}_n(t)$ 的强相合性证明.

(ii) 的证明: 由于

$$\widehat{SG}_n(t) = h_n^{-1} \int_0^t \int_{s-h_n}^{s+h_n} K\left(\frac{s-y}{h_n}\right) d\widehat{G}_n(y)\, ds$$

$$= \int_0^{t+h_n} h_n^{-1} \int_{y-h_n}^{y+h_n} K\left(\frac{s-y}{h_n}\right) ds\, d\widehat{G}_n(y) = \widehat{G}_n(t+h_n), \quad (2.1.39)$$

于是

$$|\widehat{SG}_n(t) - G(t)| \leqslant |\widehat{G}_n(t+h_n) - G(t+h_n)| + |G(t+h_n) - G(t)|,$$

因而由 Csörgő 与 Horváth(1983) 中定理 1 及 G 的连续性即得 (ii) 的证明.

现设 $\widehat{f}_{nm}^*(t)$ 是对应于 $\widehat{f}_n(t)$ 的 bootstrap 概率密度, 即

$$\widehat{f}_{nm}^*(t) = h_n^{-1} \int_0^\infty K\left(\frac{t-y}{h_n}\right) d\widehat{F}_{nm}^*(y). \quad (2.1.40)$$

王启华 (1997) 获得下面定理:

定理 2.1.10 (a) 设 $K(\cdot)$ 是具有有界支撑集 $[-1,1]$ 的有界概率密度核函数, 则对任意 $0 < t < \tau_H$, 当 $mh_m \to \infty, mh_m^3 \to 0$ 时,

$$\sqrt{mh_m}(\widehat{f}_{nm}^*(t) - \widehat{f}_n(t)) \xrightarrow{\mathcal{L}^*} N\left(0, \frac{\widehat{f}_n(t)}{\widehat{SG}_n(t)} \int_{-1}^1 K^2(u)\, du\right).$$

(b) 设 $f(t)$ 连续, 若 $K(\cdot)$ 满足 (a) 中的条件, 则当 $mh_m^3 \to 0, \dfrac{nh_n^2}{\log\log n} \to \infty$ 时, 对任意取定的 $0 < t < \tau_H$, 以概率 1, 有

$$\sqrt{mh_m}(\widehat{f}_{nm}^*(t) - \widehat{f}_n(t)) \xrightarrow{\mathcal{L}^*} N\left(0, \frac{f(t)}{\bar{G}(t)} \int_{-1}^1 K^2(u)\, du\right).$$

(c) 若 $f(t)$ 存在一阶有界导数, $K(\cdot)$ 是 $[-1,1]$ 上的有界概率密度核函数, 则对任意取定的 $0 < t < \tau_H$, 当 $nh_n \to \infty, nh_n^3 \to 0$ 时, 有

$$\sqrt{nh_n}(\widehat{f}_n(t) - f(t)) \xrightarrow{\mathcal{L}} N\left(0, \frac{f(t)}{\bar{G}(t)} \int_{-1}^1 K^2(u)\, du\right).$$

(d) 若 $f(t)$ 满足 (c) 中的条件, $K(\cdot)$ 满足 (b) 中的条件, 则对任意 $0 < t < \tau_H$, 当 $mh_m^3 \to 0, \dfrac{nh_n^2}{\log\log n} \to \infty$ 时, 以概率 1 有

$$\sup_x |P^*(\sqrt{mh_m}(\widehat{f}_{nm}^*(t) - \widehat{f}_n(t)) \leqslant x) - P(\sqrt{nh_n}(\widehat{f}_n(t) - f(t)) \leqslant x)| \longrightarrow 0.$$

注 2.1.1　(a) 中假定 $mh_m \to \infty$, 而 (b) 却没列出此条件, 这是因为 (b) 现有的条件蕴涵 $mh_m \to \infty$, 事实上若 $mh_m \not\to \infty$, 则当 $n \to \infty$ 时 $nh_n \not\to \infty$, 于是更有 $nh_n^2/\log\log n \not\to \infty$, 这与假设矛盾. (d) 与 (c) 比较也有类似的情形.

定理 2.1.10 的证　(a). 注意到

$$
\begin{aligned}
\widehat{f}_{nm}^*(t) - \widehat{f}_n(t) = &\left(\frac{1}{mh_m} \sum_{i=1}^{m} \frac{\delta_i^* K\left(\dfrac{t-z_i^*}{h_m}\right)}{\widehat{SG}_n(X_i^*)} - \frac{1}{h_m}\int_0^\infty K\left(\frac{t-y}{h_m}\right) d\widehat{SF}_n(y) \right) \\
&+ \left[\frac{1}{mh_m}\sum_{i=1}^m \delta_i^* K\left(\frac{t-z_i^*}{h_m}\right)\left(\frac{1}{\widehat{\overline{G}}_m^*(X_i^*)} - \frac{1}{\widehat{\overline{SG}}_n(X_i^*)}\right)\right] \\
&+ \left(\frac{1}{h_m}\int_0^\infty K\left(\frac{t-y}{h_m}\right) d\widehat{SF}_n(y) - \frac{1}{h_n}\int_0^\infty K\left(\frac{t-y}{h_n}\right) d\widehat{F}_n(y)\right) \\
&:= R_{1nm}^* + R_{2nm}^* + R_{3nm}^*.
\end{aligned}
\tag{2.1.41}
$$

令

$$
U_{nmj}^* = \frac{\delta_i^* K\left(\dfrac{t-z_i^*}{h_m}\right)}{h_m\left(1 - \widehat{SG}_n(X_i^*)\right)}, \quad W_{nmj}^* = \frac{U_{nmj}^* - EU_{nmj}^*}{\sqrt{m\mathrm{Var}^* U_{nmj}^*}}, \quad j = 1, 2, \cdots, n.
$$

由于

$$
\begin{aligned}
\mathrm{Var}^* U_{nmj}^* &= h_m^{-2}\int_0^\infty \frac{K^2\left(\dfrac{t-y}{h_m}\right)}{\widehat{\overline{SG}}_n(y)} d\widehat{SF}_n(y) - \frac{1}{h_m^2}\left(\int_0^\infty K\left(\frac{t-y}{h_m}\right) d\widehat{SF}_n(y)\right)^2 \\
&\geqslant h_m^{-2}\int_{t-h_m}^{t+h_m} K^2\left(\frac{t-y}{h_m}\right)\left(\frac{1}{\widehat{\overline{SG}}_n(y)} - 1\right) d\widehat{SF}_n(y) \\
&\geqslant h_m^{-2}\left(\frac{1}{\widehat{\overline{SG}}_n(t-h_m)} - 1\right)\int_0^\infty K^2\left(\frac{t-y}{h_m}\right) d\widehat{SF}_n(y).
\end{aligned}
\tag{2.1.42}
$$

注意到当 $X_j^* > t + h_m$ 时, $U_{nmj}^* = 0$, 因而

$$
\begin{aligned}
|W_{nmj}^*| &\leqslant \frac{\left[\delta_j^* K\left(\frac{t-X_j^*}{h_m}\right) I[X_j^* \leqslant t+h_m] + \widehat{SG}_n(t+h_m)\int_0^\infty K\left(\frac{t-y}{h_m}\right) d\widehat{SF}_n(y)\right]\widehat{\overline{SG}}_n^{\frac{1}{2}}(t-h_m)}{\widehat{SG}_n(t+h_m)\left(m\widehat{SG}_n(t-h_m)\int_0^\infty K^2\left(\frac{t-y}{h_m}\right) d\widehat{SF}_n(y)\right)^{\frac{1}{2}}} \\
&\leqslant \frac{2\sup_u K(u)}{\sqrt{mh_m}\,\widehat{\overline{SG}}_n(t+h_m)\left(\widehat{SG}_n(t-h_m)\int_{-1}^1 K^2(u)\widehat{f}_n(t-h_m u)\, du\right)^{\frac{1}{2}}} \\
&\longrightarrow 0,
\end{aligned}
\tag{2.1.43}
$$

上面应用到引理 2.1.8(ii) 及 $\widehat{SG}_n$ 的连续性. 由式 (2.1.43) 知对任意 $\tau > 0$, 若定义

$$
W_{nmj}^{*\tau} = \begin{cases} W_{nmj}^*, & \text{若 } |W_{nmj}^*| \leqslant \tau, \\ 0, & \text{其他}, \end{cases}
$$

则当 m 充分大时 $W_{nmj}^{*\tau} = W_{nmj}^*$, 于是当 m 充分大时,

$$
\sum_{j=1}^m \mathrm{Var}^* W_{nmj}^{*\tau} = 1, \tag{2.1.44}
$$

$$
\sum_{j=1}^m E^* W_{nmj}^{*\,(\tau)} = 0. \tag{2.1.45}
$$

又对 $\alpha > 0$,

$$
\sum_{j=1}^m P^*(|W_{nmj}^*| > \epsilon) \leqslant \frac{mE^*|U_{nm1}^* - E^*U_{nm1}^*|^{2+2\alpha}}{\epsilon^{2+2\alpha} m^{1+\alpha} \mathrm{Var}^{*\frac{2+2\alpha}{2}}(U_{nm1}^*)}, \tag{2.1.46}
$$

$$
E^*|U_{nm1}^*|^{2+2\alpha} = h_m^{-2(1+\alpha)} \int_{t-h_m}^{t+h_m} \frac{K^{2+2\alpha}\left(\frac{t-y}{h_m}\right)}{1 - \widehat{SG}_n^{1+2\alpha}(y)} \widehat{f}_n(y)\, dy
$$

$$
= h_m^{-1-2\alpha} \int_{-1}^1 K^{2+2\alpha}(u) \frac{\widehat{f}_n(t-h_m u)}{1 - \widehat{SG}_n^{1+2\alpha}(t-h_m u)}\, du, \tag{2.1.47}
$$

和

$$
\mathrm{Var}^* U_{nm1}^* = h_m^{-1} \int_{-1}^1 K^2(u) \frac{\widehat{f}_n(t-h_m u)}{\widehat{SG}_n(t-h_m u)}\, du - \left(\int_{-1}^1 K(u)\widehat{f}_n(t-h_m u)\, du\right)^2, \tag{2.1.48}
$$

于是由式 (2.1.46)~(2.1.48) 及引理 2.1.7 知, 当 $mh_m \to \infty$ 时,

$$
\sum_{j=1}^m P^*(|W_{nmj}^*| > \epsilon)
$$

$$
\leqslant \frac{2^{1+2\alpha} h_m^{1+2\alpha}(E^*|U_{nm1}^*|^{2+2\alpha} + |E^*U_{nm1}^*|^{2+2\alpha})}{\epsilon^{2+2\alpha}(mh_m)^\alpha h_m^{1+\alpha}[\mathrm{Var}^* U_{nm1}^*]^{1+\alpha}}
$$

$$
\leqslant \frac{2^{2+2\alpha} \int_{-1}^1 K^{2+2\alpha}(u)\widehat{f}_n(t-h_m u)\overline{\overline{\widehat{SG}_n}}^{-1-2\alpha}(t-h_m u)\, du}{\epsilon^{2+2\alpha}(mh_m)^\alpha \left[\int_{-1}^1 K^2(u)\widehat{f}_n(t-h_m u)\overline{\overline{\widehat{SG}_n}}^{-1}(t-h_m u)\, du - h_m\left(\int_{-1}^1 K(u)\widehat{f}_n(t-h_m u)\, du\right)^2\right]^{1+\alpha}}
$$

$$
\longrightarrow 0. \tag{2.1.49}
$$

由式 (2.1.44), (2.1.45) 与 (2.1.49) 知二重序列 $\{U_{nmj}\}$ 的中心极限定理条件满足, 于是当 $mh_m \to \infty$ 时,

$$
\frac{R_{1nm}^*}{\sqrt{\mathrm{Var}^* R_{1nm}^*}} \xrightarrow{\mathcal{L}^*} N(0,1). \tag{2.1.50}
$$

又

$$\mathrm{Var}^* R_{1nm}^* = mh_m^{-1}\left[\int_{-1}^1 K^2(u)\frac{\widehat{f}_n(t-h_m u)}{\widehat{\overline{SG}}_n(t-h_m u)}\,du - h_m\left(\int_{-1}^1 K(u)\widehat{f}_n(t-h_m u)\,du\right)^2\right],$$

(2.1.51)

再次利用引理 2.1.8(ii) 及式 (2.1.50) 和 (2.1.51), 即得当 $mh_m \to \infty$ 时,

$$\sqrt{mh_m}R_{1nm}^* \xrightarrow{\mathcal{L}^*} N\left(0,\frac{\widehat{f}_n(t)}{\widehat{\overline{SG}}_n(t)}\int_{-1}^1 K^2(u)\,du\right).$$

(2.1.52)

现取 τ_0 使得 $t < \tau_0 < \tau_{\widehat{SH}_n}$, 则当 m 充分大时 $t + h_m < \tau_0$, 于是

$$|R_{2nm}^*| \leqslant \sup_{0\leqslant y\leqslant\tau_0}|\widehat{G}_m^*(y)-\widehat{SG}_n(y)|\bar{\widehat{G}}_m^{*^{-1}}(\tau_0)\frac{1}{mh_m}\sum_{i=1}^m \frac{\delta_i^* K\left(\dfrac{t-X_i^*}{h_m}\right)}{\widehat{\overline{SG}}_n(X_i^*)},$$

(2.1.53)

又

$$\frac{1}{mh_m}\sum_{i=1}^m \frac{\delta_i^* K\left(\dfrac{t-X_i^*}{h_m}\right)}{\widehat{\overline{SG}}_n(X_i^*)} = \frac{1}{h_m}\int_0^\infty \frac{K\left(\dfrac{t-y}{h_m}\right)}{\widehat{\overline{SG}}_n(y)}\,d(\widehat{SH}_{nm1}(y)-\widetilde{SH}_{n1}(y))$$

$$+\frac{1}{h_m}\int_0^\infty \frac{K\left(\dfrac{t-y}{h_m}\right)}{\widehat{\overline{SG}}_n(y)}\,d\widetilde{SH}_{n1}(y) := I + II.$$

(2.1.54)

记 $A_{nm} = \{y : \widehat{SH}_{nm}(y) - \widehat{SH}_{nm}(y-) > 0\}$, A_{nm}^c 为其补, 则

$$|I| \leqslant \left|\int_{A_{nm}} \frac{h_m^{-1}K\left(\dfrac{t-y}{h_m}\right)}{\widehat{\overline{SG}}_n(y)}\,d(\widehat{SH}_{nm}(y)-\widetilde{SH}_n(y))\right|$$

$$+\left|\int_{A_{nm}^c} \frac{h_m^{-1}K\left(\dfrac{t-y}{h_m}\right)}{\widehat{\overline{SG}}_n(y)}\,d(\widehat{SH}_{nm}(y)-\widetilde{SH}_n(y))\right|$$

$$\leqslant 2\widehat{\overline{SG}}_n^{-1}(T_0)\sup_u K(u)h_m^{-1}\sup_{0\leqslant y\leqslant T_0}|\widehat{SH}_{nm}(y)-\widetilde{SH}_n(y)|.$$

由 $\widehat{SG}_n$ 的连续性及定理 2.1.10(a) 中的条件, 即得

$$I \xrightarrow{\text{a.s.}^*} 0, m \longrightarrow \infty.$$

(2.1.55)

而由引理 2.1.8(i) 即得

$$II = \int_{-1}^1 K(u)\widehat{f}_n(t-h_m u)\,du \longrightarrow \widehat{f}_n(t), \quad m \longrightarrow \infty,$$

(2.1.56)

于是由式 (2.1.54)~(2.1.56), 我们有

$$\frac{1}{mh_m} \sum_{i=1}^{m} \frac{\delta_i^* K\left(\dfrac{t-z_i^*}{h_m}\right)}{\widehat{SG}_n(X_i^*)} \xrightarrow{\text{a.s.}^*} \widehat{f}_n(t), \quad m \longrightarrow \infty. \tag{2.1.57}$$

在式 (2.1.53) 中应用 Csörgö 与 Horváth(1983) 中定理 1 与式 (2.1.57) 即知, 当 $h_m \log \log m \to 0$ 时,

$$\sqrt{mh_m} R_{2nm}^* \xrightarrow{\text{a.s.}^*} 0, \quad m \to \infty. \tag{2.1.58}$$

而由定理 2.1.10 中条件 $mh_m^3 \to 0$ 蕴涵 $h_m \log \log m \to 0$, 即式 (2.1.58) 成立.

由 K 所满足的条件知 $\widehat{f}_n'$ 存在且有界, 于是

$$\begin{aligned}
|R_{3nm}| &= \left| \frac{1}{h_m} \int_0^\infty K\left(\frac{t-y}{h_m}\right) \widehat{f}_n(y)\, dy - \widehat{f}_n(t) \right| \\
&= \left| \int_{-1}^1 K(u)(\widehat{f}_n(t-h_n u) - \widehat{f}_n(t))\, du \right| \\
&\leqslant \sup_t |\widehat{f}_n'(t)| \left(\int_{-1}^1 |u| K(u)\, du \right) h_m.
\end{aligned} \tag{2.1.59}$$

由式 (2.1.58) 即知当 $mh_m^3 \to 0$ 时,

$$\sqrt{mh_m} R_{3nm} \longrightarrow 0. \tag{2.1.60}$$

综合式 (2.1.41)、(2.1.52)、(2.1.58) 与 (2.1.60), 由 Slutsky 定理即知, 当 $mh_m \to \infty, mh_m^3 \to 0$ 时,

$$\sqrt{mh_m}(\widehat{f}_{nm}^*(t) - \widehat{f}_n(t)) \xrightarrow{\mathcal{L}^*} N\left(0, \frac{\widehat{f}_n(t)}{\widehat{SG}_n(t)} \int_{-1}^1 K^2(u)\, du \right), \tag{2.1.61}$$

即定理 (a) 得证.

式 (2.1.61) 与引理 2.1.8 一起立即证得 (b), 又完全仿 (a) 的证明可证 (c). 最后由 (b) 与 (c) 即得 (d) 的证明. 至此, 定理得证.

注 2.1.2 利用这里的方法证明 $\widehat{f}_n(t)$ 的渐近正态性时, 对 $f(t)$ 所加的条件比 Mielniczuk(1986) 中要求 $f(t)$ 二阶有界导数这一条件弱.

王启华 (1997) 进一步还获得了下面结果:

$$\widehat{\sigma}_{nm}^2 = \text{Var}^*[\sqrt{mh_m}(\widehat{f}_{nm}^*(t) - \widehat{f}_n(t))] \xrightarrow{\text{a.s.}} \frac{f(t)}{\overline{G}(t)} \int_{-1}^1 K^2(u)\, du.$$

这表明 $\widehat{\sigma}_{nm}^2$ 可作为概率密度渐近方差的相合估计.

2.1.5 窗宽选择

正如完全样本情形, 窗宽选择是概率密度估计中的一个重要课题, 窗宽选择对概率密度估计的行为来说是至关重要的. 直观上, 如果窗宽太小, 将导致估计的方

差增大, 如果窗宽太大, 将导致估计的偏度增大, 于是选择窗宽的一个基本准则应该是选择窗宽使估计的偏度和方差都尽可能小. 基于这一原则, 统计学家们发展了 MSE 和 MISE 准则. 另一重要的准则是 ISE 准则, 从某种意义上来说这一准则更具吸引力, 一个主要原因是它使用现有的数据评估估计的行为好坏, 而不像 MSE 和 MISE 准则使用所有可能数据的平均.

下面介绍 Marron 与 Padgett (1987) 所发展的 ISE 准则. 考虑积分平方误差

$$\mathrm{ISE}(\widehat{f}_n) = \int_0^\infty [\widehat{f}_n(x) - f(x)]^2 w(x)\, dx,$$

其中 $w(x)$ 是非负权函数, 权函数的作用是为消除端点影响. 在给出 ISE 准则的一些渐近特性之前, 先列举下列条件:

C1: G 是连续的.

C2: f 与 $f(1 - G)$ 是 α 阶 Hölde 连续的.

C3: K 是具有紧支撑的概率密度核函数且是 Hölde 连续的.

C4: w 是有界的并有支撑 $[0.\tau]$, 其中 $\tau < \min(\tau_G, \tau_F)$, τ_G 与 τ_F 如前所定义是 G 与 F 支撑的上端点.

Marron 与 Padgett (1987) 获得下面定理:

定理 2.1.11　在条件 C1~C4 下, 对某 $\epsilon > 0$, 我们有

$$\sup_{h_n \in [n^{-1+\epsilon}, n^{-\epsilon}]} \left| \frac{\mathrm{ISE}(\widehat{f}_n) - (an^{-1}h_n^{-1} + b)}{an^{-1}h_n^{-1} + b} \right| \longrightarrow 0, \quad \text{a.s.}, \tag{2.1.62}$$

其中

$$a = \int K^2(u)\, du \int \frac{f(x)w(x)}{1 - G(x)}\, dx,$$

$$b = \int B^2(x, h_n)w(x)\, dx,$$

$$B(x, h_n) = \int K(u)(f(x - h_n u) - f(x))\, du.$$

注意到 f 与 $f(1 - G)$ 的 Hölder 连续性, 可知 $\widehat{f}_n$ 的 ISE 相合性是定理 2.1.11 的一个显然结果. 我们知道, 在完全观察下, 若允许 K 取负值, 可以获得 $\mathrm{ISE}(\widehat{f}_n)$ 的更快的收敛速度, 而定理 2.1.11 表明这在随机删失情形也是真的. 特别地假设

$$\int x^j K(x)\, dx = \begin{cases} 1, & j = 0, \\ 0, & j = 1, \cdots, k-1, \\ \kappa, & j = k, \end{cases} \tag{2.1.63}$$

并进一步假设 f 与 $f(1 - G)$ 有 k 阶一致连续微分, 则有

$$b = h_n^{2k} \left(\frac{\kappa}{k!} \right)^2 \int \left(f^{(k)}(x) \right)^2 w(x)\, dx + o(h_n^{2k}).$$

因此, 对估计 $\widehat{f}_n(t)$ 而言, "经典的最优窗宽" 有形式

$$\widetilde{h}_n = \left\{ \frac{\displaystyle\int K^2(u)\,du \int \frac{f(x)w(x)}{(1-G(x))}\,dx}{\left(\dfrac{\kappa}{k!}\right)^2 \left[\displaystyle\int \left(f^{(k)}(x)\right)^2 w(x)\,dx\right]} \right\}^{1/(2k+1)} n^{-1/(2k+1)},$$

且 ISE 的收敛速度是 $\text{ISE} \sim n^{-2k/(2k+1)}$.

为从定理 2.1.11 看到 $\widetilde{h}_n$ 有如完全样本情形下 Rosenblatt 与 Parzen 的最优窗宽的行为, 定义

$$EI_0 = n^{-1}h_n^{-1}\left[\int K^2(u)\,du\right]\left[\int \frac{f(x)w(x)}{1-G(x)}\,dx\right] + h_n^{2k}\left(\frac{\kappa}{k!}\right)^2 \int \left(f^{(k)}(x)\right)^2 w(x)\,dx.$$

由式 (2.1.62), 显然有

$$\sup_{h_n}\left|\frac{\text{ISE}(\widehat{f}_n,h_n) - EI_0(h_n)}{EI_0(h_n)}\right| \longrightarrow 0 \quad \text{a.s..}$$

设 h_M 是使 $\text{ISE}(\widehat{f}_n,h_n)$ 达到最小的 h_n, 并注意到 $\widetilde{h}_n$ 是使 $EI_0(h_n)$ 达到最小的 h_n, 则由不等式 $\text{ISE}(\widehat{f}_n(x),\widetilde{h}_n) \geqslant \text{ISE}(\widehat{f}_n,h_M)$ 及 $EI_0(h_M) \geqslant EI_0(\widetilde{h}_n)$, 可得

$$\frac{|\text{ISE}(\widehat{f}_n,\widetilde{h}_n) - \text{ISE}(\widehat{f}_n,h_M)|}{\text{ISE}(\widehat{f}_n,h_M)}$$

$$\leqslant \left|\frac{\text{ISE}(\widehat{f}_n,\widetilde{h}_n) - EI_0(\widetilde{h}_n)}{EI_0(\widetilde{h}_n)}\right| \frac{EI_0(h_M)}{\text{ISE}(\widehat{f}_n,h_M)}$$

$$+ \left|\frac{\text{ISE}(\widehat{f}_n,h_M) - EI_0(h_M)}{EI_0(h_M)}\right| \frac{EI_0(h_M)}{\text{ISE}(\widehat{f}_n,h_M)} \xrightarrow{\text{a.s.}} 0,$$

因此

$$\frac{\text{ISE}(\widehat{f}_n,\widetilde{h}_n)}{\displaystyle\inf_{h_n} \text{ISE}(\widehat{f}_n,h_n)} \xrightarrow{\text{a.s.}} 1.$$

这表明 $\widetilde{h}_n$ 在与 Rosenblatt 与 Parzen 窗宽选择同样的意义下是最优的, 只是这里使用随机 ISE 准则而不是那里的平均准则.

设

$$\bar{f}_n(x) = \sum_{j=1}^{n} \frac{\delta_j}{n(1-G(X_j))h_n} K\left(\frac{x-X_j}{h_n}\right).$$

简单的加减 $\bar{f}_n(x)$ 可得

$$\text{ISE}(\widehat{f}_n) = \text{ISE}(\bar{f}_n) + \text{II} + \text{III}, \tag{2.1.64}$$

其中

$$II = 2 \int_0^\infty (\bar{f}_n(x) - f(x))(\widehat{f}_n(x) - \bar{f}_n(x))w(x)\,dx,$$

$$III = \int_0^\infty (\widehat{f}_n(x) - \bar{f}_n(x))^2 w(x)\,dx.$$

定理 2.1.11 的证　我们分别分析 ISE($\bar{f}_n$), II 与 III. 首先通过 "方差 - 偏度平方" 分解和标准计算, 可得

$$\mathrm{MISE}(\bar{f}_n) \equiv E(\mathrm{ISE}(\bar{f}_n)) = v + b, \tag{2.1.65}$$

其中

$$v = n^{-1}h_n^{-1}\left(\int K^2(u)\,du\right)\left(\int \frac{f(x)w(x)}{1 - G(x)}\,dx\right) + o(n^{-1}h_n^{-1}), \tag{2.1.66}$$

且 b 如前所定义. 下面引理表明 ISE($\bar{f}_n$) 有与 MISE($\bar{f}_n$) 类似的行为:

引理 2.1.9

$$\sup_{h_n} \left| \frac{\mathrm{ISE}(\bar{f}_n) - \mathrm{MISE}(\bar{f}_n)}{\mathrm{MISE}(\bar{f}_n)} \right| \xrightarrow{\text{a.s.}} 0.$$

而由下面引理可知 III 是可略的:

引理 2.1.10

$$\sup_{h_n} \left| \frac{\mathrm{III}}{\mathrm{MISE}(\bar{f}_n)} \right| \longrightarrow 0.$$

由 Schwartz 不等式, 引理 2.1.9 及 2.1.10, II 取代引理 2.1.10 中的 III 亦成立. 这与式 (2.1.64)~(2.1.66) 一起证明了定理 2.1.11.

下面我们证明引理 2.1.9 与 2.1.10.

引理 2.1.9 的证　设 $N = \sum_{i=1}^n \delta_i$. 对 $\nu = 1, 2, \cdots, n$, 在给定条件 $[N = \nu]$ 下, $\{X_i : \delta_i = 1\}$ 是 ν 个独立同分布随机变量集且有密度 $f(1 - G)/p$, 其中

$$p = \int_0^\infty f(x)(1 - G(x))\,dx.$$

设 E_ν 是定义在这一条件分布下的条件期望, 由 Marron 与 Härdle (1986) 中定理 1 的证明方法可证, 在相关假设下, 对 $k = 1, 2, \cdots$, 存在常数 $c > 0$ 与 $\gamma > 0$, 使得

$$\sup_{h_n} E_\nu \left[\frac{\mathrm{ISE}(\bar{f}_n) - E_\nu(\mathrm{ISE}(\bar{f}_n))}{E_\nu(\mathrm{ISE}(\bar{f}_n))} \right]^{2k} \leqslant c\nu^{-\gamma k}. \tag{2.1.67}$$

为分析 $E_\nu(\text{ISE}(\bar f_n))$, 首先注意

$$E_\nu \bar f_n(x) - f(x) = \frac{\nu}{n} \int \frac{1}{(1-G(y))h_n} K\left(\frac{x-y}{h_n}\right) \frac{f(y)(1-G(y))}{p} \, dy - f(x)$$

$$= \int K(u) \left[\frac{\nu}{np} f(x-h_n u) - f(x) \right] du$$

$$= \frac{\nu}{np} B(x, h_n) + \left(\frac{\nu}{np} - 1 \right) f(x),$$

$B(x, h_n)$ 如前所定义. 再注意到

$$E_\nu [\bar f_n(x) - E_\nu \bar f_n(x)]^2 = \text{Var}_\nu \left[\sum_{i=1}^n \frac{1}{n(1-G(X_i))h_n} K\left(\frac{x-X_i}{h_n}\right) \delta_i \right]$$

$$= \frac{\nu}{n^2} \text{Var}_\nu \left[\frac{1}{(1-G(X_i))h_n} K\left(\frac{x-X_i}{h_n}\right) \right]$$

$$= \frac{\nu}{np} n^{-1} h_n^{-1} \left(\int K^2(u) \, du \right) \frac{f(x)}{1-G(x)} + o\left(\frac{\nu}{np} n^{-1} h_n^{-1} \right),$$

因此, 由方差 - 偏度平方分解, 有

$$E_\nu(\text{ISE}(\bar f_n)) = v_\nu + b_\nu,$$

其中

$$v_\nu = \frac{\nu}{np} v + o\left(\frac{\nu}{np} n^{-1} h_n^{-1} \right),$$

v 如式 (2.1.66) 中所定义, 且其中

$$b_\nu = \left(\frac{\nu}{np} \right)^2 b + 2 \left(\frac{\nu}{np} \right) \left(\frac{\nu}{np} - 1 \right) \int_0^\infty B(x, h_n) f(x) w(x) \, dx$$

$$+ \left(\frac{\nu}{np} - 1 \right)^2 \int_0^\infty f^2(x) w(x) \, dx,$$

于是有

$$E_\nu(\text{ISE}(\bar f_n)) = \text{MISE}(\bar f_n) + \left(\frac{\nu}{np} - 1 \right) v + o\left(\frac{\nu}{np} n^{-1} h_n^{-1} \right)$$

$$+ \left(\left(\frac{\nu}{np} \right)^2 - 1 \right) b + 2 \frac{\nu}{np} \left(\frac{\nu}{np} - 1 \right) \int_0^\infty B(x, h) f(x) w(x) \, dx$$

$$+ \left(\frac{\nu}{np} - 1 \right)^2 \int_0^\infty f^2(x) w(x) \, dx.$$

对小 $\varsigma > 0$, $n = 1, 2, \cdots$, 及 $np - n^{1/2+\varsigma}$ 与 $np + n^{1/2+\varsigma}$ 之间的 ν, 我们有 $\nu/np \leqslant 2$ 且对某常数 c_1,

$$\left| \frac{\nu}{np} - 1 \right| \leqslant c_1 n^{-1/2+\varsigma}.$$

由式 (2.1.65) 与 (2.1.66) 可得, 对不同的 c 和充分大的 n 有

$$\inf_{h_n} \mathrm{MISE}(\bar{f}_n) \geqslant cn^{-1+\epsilon}. \tag{2.1.68}$$

因此对小 ς, 大 n 和另一个常数 c, 有

$$\sup_{h_n} \left| \frac{E_\nu(\mathrm{ISE}(\bar{f}_n)) - \mathrm{MISE}(\bar{f}_n)}{\mathrm{MISE}(\bar{f}_n)} \right| \leqslant cn^{-\epsilon+2\varsigma}.$$

对这一 ν, 由式 (2.1.67), 有

$$\sup_{h_n} E_\nu \left[\frac{\mathrm{ISE}(\bar{f}_n) - \mathrm{MISE}(\bar{f}_n)}{\mathrm{MISE}(\bar{f}_n)} \right]^{2k} \leqslant cn^{-\gamma k}.$$

现设 Γ_n 是 $[n^{-1+\epsilon}, n^{-\epsilon}]$ 的子集, 使得 Γ_n 的一系列成员由不超过 $n^{-\rho}$ 的距离所分离, 并使得 $\#(\Gamma_n) \leqslant n^\rho, \rho > 0$. 设 $M(\bar{f}, h_n) \equiv [\mathrm{ISE}(\bar{f}, h_n) - \mathrm{MISE}(\bar{f}, h_n)]/\mathrm{MISE}(\bar{f}, h_n)$, 则

$$P(\sup_{h_n} |M(\bar{f}_n, h_n)| \geqslant \epsilon)$$

$$\leqslant P\left(\sup_{h_n \in \Gamma_n} |M(\bar{f}_n, h_n)| > \frac{\epsilon}{2} \right)$$

$$+ P\left(\sup_{|h_n - h'_n| \leqslant n^{-\rho}} |M(\bar{f}_n, h_n) - M(\bar{f}_n, h'_n)| > \frac{\epsilon}{2} \right)$$

$$= \sum_{\nu=0}^{n} \binom{n}{\nu} p^\nu (1-p)^{n-\nu} P_\nu \left(\sup_{h_n \in \Gamma_n} |M(\bar{f}_n, h_n)| > \frac{\epsilon}{2} \right),$$

其中最后一个等式使用连续性讨论及 K 是 Hölder 连续并有紧支撑这一条件得到.

设 $A_{n,\varsigma} = [np - n^{1/2+\varsigma}, np + n^{1/2+\varsigma}]$, 则

$$P\left(\sup_{h_n} |M(\bar{f}_n, h_n)| > \epsilon\right)$$

$$\leqslant \sum_{\nu \in A_{n,\varsigma}} \binom{n}{\nu} p^\nu (1-p)^{n-\nu} P_\nu \left(\sup_{h_n} |M(\bar{f}_n, h_n)| > \frac{\epsilon}{2}\right)$$

$$+ \sum_{\nu \notin A_{n,\varsigma}} \binom{n}{\nu} p^\nu (1-p)^{n-\nu}$$

$$\leqslant \sum_{\nu \in A_{n,\varsigma}} \binom{n}{\nu} p^\nu (1-p)^{n-\nu} \sum_{h_n \in \Gamma_n} P_\nu \left(|M(\bar{f}_n, h_n)| > \frac{\epsilon}{2}\right) + 2\Phi(-n^\varsigma)$$

$$\leqslant \sum_{\nu \in A_{n,\varsigma}} \binom{n}{\nu} p^\nu (1-p)^{n-\nu} n^\rho \left(\frac{2}{\epsilon}\right)^{2k} \sup_{h_n} E_\nu [M(\bar{f}_n, h_n)]^{2k} + 2\Phi(-n^\varsigma)$$

$$\leqslant cn^\rho n^{-\gamma k} + 2\Phi(-n^\varsigma), \tag{2.1.69}$$

其中 Φ 定义标准正态分布函数. 对充分大的 k, 式 (2.1.69) 最后一个不等式右边第一项是关于 n 可和的, 又第二项也显然可和, 于是引理得证.

引理 2.1.10 的证 使用 w 支撑假设及 K 支撑的紧性, 对充分大的 n 有

$$\sup_{h_n} \mathrm{III} = \sup_{h_n} \int_0^\infty \left[\sum_{i=1}^n \left(\frac{1}{1-\widehat{G}_n(X_i)} - \frac{1}{1-G(X_i)}\right) \frac{1}{nh_n} K\left(\frac{x-X_i}{h_n}\right)\delta_i\right]^2 w(x)\,dx$$

$$\leqslant \left(\sup_{t\in[0,\tau']} \left|\frac{1}{1-\widehat{G}_n(t)} - \frac{1}{1-G(t)}\right|\right) \left(\sup_{h_n} \int_0^\infty [(f(1-G))_n(x)]^2 w(x)\,dx\right),$$

其中 $\tau' = (\tau + \tau_H)/2$ 且

$$(f(1-G))_n(x) \equiv (nh_n)^{-1} \sum_{j=1}^n K\left(\frac{x-X_j}{h_n}\right)\delta_j.$$

引理 2.1.10 是 Csörgö 与 Horváth (1983), 式 (2.1.68) 与下面事实

$$\sup_{h_n} \int_0^\infty [(f(1-G))_n(x)]^2 w(x)\,dx \leqslant c \quad \text{a.s.} \tag{2.1.70}$$

的一个结果.

为证明式 (2.1.70), 通过加减 $f(x)(1-G(x))$, 可得

$$\int_0^\infty [(f(1-G))_n(x)]^2 w(x)\,dx = U + V + W,$$

其中

$$U = \int_0^\infty [(f(1-G))_n - f(1-G)]^2 w(x)\, dx,$$

$$V = 2 \int [(f(1-G))_n - f(1-G)](f(1-G))w(x)\, dx$$

$$W = \int (f(1-G))^2 w(x)\, dx.$$

显然 W 不依赖 n 与 h_n, 因而是常数. 类似于前面对 $\mathrm{ISE}(\bar{f}_n)$ 的处理, 得到

$$\sup_{h_n} U \xrightarrow{\text{a.s.}} 0.$$

Schwarz 不等式应用于 V 可得式 (2.1.70).

下面我们讨论自动窗宽选择. 对基于数据的窗宽选择, Marron 与 Padgett (1987) 提出了最小二乘交叉核实方法, 这一方法在完全观察下由 Rudemo(1982) 与 Bowman (1984) 提出. 注意到

$$\mathrm{ISE}(\widehat{f}_n) = \int \widehat{f}_n^2(x)w(x)\, dx - 2\int \widehat{f}_n(x)f(x)w(x)\, dx + \int f^2(x)w(x)\, dx$$

的第三项独立于 h_n, 于是我们可以选取 h_n 使前面两项和达到极小, 又第二项依赖未知的 f, 于是需要估计, 显然第二项积分的一个相合估计是

$$n^{-1} \sum_{i=1}^n \widehat{f}^{(-i)}(X_i) \frac{w(X_i)\delta_i}{1 - \widehat{G}_n^*(X_i)},$$

其中

$$1 - \widehat{G}_n^*(t) = \begin{cases} 1, & 0 \leqslant t \leqslant X_{(1)}, \\ \displaystyle\prod_{i=1}^{k-1}\left(\frac{n-i+1}{n-i+2}\right)^{1-\delta_{(i)}}, & X_{(k-1)} < t \leqslant X_{(k)}, k = 2, \cdots, n, \\ \displaystyle\prod_{i=1}^{n}\left(\frac{n-i+1}{n-i+2}\right)^{1-\delta_{(i)}}, & t > X_{(n)}. \end{cases}$$

$\widehat{f}_n^{(-i)}$ 是 $\widehat{f}_n$ 的 "剔除一" 版本, 并由下式给出

$$\widehat{f}_n^{(-i)}(x) = \sum_{j \neq i} \frac{1}{(n-1)(1 - \widehat{G}_n(X_j))h_n} K\left(\frac{x - X_j}{h_n}\right)\delta_j.$$

于是, 我们设 $\widehat{h}_c$ 是最小二乘交叉核实准则

$$CV(h_n) = \int \widehat{f}_n^2(x)w(x)\, dx - 2n^{-1} \sum_{i=1}^n \widehat{f}_n^{(-i)}(X_i) \frac{w(X_i)\delta_i}{1 - \widehat{G}_n^*(X_i)}$$

的最小解.

定理 2.1.12 在定理 2.1.11 的条件下, $\widehat{h}_c$ 在

$$\frac{\mathrm{ISE}(\widehat{f}_n, \widehat{h}_c)}{\inf\limits_{h_n} \mathrm{ISE}(\widehat{f}_n, h_n)} \xrightarrow{\text{a.s.}} 1$$

意义下是渐近最优的.

证 定理 2.1.12 可由式 (6.1.62) 和下面结果:

$$\sup_{h_n, h_n'} \frac{|CV(h_n) - \mathrm{ISE}(\widehat{f}_n, h_n) - [CV(h_n') - \mathrm{ISE}(\widehat{f}_n, h_n')]|}{\mathrm{MISE}(\widehat{f}_n, h_n) + \mathrm{MISE}(\widehat{f}_n, h_n')} \xrightarrow{\text{a.s.}} 0 \quad \text{a.s.} \qquad (2.1.71)$$

得到. 为证明式 (6.1.71), 只要证明

$$\sup_{h_n} \frac{\left| CV(h_n) - \mathrm{ISE}(\widehat{f}_n, h_n) - 2\left[\dfrac{1}{n}\sum\limits_{i=1}^n \dfrac{f(X_i)w(X_i)\delta_i}{1 - \widehat{G}_n(X_i)} - \displaystyle\int f^2(x)w(x)\,dx \right] \right|}{\mathrm{MISE}(\widehat{f}_n, h_n)} \xrightarrow{\text{a.s.}} 0,$$

这可写做

$$\sup_{h_n} \frac{\left| 2n^{-1}(n-1)^{-1} \sum\limits_{i=1}^n \sum\limits_{j\neq i} U_{ij} \right|}{\mathrm{MISE}(\widehat{f}_n, h_n)} \xrightarrow{\text{a.s.}} 0,$$

其中

$$U_{ij} = h_n^{-1} K\left(\frac{X_i - X_j}{h_n} \right) \frac{w(X_i)\delta_i\delta_j}{(1 - \widehat{G}_n^*(X_i))(1 - \widehat{G}_n^*(X_j))}$$

$$- \delta_j \int h_n^{-1} K\left(\frac{x - X_j}{h_n} \right) \frac{f(x)w(x)}{1 - \widehat{G}_n(X_j)}\,dx$$

$$- \frac{f(X_i)w(X_i)\delta_i}{1 - \widehat{G}_n(X_i)} + \int f^2(x)w(x)\,dx := U_{ij}' + Z_{ij},$$

而

$$U_{ij}' = h_n^{-1} K\left(\frac{X_i - X_j}{h_n} \right) \frac{w(X_i)\delta_i\delta_j}{(1 - \widehat{G}_n^*(X_j))(1 - \widehat{G}_n^*(X_i))}$$

$$- \delta_j \int h_n^{-1} K\left(\frac{x - X_j}{h_n} \right) \frac{f(x)w(x)}{1 - \widehat{G}_n^*(X_j)}\,dx$$

$$- \frac{f(X_i)w(X_i)\delta_i}{1 - \widehat{G}_n(X_i)} + \int [f(x)]^2 w(x)\,dx$$

$$Z_{ij} = \left[h_n^{-1} K\left(\frac{X_i - X_j}{h_n} \right) \frac{w(X_i)\delta_i\delta_j}{1 - \widehat{G}_n(X_j)} - f(X_i)w(X_i)\delta_i \right]$$

$$\times \left[\frac{1}{1 - \widehat{G}_n^*(X_i)} - \frac{1}{1 - G(X_i)} \right].$$

至此, 定理 2.1.12 可由下面两式推出:

$$\sup_{h_n} \frac{\left| n^{-1}(n-1)^{-1} \sum_{i=1}^{n} \sum_{j \neq i} U'_{ij} \right|}{\mathrm{MISE}(\widehat{f}_n, h_n)} \xrightarrow{\text{a.s.}} 0 \qquad (2.1.72)$$

与

$$\sup_{h_n} \frac{\left| n^{-1}(n-1)^{-1} \sum_{i=1}^{n} \sum_{j \neq i} Z_{ij} \right|}{\mathrm{MISE}(\widehat{f}_n, h_n)} \xrightarrow{\text{a.s.}} 0. \qquad (2.1.73)$$

下面证明式 (2.1.72) 与 (2.1.73), 首先证明式 (2.1.72).

设 ν 与 E_ν 如前所定义. 对 $\nu = 1, 2, \cdots, n$, $U'_{ij} = U''_{ij} + Z'_{j\nu}$, 其中

$$\begin{aligned} U''_{ij} = {} & h_n^{-1} K\left(\frac{X_i - X_j}{h_n}\right) \frac{w(X_i)\delta_i\delta_j}{(1 - \widehat{G}_n^*(X_j))(1 - \widehat{G}_n^*(X_i))} \\ & - \frac{\nu\delta_j}{np} \int h_n^{-1} K\left(\frac{x - X_i}{h_n}\right) \frac{w(x)}{1 - \widehat{G}_n(x)} f(x)\, dx \\ & - \frac{f(X_i)w(X_i)}{1 - G(X_i)} + \frac{\nu}{np} \int f^2(x) w(x)\, dx \end{aligned}$$

及

$$Z'_{j\nu} = \delta_j \left(\frac{\nu}{np} - 1\right) \left[h_n^{-1} K\left(\frac{x - X_j}{h_n}\right) \frac{w(x)}{1 - \widehat{G}_n(x)} f(x)\, dx - \int f^2(x) w(x)\, dx \right].$$

使用 Marron(1985) 中引理 2 的证明方法, 可证对 $k = 1, 2, \cdots$ 及充分大的 n, 有

$$\sup_{h_n} E_\nu \left[\frac{n^{-1}(n-1)^{-1} \sum_{i=1}^{n} \sum_{j \neq i} U''_{ij}}{\mathrm{MISE}(\widehat{f}_n, h_n)} \right]^{2k} \leqslant cn^{-\gamma k},$$

这两个不等式可以在类似于式 (2.1.69) 的计算中使用, 并从而完成了式 (2.1.72) 的证明.

最后证式 (2.1.73). 观察到

$$\begin{aligned} & \left| n^{-1}(n-1)^{-1} \sum_i \sum_{j \neq i} Z_{ij} \right| \\ = {} & \left| n^{-1} \sum_i [f_n^{(-i)}(X_i) - f(X_i)] \left[\frac{1}{1 - \widehat{G}_n(X_i)} - \frac{1}{1 - G(X_i)} \right] \delta_i w(X_i) \right| \\ \leqslant {} & \left\{ n^{-1} \sum_i [f_n^{(-i)}(X_i) - f(X_i)]^2 \delta_i w(X_i) \right\}^{1/2} \\ & \times \left\{ n^{-1} \sum_i \left[\frac{1}{1 - \widehat{G}_n(X_i)} - \frac{1}{1 - G(X_i)} \right]^2 \delta_i w(X_i) \right\}^{1/2}. \end{aligned}$$

定义上式中最后一个不等式右边第一个大括号内的项为 $\mathrm{ASE}(f_n^{(-i)})$. 使用 Marron(1985) 中引理 1 及 Marron 与 Härdle (1986) 中定理 2 的证明方法, 可证对 $k = 1, 2, \cdots$, 存在常数 c, 使得

$$E\left[\frac{\mathrm{ASE}(\widehat{f}_n^{(-i)}) - \mathrm{MISE}(\widehat{f}_n, h_n)}{\mathrm{MISE}(\widehat{f}_n, h_n)}\right]^{2k} \leqslant cn^{-\gamma k}.$$

通过一个类似于获得式 (2.1.69) 的计算, 式 (6.1.73) 的证明因此完成.

§ 2.2 近 邻 估 计

Mielniczuk (1986) 定义了下面 k_n- 近邻估计:

$$f_n(t) = \frac{1}{R(n)} \int_0^\infty K\left(\frac{t - s}{R(n)}\right) d\widehat{F}_n(s),$$

其中 $\widehat{F}_n$ 是第一章所定义的 Kaplan-Meier 乘积限估计, $R(n)$ 是 t 到第 k_n 个最近的非删失观察的距离, k_n 是一个满足 $k_n \to \infty$ 及 $k_n/n \to 0$ 的整数序列. 对此估计有下面强相合性及渐近正态定理:

定理 2.2.1   假设 $K(\cdot)$ 除满足定理 2.1.1 的条件外, 进一步满足对 $c > 0$, $\sum_{n=1}^\infty \exp(-ck_n) < \infty$, 对 $0 \leqslant c \leqslant 1$, $K(cu) \geqslant K(u)$, T 与 C 有概率密度 f 和 g, t 是 f 与 g 的连续点, 若 $k_n/\log\log n \to \infty$, 则有

$$f_n(t) \xrightarrow{\text{a.s.}} f(t).$$

为证明该定理, 首先类似于引理 2.1.1 的证明来证明下面引理, 然后可使用完全样本下的标准方法完成余下的工作.

引理 2.2.1   假设 $K(\cdot)$ 满足定理 2.1.1 的条件, t 是 $f(t)$ 与 $g(t)$ 的连续点, 则当 $k_n/\log\log n \to \infty$ 时, 以概率 1 有

$$f_n(t) - \frac{1}{\bar{G}(t)R(n)} \int_0^\infty K\left(\frac{t - s}{R(n)}\right) dH_{n1}(s) = O\left(\left(\frac{\log\log n}{n}\right)^{\frac{1}{2}}\right) + O\left(\frac{k_n}{n}\right).$$

进一步可以证明引理 2.2.1 的结果在 $[0, \tau]$ 上一致地成立, 因而可得下面定理:

定理 2.2.2   假设 K 是连续的, 且对 $0 \leqslant c \leqslant 1$, $K(cu) \geqslant K(u)$. 设 g 连续, f 连续且是恒正的, τ 满足 $\bar{H}(\tau) > 0$, 则当 $k_n/\log n \to \infty$ 时,

$$\sup_{t \leqslant \tau} |f_n(t) - f(t)| \xrightarrow{\text{a.s.}} 0.$$

证   证明完全类似于定理 2.1.2 的证明, 只是将定理 2.2.2 证明中的第一个公式换成

$$\sup_{t \leqslant \tau} \left|\frac{k_n}{nR(n, t)} - 2f(t)\bar{G}(t)\right| \xrightarrow{\text{a.s.}} 0.$$

其他公式中的 h_n 换成 R_n 即得本定理的证明.

定理 2.2.3　假设引理 2.2.1 的条件满足, 且 $f \cdot G$ 在 t 的一个邻域内有有界的微分, 若 $k_n = o(n^{2/3})$, 则有

$$k_n^{1/2}(f_n(t) - f(t)) \xrightarrow{\mathcal{L}} N\left(0, 2f^2(t) \int_0^\infty K^2(s)\, ds\right).$$

证　对 $w_n(t) = (1/R(n)) \int_0^\infty K((t-s)/R(n))\, dH_{n1}(s)$, 观察到

$$k_n^{\frac{1}{2}}(w_n(t) - f(t)\bar{G}(t)) \xrightarrow{\mathcal{L}} N\left(0, 2(f(t)\bar{G}(t))^2 \int_0^\infty K^2(s)\, ds\right)$$

(Moor 与 Yackel (1976)). 既然由 $k_n = o(n^{2/3})$ 可推得 $k_n^{\frac{1}{2}} = o\left(\dfrac{n}{k_n}\right)$, 于是定理由上式及引理 2.2.1 得到.

§2.3　直 方 估 计

在随机删失下, 最简单并且最先研究的估计应该是直方估计. Gehan (1969) 使用生存函数寿命表估计按下面方式估计 f. 设观察到的删失数据 (X_i, δ_i) $(i = 1, 2, \cdots, n)$ 分组成 k 个固定的区间 $[t_1, t_2), [t_2, t_3), \cdots, [t_{k-1}, t_k), [t_k, \infty)$. 定义最先 $k-1$ 个区间的中点为 t_{mi} $(i = 1, 2, \cdots, k-1)$, 并设宽度为 $h_i = t_{i+1} - t_i$ $(i = 1, 2, \cdots, k-1)$. 设 n_i' 是在时间 t_i 处于风险的个体数, l_i 是在区间上失去跟踪的个体数或在区间上中途退出的个体数 (即 l_i 是第 i 个区间上删失观察数), 对 $n_i = n_i' - l_i/2$ 及第 i 个区间上的死亡数 d_i, 定义 $\hat{q}_i = d_i/n_i$ 且 $\hat{p}_i = 1 - \hat{q}_i$, 因此 $\hat{q}_i$ 是区间 i 上的死亡或失效的概率估计. 设 $\hat{\pi}_i = \hat{p}_{i-1}\hat{\pi}_{i-1}$, 其中 $\hat{\pi}_1 \equiv 1$. Gehan 概率密度估计定义如下:

$$\hat{f}(t_{mi}) = \frac{\hat{\pi}_i - \hat{\pi}_{i+1}}{h_i} = \frac{\hat{\pi}_i \hat{q}_i}{h_i}, \quad i = 1, 2, \cdots, k-1.$$

Gehan 并获得 $\hat{f}(t_{mi})$ 方差的大样本近似

$$\widehat{\mathrm{Var}}[\hat{f}(t_{mi})] \approx \frac{(\hat{\pi}_i \hat{q}_i)^2}{h_i} \left[\sum_{j=1}^{i-1} \frac{\hat{q}_j}{n_j \hat{p}_j} + \frac{\hat{p}_i}{n_i \hat{q}_i}\right].$$

Földes, Rejtö 与 Winter (1981) 也定义了另一种形式的直方估计, 这一直方估计是由乘积限估计取代完全样本下直方估计中经验分布函数获得, 显然, 这一直方估计的相合性可由乘积限估计的性质获得. 具体地, 这一估计定义如下: 设 $[0, \tau], \tau < \infty$ 是一特别的区间. 对整数 $n > 0$, 设 $0 = t_0^{(n)} < t_1^{(n)} < \cdots < t_n^{(n)} = \tau$ 是 $[0, \tau]$ 的一个分割, 得到 n 个子区间 $I_i^{(n)}$, 其中 $I_i^{(n)} = [t_{i-1}^{(n)}, t_i^{(n)}), 1 \leqslant i \leqslant n-1, I_n^{(n)} = [t_{n-1}^{(n)}, \tau]$.

这个直方估计则定义为

$$f_n(t) = \frac{\widehat{F}_n(t_i^{(n)}) - \widehat{F}_n(t_{i-1}^{(n)})}{t_i^{(n)} - t_{i-1}^{(n)}}, t \in I_i^{(n)},$$

若 $t \notin [0, \tau]$, $f_n(t)$ 可以任意定义, 或留下不定义. Földes, Rejtö 与 Winter (1981) 证明了该估计的一致强相合性并获得强一致收敛速度.

定理 2.3.1   假设 f 在 $[0, \tau]$ 上连续, 且 $H(\tau-) < 1$,

(i) 若 $\max\{|I_i^{(n)}| : 1 \leqslant i \leqslant n\} \to 0$, 且 $(n/\log n)^{1/4} \min\{|I_i^{(n)}| : 1 \leqslant i \leqslant n\} \to \infty$, 则

$$\sup_{0 \leqslant t \leqslant \tau} |f_n(t) - f(t)| \xrightarrow{\text{a.s.}} 0.$$

(ii) 若 f 在 $(0, \tau)$ 上有有界的微分, 且 $n^{1/8}(\log n)^{-1/4} \max\{|I_i^{(n)}| : 1 \leqslant i \leqslant n\} \to 0$ 及 $n^{1/8}(\log n)^{-1/8} \min\{|I_i^{(n)}| : 1 \leqslant i \leqslant n\} > 0$, 则

$$n^{\frac{1}{8}}(\log n)^{-\frac{1}{4}} \sup_{t \leqslant \tau} |f_n(t) - f(t)| \xrightarrow{\text{a.s.}} 0.$$

注意到这里的收敛速度 $n^{1/8}(\log n)^{-1/4}$ 并没有达到完全样本下直方估计的速度 $n^{1/3}(\log n)^{-1}$ (Révész, 1972), 因而仍有改进的可能. 读者可对这一问题进行更进一步探索.

相关成果与文献注记

概率密度估计除前面介绍的几种估计外, 还有 Burke 与 Horváth (1982) 所定义的估计, 这一估计在适当选取所定义的函数时就是直方型估计. 此外, 还有 Li(2003) 及 Xue(2004) 所建议的小波概率密度估计, 及 Cao 与 Jácome (2004) 建议的一种所谓的先前光滑的概率密度估计. 在这些估计中核密度估计仍是最流行的估计, 对核密度估计的研究除前面所介绍的成果外, 还有 Wang (1994) 获得了概率密度估计的强逼近定理, 并在不同的条件下获得了强一致收敛速度; 孙六全与朱力行获得了概率密度估计的 Berry-Essen 界; Chorai 与 Pattanaik (1990) 证明了 L_1 相合性; Csörgö 与 Horváth(1983) 所获得的 L_1 模中心极限定理; Marron 与 Padgett(1987) 建立了渐近最优窗宽选择准则; Zhang (1999) 证明了重对数律.

第3章 风险率估计

风险率函数是刻画生存时间的重要特征之一, 它实际上是条件生存率. 设 $\lambda(t)$ 表示风险率函数, 则其定义可用下面公式表示:

$$\lambda(t) = \lim_{\Delta t \to 0^+} \frac{1}{\Delta t} P(T \leqslant t + \Delta t | T > t),$$

从这一定义, 我们可以粗略地解释为, $\lambda(t)$ 是在时间 t 活着的个体, 在接下来的单位时间区间内死亡的条件概率. 当生存时间 T 的概率密度存在时, $\lambda(t)$ 又可通过下面公式定义:

$$\lambda(t) = \frac{f(t)}{1 - F(t)}.$$

风险率函数在可靠性统计中叫做失效率函数, 而在生存分析及医学研究中也叫做危险率函数、瞬时死亡率、死亡强度、条件死亡率及年龄死亡率等. 这个函数用于测量一定年龄的个体是否容易死亡, 而 $\Delta t \lambda(t)$ 是年龄为 t 的人在较短的时间区间 $(t, t + \Delta t)$ 中死亡的比例, 因此风险率函数给出了年龄增长过程中单位时间内的死亡风险, 这个函数在生存数据分析中起重要的作用. 下面我们介绍风险函数的估计方法及其有关性质.

设 $T_1, T_2, \cdots, T_n$ 是非负独立同分布表示寿命的随机变量, 其分布函数为 F, $C_1, C_2, \cdots, C_n$ 是非负独立同分布表示删失的随机变量, 具有连续分布函数 G. 如前面各章所假定, 诸 T_i 独立于诸 C_i, F 有概率密度 f. 在随机右删失模型中, 我们不能完全观察 T_i, 而仅能观察到

$$X_i = \min(T_i, C_i), \qquad \delta_i = I[T_i \leqslant C_i], \quad i = 1, 2, \cdots, n,$$

其中 $I[\cdot]$ 表示某事件的示性函数. 本章将利用这种随机删失数据定义风险函数的估计并介绍这些估计的统计性质. 在不特别说明的情形下, 本章仍使用第一章的记号.

§3.1 核 估 计

设 $K(\cdot)$ 是核函数, h_n 是窗宽序列, 则 $\lambda(t)$ 的核估计可定义为

$$\widehat{\lambda}_n(t) = \frac{1}{h_n} \int K\left(\frac{t-s}{h_n}\right) \frac{d\widehat{F}_n(s)}{1 - \widehat{F}_n(s)},$$

其中 $\widehat{F}_n(\cdot)$ 是第 1 章所定义的 Kaplan-Meier 乘积限估计. 事实上 $\lambda(t)$ 有几种不同的表示, 根据不同的表示可构造不同形式的估计, 上面估计实际上是根据 $\lambda(t)$ 的如下表示

$$\lambda(t) = \frac{d}{dt}[-\log(1 - F(t))]$$

定义的.

设 $X_{(1)}, \cdots, X_{(n)}$ 是 $X_1, \cdots, X_n$ 的次序统计量, $\delta_{(1)}, \cdots, \delta_{(n)}$ 是相应的示性函数, $R_{(j)}$ 是 X_j 的秩, 则上面估计可等价地表示为

$$\widehat{\lambda}_n(t) = \frac{1}{h_n} \sum_{j=1}^{n} \frac{\delta_{(j)}}{n - j + 1} K\left(\frac{t - X_{(j)}}{h_n}\right) = \frac{1}{h_n} \sum_{i=1}^{n} \frac{\delta_i}{n - R_i + 1} K\left(\frac{t - X_i}{h_n}\right).$$

这正是 Tanner 与 Wong(1983) 所定义的估计. 从上面定义可看出, 估计 $\widehat{\lambda}_n(t)$ 可认为是经验累积失效率 $\widehat{\Lambda}(t) = \sum_{X_i \leqslant t} \delta_i/(n - R_i + 1)$ 微分的卷积核光滑.

本章介绍 Wang (1997a) 关于 $\lambda_n(t)$ 的强一致相合性及其收敛速度、渐近表示、渐近正态性及弱收敛等方面的结果.

为陈述定理简洁, 特列下面供以后选择使用的条件:

$C1K$: $K(\cdot)$ 是具有有界支撑集 (p, q) 与有界变差阶为 K 的核函数, 其中 $-\infty < p < q < +\infty$.

$C2\lambda$: $\lambda(t)$ 存在 k 阶有界的导数.

$C3\lambda$: $\lambda(t)$ 在 $[0, \infty)$ 上连续.

$C4H$: H 有有界的概率密度 $h(t)$.

3.1.1 弱收敛速度

定理 3.1.1 若 $C1K, C2\lambda$ 满足, 则存在均值为 0 的 Gaussian 过程 $G_n(t)$, 使得

$$\sup_{0 \leqslant t \leqslant \tau} \left| \sqrt{nh_n}\left(\lambda_n(t) - \lambda(t)\right) - G_n(t) \right| = O((nh_n)^{-\frac{1}{2}} \log n) + O(\sqrt{n}h_n^{k+\frac{1}{2}}), \quad \text{a.s.},$$

为了证明定理 3.1.1, 我们必须证明下面引理 3.1.1 与 3.1.2.

引理 3.1.1 以概率 1, 我们有

$$\frac{1}{1 - H_n(t)} = \frac{1}{1 - H(t)}\left[1 + \frac{H_n(t) - H(t)}{1 - H(t)} + R\left(\frac{H(t) - H_n(t)}{1 - H(t)}\right)\right],$$

而

$$R\left(\frac{H(t) - H_n(t)}{1 - H(t)}\right) \leqslant 2\left(\frac{H_n(t) - H(t)}{1 - H(t)}\right)^2$$

对 $t \in [0, \tau]$ 成立.

证　由 Glivenko - Cantelli 引理, 一致地有

$$\frac{1}{2}\bar{H}(t) \leqslant \bar{H}_n(t) \leqslant \frac{3}{2}\bar{H}(t), \quad \text{a.s.} \tag{3.1.1}$$

在 $t \in [0, \tau]$ 上成立, 即对 $t \in [0, \tau]$, 一致地有

$$\left| \frac{H_n(t) - H(t)}{1 - H(t)} \right| \leqslant \frac{1}{2}, \quad \text{a.s.} . \tag{3.1.2}$$

注意到 $\dfrac{1}{1-x} = 1 + x + R(x)$, 其中 $R(x) \leqslant 2x^2$, 若 $|x| \leqslant \dfrac{1}{2}$. 因此由式 (3.1.2), 一致地有

$$\frac{1}{1 - H_n(t)} = \frac{1}{(1 - H(t))\left[1 + \dfrac{H(t) - H_n(t)}{1 - H(t)}\right]}$$

$$= \frac{1}{1 - H(t)}\left[1 + \frac{H_n(t) - H(t)}{1 - H(t)} + R\left(\frac{H(t) - H_n(t)}{1 - H(t)}\right)\right],$$

而

$$R\left(\frac{H(t) - H_n(t)}{1 - H(t)}\right) \leqslant 2\left(\frac{H_n(t) - H(t)}{1 - H(t)}\right)^2, \quad \text{a.s.}$$

在 $t \in [0, \tau]$ 时成立. 这就完成了引理的证明.

引理 3.1.2　存在均值为 0 的 Gauss 过程 $G^*(t)$, 使得

$$\sup_{0 \leqslant t \leqslant \tau} |\sqrt{n}(\log \widehat{\bar{F}}_n(t) - \log \bar{F}(t)) - G^*(t)| = O(n^{-\frac{1}{2}}\log n), \quad \text{a.s.} . \tag{3.1.3}$$

证　对 $t \in [0, \tau]$,

$$\log \widehat{\bar{F}}_n = \sum_{i=1}^n I[X_i \leqslant t, \delta_i = 1] \log\left[1 - \frac{1}{N(X_i) + 1}\right]$$

$$= -\sum_{i=1}^n I[X_i \leqslant t, \delta_i = 1] \sum_{j=1}^\infty \frac{1}{j(N(X_i) + 1)^j}$$

$$= -\sum_{i=1}^n I[X_i \leqslant t, \delta_i = 1] \sum_{j=1}^\infty \frac{1}{j(n - nH_n(X_i) + 1)^j}$$

$$= -n \int_0^t \frac{dH_{n1}(s)}{n - nH_n(s) + 1} - n \int_0^t \left(\sum_{j=2}^\infty \frac{1}{j(n - nH_n(s) + 1)^j}\right) dH_{n1}(s).$$

$$\tag{3.1.4}$$

注意到

$$\log \overline{F} = -\int_0^t \frac{dH_1(s)}{1 - H(s)}.$$ (3.1.5)

由式 (3.1.4) 和 (3.1.5), 有

$$\log \widehat{\overline{F}}_n(t) - \log \overline{F}(t) = I_{11n} + I_{12n},$$ (3.1.6)

其中

$$\begin{cases} I_{11n}(t) = -\left[n\int_0^t \frac{dH_{n1}(s)}{n - nH_n(s) + 1} - \int_0^t \frac{dH_1(s)}{1 - H(s)}\right], \\ I_{12n}(t) = -n\int_0^t \Big(\sum_{j=2}^{\infty} \frac{1}{j(n - nH_n(s) + 1)^j}\Big)\, dH_{n1}(s). \end{cases}$$ (3.1.7)

易见

$$\sum_{j=2}^{\infty} \frac{1}{j(n - nH_n(s) + 1)^j} \leqslant \frac{3}{2}\frac{1}{(n - nH_n(s) + 1)^2}.$$ (3.1.8)

由式 (3.1.8) 与引理 3.1.1, 我们有

$$\sup_{0 \leqslant t \leqslant \tau} |I_{12n}(t)| = O(n^{-1}).$$ (3.1.9)

易见

$$\begin{aligned} I_{11n} = &-\Big[n\Big(\int_0^t \frac{d(H_{n1}(s) - H_1(s))}{n - nH_n(s) + 1} - \int_0^t \frac{dH_{n1}(s) - H_1(s)}{n - nH_n(s)}\Big) \\ &+ \int_0^t \frac{d(H_{n1}(s) - H_1(s))}{1 - H_n(s)} + n\Big(\int_0^t \frac{dH_1(s)}{n - nH_n(s) + 1} - \int_0^t \frac{dH_1(s)}{n - nH_n(s)}\Big) \\ &+ \Big(\int_0^t \frac{dH_1(s)}{1 - H_n(s)} - \int_0^t \frac{dH_1(s)}{1 - H(s)}\Big)\Big] \\ = &\int_0^t \frac{d(H_{n1}(s) - H_1(s))}{(n - nH_n(s) + 1)(1 - H_n(s))} - \int_0^t \frac{d(H_{n1}(s) - H_1(s))}{1 - H_n(s)} \\ &+ \int_0^t \frac{dH_1(s)}{(n - nH_n(s) + 1)(1 - H_n(s))} - \int_0^t \frac{H_n(s) - H(s)}{(1 - H_n(s))(1 - H(s))}\, dH_1(s) \\ \triangleq &\, I_{21n} - I_{22n} + I_{23n} - I_{24n}. \end{aligned}$$ (3.1.10)

应用引理 3.1.1, 得到

$$\begin{cases} \displaystyle\sup_{0 \leqslant t \leqslant \tau} |I_{21n}(t)| = O(n^{-1}), \quad \text{a.s. }, \\ \displaystyle\sup_{0 \leqslant t \leqslant \tau} |I_{23n}(t)| = O(n^{-1}), \quad \text{a.s. }. \end{cases}$$ (3.1.11)

由 Major 与 Rejtö (1988) 知, 存在 Brown 桥 $B(y)$ $(0 \leqslant y \leqslant 1)$, 使得

$$\sup_{0 \leqslant s < +\infty} |\sqrt{n}(H_{n1}(s) - H_1(s)) - B(H_1(s))| = O(n^{-\frac{1}{2}} \log n), \quad \text{a.s.,} \tag{3.1.12}$$

$$\sup_{0 \leqslant s < \infty} |\sqrt{n}(H_{n0}(s) - H_0(s)) - B(1 - H_0(s))| = O(n^{-\frac{1}{2}} \log n), \text{ a.s..} \tag{3.1.13}$$

定义 Gauss 过程

$$G_1(t) = \int_0^t \frac{B(H_1(s)) + B(1 - H_0(s))}{(1 - H(s))^2} \, dH_1(s).$$

由式 (3.1.12) 和 (3.1.13)、引理 3.1.1、Glivenko - Cantelli 引理与下面事实:

$$H_n(s) - H(s) = H_{n1}(s) - H_1(s) + H_{n0}(s) - H_0(s), \tag{3.1.14}$$

我们有

$$\sup_{0 \leqslant t \leqslant \tau} |\sqrt{n} I_{24n}(t) - G_1(t)|$$

$$\leqslant \sup_{0 \leqslant t \leqslant \tau} \int_0^t \frac{|\sqrt{n}(H_n(s) - H(s)) - B(H_1(s)) - B(1 - H_0(s))|}{(1 - H(s))^2} \, dH_1(s)$$

$$+ \sqrt{n} \sup_{0 \leqslant t \leqslant \tau} \int_0^t \frac{(H_n(s) - H(s))^2}{(1 - H(s))^3} \, dH_1(s) + 2\sqrt{n} \sup_{0 \leqslant t \leqslant \tau} \int_0^t \frac{(H_n(s) - H(s))^3}{(1 - H(s))^4} \, dH_1(s)$$

$$= O(n^{-\frac{1}{2}} \log n), \quad \text{a.s. .} \tag{3.1.15}$$

再定义 Gauss 过程

$$G_2(t) = \int_0^t \frac{dB(H_1(s))}{1 - H(s)},$$

使用引理 3.1.1 和 Glivenko-Cantelli 引理及式 (3.1.12), 类似于式 (3.1.15) 有

$$\sup_{0 \leqslant t \leqslant \tau} |\sqrt{n} I_{22n}(t) - G_2(t)| = O(n^{-\frac{1}{2}} \log n), \qquad \text{a.s. .} \tag{3.1.16}$$

又定义 Gauss 过程

$$G^*(t) = -G_1(t) - G_2(t). \tag{3.1.17}$$

由式 (3.1.6), (3.1.10), (3.1.11) 和 (3.1.15)~(3.1.17), 我们有

$$\sup_{0 \leqslant t \leqslant \tau} |\sqrt{n}(\log \widehat{\overline{F}}_n(t) - \log \overline{F}(t)) - G^*(t)| = O(n^{-\frac{1}{2}} \log n), \qquad \text{a.s. .} \tag{3.1.18}$$

这就证明了引理.

定理 3.1.1 的证　我们看到

$$\widehat{\lambda}_n(t) - \lambda(t)$$

$$= \left(-h_n^{-1} \int_{t-ph_n}^{t-qh_n} K\left(\frac{t-s}{h_n}\right) d\log \widehat{\overline{F}}_n + h_n^{-1} \int_{t-ph_n}^{t-qh_n} K\left(\frac{t-s}{h_n}\right) d\log \overline{F}(s) \right)$$

$$+ \left(h_n^{-1} \int_{t-ph_n}^{t-qh_n} K\left(\frac{t-s}{h_n}\right) \lambda(s)\, ds - \lambda(t) \right)$$

$$:= I_{31n} + I_{32n} \tag{3.1.19}$$

对任意 $0 < t < \tau$ 成立. 分部积分后, 有

$$I_{31n} = -h_n^{-1} \int_{t-ph_n}^{t-qh_n} K\left(\frac{t-s}{h_n}\right) d(\log \widehat{\overline{F}}_n(s) - \log \overline{F}(s))$$

$$= h_n^{-1} \int_{t-ph_n}^{t-qh_n} (\log \widehat{\overline{F}}_n(s) - \log \overline{F}(s))\, dK\left(\frac{t-s}{h_n}\right).$$

现定义 Gauss 过程

$$G_n(t) = h_n^{-\frac{1}{2}} \int_{t-ph_n}^{t-qh_n} G^*(s)\, dK\left(\frac{t-s}{h_n}\right). \tag{3.1.20}$$

由引理 3.1.2, 得到

$$\sup_{0 \leqslant t \leqslant \tau} |\sqrt{nh_n} I_{31n} - G_n(t)| = O(n^{-\frac{1}{2}} \log n), \qquad \text{a.s. .} \tag{3.1.21}$$

使用 Wang(1994) 中 (2.9) 的证明方法, 可证

$$\sup_{0 \leqslant t \leqslant \tau} |I_{32n}| \leqslant C \cdot h_n^k. \tag{3.1.22}$$

式 (3.1.19), (3.1.21) 与 (3.1.22) 一起就证明了

$$\sup_{0 \leqslant t \leqslant \tau} |\sqrt{nh_n}(\widehat{\lambda}_n(t) - \lambda(t)) - G_n(t)| = O((nh_n)^{-\frac{1}{2}} \log n) + O(\sqrt{nh_n}\, h_n^{k+\frac{1}{2}}), \qquad \text{a.s.}$$

定理得证.

推论 3.1.1 在定理 3.1.1 的条件下, 若 $h_n = n^{-\alpha}$ 且 $\dfrac{1}{k+1} < \alpha < \dfrac{1}{2}$, 我们有

$$\sup_{0 \leqslant t \leqslant \tau} |\sqrt{nh_n}(\widehat{\lambda}_n(t) - \lambda(t)) - G_n(t)| = O((nh_n)^{-\frac{1}{2}} \log n), \qquad \text{a.s. ,}$$

其中 $G_n(t)$ 如式 (3.1.20) 所定义.

3.1.2 强一致相合性及其收敛速度

引理 3.1.3 以概率 1, 我们有

$$\sup_{0 \leqslant t \leqslant \tau} |\log \widehat{\overline{F}}_n(t) - \log \overline{F}(t)| = O\left(n^{-\frac{1}{2}} \sqrt{\log \log n}\right).$$

证   由式 (3.1.6), (3.1.7) 和 (3.1.9)~(3.1.11), 我们有

$$\log \widehat{\overline{F}}_n(t) - \log \overline{F}(t)$$

$$= -\int_0^t \frac{d(H_{n1}(s) - H_1(s))}{1 - H_n(s)} - \int_0^t \frac{H_n(s) - H(s)}{(1 - H_n(s))(1 - H(s))} dH_1(s) + O(n^{-1}) \qquad (3.1.23)$$

对任意 $0 \leqslant t \leqslant \tau$ 成立.

在式 (3.1.23) 中使用引理 3.1.1 与 Glivenko - Cantelli 引理, 可得

$$\sup_{0 \leqslant t \leqslant \tau} |\log \widehat{\overline{F}}_n(t) - \log \overline{F}(t)| = O(n^{-\frac{1}{2}} \sqrt{\log \log n}), \qquad \text{a.s.} .$$

于是, 引理得证.

定理 3.1.2   在条件 $C1K$ 和 $C3\lambda$ 下, 若 $h_n^{-1} n^{-\frac{1}{2}} \sqrt{\log \log n} \longrightarrow 0$, 我们有

$$\sup_{0 \leqslant t \leqslant \tau} |\lambda_n(t) - \lambda(t)| \xrightarrow{\text{a.s.}} 0.$$

证   易见

$$|\widehat{\lambda}_n(t) - \lambda(t)| \leqslant h_n^{-1} \left| \int_{t - ph_n}^{t - qh_n} K\left(\frac{t-s}{h_n}\right) d\log \widehat{\overline{F}}_n(s) - \int_{t-ph_n}^{t-qh_n} K\left(\frac{t-s}{h_n}\right) d\log \overline{F}(s) \right|$$

$$+ \left| h_n^{-1} \left(\int_{t-ph_n}^{t-qh_n} K\left(\frac{t-s}{h_n}\right) \lambda(s) \, ds - \lambda(t) \right) \right| \triangleq \text{II}_{11n} + \text{II}_{12n} \ (3.1.24)$$

对任意 $0 \leqslant t \leqslant \tau$ 成立. 由分部积分并使用条件 $C1K$, 可得

$$\text{II}_{11n} \leqslant h_n^{-1} \sup_{0 \leqslant s \leqslant \tau} |\log \widehat{\overline{F}}_n(s) - \log \overline{F}(s)| \int_p^q d|K(u)|$$

对充分大的 n 与 $0 < t < \tau$ 成立. 由引理 3.1.3 并注意到 $K(\cdot)$ 是 (p, q) 上的有界变差核函数, 于是我们有

$$\sup_{0 \leqslant t \leqslant t_0} |\text{II}_{11n}| = O(h_n^{-1} n^{-\frac{1}{2}} \sqrt{\log \log n}), \qquad \text{a.s.} . \qquad (3.1.25)$$

观察到

$$\text{II}_{12n} = \left| h_n^{-1} \int_{t-ph_n}^{t-qh_n} K\left(\frac{t-s}{h_n}\right) \lambda(s) \, ds - \int_p^q K(u) \lambda(t) \, du \right|$$

$$= \left| \int_p^q K(u) \lambda(t - h_n u) \, du - \int_p^q K(u) \lambda(t) \, du \right|. \qquad (3.1.26)$$

已知 $\lambda(t)$ 是连续函数, 因此对任意 $\epsilon > 0$, 关于 $0 \leqslant t \leqslant \tau$ 和 $p \leqslant u \leqslant q$ 一致地有

$$|\lambda(t - h_n u) - \lambda(t)| < \epsilon. \qquad (3.1.27)$$

由式 (3.1.26) 和 (3.1.27) 知,

$$\sup_{0 \leqslant t \leqslant \tau} |\mathrm{II}_{12n}| < \epsilon \tag{3.1.28}$$

对充分大的 n 成立.

因此, 综合式 (3.1.24)、(3.1.25) 与 (3.1.28) 就得定理的证明.

定理 3.1.3 在条件 $C1K, C2\lambda$ 下, 以概率 1 有

$$\sup_{0 \leqslant t \leqslant \tau} |\widehat{\lambda}_n(t) - \lambda(t)| = O(h_n^{-1} n^{-\frac{1}{2}} \sqrt{\log \log n}) + O(h_n^k).$$

证 应用式 (3.1.19), 且注意到 $\mathrm{II}_{12n} = |\mathrm{I}_{32n}|$, 此处 I_{32n} 如式 (3.1.19) 所定义. 由式 (3.1.22) 我们有

$$\sup_{0 \leqslant t \leqslant \tau} \mathrm{II}_{12n} = O(h_n^k). \tag{3.1.29}$$

因此, 式 (3.1.24)、(3.1.25) 与 (3.1.29) 一起就证明了定理.

3.1.3 $\widehat{\lambda}_n(t)$ 的渐近表示与渐近正态性

记

$$\widetilde{\lambda}_n(t) = h_n^{-1} \int K\left(\frac{t-s}{h_n}\right) \frac{dF(s)}{1-F(s)}. \tag{3.1.30}$$

定理 3.1.4 在条件 $C1K$ 与 $C4H$ 下, 以概率 1 有

$$\widehat{\lambda}_n(t) - \widetilde{\lambda}_n(t) = \frac{\widetilde{f}_n(t) - E\widetilde{f}_n(t)}{1 - H(t)} + O((nh_n)^{-1} \log \log n) + O\left(n^{-\frac{1}{2}} \sqrt{\log \log n}\right)$$

对任意 $0 < t < \tau$ 成立, 其中

$$\widetilde{f}_n(t) = h_n^{-1} \int K\left(\frac{t-s}{h_n}\right) dH_{n1}(s). \tag{3.1.31}$$

为证定理 3.1.4, 我们必须证明下面引理:

引理 3.1.4 对任意 $0 \leqslant t \leqslant \tau$, 我们有

$$\begin{aligned}
\log \widehat{\overline{F}}_n - \log \overline{F} = {} & -\frac{H_{n1}(t) - H_1(t)}{1 - H(t)} + \int_0^t \frac{H_{n1}(s) - H_1(s)}{(1 - H(s))^2} \, dH(s) \\
& + \int_0^t \frac{H_n(s) - H(s)}{(1 - H_n(s))(1 - H(s))} \, dH_{n1}(s) \\
& - n^{-1} \int_0^t \frac{dH_{n1}(s)}{\left(1 - H_n(s) + \frac{1}{n}\right)(1 - H_n(s))} + I_{12n}(t), \tag{3.1.32}
\end{aligned}$$

其中 $I_{12n}(t)$ 如式 (3.1.7) 所定义.

证　由式 (3.1.6) 和 (3.1.10) 并分部积分可知, 对任意 $0 \leqslant t < \tau$, 我们有

$$
\log \widehat{\overline{F}}_n - \log \overline{F} = -\left[n \int_0^t \frac{dH_{n1}(s)}{n - nH_n(s) + 1} - \int_0^t \frac{dH_{n1}(s)}{1 - H_n(s)} + \int_0^t \frac{dH_{n1}(s)}{1 - H_n(s)} \right.
$$

$$
\left. - \int_0^t \frac{dH_{n1}(s)}{1 - H(s)} + \int_0^t \frac{dH_{n1}(s)}{1 - H(s)} - \int_0^t \frac{dH_1(s)}{1 - H(s)} \right] + I_{12n}(t)
$$

$$
= -\int_0^t \frac{d(H_{n1}(s) - H_1(s))}{1 - H(s)} + n^{-1} \int_0^t \frac{dH_{n1}(s)}{(1 - H_n(s) + \frac{1}{n})(1 - H_n(s))}
$$

$$
- \int_0^t \frac{H_n(s) - H(s)}{(1 - H_n(s))(1 - H(s))} \, dH_{n1}(s) + I_{12n}(t)
$$

$$
= -\frac{H_{n1}(t) - H_1(t)}{1 - H(t)} + \int_0^t \frac{H_{n1}(s) - H_1(s)}{(1 - H(s))^2} \, dH(s)
$$

$$
+ n^{-1} \int_0^t \frac{dH_{n1}(s)}{\left(1 - H_n(s) + \dfrac{1}{n}\right)(1 - H_n(s))}
$$

$$
- \int_0^t \frac{H_n(s) - H(s)}{(1 - H_n(s))(1 - H(s))} \, dH_{n1}(s) + I_{12n}(t). \tag{3.1.33}
$$

引理证毕.

定理 3.1.4 的证　由分部积分并使用引理 3.1.4, 对任意固定的 $0 < t < \tau$, 我们得

$$
\lambda_n(t) - \widetilde{\lambda}(t) = -h_n^{-1} \int_{t-ph_n}^{t-qh_n} K\left(\frac{t-s}{h_n}\right) d(\log \widehat{\overline{F}}_n(s) - \log \overline{F}(s))
$$

$$
= h_n^{-1} \int_{t-ph_n}^{t-qh_n} (\log \widehat{\overline{F}}_n(s) - \log \overline{F}(s)) \, dK\left(\frac{t-s}{h_n}\right)
$$

$$
= -h_n^{-1} \int_{t-ph_n}^{t-qh_n} \frac{H_{n1}(s) - H_1(s)}{1 - H(s)} \, dK\left(\frac{t-s}{h_n}\right)
$$

$$
+ h_n^{-1} \int_{t-ph_n}^{t-qh_n} \int_0^s \frac{H_{n1}(y) - H_1(y)}{(1 - H(y))^2} \, dH(y) dK\left(\frac{t-s}{h_n}\right)
$$

$$
+ (nh_n)^{-1} \int_{t-ph_n}^{t-qh_n} \int_0^s \frac{dH_{n1}(y)}{\left(1 - H_n(y) + \dfrac{1}{n}\right)(1 - H_n(y))} \, dK\left(\frac{t-s}{h_n}\right)
$$

$$
- h_n^{-1} \int_{t-ph_n}^{t-qh_n} \int_0^s \frac{H_n(y) - H(y)}{(1 - H_n(y))(1 - H(y))} \, dH_{n1}(y) \, dK\left(\frac{t-s}{h_n}\right)
$$

$$
+ h_n^{-1} \int_{t-ph_n}^{t-qh_n} I_{12n}(s) \, dK\left(\frac{t-s}{h_n}\right)
$$

$$
:= -\Delta_{1n} + \Delta_{2n} + \Delta_{3n} - \Delta_{4n} + \Delta_{5n}. \tag{3.1.34}
$$

由此及式 (3.1.14) 与 Kiefer 定理 (见 Kiefer, 1961), 得

$$
\begin{aligned}
|\Delta_{2n}| &\leqslant \sup_{0\leqslant t\leqslant\tau} |H_{n1}(t) - H_1(t)|(1 - H(\tau))^{-2} \sup_{0\leqslant t\leqslant\tau} h(t) \int_p^q K(u)\,du \\
&\leqslant C n^{-\frac{1}{2}} \sqrt{\log\log n}, \qquad \text{a.s.},
\end{aligned}
\tag{3.1.35}
$$

而使用引理 3.1.1, 我们得到

$$
|\Delta_{3n}| \leqslant (nh_n)^{-1}(1 - H(\tau))^{-2} \int_p^q |dK(u)| \leqslant C(nh_n)^{-1}.
\tag{3.1.36}
$$

观察到

$$
\begin{aligned}
\Delta_{4n} = \; & h_n^{-1} \int_{t-ph_n}^{t-qh_n} \int_0^s \frac{H_n(y) - H(y)}{(1 - H_n(y))(1 - H(y))}\, d(H_{n1}(y) - H_1(y))\, dK\left(\frac{t-s}{h_n}\right) \\
& + h_n^{-1} \int_{t-ph_n}^{t-qh_n} \int_0^s \frac{H_n(y) - H(y)}{(1 - H_n(y))(1 - H(y))}\, dH_1(y)\, dK\left(\frac{t-s}{h_n}\right) \\
\triangleq \; & \Delta_{41n} + \Delta_{42n}.
\end{aligned}
$$

而由 Glivenko-Cantelli 引理, 显然有

$$
|\Delta_{41n}| \leqslant C(nh_n)^{-1} \log\log n.
\tag{3.1.37}
$$

注意到 $dH_1 = (1 - G(s))f(s)\,ds$, 且通过分部积分我们有

$$
\Delta_{42n} = \int_p^q K(u) \frac{H_n(t - h_n u) - H(t - h_n u)}{(1 - H_n(t - h_n u))(1 - H(t - h_n u))}(1 - G(t - h_n u))f(t - h_n u)\, du.
$$

又由条件 $C4H$ 知 $f(t)$ 有界, 因此根据 Glivenko - Cantelli 引理与引理 3.1.1, 得到

$$
|\Delta_{42n}| \leqslant C n^{-\frac{1}{2}} \sqrt{\log\log n}.
\tag{3.1.38}
$$

易见

$$
|\Delta_{5n}| \leqslant \sup_{0\leqslant t\leqslant\tau} |I_{12n}(t)| h_n^{-1} \int_{t-ph_n}^{t-qh_n} |dK(u)|.
$$

由式 (3.1.9), 我们有

$$
|\Delta_{5n}| \leqslant C(nh_n)^{-1}.
\tag{3.1.39}
$$

注意到

$$
\begin{cases}
\widetilde{f}_n(t) = (nh_n)^{-1} \sum_{i=1}^n K\left(\frac{t - X_i}{h_n}\right) \mathrm{I}[\delta_i = 1], \\
dH_1(t) = (1 - G(t))f(t)\,dt,
\end{cases}
$$

我们有

$$
\begin{aligned}
E\widetilde{f}_n(t) &= (nh_n)^{-1} \sum_{i=1}^{n} \int_{t-ph_n}^{t-qh_n} E(\mathrm{I}(\delta_i=1)|X_i=x)K\left(\frac{t-x}{h_n}\right)h(x)\,dx \\
&= (nh_n)^{-1} \sum_{i=1}^{n} \int_{t-ph_n}^{t-qh_n} \frac{(1-G(x))f(x)}{h(x)}K\left(\frac{t-x}{h_n}\right)h(x)\,dx \\
&= h_n^{-1} \int_{t-ph_n}^{t-qh_n} K\left(\frac{t-x}{h_n}\right)dH_1(x).
\end{aligned} \tag{3.1.40}
$$

应用式 (3.1.40) 并分部积分, 得

$$
\begin{aligned}
-\Delta_{1n}(t) &= \frac{\widetilde{f}_n(t)-E\widetilde{f}_n(t)}{1-H(t)} + h_n^{-1}\int_{t-ph_n}^{t-qh_n}\frac{H_{n1}(s)-H_1(s)}{1-H(t)}\,dK\left(\frac{t-s}{h_n}\right) \\
&\quad - h_n^{-1}\int_{t-ph_n}^{t-qh_n}\frac{H_{n1}(s)-H_1(s)}{1-H(s)}\,dK\left(\frac{t-s}{h_n}\right) \\
&= \frac{\widetilde{f}_n(t)-E\widetilde{f}_n(t)}{1-H(t)} \\
&\quad + h_n^{-1}\int_{t-ph_n}^{t-qh_n}\frac{(H_{n1}(s)-H_1(s))(H(t)-H(s))}{(1-H(t))(1-H(s))}\,dK\left(\frac{t-s}{h_n}\right).
\end{aligned} \tag{3.1.41}
$$

以 $E_n(t)$ 定义式 (3.1.41) 中最后一式的第二项, 应用条件 $C4H$ 及关于 $H(t)-H(s)$ 的微分中值定理, 得

$$
\begin{aligned}
E_n(t) &\leqslant C \sup_{0\leqslant t\leqslant\tau}|H_{n1}(s)-H_1(s)|(1-H(\tau))^{-2}\left|\int_{t-ph_n}^{t-qh_n}\frac{|t-s|}{h_n}\,dK\left(\frac{t-s}{h_n}\right)\right| \\
&\leqslant Cn^{-\frac{1}{2}}\sqrt{\log\log n}, \qquad \text{a.s. .}
\end{aligned} \tag{3.1.42}
$$

因此式 (3.1.34)~(3.1.39), (3.1.41) 与 (3.1.42) 一起证明了定理.

定理 3.1.5　在定理 3.1.4 的假定下, 若 $h_n\log\log n\longrightarrow 0$, 且 $(nh_n)^{-\frac{1}{2}}\log\log n$ $\longrightarrow 0$, 对任意 $0<t<\tau$, 我们有

$$
(nh_n)^{\frac{1}{2}}(\widehat{\lambda}_n(t)-\widetilde{\lambda}_n(t)) \longrightarrow N\left(0,\frac{\lambda(t)}{1-H(t)}\int_p^q K^2(u)\,du\right).
$$

证　由定理 3.1.4 及条件

$$
h_n\log\log n\longrightarrow 0, \qquad (nh_n)^{-\frac{1}{2}}\log\log n\longrightarrow 0,
$$

我们仅需证

$$
(nh_n)^{\frac{1}{2}}(\widetilde{f}_n(t)-E\widetilde{f}_n(t)) \longrightarrow N\left(0,(1-G(t))f(t)\int_p^q K^2(u)\,du\right). \tag{3.1.43}
$$

设 $Y_i = (X_i, \delta_i)$, 且

$$W_n(Y_i) = h_n^{-1} K \left(\frac{t - X_i}{h_n} \right) \mathrm{I}[\delta_i = 1],$$

因此, $\widetilde{f}_n(t)$ 能被写成独立且与

$$W_n = h_n^{-1} K \left(\frac{t - X}{h_n} \right) \mathrm{I}[\delta = 1]$$

同分布的随机变量的平均, 即

$$\widetilde{f}_n(t) = n^{-1} \sum_{i=1} W_n(Y_i). \tag{3.1.44}$$

对某 $\delta > 0$, 有

$$
\begin{aligned}
E|W_n|^{2+\delta} &= \int_{t-ph_n}^{t-qh_n} E(\mathrm{I}[\delta = 1]|X = x) \left[h_n^{-1} K \left(\frac{t-x}{h_n} \right) \right]^{2+\delta} h(x)\, dx \\
&= h_n^{-(2+\delta)} \int_{t-ph_n}^{t-qh_n} K^{2+\delta} \left(\frac{t-y}{h_n} \right) (1 - G(y)) f(y)\, dy \\
&= h_n^{-(1+\delta)} \int_p^q K^{2+\delta}(u)(1 - G(t - h_n u)) f(t - h_n u)\, du \\
&= h_n^{-(1+\delta)} (1 - G(t)) f(t) \int_p^q K^{2+\delta}(u)\, du + h_n^{-(1+\delta)} o(1).
\end{aligned}
\tag{3.1.45}
$$

类似地, 可计算

$$
\begin{aligned}
\mathrm{Var} W_n &= EW_n^2 - (EW_n)^2 \\
&= h_n^{-1}(1 - G(t)) f(t) \int_p^q K^2(u)\, du + h_n^{-1} o(1) + O(1).
\end{aligned}
\tag{3.1.46}
$$

既然条件 $(nh_n)^{-1} \log \log n \longrightarrow 0$ 蕴涵了 $nh_n \longrightarrow \infty$, 根据式 (3.1.45) 和 (3.1.46) 我们有

$$\frac{E|W_n - EW_n|^{2+\delta}}{n^{\frac{\delta}{2}} \mathrm{Var}^{\frac{2+\delta}{2}}(W_n)} \leqslant \frac{2^{1+\delta} h_n^{1+\delta} (E|W_n|^{2+\delta} + |EW_n|^{2+\delta})}{(nh_n)^{\frac{\delta}{2}} h_n^{\frac{2+\delta}{2}} \mathrm{Var}^{\frac{2+\delta}{2}}(W_n)} \longrightarrow 0. \tag{3.1.47}$$

由 Lyapounov 定理, 式 (3.1.47) 是

$$\frac{\widetilde{f}_n(t) - E\widetilde{f}_n(t)}{\sqrt{\mathrm{Var} \widetilde{f}_n(t)}} \longrightarrow N(0, 1) \tag{3.1.48}$$

成立的充分条件.

由式 (3.1.44) 与 (3.1.46), 可通过计算得到

$$\mathrm{Var}\widetilde{f}_n(t) = (nh_n)^{-1}\left[(1-G(t))f(t)\int_p^q K^2(u)\,du + O(1) + O(h_n)\right].\qquad(3.1.49)$$

式 (3.1.48) 和 (3.1.49) 一起证明了式 (3.1.43), 因此定理证毕.

定理 3.1.6   在条件 $C2\lambda$ 与定理 3.1.5 条件下, 若 $(nh_n)^{-\frac{1}{2}}\log\log n \longrightarrow 0$ 且 $nh_n^{2k+1} \longrightarrow 0$, 则对任意 $0 < t < \tau$ 有

$$(nh_n)^{\frac{1}{2}}(\lambda_n(t) - \lambda(t)) \longrightarrow N\left(0, \frac{\lambda(t)}{1-H(t)}\int_p^q K^2(u)\,du\right).$$

证   由式 (3.1.19) 和 (3.1.22) 及 (3.1.30), 我们有

$$(nh_n)^{\frac{1}{2}}(\lambda_n(t) - \lambda(t)) = (nh_n)^{\frac{1}{2}}(\lambda_n(t) - \widetilde{\lambda}_n(t)) + O\left(n^{\frac{1}{2}}h_n^{k+\frac{1}{2}}\right).\qquad(3.1.50)$$

注意到条件 $nh_n^{2k+1} \longrightarrow 0$ 蕴涵了 $h_n\log\log n \longrightarrow 0$, 因此, 定理 3.1.5 中的条件全满足. 于是, 使用定理 3.1.5 与式 (3.1.50) 有

$$(nh_n)^{\frac{1}{2}}(\lambda_n(t) - \lambda(t)) \longrightarrow N\left(0, \frac{\lambda(t)}{1-H(t)}\int_p^q K^2(u)\,du\right).$$

这就证明了定理.

3.1.4   窗宽选择

Patil(1993) 首先将概率密度估计最小二乘交叉核实选择窗宽的方法应用到随机删失下风险率估计的窗宽选择, 这一方法是选择 h_n 使下式达到最小:

$$CV(h_n) = \int \widehat{\lambda}_n^2(x)w(x)\,dx - 2n^{-1}\sum_{i=1}^n \frac{\widehat{\lambda}_n^{(-i)}(X_i)}{1-H_n(X_i)}w(X_i)\delta_i,\qquad(3.1.51)$$

其中 $w(\cdot)$ 是一个权函数, 主要用于消除端点影响, $\widehat{\lambda}_n^{(-i)}(t)$ 与 $\widehat{\lambda}_n(t)$ 定义相同, 但基于第 i 个观察之外 $n-1$ 个观察得到, 既

$$\widehat{\lambda}_n^{(-i)}(x) = (n-1)^{-1}\sum_{j=1,j\neq i}^n \frac{K\left(\dfrac{x-X_j}{h_n}\right)\delta_j}{1-H_n(X_j)}.$$

Patil(1993) 研究了上面规则下的最优窗宽的渐近性质, 有兴趣的读者可参考他的文章.

下面我们介绍 Cao 与 Marron (1996) 所发展的 bootstrap 窗宽选择方法, 为选择失效率估计中的窗宽, 定义下面平均积分均方误差 MISE,

$$\mathrm{MISE}_w(h_n) = E\left[\int \left(\widehat{\lambda}_n(t) - \lambda(t)\right)^2 w(t)\,dt\right].\qquad(3.1.52)$$

在给出它的渐近表示之前, 我们首先给出下面条件:

(C.W) 权函数 $w(\cdot)$ 有紧支撑, 包含在 $(0,\tau)$ 之内, 其中 τ 满足 $1-F(\tau)>0$.

(C.K1) 核函数 K 是对称的非负函数, $K(t)=o(t^{-1}), t\to\infty$ 且 $\int K(u)\,du=1$.

(C.K2) 核函数 K 与 F 和 G 兼容 (K 称做与某分布函数 D 兼容, 如果对任意 $M>0$, 存在足够小的 h_n, 使得 $h_n^{-1}K(h_n^{-1}(y-x))/(1-G(y))$ 对 $|y-x|>M$ 一致有界.

下面结果建立了 MISE_w 的渐近表示.

定理 3.1.7 在假设 (C.W)、(C.K1) 与 (C.K2) 下, 当 $n\to\infty, h_n\to 0$ 及 $nh_n\to\infty$,

$$\mathrm{MISE}_w(h_n)=\mathrm{AMISE}_w(h_n)+o(\mathrm{AMISE}_w(h_n)),$$

其中

$$\mathrm{AMISE}_w(h_n)=\int\left(p\left(K_{h_n}*\frac{f_1}{1-H}-\frac{f_1}{1-F}\right)\right)^2 w+\frac{1}{nh_n}\int K^2 p\int\frac{f_1 w}{(1-F)^2},$$

这里 $*$ 定义卷积, f_1 是给定 $\delta=1$ 下, X 的条件密度, $p=P(\delta=1)$ 是删失比.

上面所给的关于 AMISE_w 的表达由两项组成, 一项是积分平方偏度, 另一项是渐近积分方差. 特别地, 在 ISE_w 与 AMISE_w 之间存在渐近等价关系; Patil (1993) 证明了

$$\sup_{h_n\in\Xi_n}\left|\frac{\mathrm{ISE}_w(h_n)-\mathrm{AMISE}_w(h_n)}{\mathrm{AMISE}_w(h_n)}\right|\xrightarrow{\text{a.s.}}0,$$

其中 $\Xi_n=[n^{-1+\epsilon},n^{-\epsilon}],\epsilon>0$, ISE_w 是积分平方误差, $\mathrm{ISE}_w(h_n)=\int(\widehat{\lambda}_n(x)-\lambda(x))^2 w(x)\,dx$, $\mathrm{MISE}_w=E(\mathrm{ISE}_w)$.

既然 F 与 G 是绝对连续的, 我们因此能分别构造它们的光滑 Kaplan-Meier 估计 $\widehat{F}_n*K_{g_1}$ 与 $\widehat{G}_n*K_{g_2}$, 这里 $\widehat{F}_n$ 与 $\widehat{G}_n$ 定义 F 与 G 的 Kapalan-Meier 估计. 光滑 bootstrap 方法可按如下方法实施:

(1) 从 $\widehat{F}_n*K_{g_1}$ 抽取 bootstrap 样本 $\{T_1^*,\cdots,T_n^*\}$.

(2) 从 $\widehat{G}_n*K_{g_2}$ 抽取 bootstrap 样本 $\{C_1^*,\cdots,C_n^*\}$.

(3) 最后定义 $\{(X_i^*,\delta_i^*)\}_{i=1}^n$, 其中 $\delta_i^*=\mathrm{I}[T_i^*\leqslant C_i^*]$ 且 $X_i^*=\min\{T_i^*,C_i^*\}, i=1,2,\cdots,n$.

类似于定理 3.1.7, 可得

$$\mathrm{AMISE}_w^*(h_n)=\int\left[\widehat{p}_{g_1,g_2}\left(K_h*\frac{\widehat{f}_{1,g_1,g_2}}{1-\widehat{F}_{g_1,g_2}}-\frac{\widehat{f}_{1,g_1,g_2}}{1-\widehat{F}_{g_1,g_2}}\right)\right]^2 w$$

$$+\frac{1}{nh_n}\int K^2\widehat{p}_{g_1,g_2}\int\frac{\widehat{f}_{1,g_1,g_2}w}{(1-\widehat{F}_{g_1,g_2})^2},\tag{3.1.53}$$

其中

$$1 - \widehat{F}_{g_1,g_2} = (1 - \widehat{F}_n * K_{g_1})(1 - \widehat{G}_n * K_{g_2}),$$
$$\widehat{p}_{g_1,g_2} = P^*(T^* \leqslant C^*)$$

及

$$\widehat{f}_{1,g_1,g_2} = \frac{\widehat{f}_{g_1}(1 - \widehat{F}_{g_1,g_2})}{\widehat{p}_{g_1,g_2}(1 - \widehat{F}_n * K_{g_1})}.$$

分布 $\widehat{F}_n * K_{g_1}$ 与 $\widehat{G}_n * K_{g_2}$ 是对应于密度为 $\widehat{f}_{g_1}(x) = \int K_{g_1}(x-u) \, d\widehat{F}_n(u)$ 与 $\widehat{f}_{g_2}(x) = \int K_{g_2}(x-u) \, d\widehat{G}_n(u)$ 的分布总体.

一种可能的 bootstrap 窗宽可以定义为使式 (3.1.53) 达到最小的 h_n.

下面介绍另外一种重抽样方案, 称做 CS 方案:

(1) 对 $i = 1, 2, \cdots, n$, 若 $\delta_i = 1$, 则从密度 K_{g_1} 中产生 ϵ_i, 若 $\delta_i = 0$, 则从密度为 K_{g_2} 中产生 ϵ_i.

(2) 等可能地从 $\{(X_i + \epsilon_i, \delta_i)\}_{i=1}^n$ 中抽取随机样本 $\{(X_i^*, \delta_i^*)\}_{i=1}^n$.

上面抽样的一个等价公式表示就是独立地从 $\{1, 2, \cdots, n\}$ 中抽取 I_i, 并独立地从 K 中抽 U_i, 然后定义 $X_i^* = X_{I_i} + \delta_{I_i} g_1 U_i + (1 - \delta_{I_i}) g_2 U_i$.

定理 3.1.8   在定理 3.1.7 的假设下, 我们有 bootstrapMISE 渐近表示

$$\mathrm{AMISE}_w^*(h_n) = \int \left[\widehat{p} \left(K_{h_n} * \frac{\widehat{f}_{1,g_1}}{1 - \widehat{H}_n} - \frac{\widehat{f}_{1,g_1}}{1 - \widehat{H}_n} \right) \right]^2 w + \frac{1}{nh_n} \int K^2 \widehat{p} \int \frac{\widehat{f}_{1,g_1} w}{(1 - \widehat{H}_n)^2},$$

(3.1.54)

其中 $\widehat{f}_{1,g_1}$ 是由非删失数据构造的 f_1 的核密度估计, $\widehat{p} = n^{-1} \sum_{i=1}^n \delta_i$ 及 $\widehat{H}_n = \widehat{p}(K_{q_1} * H_{1,n}) + (1 - \widehat{p})(K_{g_2} * H_{0,n})$. 函数 $H_{1,n}$ 与 $H_{0,n}$ 是由非删失观察与删失观察所定义的经验分布.

证   从 $\{1, 2, \cdots, n\}$ 等概率抽取 I_i,

$$\delta_i^* = \delta_{I_i}$$
$$X_i^* = X_{I_i} + \delta_i^* g_1 U_i + (1 - \delta_i^*) g_2 U_i,$$

U_i 有概率密度 K, 独立于 I_i. 对每一个 bootstrap 重抽样 $\{(X_i^*, \delta_i^*)\}_{i=1}^n$, 风险率核估计的 bootstrap 版本是

$$\widehat{\lambda}_n^*(x) = n^{-1} \sum_{i=1}^n K_{h_n}(x - X_i^*) \frac{\delta_i^{'}}{1 - H_n^*(X_i^*)},$$

其中 H_n^* 是 bootstrap 样本 $(X_1^*, X_2^*, \cdots, X_n^*)$ 的经验分布函数. 注意到 bootstrap 观察服从下面 bootstrap 分布:

$$\widehat{H}_n(x) = P^*(X^* \leqslant x)$$
$$= \widehat{p}(K_{g_1} * H_{1,n})(x) + (1 - \widehat{p})(K_{g_2} * H_{0,n})(x).$$

于是

$$
\begin{aligned}
E^*(\widehat{\lambda}_n^*(x)) &= E^* \left[E^* \left(n^{-1} \sum_{i=1}^n K_{h_n}(x - X_i^*) \frac{\delta_i^*}{1 - H_n^*(X_i^*)} \middle| U_1, U_2, \cdots, U_n \right) \right] \\
&\simeq E^* \left(n^{-1} \sum_{i=1}^n n^{-1} \sum_{j=1}^n K_{h_n}(x - (X_j + g_1 U_j)) \frac{\delta_j}{1 - \widehat{H}_n(X_j + g_1 U_j)} \right) \\
&= n^{-1} \sum_{j=1}^n \int K_{h_n}(v) K_{g_1}(x - v - X_j) \frac{1}{1 - \widehat{H}_n(x - v)} \, dv \delta_j \\
&= \widehat{p} \int K_{h_n}(v) \frac{\widehat{f}_{1,g_1}(x - v)}{1 - \widehat{H}_n(x - v)} \, dv \\
&= \widehat{p} \left(K_{h_n} * \frac{\widehat{f}_{1,g_1}}{1 - \widehat{H}_n} \right)(x).
\end{aligned}
$$

$\widehat{\lambda}_n^*(x)$ 的 bootstrap 方差是

$$
\begin{aligned}
\mathrm{Var}^*(\widehat{\lambda}_n^*(x)) &\simeq \mathrm{Var}^* \left(n^{-1} \sum_{i=1}^n K_{h_n}(x - X_i^*) \frac{\delta_i^*}{1 - \widehat{H}_n(X_i^*)} \right) \\
&= \frac{1}{nh_n^2} \left\{ E^* \left(K^2 \left(\frac{x - X^*}{h_n} \right) \frac{\delta_i^*}{(1 - \widehat{H}_n(X_i^*))^2} \right) \right. \\
&\quad \left. - \left[E^* \left(K \left(\frac{x - X^*}{h_n} \right) \frac{\delta_i^*}{1 - \widehat{H}_n(X_i^*)} \right) \right]^2 \right\},
\end{aligned}
$$

大括号内第一项可用分析偏度方法分析, 即

$$
\begin{aligned}
\frac{1}{nh_n^2} E^* \left(K^2 \left(\frac{x - X^*}{h_n} \right) \frac{\delta_i^*}{(1 - \widehat{H}_n(X^*))^2} \right) &= \frac{1}{nh_n} \widehat{p} \int K^2(z) \frac{\widehat{f}_{1,g_1}(x - h_n z)}{(1 - \widehat{H}_n(x - hz))^2} \, dz \\
&\simeq \frac{1}{nh_n} \widehat{p} \int K^2 \frac{\widehat{f}_{1,g_1}(x)}{(1 - \widehat{H}_n(x))^2}.
\end{aligned}
$$

根据 MISE 的积分方差和积分平方偏度的表示, 证明完成.

应该指出: 关于 bootstrap 最优窗宽选择问题还有很多工作可做, 有兴趣的读者可进行进一步探索.

§3.2 直 方 估 计

如前所表明 $\lambda(t) = f(t)/(1 - F(t)$, 若删失分布 $G(t) < 1$, 则有

$$
\lambda(t) = \frac{f(t)(1 - G(t))}{(1 - F(t))(1 - G(t))}.
$$

设 $h_1(t) = f(t)(1 - G(t))$, 则

$$\lambda(t) = \frac{h_1(t)}{1 - H(t)}, \tag{3.2.1}$$

其中 $H(t) = P(X \leqslant t)$ 如前所定义. 下面我们由公式 (3.2.1) 定义估计. 设 D_n 定义观察到的死亡数, 即 $D_n = \sum_{i=1}^{n} \delta_i$. 为方便, 以下记 $D = D_n$. 设 $\phi(0) = 0$, 若 $m \geqslant 1$ 设 $\phi(m) = \inf\{l : \sum_{i=1}^{l} \delta_i = m\}$. 设 $Z_m = X_{\phi(m)}$, $m = 0, 1, \cdots, D_n$, 其中我们定义 $Z_0 = X_0 = 0$, 显然 Z_m 是 $X_0, X_1, \cdots, X_n$ 中第 m 个没有删失的观察. 设 U_j 是 $Z_0, Z_1, \cdots, Z_{D_n}$ 的第 j 个次序统计量, 并且设 $U_{D_n+1} = \infty$, 则 $0 = U_0 < U_1 < \cdots < U_{D_n} < U_{D_n+1} = \infty$.

Liu 与 Ryzin (1985) 定义 $\lambda(t)$ 的估计为

$$\lambda_n(t) = \frac{h_{1n}(t)}{1 - H_n(t)},$$

其中 $H_n(t) = \frac{1}{n} \sum_{i=1}^{n} \mathrm{I}[X_i \leqslant t]$, $h_{1n}(t)$ 是 $h_1(t)$ 的一个估计, 该估计由 Van Ryzin (1973) 在非删失下所提出的密度估计方法定义. 即对每一固定点 $t \in \mathbb{R}$, 我们首先选择关于 $T_1, T_2, \cdots, T_n$ 与 $C_1, C_2, \cdots, C_n$ 可测的正整数值随机变量 $A_n(t)$, 使得

$$P(0 \leqslant A_n(t) \leqslant D + 1 - k, U_{A_n(t)} \leqslant t < U_{A_n(t)+k}) = 1, \tag{3.2.2}$$

且

$$A_n(t) = \begin{cases} 0, & \text{若 } t < U_1 \text{或} D + 1 - k < 0, \\ D + 1 - k, & \text{若 } t > U_D, \end{cases}$$

其中 $k = k_n$ 是正整数序列, 满足

$$\text{(i) } \frac{k}{n} \longrightarrow 0, \quad \text{(ii) } \frac{\log n}{k} \longrightarrow 0. \tag{3.2.3}$$

在方便的时候, 我们下面简单记 $A_n(t) = A$, 且使用

$$h_{1n}(t) = \frac{H_{n1}(U_{A+k}) - H_{n1}(U_A)}{U_{A+k} - U_A}. \tag{3.2.4}$$

估计 $h_1(t)$, 其中 $H_{1n}(t) = n^{-1} \sum_{i=1}^{n} \mathrm{I}[X_i \leqslant t, \delta_i = 1]$. 应该指出当 $A_n(t)$ 关于 t 在任意两个连续次序统计量间为常数时, 式 (3.2.4) 所定义的估计是一个直方估计.

3.2.1   强相合性

为研究 $\lambda_n(t)$ 的大样本特性, 我们首先研究在给定条件 D 下, $Z_1, \cdots, Z_D$ 的条件分布.

引理 3.2.1   在给定条件 $D = d \geqslant 1$ 下, $Z_1, \cdots, Z_d$ 独立同分布, 具有分布 $\widetilde{H}(t)$.

证 为了证明独立性, 我们首先证明

$$P(Z_i \leqslant t_i, i = 1, 2, \cdots, D | D = d) = \prod_{i=1}^{d} P(Z_i \leqslant t_i | D = d),$$

而 $P(Z_i \leqslant t_i | D = d) = \widetilde{H}(t_i)(i = 1, 2, \cdots, d)$ 可由类似论证得到. 设 $t_i \in \mathbb{R}, i = 1, 2, \cdots, d$. 既然

$$\begin{aligned}
&P(Z_1 \leqslant t_1, \cdots, Z_d \leqslant t_d | D = d) \\
&= P(T_{\phi(1)} \leqslant t_1, \cdots, T_{\phi(d)} \leqslant t_d | D = d) \\
&= \sum{}^* P(T_{i_1} \leqslant t_1, \cdots, T_{i_d} \leqslant t_d | \phi(1) = i_1, \cdots, \phi(d) = i_d) \\
&\quad \times P(\phi(1) = i_1, \cdots, \phi(d) = i_d | D = d),
\end{aligned}$$

其中 $\sum^*$ 是关于从整数 $1, 2, \cdots, n$ 中取不同整数 $(i_1, \cdots, i_d)$ 的 $\begin{pmatrix} n \\ d \end{pmatrix}$ 个不同的子集求和, 于是引理由 $\phi(\cdot)$ 定义中诸 δ_i 的独立性得到.

既然 $\lambda_n(t) = h_{1n}(t)/(1 - H_n(t))$, 为证明 $\lambda_n(t)$ 的相合性, 我们首先证明 $h_{1n}(t)$ 的相合性. 定义 $H_1(t) = P(X_i \leqslant t, \delta_i = 1)$, 于是有 $H_1(t) = \int_0^t (1 - G(s)) \, dF(s)$. 设

$$\widetilde{H}(t) = P(T_i \leqslant t | \delta_i = 1)$$

及

$$p = P(\delta_i = 1), \quad 0 < p \leqslant 1,$$

于是

$$H_1(t) = P(X_i \leqslant t, \delta_i = 1) = \widetilde{H}(t)p.$$

引理 3.2.2 $A_n(t)/n \overset{\text{a.s.}}{\to} H_1(t)$, $(A_n(t) + k)/n \overset{\text{a.s.}}{\to} H_1(t)$. 更进一步, 若对任意 $\epsilon > 0$, $H_1(t - \epsilon) < H_1(t) < H_1(t + \epsilon)$, 则当 $n \to \infty$ 时, $U_{A_n} \overset{\text{a.s.}}{\to} t$, $U_{A_n + k} \overset{\text{a.s.}}{\to} t$ 且 $U_{A_n + k} - U_{A_n} \overset{\text{a.s.}}{\to} 0$.

证 类似于 Van Ryzin (1973) 中引理 1 的证明, 只是用这里的 H_1 取代 Van Ryzin 引理 1 中 F, 并对子分布应用 Glivenko-Cantelli 引理.

从引理 3.2.1, 给定条件 $D = d$, $T_1, \cdots, T_d$ 因而 $\widetilde{H}_1(T_1), \cdots, \widetilde{H}(T_d)$ 是独立同分布. 更进一步, 我们有下面引理:

引理 3.2.3 给定 $D = d \geqslant 1$,

(a) $\widetilde{H}(Z_1), \cdots, \widetilde{H}(Z_d)$ 独立且具有共同的均匀分布 $U(0, 1)$.

(b) $\widetilde{H}(U_1), \widetilde{H}(U_2) - \widetilde{H}(U_1), \cdots, 1 - \widetilde{H}(U_d)$ 的联合分布与 $Q_1/S_{d+1}, Q_2/D_{d+1}, \cdots, Q_{d+1}/S_{d+1}$ 相同, 其中 $S_j = \sum_{i=1}^{j} Q_i$, Q_i 独立且具有共同的均值为 1 的指数分布. 而且, $\widetilde{H}(U_{j+k}) - \widetilde{H}(U_j)$ 与 $(S_{j+k} - S_j)/S_{d+1}$ 是同分布的, 因此 $\widetilde{H}(U_{j+k}) - \widetilde{H}(U_j)$ 具有参数 k 和 $d - k + 1$ 的 β 分布, $j = 1, 2, \cdots, d - k + 1$.

证 (a) 的结论可由 $\widetilde{H}$ 的定义得到; 而 (b) 的结果可由 (a) 和 $\widetilde{H}$ 的单调性及联合分布收敛定理 (见 Breiman, 1968, 命题 13.15) 得到.

若 $H_1(U_{A+k}) > H_1(U_A)$, 我们记

$$h_{1n}(t) = V_n(t)W_n(t), \tag{3.2.5}$$

其中

$$V_n(t) = \frac{H_{n1}(U_{A+k}) - H_{n1}(U_A)}{H_1(U_{A+k}) - H_1(U_A)} = \frac{\dfrac{k}{n}}{H_1(U_{A+k}) - H_1(U_A)},$$

且

$$W_n(t) = \frac{H_1(U_{A+k}) - H_1(U_A)}{U_{A+k} - U_A}.$$

类似于 Van Ryzin (1973) 中引理 2 和 3 及 4 的证明, 下面两个引理可从引理 3.2.3 得到:

引理 3.2.4 (a) 若对某 $\epsilon > 0$, $H_1(t - \epsilon) = H_1(t)$ 或 $H_1(t) = H_1(t + \epsilon)$, 则

$$h_{1n}(t) \xrightarrow{\text{a.s.}} 0.$$

(b) 若对任意 $\epsilon > 0$, $H_1(t - \epsilon) < H_1(t) < H_1(t + \epsilon)$ 及 $t \in C(f)$, 则

$$W_n(t) \xrightarrow{\text{a.s.}} h_1(t),$$

其中 $C(f)$ 是 f 的连续集.

引理 3.2.5 若 $k = k_n \to \infty$, $d - k + 1 \geqslant 0$, 则对任意 $\epsilon > 0$, $m \geqslant 1$ 及 $j = 0, 1, \cdots, d - k + 1$, 我们有

(i)

$$P\left((\widetilde{H}(U_{j+k}) - \widetilde{H}(U_j)) > \frac{k}{np(1-\epsilon)} \Big| D = d\right)$$
$$\leqslant \exp\left(m\left\{\log\left[p(1-\epsilon)\frac{n}{d+1}\right] + \frac{m-1}{2k}\right\}\right)$$

及 (ii)

$$P\left((H(U_{j+k}) - H(U_j)) < \frac{k}{np(1+\epsilon)} \Big| D = d\right)$$
$$\leqslant \exp\left(m\left\{\log\frac{d}{n} - \log\left[p(1+\epsilon)\left(1 - \frac{m}{k}\right)\right]\right\}\right).$$

定理 3.2.1 设 $A_n(t)$ 及 k_n 分别满足式 (3.2.2) 和 (3.2.3) 及 $k\log n = o(n)$. 若 $t \in C(h_1)$, 则

$$h_{1n}(t) \xrightarrow{\text{a.s.}} h_1(t).$$

证 若对某 $\epsilon > 0$, $h_1(t + \epsilon) = h_1(t)$ 或 $h_1(t - \epsilon) = h_1(t)$, 则 $h_{1n}(t) = 0$ 且结果由引理 3.2.4(a) 得到.

假设对任意 $\epsilon > 0$, $h_1(t + \epsilon) > h_1(t) > h_1(t - \epsilon)$. 设如式 (3.2.5), $h_{1n}(t) = V_n(t)W_n(t)$, 则若证得 $V_n(t) \xrightarrow{\text{a.s.}} 1$, 结果由引理 3.2.4(b) 得出. 但

$$P(|V_n(t) - 1| > \epsilon)$$

$$= P\left(\left|\frac{\frac{k}{n}}{H_1(U_{A+k}) - H_1(U_k)} - 1\right| > \epsilon\right)$$

$$= \sum_{d=0}^{n} P\left(\bigcup_{j=0}^{d-k+1}\left\{\left|\frac{\frac{k}{n}}{p(H(U_{A+k}) - H(U_A))} - 1\right| > \epsilon, A = j\right\}\middle| D = d\right) P(D = d)$$

$$\leqslant \sum_{d=0}^{n} \sum_{j=1}^{d-k+1} P\left(\left|\frac{\frac{k}{n}}{p(H(U_{j+k}) - H(U_j))} - 1\right| > \epsilon\middle| D = d\right) P(D = d)$$

$$\leqslant n \sum_{d=0}^{n} P\left((H(U_{1+k}) - H(U_1)) > \frac{k}{np(1-\epsilon)}\middle| D = d\right) P(D = d)$$

$$+ n \sum_{d=0}^{n} P\left((H(U_{1+k}) - H(U_1)) < \frac{k}{np(1+\epsilon)}\middle| D = d\right) P(D = d)$$

$$:= I_{n1} + I_{n2}. \tag{3.2.6}$$

由引理 3.2.5, 则有

$$I_{n1} \leqslant n \sum_{d=0}^{n} \exp\left(m\left\{\log\left[p(1-\epsilon)\frac{n}{d+1}\right] + \frac{m-1}{2k}\right\}\right) P(D = d)$$

$$= n \sum_{\{d:d > np(1-\epsilon')-1\}} \exp\left(m\left\{\log\left[p(1-\epsilon)\frac{n}{d+1}\right] + \frac{m-1}{2k}\right\}\right) P(D = d)$$

$$+ n \sum_{\{d:d \leqslant np(1-\epsilon')-1\}} \exp\left(m\left\{\log\left[p(1-\epsilon)\frac{n}{d+1}\right] + \frac{m-1}{2k}\right\}\right) P(D = d)$$

$$:= (a) + (b),$$

其中 ϵ' 满足 $0 < \epsilon' < \epsilon$.

选取 $m = m_n$, 使得 $\lim_{n\to\infty} m_n/k = \delta$, 可证

$$(a) = nO(e^{-(\delta^2/2)k}),$$

其中

$$\delta = \delta_{\epsilon',p} = -\log\frac{1-\epsilon}{1-\epsilon'} > 0,$$

对 (b), 我们有

$$(b) \leqslant n[p(1-\epsilon)n]^m \mathrm{e}^{m(m-1)/2k} P(D \leqslant np(1-\epsilon)-1).$$

于是由中心极限定理, 我们有

$$P(D \leqslant np(1-\epsilon)-1) \approx 1 - \Phi\left(\frac{np\epsilon+1}{\sqrt{np(1-p)}}\right),$$

其中 Φ 是标准正态分布, $\approx$ 表示在误差为 $O(n^{-1/2})$ 的意义下近似相等. 对 $1 - \Phi\left(\frac{np\epsilon+1}{\sqrt{np(1-p)}}\right)$ 使用不等式

$$\frac{x}{1+x^2}\mathrm{e}^{-x^2/2} < \int_x^\infty \mathrm{e}^{-y^2/2}\,dy < \frac{1}{x}\mathrm{e}^{-x^2/2}, \quad x > 0,$$

对某 $c > 0$, 我们有

$$P(D \leqslant np(1-\epsilon)-1) = O(\mathrm{e}^{-cn}).$$

将这一结果应用到 (b), 我们有

$$(b) = O\left(\exp\left[\left(m\left(1+\frac{\delta}{2}\right)\frac{\log n}{n}\right) - c\right]n\right).$$

既然 $k \log n = o(n)$ 且 $m/k = \delta > 0$, 我们可看到对 $\alpha > 0$, $(b) = O(\mathrm{e}^{-\alpha n})$. 又 $\log n = o(k)$, 因此对某 $\beta > 0$, $(a) + (b) = O(n\mathrm{e}^{-(\delta^2/2)k}) + O(\mathrm{e}^{-an}) = O(\mathrm{e}^{-\beta k})$. 又注意到

$$\sum_{n=1}^\infty O(\mathrm{e}^{-\beta k}) = O\left(\sum_{n=1}^n \left(\frac{1}{n}\right)^{(\beta k)/\log n}\right),$$

既然 $k/(\log n) \to \infty$, 上面级数收敛. 近似的证明也可应用到式 (3.2.6) 中 I_{n2}, 于是我们证得 $\sum_{n=1}^n P(|V_n(t)-1| > \epsilon)$ 收敛. 因此由 Borel-Cantelli 引理, 得

$$V_n(t) \xrightarrow{\text{a.s.}} 1.$$

定理 3.2.2　假设 f 在其支撑集 $S(f) = (a,b)$ 上一致连续, 其中 $b < \tau_G$, τ_G 是 G 的支撑上端点, 如第一章所定义. 假设 $k = k_n$ 除满足式 (3.2.3) 外, 还对 $0 < v < 1$ 满足 $\sum_{n=1}^\infty nv^k < \infty$, 则有

$$\sup_{t<b}|h_{n1}(t) - h_1(t)| \xrightarrow{\text{a.s.}} 0.$$

为证该定理, 我们先证下面引理:

引理 3.2.6　若 $k = k_n$ 满足定理 3.2.2 中的条件, 则

$$\sup_{t<b}|H_{n1}(t) - \frac{A_n(t)}{n}| \xrightarrow{\text{a.s.}} 0.$$

证 注意到

$$\sup_{t<b}\left|H_{n1}(t) - \frac{A_n(t)}{n}\right| \leqslant \sup_{t<b}|H_1(t) - H_{n1}(t)| + \sup_{t<b}\left|H_{n1}(t) - \frac{A_n(t)}{n}\right|.$$

由 Glivenko-Cantelli 引理, 我们有

$$\sup_{t<b}|H_1(t) - H_{n1}(t)| \xrightarrow{\text{a.s.}} 0.$$

剩下只需证明 $\sup_{x<b}\left|H_{n1}(t) - \frac{A_n(t)}{n}\right| \xrightarrow{\text{a.s.}} 0.$ 既然由式 (3.2.2), 以概率 1 对所有 t, $U_{A_n(t)} \leqslant t < U_{A_n(t)+k}$, 我们以概率 1 对所有 t 有 $A_n(t) \leqslant nH_{n1}(t) < A_n(t) + k$ 且因此有

$$\sup_{t<b}\left|H_{n1}(t) - \frac{A_n(t)}{n}\right| \leqslant \frac{k_n}{n} \to 0.$$

引理得证.

由引理 3.2.3(b), 我们可以选择适当的独立同分布均值为 1 的指数分布随机变量序列 $\{Q_i\}$, 并做下面变换 $H(U_j) = \frac{S_n}{S_{D+1}}(j = 0, 1, \cdots, D+1)$, 其中 $S_m = \sum_{i=1}^{m} Q_i$ 且 $S_0 = 0$, 则由引理 3.2.3(b), 我们有

$$H(U_{A(t)+k}) - H(U_{A(t)}) = \frac{(S_{A(t)+k} - S_{A_n(t)})}{S_{D+1}}. \tag{3.2.7}$$

引理 3.2.7 设 k 满足定理 3.2.2 中的条件, 则当 $n \to \infty$ 时, 有

$$\sup_{t<b}|H_1(U_{A(t)+k}) - H_1(U_{A(t)})| \xrightarrow{\text{a.s.}} 0.$$

证 由下面事实

$$H_1(U_{A(t)+k}) - H_1(U_{A(t)}) = p[H(U_{A(t)+k}) - H(U_{A(t)})], \tag{3.2.8}$$

及式 (3.2.7), 类似于 Kim 与 Van Ryzin (1975) 的论证可得引理 3.2.7 的证明.

定理 3.2.2 的证明 既然

$$\sup_{t<b}|h_{n1}(t) - h_1(t)| \leqslant \sup_{t<b}|h_{n1}(t) - W_n(t)| + \sup_{t<b}|W_n(t) - h_1(t)|,$$

故只需证明 (i)$\sup_{t<b}|h_{n1}(t) - W_n(t)| \xrightarrow{\text{a.s.}} 0$, 且 (ii) $\sup_{t<b}|W_n(t) - W(t)| \xrightarrow{\text{a.s.}} 0$, 其中 $W_n(\cdot)$ 如式 (3.2.5) 中所定义.

由式 (3.2.7), 对 (i) 我们有

$$h_{n1}(t) = W_n(t)\left[\frac{k}{np}\frac{1}{H(U_{A(t)+k}) - H(U_{A(t)})}\right]$$

$$= W_n(t)\left[\frac{1}{k}(S_{A(t)+k} - S_{A(t)})\right]^{-1}\left(\frac{S_{D+1}}{np}\right).$$

于是

$$\sup_{t<b} |h_{n1}(t) - W_n(t)|$$

$$\leqslant \left(\sup_{x<b} W_n(t)\right) \sup_{t<b} \left|\left[\frac{1}{k}(S_{A(t)+k} - S_{A(t)})\right]^{-1}\left(\frac{S_{D+1}}{np}\right) - 1\right|.$$

由 Kim 与 Van Ryzin (1975), 我们有

$$\sup_{t<b} \left|\frac{1}{k}(S_{A_n(t)+k} - S_{A_n(t)})\right| \xrightarrow{\text{a.s.}} 1.$$

这与 $S_{D+1}/(np) \xrightarrow{\text{a.s.}} 1$ 一起可推出上面不等式右边第二部分趋于零. 对 $W_n(t)$ 应用中值定理, 我们有 $W_n(t) = h_1(U_t^n)$, 因此

$$\sup_{t<b} W_n(t) = \sup_{t<b} h_1(U_t^n) \leqslant \sup_{t<b} h_1(t) < \infty,$$

其中 $U_{A(t)} < U_t^n < U_{A(t)+k}$. 因此 (i) 得证.

为证 (ii), 我们记

$$h_1(t) = \begin{cases} 0, & \text{若 } t \leqslant a \text{ 且 } H_1(t) = 0, \\ h_1 o H_1^{-1}(H_1(t)), & \text{若 } a < t < b, \\ 0, & \text{若 } t \geqslant b \text{ 且 } H_1(t) = H_1(b). \end{cases}$$

由均值定理, 存在 U_t^n, 使得以概率 1 有 $W_n(t) = h_1(U_t^n)$, 其中 $U_{A(t)} < U_t^n < U_{A(t)+k}$. 而且由式 (3.2.2) 知, 若 $t < U_1$, 我们有 $A(t) = 0$, 因此 $U_t^n = a$; 而且若 $t \geqslant U_D$, 则 $A(t) = D - k + 1$ 及 $U_t = b$. 由上述事实及 H_1 的单调性可推得以概率 1, $W_n(t) = h_1 o H_1^{-1} H_1(U_t^n)$. 既然

$$\sup_{t<b} |W_n(t) - h_1(t)| = \sup_{t<b} |h_1(U_t^n) - h_1(t)|$$
$$= \sup_{t<b} |h_1 o H_1^{-1}(H_1(U_t^n)) - h_1 o H_1^{-1}(H_1(t))|,$$

并由 Kim 与 van Ryzin (1975) 知 $h_1 o H_1^{-1}$ 在 $[0, H_1(b)]$ 上是一致连续的, 因而如果我们能证明

$$\sup_{t<b} |H_1(U_t^n) - H_1(t)| \xrightarrow{\text{a.s.}} 0,$$

即可得

$$\sup_{t<b} |W_n(t) - h_1(t)| \xrightarrow{\text{a.s.}} 0.$$

为证 $\sup_{t<b} |H_1(U_t^n) - H_1(t)| \xrightarrow{\text{a.s.}} 0$, 我们只要注意 $H_1(U_{A(t)}) < H_1(U_t^n) < H_1(U_{A(t)+k})$, 并应用引理 3.2.2 即可完成定理证明.

定理 3.2.3 设 t 满足 $H(t) < 1$, $A_n(t)$ 与 k 分别满足式 (3.2.2) 与 (3.2.3), 且 $k \log n = o(n)$. 若 $x \in C(h_1)$, 则

$$\lambda_n(t) \xrightarrow{\text{a.s.}} \lambda(t).$$

证 既然 $H(t) < 1$, 由强大数定理, 容易看到 $(1 - H_n(t))^{-1} \longrightarrow (1 - H(t))^{-1}$, 因此结果由定理 3.2.1 得出.

定理 3.2.4 设 τ 满足 $H(\tau) < 1$, f 在 $[0, \tau]$ 上连续. 设 $\{A_n(t)\}$ 及 $k = k_n$ 满足定理 3.2.2 的条件, 则

$$\sup_{0 \leqslant t \leqslant \tau} |\lambda_n(t) - \lambda(t)| \xrightarrow{\text{a.s.}} 0.$$

证 注意到

$$\sup_{0 \leqslant t \leqslant \tau} |\lambda_n(t) - \lambda(t)| \leqslant \sup_{0 \leqslant t \leqslant \tau} \left| \frac{h_{n1}(t)}{1 - H_n(t)} - \frac{h_1(t)}{1 - H(t)} \right|$$

$$\leqslant \left(\sup_{0 \leqslant t \leqslant \tau} h_{n1}(t) \right) \left(\sup_{0 \leqslant t \leqslant \tau} |(1 - H_n(t))^{-1} - (1 - H(t))^{-1}| \right)$$

$$+ \left(\sup_{0 \leqslant t \leqslant \tau} (1 - H(t))^{-1} \right) \left(\sup_{0 \leqslant t \leqslant \tau} |h_{n1}(t) - h_1(t)| \right).$$

由定理 3.2.2 中的结果及下面事实:

$$\sup_{0 \leqslant t \leqslant \tau} (1 - H(t))^{-1} = (1 - H(\tau))^{-1} < \infty,$$

上面不等式第二项趋于零, 于是若能证明上面不等式右边第一项趋于零, 则得到结果的证明. 考虑

$$\sup_{0 \leqslant t \leqslant \tau} h_{n1}(t) \leqslant \sup_{0 \leqslant t \leqslant \tau} |h_{n1}(t) - h_1(t)| + \sup_{0 \leqslant t \leqslant \tau} h_1(t).$$

但由定理 3.2.2 推得 $\sup_{0 \leqslant t \leqslant \tau} |h_{n1}(t) - h_1(t)| \xrightarrow{\text{a.s.}} 0$, 而由 $\sup_{0 \leqslant t \leqslant \tau} h_1(t) < \infty$ 可推得以概率 1, $\sup_{0 \leqslant t \leqslant \tau} h_{1n}(t) < \infty$, 因此, 我们仅需要证明

$$\sup_{0 \leqslant t \leqslant \tau} |(1 - H_n(t))^{-1} - (1 - H(t))^{-1}| \xrightarrow{\text{a.s.}} 0.$$

然而

$$\sup_{0 \leqslant t \leqslant \tau} |(1 - H_n(t))^{-1} - (1 - H(t))^{-1}|$$

$$\leqslant [(1 - H(\tau))(1 - H_n(\tau))]^{-1} \sup_{0 \leqslant t \leqslant \tau} |H_n(t) - H(t)|,$$

由 Glivenko-Cantelli 引理即得所证.

3.2.2　渐近正态性

为了给出 $\lambda_n(t)$ 的渐近分布, 我们首先给出 $h_{n1}(t)$ 渐近分布的两个定理. 设 $S(h_1) = \{t : h_1(t) > 0\}$ 表示 h_1 的支撑.

定理 3.2.5　设 $t \in S(h_1)$ 是 h_1 一阶微分 h_1' 的连续点. 设 $\{A_n(t)\}$ 满足式 (3.2.2), 且 $A_n(t) = A_n(t; T_1, \cdots, T_n, C_1, \cdots, C_n)$ 在 $\min(T_1, C_1), \cdots, \min(T_n, C_n)$ 的置换下不变. 设 $k = k_n$ 满足式 (3.2.3), 此外设 k 满足条件 $k^{3/2} = o(n)$, 则

$$k^{\frac{1}{2}}(h_{n1}(t) - h_1(t)) \xrightarrow{\mathcal{L}} N(0, (h_1(t))^2).$$

为证明该定理, 我们再次使用表示 $h_{n1}(t) = W_n(t)V_n(t)$ 获得

$$\begin{aligned}
& k^{\frac{1}{2}}(h_{n1}(t) - h_1(t)) \\
&= k^{\frac{1}{2}} V_n(t)(W_n(t) - h_1(t)) + k^{\frac{1}{2}} h_1(t)(V_n(t) - 1).
\end{aligned} \tag{3.2.9}$$

为证定理 3.2.5, 我们首先引入 van Ryzin (1977) 中的一个定理, 即下面

引理 3.2.8　设 $\{\xi_i\}$ 独立同分布, 且 $E\xi_1 = 0, E\xi_1^2 = 1$. 对每一个 n 和 $i = 1, 2, \cdots, n$, 设 $I_n(i) = I_n(i; r_1, \cdots, r_n)$ 是 n 维欧氏空间上 Borel 可测函数, 取值为 0 和 1, 且在置换 $r_1, \cdots, r_n$ 下对称. 若 $T_n = \sum_{i=1}^{n} I_n(i)$ 且 $S_n' = \sum_{i=1}^{n} I_n(i)\xi_i$, 则 S_n' 与 $S_{T_n}^*$ 有相同的渐近分布, 其中 $S_j^* = \sum_{i=1}^{j} \xi_i$. 而且, 若 $T_n/ET_n \xrightarrow{p} 1$ 且 $ET_n \to \infty$, 则 $T_n^{-1/2} S_n' \xrightarrow{d} N(0, 1)$.

我们再证下面两个引理:

引理 3.2.9　在定理 3.2.5 的条件下, $k^{\frac{1}{2}}(V_n(t) - 1) \xrightarrow{\mathcal{L}} N(0, 1)$.

证　回想到 $V_n(t) = \frac{(k/n)}{(p[\tilde{H}(U_{A+k}) - \tilde{H}(U_A)])}$, 则由 (3.2.7), 我们有

$$V_n(t) = \left(\frac{k}{(S_{A+k} - S_A)} \right) \left(\frac{S_{D+1}}{np} \right),$$

因此有

$$k^{\frac{1}{2}}(V_n(t) - 1) = \left[k^{\frac{1}{2}} \left(\frac{k}{S_{A+k}} - 1 \right) \right] \frac{S_{D+1}}{np} + k^{\frac{1}{2}} \left(\frac{S_{D+1}}{np} - 1 \right)$$

$$:= I_1 I_2 + I_3,$$

由随机指标强大数定理和标准的强大数定理可得 $I_2 = \left(\dfrac{S_{D+1}}{D+1} \right) \left(\dfrac{D+1}{np} \right) \xrightarrow{\text{a.s.}} 1$. 注意到

$$I_1 = \left(\frac{k}{S_{A+k} - S_A} \right) \left(\frac{k - (S_{A+k} - S_A)}{k^{\frac{1}{2}}} \right),$$

既然由引理 3.2.8, 可得 $\dfrac{(k - (S_{A+k} - S_A))}{k^{\frac{1}{2}}} \xrightarrow{\mathcal{L}} N(0, 1)$ 且 $\left(\dfrac{(S_{A+k} - S_A)}{k} \right) \xrightarrow{p} 1$, 因而 $I_1 \xrightarrow{\mathcal{L}} N(0, 1)$. 适当地分解 I_3 并应用引理 3.2.8 及 Slutsky 定理, 可以证明 $I_3 \xrightarrow{p} 0$, 至此, 引理得证.

引理 3.2.10 在定理 3.2.5 下, $k^{\frac{1}{2}}(W_n(t) - h_1(t)) \xrightarrow{p} 0$.

证 对 $W_n(t)$ 中的 $F^*(U_{A+k})$ 及 $F^*(U_A)$ 应用 Taylor 展开, 可得

$$W_n(t) - h_1(t) = \frac{(U_{A+k} - t)^2 h_1'(U_{1n}) - (U_A - t)^2 h_1'(U_{2n})}{2(U_{A+k} - U_A)},$$

其中 U_{1n} 与 U_{2n} 是以概率 1 介于 U_A 与 U_{A+k} 之间的随机变量. 既然由引理 3.2.3(a), 以概率 1 有 $U_{A+k} \to t$ 且 $U_A \to t$, 且因为 h_1 在 t 连续, 我们有 $h_1'(U_{1n}) \longrightarrow h_1'(t)$ 且 $h_1'(U_{2n}) \xrightarrow{\text{a.s.}} h_1'(t)$, 因此

$$W_n(t) - h_1(t) = \left[\frac{1}{2}(U_A + U_{A+k}) - t \right] h_1'(t) + o_p(U_{A+k} - U_A).$$

由式 (3.2.5), 可得

$$\left| \frac{1}{2}(U_A + U_{A+k}) - t \right| \leqslant U_{A+k} - U_A = \frac{\dfrac{k}{n}}{V_n(t)W_n(t)}.$$

由引理 3.2.4(b), 有 $W_n(t) \xrightarrow{\text{a.s.}} h_1(t)$, 且由定理 3.2.1 所证得的 $V_n(t) \xrightarrow{\text{a.s.}} 1$, 并注意到 $k^{3/2} = o(n)$, 结论得出.

定理 3.2.6 假设定理 3.2.5 的条件满足, 若 t 使得 $H(t) < 1$, 则

$$k^{\frac{1}{2}}(\lambda_n(t) - \lambda(t)) \xrightarrow{\mathcal{L}} N(0, \lambda^2(t)).$$

证 可以看到

$$\begin{aligned}
k^{\frac{1}{2}}(\lambda_n(t) - \lambda(t)) &= k^{\frac{1}{2}} n^{-\frac{1}{2}} h_{n1}(t) n^{\frac{1}{2}} [(1 - H_n(t))^{-1} - (1 - H(t))^{-1}] \\
&\quad + (1 - H(t))^{-1} k^{\frac{1}{2}} (h_{n1}(t) - h_1(t)).
\end{aligned}$$

在上式中应用定理 3.2.5, 若能证明上式第一项趋于零, 即得到定理的证明. 而第一项依概率趋于零可由定理 3.2.1, $(k/n)^{1/2} \to 0$ 这一事实, 及下面结果

$$n^{\frac{1}{2}} [(1 - H_n(t))^{-1} - (1 - H(t))^{-1}] \xrightarrow{\mathcal{L}} N(0, H(t)/(1 - H(t))^3)$$

得出, 于是定理得证.

§3.3 近 邻 估 计

设 $l = \sum_{i=1}^n \delta_i$, 定义 R_k 是点 t 到 $X_{i_1}, \cdots, X_{i_l}$ 的第 k 个最近邻距离, 其中 $\delta_{i_1} = \delta_{i_2} = \cdots = \delta_{i_l} = 1$. R_k 实际上是 t 到第 k 个最近的失效点间的距离. 设 $\delta_{(i)}$ 是对应于 $X_{(i)}$ 的示性变量, Tanner (1983) 定义 $\lambda(t)$ 的近邻估计为

$$\lambda_n(t) = \frac{1}{2R_k} \sum_{i=1}^n \frac{\delta_i}{n - i + 1} K\left(\frac{t - X_{(i)}}{2R_k} \right).$$

我们假设密度函数在感兴趣点的邻域是连续的, 为证该估计的强相合性, 我们先证下面引理:

引理 3.3.1　设 R_k 是 t 到第 k 个最近的失效点间的距离. $p = P(T_i > C_i)$,

$$L(r) = \int_{|x-y|<r} f(y)(1 - G(y))\, dy, \quad K(r) = (1-p)L(r),$$
$$L'(r) = f(t-r)(1 - G(t-r)) + f(t+r)(1 - G(t+r)), \quad K'(r) = (1-p)L'(r),$$

则 R_k 的密度是

$$f_{R_k} = n \begin{pmatrix} n-1 \\ k-1 \end{pmatrix} K(r)^{k-1}(1 - K(r))^{n-k} K'(r).$$

证　在样本量为 n 的样本中有 m 个删失观察的概率为

$$P(m) = \begin{pmatrix} n \\ m \end{pmatrix} p^m (1-p)^{n-m}.$$

此外, 在给定大小为 n 的样本中 m 个观察被删失的条件下, R_k 的条件密度为

$$P(r|m) = (n-m) \begin{pmatrix} n-m-1 \\ k-1 \end{pmatrix} L(r)^{k-1}(1 - L(r))^{n-m-k} L'(r).$$

至此, 结果可通过直接计算得到.

引理 3.3.2　设 $k = k(n) = [n^\alpha], 0 < \alpha < 1$, 且设 R_k 如上所定义, 则 $R_k \overset{\text{a.s.}}{\to} 0$.

证　给定 $\delta > 0$, 由引理 3.3.1 并重复应用分部积分可证

$$P(R_k > \delta') \leqslant \sum_{i=0}^{k-1} \begin{pmatrix} n \\ i \end{pmatrix} \delta^i (1-\delta)^{n-i}.$$

由 Chernoff (1952), 可以证明该量不超过 $2^{-nA(n)}$, 其中

$$A(n) = -[\log_2(\delta^\delta (1-\delta)^{1-\delta})] + \log_2[p^p(1-p)^{1-p}] + \log_2\left(\frac{1-\delta}{\delta}\right)^p - \log_2\left(\frac{1-\delta}{\delta}\right)^\delta,$$

其中 $p = \dfrac{k}{n}$. 直接地可证

$$-nA(n) = -n \left\{ \left[\epsilon - \left| \log_2\left(1 - \frac{1}{n^{1-\alpha}}\right) \right| \right] \right.$$
$$\left. - \frac{1}{n^{1-\alpha}} \left[(1-\alpha)\log_2(nc) - \left| \log_2\left(1 - \frac{1}{n^{1-\alpha}}\right) \right| \right] \right\}.$$

对充分大的 n, 对某 $\epsilon' < \epsilon$, 我们有 $-nA(n) < -n\epsilon'$, 于是得到所欲证结果.

引理 3.3.3 设 R_k 及 $k = k(n)$ 如上所定义, 其中 $1/2 < \alpha < 1$, 则

$$\frac{n^{1/2}}{\log(n)} R_{k(n)} \xrightarrow{\text{a.s.}} \infty.$$

证 若能证明对任意 $\epsilon > 0$,

$$\sum_{n=2}^{\infty} P\left(\frac{n^{1/2}}{\log(n)} R_{k(n)} \leqslant \epsilon\right) < \infty,$$

则得所欲证. 现在我们有

$$P\left(\frac{n^{1/2}}{\log(n)} R_{k(n)} \leqslant \epsilon\right) = \int_0^{F(\epsilon_n)} n \begin{pmatrix} n-1 \\ k-1 \end{pmatrix} t^{k-1}(1-t)^{n-k}\, dt,$$

其中 $\epsilon_n = \epsilon \log(n)/n^{1/2}$. 显然, 若能证明

$$\sum_{n=2}^{\infty} \int_0^{\epsilon_n} n \begin{pmatrix} n-1 \\ k-1 \end{pmatrix} t^{k-1}(1-t)^{n-k}\, dt < \infty,$$

则结论成立. 类似于引理 3.3.2, 我们有

$$\int_0^{\epsilon_n} n \begin{pmatrix} n-1 \\ k-1 \end{pmatrix} t^{k-1}(1-t)^{n-k}\, dt = \sum_{i=k}^{n} \begin{pmatrix} n \\ i \end{pmatrix} \epsilon_n^i (1-\epsilon_n)^{n-i} \leqslant 2^{-nA(n)},$$

其中对 $p = \dfrac{k}{n}$, 我们有

$$A(n) = -\log_2 \epsilon_n^p - \log_2(1-\epsilon_n)^{1-p} + \log_2(p)^p + \log_2(1-p)^{1-p}$$

$$= n^{\frac{1}{1-\alpha}} \log_2\left(\frac{n^{1/2+\alpha-1}}{\epsilon \log(n)}\right) + \left(1 - \frac{1}{n^{1-\alpha}}\right) \log_2\left(\frac{1-1/n^{1-\alpha}}{1-\epsilon \log n/n^{1/2}}\right).$$

因此对 $1/2 < \alpha < 1$ 及充分大的 n, $-nA(n) < -n^{\alpha'}$, 其中 $0 < \alpha' < \alpha$, 于是结果得证.

定理 3.3.1 设 $k = k(n) = [n^\alpha], \dfrac{1}{2} < \alpha < 1$, 且 R_k 如上所定义, 设 $K(\cdot)$ 是具有有界支撑 $[-1, 1]$ 的有界变差核函数. 设 $\lambda(t)$ 在 t 处连续, 则

$$\lambda_n(t) \xrightarrow{\text{a.s.}} \lambda(t).$$

证 设对某 $\epsilon > 0$, $A_n = \{\sup_{m \geqslant n} |\lambda_m(t) - \lambda(t)| > \epsilon\}$. 现选取 δ 使得 $(t-2\delta) \geqslant 0$, 则

$$A_n = \left\{ A_n \bigcap \left\{ \sup_{m \geqslant n} R_{k(m)} > \delta \right\} \right\} \bigcup \left\{ A_n \bigcap \left\{ \sup_{m \geqslant n} R_{k(m)} < \delta \right\} \right\}.$$

现有

$$P(A_n) \leqslant P\Big(A_n \bigcap \Big\{ \sup_{m \geqslant n} R_{k(m)} > \delta \Big\}\Big) + P\Big(A_n \bigcap \Big\{ \sup_{m \geqslant n} R_{k(m)} < \delta \Big\}\Big),$$

并通过引理 3.3.2, $R_k \overset{\text{a.s.}}{\to} 0$, 因此我们仅需要考虑事件 $\{A_n \bigcap \{\sup_{m \geqslant n} R_{k(m)} < \delta\}\}$.
现由三角不等式, 可证

$$\Big\{A_n \bigcap \Big\{ \sup_{m \geqslant n} R_{k(m)} < \delta \Big\}\Big\} \subseteq \Big\{A'_n \bigcap \Big\{ \sup_{m \geqslant n} R_{k(m)} < \delta \Big\}\Big\} \bigcup \Big\{A''_n \bigcap \Big\{ \sup_{m \geqslant n} R_{k(m)} < \delta \Big\}\Big\},$$

其中

$$A'_n = \Big\{ \sup_{m \geqslant n} \Big(\Big| \frac{1}{2R_{k(m)}} \int_{|u| \leqslant 1} K(u) \, d\widehat{H}_m(t - 2R_{k(m)} u)$$
$$- \frac{1}{2R_{k(m)}} \int_{|u| \leqslant 1} K(u) \, dH(t - 2R_{k(m)} u) \Big| \Big) \geqslant \frac{\epsilon}{2} \Big\},$$
$$A''_n = \Big\{ \sup_{m \geqslant n} \Big(\Big| \frac{1}{2R_{k(m)}} \int_{|u| \leqslant 1} K(u) \, dH(t - 2R_{k(m)} u) - \lambda(t) \Big| \Big) \geqslant \frac{\epsilon}{2} \Big\},$$

其中 $\Lambda(t)$ 是累积失效率函数, $\widehat{\Lambda}_n(t)$ 是经验累积失效率函数.

关于第一个事件, 应用分部积分及对 K 所施加的条件, 可证

$$\Big\{A'_n \bigcap \Big\{ \sup_{m \geqslant n} R_{k(m)} < \delta \Big\}\Big\} \subseteq \Big\{ \sup_{m \geqslant n} \Big(\frac{c}{2R_{k(m)}} \sup_{y \in [t - 2\delta, t + 2\delta]} |\widehat{\Lambda}_m(y) - \Lambda(y)| \Big) \geqslant \frac{\epsilon}{4} \Big\},$$

但由 Aalen(1978) 命题 3i 及引理 3.3.3, 我们得到

$$\lim_{n \to \infty} P\Big(\sup_{m \geqslant n} \Big(c \sup_{y \in [t - 2\delta, t + 2\delta]} \frac{|\widehat{\Lambda}_m(y) - \Lambda(y)|}{2R_{k(m)}} \Big) \geqslant \epsilon/4 \Big) = 0.$$

关于第二个事件, 易知

$$\Big\{A''_n \bigcap \Big\{ \sup_{m \geqslant n} R_{k(m)} < \delta \Big\}\Big\} \subseteq \{A''_n\}.$$

既然 $R_k \overset{\text{a.s.}}{\to} 0$, 因此若函数

$$g(\alpha) = \begin{cases} 0, & \alpha = 0, \\ \Big| \int_{|u| \leqslant 1} K(u) \lambda(t - 2\alpha u) \, du - \lambda(t) \Big|, & \alpha > 0 \end{cases}$$

在 t 点连续, 则 $\lim_{n \to \infty} P(A''_n) = 0$. 容易看见

$$|g(\alpha)| \leqslant \max_{|u| \leqslant 1} |\lambda(t - 2\alpha u) - \lambda(t)| \int_{|u| \leqslant 1} |K(u)| \, du.$$

让 $\alpha \to 0$, 即得所欲证.

相关成果与文献注记

除上面所介绍的工作外, Wang(1999) 给出了风险率估计的一些不等式, Tanner 与 Wong (1983) 给出了形如 3.1 节第二个核估计偏度的有限样本表示及方差的渐近表示, 并使用 Hajek 投影方法证明了估计的渐近正态性; Diehl 与 Stute (1988) 研究了该估计的渐近表示; Yandell (1983) 也研究了这一核估计的一个截断版本, 并获得强逼近定理及大偏差定理; Blum 与 Susarla (1980) 也获得了该估计一个修正版本大偏差的渐近分布. 此外, 一些作者根据风险率的不同表示还考虑其他形式的估计, 如 Lo, Mack 与 Wang (1989) 根据风险率的表示式 $\lambda(t) = f(t)/(1 - F(t))$ 定义了 $\lambda(t)$ 的核估计

$$\lambda_n(t) = \frac{\widetilde{f}_n(t)}{1 - \widetilde{F}_n(t)},$$

其中 $\widetilde{F}_n(t)$ 是 Kaplan-Meier 估计的一个修正版本, $\widetilde{f}_n(t)$ 是基于 $\widetilde{F}_n(t)$ 的概率密度核估计. 他们还获得了该估计均方误差的渐近表示, 并证明了该估计的渐近正态性及重对数律. 将 $\lambda_n(t)$ 中的 $\widetilde{F}_n(t)$ 用 Kaplan-Meier 乘积限估计替代所得到的估计仍有重对数率 (见 Xiang(1994)).

第4章　平均寿命与一类均值型泛函估计

生存分析中的一个重要特征是平均寿命 $\mu = \int_0^\infty t\,dF(t) = \int_0^\infty (1-F(t))\,dt$, 考虑到 Kaplan-Meier 估计在尾部的不稳定性, Gill(1983) 用 F 的 Kaplan-Meier 估计 $\widehat{F}_n$ 取代 μ 中的 F, 并将积分上限限制在 $X_{(n)}$, 即得 μ 的估计 $\widehat{\mu}_n = \int_0^{X_{(n)}} (1-\widehat{F}_n(t))\,dt$. Gill (1983) 证明在一定条件下, $\widehat{\mu}_n$ 是渐近正态的.

Wang (1998) 考虑包含平均寿命作为特例的一般泛函

$$\xi_u(F) = \int_0^{\tau_F} (1-F(t))\,d\theta_u(t),$$

其中 $\theta_u(t)$ 是非负可测且使 $\xi_u(F) < \infty$ 的可能依赖某实参数 u 的实值函数. 下面是 $\xi_u(F)$ 所代表的一些例子: (i) 若 $\theta_u(t) = t, \xi_u(F)$ 表示 $F(t)$ 的平均生存时间; (ii) 对某实可测连续不减的函数 $q(\cdot)$ 及 $u \geqslant 0$, 若 $q(0) = 0, \theta_u(t) = I[q(t) > u]$, 则 $\xi_u(F) = P(q(X) > u)$, 特别地, 若 $q(t) = t$, 则 $\xi_u(F) = 1 - F(u)$.

下面介绍这一泛函的估计理论、靴 bootstrap 推断及经验似然推断.

§4.1　估 计 理 论

4.1.1　估计的定义

Wang (1998) 定义

$$\xi_u(\widehat{F}_n) = \int_0^{X_{(n)}} (1-\widehat{F}_n(t))\,d\theta_u(t)$$

估计 $\xi_u(\widehat{F})$, 其中 $X_{(n)} = \max_{1\leqslant i\leqslant n} X_i, 1 - \widehat{F}_n$ 是第 1 章所定义的 Kaplan-Meier 估计.

为简便计, 以下用 $\theta(t), \xi(F)$ 与 $\xi(\widehat{F}_n)$, 分别表示 $\theta_u(t), \xi_u(F)$ 与 $\xi_u(\widehat{F}_n)$.

易见当 $\theta(t) = t$ 时, $\xi(\widehat{F}_n)$ 就是 Gill(1983) 所定义的平均生存时间估计 $\widehat{\mu}_n$. 可以证明 $\sqrt{n}(\widehat{F}(t) - F(t))/(1 - F(t))$ 在整个半直线上弱收敛, Gill(1983) 证明了 $\widehat{\mu}_n$ 的渐近正态性. Wang(1998) 用点过程靴方法证明了 $\xi(\widehat{F}_n)$ 的渐近正态性, 并建立了它的均方误差与一个概率不等式, 而不需 F 和 G 连续的假设. 易见 Gill(1983) 的结果是下面定理 4.1.1 的特殊情形.

4.1.2　鞅表示与渐近正态性

在陈述定理之前, 我们需要下面的记号和定义. 注意到 $(X_i, \delta_i), i = 1, 2, \cdots, n$, 独立同分布, 且对 $0 \leqslant t < \infty$, 有

$$1 - H(t) = P(X > t) = (1 - F(t))(1 - G(t)),$$

$$H_1(t) = P(X \leqslant t, \delta = 1) = \int_{[0,t]} (1 - G(s-)) \, dF(s),$$

$$H_0(t) = P(X \leqslant t, \delta = 0) = \int_{[0,t]} (1 - F(s)) \, dG(s),$$

$H = H_1 + H_0$. 对任何分布函数 $K(t)$, 我们定义 $\tau_K = \inf\{t : K(t) = 1\}$. 本章假定 $\tau_F \leqslant \tau_G$. 易见, $\tau_H = \tau_F \wedge \tau_G = \tau_F$. 记

$$H_n(t) = \frac{1}{n} \sum_{i=1}^n I[X_i \leqslant t],$$

$$H_{n1}(t) = \frac{1}{n} \sum_{i=1}^n I[X_i \leqslant t, \delta_i = 1],$$

$$H_{n0}(t) = \frac{1}{n} \sum_{i=1}^n I[X_i \leqslant t, \delta_i = 0],$$

且设

$$\Lambda(t) = \int_{[0,t]} \frac{1}{1 - F(s-)} \, dF(s),$$

对任何右连左极的函数 $A(t)$, 记 $\Delta A(t) = A(t) - A(t-)$. 以下约定 α 表示任意所需的常数, 对 $s > 0$, $\int_s^t = \int_{(s,t]}$, 而 $\int_0^t = \int_{[0,t]}$.

定理 4.1.1　　若条件

(i) $\displaystyle \int_0^{\tau_H} \frac{1}{1 - G(s-)} \, dF(s) < \infty$,

(ii) $\displaystyle \sup_t \left| \frac{\int_t^{\tau_H} (1 - F(s)) \, d\theta(s)}{1 - F(t)} \right| < \infty$

满足, 则当 $\sqrt{n} \int_{X_{(n)}}^{\tau_H} (1 - F(t)) \, d\theta(t) \xrightarrow{p} 0$ 时, 有

$$\sqrt{n}(\xi(\widehat{F}_n) - \xi(F)) \xrightarrow{\mathcal{L}} N(0, \sigma^2),$$

其中

$$\sigma^2 = \int_0^{\tau_H} \left(\int_s^{\tau_H} (1 - F(l)) d\theta(l) \right)^2 \frac{1 - F(s-)}{1 - F(s)} \frac{1}{1 - H(s-)} \, d\Lambda(s).$$

记

$$\mathbf{M}_n = \sqrt{n} \left(H_{n1}(t) - \int_0^t (1 - H_n(s-)) \, d\Lambda(s) \right). \tag{4.1.1}$$

由 Shorack 与 Wellner(1986) 知 $\mathbf{M}_n$ 是 $[0, \infty)$ 上的关于 σ- 代数流

$$\mathcal{F}_t = \sigma\{X_i I[X_i \leqslant s], \delta_i I[X_i \leqslant s], 1 \leqslant i \leqslant n, s \leqslant t\}$$

可测的零均值平方可积鞅, 且 $\mathbf{M}_n$ 的可料变差为

$$\langle \mathbf{M}_n \rangle = \int_0^t (1 - H_n(s-))(1 - \Delta \Lambda(s)) \, d\Lambda(s).$$

定理 4.1.1 的证明　　设

$$J_n(t) = I[0 \leqslant t \leqslant X_{(n)}].$$

由 Shorack 与 Wellner(1986), 对 $0 \leqslant t < \tau_H, 0 \leqslant t \leqslant X_{(n)}$, 有

$$\sqrt{n}(\widehat{F}_n(t) - F(t)) = (1 - F(t)) \int_0^t \frac{1 - \widehat{F}_n(s-)}{1 - F(s)} \frac{J_n(s)}{1 - H_n(s-)} \, d\mathbf{M}_n(s). \tag{4.1.2}$$

设

$$\widetilde{\xi}_n(F) = \int_0^{X_{(n)}} (1 - F(t)) \, d\theta(t), \tag{4.1.3}$$

因此由式 (4.1.2) 并通过分部积分, 可得

$$\sqrt{n}(\xi(\widehat{F}_n) - \widetilde{\xi}_n(F))$$

$$= \int_0^{X_{(n)}} \left(\int_0^s \frac{1 - \widehat{F}_n(x-)}{1 - F(x)} \frac{J_n(x)}{1 - H_n(x-)} \, d\mathbf{M}_n(x) \right) d \int_s^{\tau_H} (1 - F(x)) \, d\theta(x)$$

$$= \left(\int_0^{X_{(n)}} \frac{1 - \widehat{F}_n(s-)}{1 - F(s)} \frac{J_n(s)}{1 - H_n(s-)} \, d\mathbf{M}_n(s) \right) \int_{X_{(n)}}^{\tau_H} (1 - F(x)) \, d\theta(x)$$

$$- \int_0^{X_{(n)}} \left(\int_s^{\tau_H} (1 - F(x)) \, d\theta(x) \right) \frac{1 - \widehat{F}_n(s-)}{1 - F(s)} \frac{J_n(s)}{1 - H_n(s-)} \, d\mathbf{M}_n(s)$$

$$= - \int_0^{X_{(n)}} \left[\int_s^{X_{(n)}} (1 - F(x)) \, d\theta(x) \right] \frac{1 - \widehat{F}_n(s-)}{1 - F(s)} \frac{J_n(s)}{1 - H_n(s-)} \, d\mathbf{M}_n(s) + o_p(1).$$

$$\tag{4.1.4}$$

又令

$$h_n(t) = \left(\int_t^{X_{(n)}} (1 - F(x)) \, d\theta(x) \right) \frac{1 - \widehat{F}_n(t-)}{1 - F(t)} \frac{J_n(t)}{1 - H_n(t-)}, \quad 0 \leqslant t < \tau_H.$$

$$\widetilde{\mathbf{M}}_n(t) = - \int_0^t h_n(s) \, d\mathbf{M}_n(s), \quad 0 \leqslant t < \tau_H, \tag{4.1.5}$$

易见 $h_n(t)$ 是可料过程, 由于 $\mathbf{M}_n(t)$ 是 $[0, \tau_H)$ 上的零均值平方可积鞅, 由条件

$$\sup_s \left| \int_s^{\tau_H} (1 - F(x)) \, d\theta(x)/(1 - F(s)) \right| < \infty$$

得

$$
E \int_0^t (h_n(s))^2 d\langle \mathbf{M}_n \rangle(s)
$$

$$
\leqslant \int_0^{\tau_H} \left(\frac{\int_s^{\tau_H} (1 - F(x)\, d\theta(x)}{1 - F(s)} \right)^2 E \frac{J_n(s)}{1 - H_n(s-)} d\Lambda(s)
$$

$$
\leqslant \sup_s \left(\frac{\int_s^{\tau_H} (1 - F(x))\, d\theta(x)}{1 - F(s)} \right)^2 \int_0^{\tau_H} \sum_{k=1}^n \frac{n}{k} \binom{n}{k} (1 - H(s-))^k H^{n-k}(s-) \frac{dF}{1 - F(s-)}
$$

$$
\leqslant \sup_s \left(\frac{\int_s^{\tau_H} (1 - F(x))\, d\theta(x)}{1 - F(s)} \right)^2 \sum_{k=1}^n \frac{n}{k} \binom{n}{k} \int_0^{\tau_H} (1 - G(s-))\, dF(s) < \infty,
$$

由 Shorack 与 Wellner(1986) 中附录 B 的定理 3.1, 知 $\widetilde{\mathbf{M}}_n(t)$ 是 $[0, \tau_H)$ 上的零均值平方可积鞅, 因而我们有

$$
\langle \widetilde{\mathbf{M}}_n \rangle(t) = \int_0^t h_n^2(s)(1 - H_n(s-))(1 - \Delta\Lambda(s))\, d\Lambda(s), \quad 0 \leqslant t \leqslant \tau_H \tag{4.1.6}
$$

由 Shorack 与 Wellner(1986) 中第 7 章定理 3.1 和 Glivenko-Cantelli 引理及定理 4.1.1 中的条件 (i) 和 (ii) 知

$$
\langle \widetilde{\mathbf{M}}_n \rangle(t) \xrightarrow{\text{a.s.}} \int_0^t \left(\int_s^{\tau_H} (1 - F(x)\, d\theta(x) \right)^2 \left(\frac{1 - F(s-)}{1 - F(s)} \right)^2 \frac{(1 - \Delta\Lambda(s))}{1 - H(s-)} \frac{dF(s)}{1 - F(s-)}
$$

$$
\leqslant \int_0^t \left(\frac{\int_s^{\tau_H} (1 - F(x))\, d\theta(x)}{1 - F(s)} \right)^2 \frac{dF(s)}{1 - G(s-)}
$$

$$
\leqslant \sup_s \left(\frac{\int_s^{\tau_H} (1 - F(x))\, d\theta(x)}{1 - F(s)} \right)^2 \int_0^t \frac{dF(s)}{1 - G(s-)} < \infty. \tag{4.1.7}
$$

设

$$
M_{1i}(t) = I[X_i \leqslant t, \delta_i = 1] - \int_0^t I[X_i \geqslant s]\, d\Lambda(s).
$$

易见

$$
\mathbf{M}_n(t) = \frac{1}{\sqrt{n}} \sum_{i=1}^n M_{1i}(t). \tag{4.1.8}
$$

将式 (4.1.8) 代入式 (4.1.5), 我们有

$$\widetilde{\mathbf{M}}_n(t) = -\frac{1}{\sqrt{n}} \sum_{i=1}^{n} \int_0^t h_n(s)\, dM_{1i}(s). \tag{4.1.9}$$

为了证明 $\widetilde{\mathbf{M}}_n(t)$ 的渐近正态性, 除式 (4.1.7) 外, 还需验证 Linderberge 条件, 也就是要验证

$$\sum_{i=1}^{n} \int_0^t B_n(s) I[B_n(s) > \epsilon]\, d\langle M_{1i}\rangle(s) \xrightarrow{p} 0 \tag{4.1.10}$$

对任意 $\epsilon > 0$ 成立, 其中 $B_n(s) = \left(\frac{1}{\sqrt{n}} h_n(s)\right)^2$.

由Shorack与Wellner(1986)中第 7 章定理3.1, 既然 $\widehat{F}_n(s-) \xrightarrow{\text{a.s.}} F(s-)$, $H_n(s-) \xrightarrow{\text{a.s.}}$ $H(s-)$ 在 $s \in [0,t]$ 上一致成立, 因而再由 Glivenko- Cantelli 引理, 我们有 $B_n(s) \xrightarrow{\text{a.s.}}$ 0 在 $s \in [0,t]$ 上一致地成立. 因此对任意 $\epsilon > 0$, 当 n 充分大时有 $I[B_n(s) > \epsilon] = 0, \text{a.s.}$ 在 $s \in [0,t]$ 上一致地成立. 由此推得式 (4.1.10) 左边以概率 1 为 0, 于是式 (4.1.10) 得证. 而由式 (4.1.7) 和 (4.1.10) 及鞅的中心极限定理, 我们得到

$$\widetilde{\mathbf{M}}_n(t) \xrightarrow{\mathcal{L}} N(0, \sigma^2(t)), \quad 0 \leqslant t < \tau_H, \tag{4.1.11}$$

其中

$$\sigma^2(t) = \int_0^t \left(\int_s^{\tau_H} (1 - F(x))\, d\theta(x)\right)^2 \left[\frac{1 - F(s-)}{1 - F(s)}\right] \frac{1}{1 - H(s-)}\, d\Lambda(s). \tag{4.1.12}$$

由式 (4.1.4) 和 (4.1.5), 易见

$$\widetilde{\widetilde{\mathbf{M}}}_n(t) := \sqrt{n}(\xi(\widehat{F}_n) - \widetilde{\xi}_n(F)) - \widetilde{\mathbf{M}}_n(t) = -\int_t^{X_{(n)}} h_n(s)\, d\mathbf{M}_n(s). \tag{4.1.13}$$

注意到

$$\mathbf{M}_n(s) = \sqrt{n}(H_{n1}(s) - H_1(s)) + \int_0^s \sqrt{n}\frac{H_n(x-) - H(x-)}{1 - H(x-)}\, dH_1(x), \tag{4.1.14}$$

因此

$$\begin{aligned}
\widetilde{\widetilde{\mathbf{M}}}_n(t) = &-\sqrt{n} \int_t^{X_{(n)}} h_n(s)\, d(H_{n1}(s) - H_1(s)) \\
&- \int_t^{X_{(n)}} h_n(s)\frac{\sqrt{n}(H_n(s-) - H(s-))}{1 - H(s-)}\, dH_1(s) \\
= &\widetilde{\widetilde{\mathbf{M}}}_{n1}(t) + \widetilde{\widetilde{\mathbf{M}}}_{n2}(t).
\end{aligned} \tag{4.1.15}$$

由 Majo 与 Rejtö(1988) 知, 存在 Brown 桥 $B(t)(0 \leqslant t \leqslant 1)$, 使得

$$\sup_{0 \leqslant s \leqslant \tau_H} |\sqrt{n}(H_{n1}(s) - H_1(s)) - B(H_1(s))| \xrightarrow{\text{a.s.}} 0. \tag{4.1.16}$$

设 $h(t) = \left(\int_t^{\tau_H} (1 - F(x)) \, d\theta(x) \right) \dfrac{1 - F(t-)}{1 - F(t)} \dfrac{1}{1 - H(t-)}$. 反复分部积分, 由式 (4.1.16),
Shorack 与 Wellner(1986) 中第 7 章定理 3.1 和切比雪夫不等式, 可得对任意 $\epsilon > 0$,
当 $t \to \tau_H$ 时,

$$P(|\widetilde{\mathbf{M}}_{n1}(t)| > \epsilon) \leqslant P(2 \sup_{0 \leqslant s \leqslant \tau_H} |\sqrt{n}(H_{n1}(s) - H_1(s)) - B(H_1(s))| h_n(t) > \epsilon/2)$$

$$+ P\left(\left| \int_t^{\tau_H} h_n(s) \, dB(H_1(s)) \right| > \epsilon/2 \right)$$

$$\longrightarrow P\left(\left| \int_t^{\tau_H} h(s) \, dB(H_1(s)) \right| > \epsilon/2 \right)$$

$$\leqslant \frac{2}{\epsilon} E \left| \int_t^{\tau_H} h(s) \, dB(H_1(s)) \right| \leqslant \frac{2}{\epsilon} \left(\int_t^{\tau_H} h^2(s) \, dH_1(s) \right)^{\frac{1}{2}}$$

$$\leqslant \frac{2}{\epsilon} \sup_s \left| \frac{\int_s^{\tau_H} (1 - F(x)) \, d\theta(x)}{1 - F(s)} \right| \left(\int_t^{\tau_H} \frac{1}{1 - G(s-)} \, dF(s) \right)^{\frac{1}{2}} \to 0.$$

$$(4.1.17)$$

类似可证当 $n \to \infty, t \to \tau_H$ 时,

$$P(|\widetilde{\mathbf{M}}_{n2}(t) > \epsilon) \to 0. \qquad (4.1.18)$$

而由式 (4.1.11), (4.1.13), (4.1.15), (4.1.17) 与 (4.1.18), 得到当 $n \to \infty$, 并取 t 充分
接近 τ_H 时,

$$\sqrt{n}(\xi(\widehat{F}_n) - \widetilde{\xi}_n(F)) = \widetilde{\mathbf{M}}_n(t) + \widetilde{\widetilde{\mathbf{M}}}_n(t) \xrightarrow{\mathcal{L}} N(0, \sigma^2), \qquad (4.1.19)$$

其中 $\sigma^2 = \sigma^2(\tau_H), \sigma^2(\cdot)$ 如式 (4.1.12) 所定义, 注意到 $\tau_F = \tau_H$, 易见

$$\sqrt{n}(\xi(\widehat{F}_n) - \xi(F)) = \sqrt{n}(\xi(\widehat{F}_n) - \widetilde{\xi}_n(F)) - \sqrt{n} \int_{X_{(n)}}^{\tau_H} (1 - F(t)) \, d\theta(t). \qquad (4.1.20)$$

式 (4.1.19) 和 (4.1.20) 与条件 $\sqrt{n} \int_{X_{(n)}}^{\tau_F} (1 - F(t)) \, d\theta(t) \xrightarrow{p} 0$ 一起, 即给出

$$\sqrt{n}(\xi(\widehat{F}_n) - \xi(F)) \xrightarrow{\mathcal{L}} N(0, \sigma^2),$$

此处 σ^2 如前所定义. 定理得证.

4.1.3 一些不等式

定理 4.1.2 在定理 4.1.1 的条件 (i) 与 (ii) 下, 若存在常数序列 $m_n \uparrow \tau_H$, 使
得 $\liminf_n n(1 - H(m_n)) \geqslant 2 \log n$ 且 $\limsup_n \sqrt{n} \int_{m_n}^{\tau_H} (1 - F(l)) \, d\theta(l) < \infty$, 则

$$E(\xi(\widehat{F}_n) - \xi(F))^2$$

$$\leqslant 10 n^{-1} \Big[\sup_s \left(\frac{\int_s^{\tau_H} (1 - F(x) \, d\theta(x)}{1 - F(s)} \right)^2 \int_0^{\tau_H} \frac{1}{1 - G(s-)} \, dF(s)$$

$$+ \left(\int_0^{\tau_H} (1 - F(s)) d\theta(s) \right)^2 + \left(\limsup_n \sqrt{n} \int_{m_n}^{\tau_H} (1 - F(l)) \, d\theta(l) \right)^2 \Big]$$

对充分大的 n 成立.

证　注意到 $\sqrt{n}(\xi(\widehat{F}_n) - \widetilde{\xi}_n(F))$ 是由式 (4.1.5) 所定义的鞅 $\widetilde{\mathbf{M}}_n$ 在 $t = X_{(n)}$ 处的赋值, 于是有

$$
nE(\xi(\widehat{F}_n) - \widetilde{\xi}_n(F))^2 = E(\langle\widetilde{\mathbf{M}}_n\rangle(t))\Big|_{t=X_{(n)}}
$$

$$
= E \int_0^{X_{(n)}} \Big(\int_s^{X_{(n)}} (1 - F(x))\, d\theta(x) \Big)^2 \Big(\frac{1 - \widehat{F}_n(s-)}{1 - F(s)} \Big)^2
$$

$$
\times \frac{J_n}{1 - H_n(s-)} (1 - \Delta\Lambda(s))\, d\Lambda(s)
$$

$$
\leqslant \int_0^{\tau_H} E^{\frac{1}{2}} \Big[\Big(\int_s^{\tau_H} (1 - F(x))\, d\theta(x) \Big) \frac{1 - \widehat{F}_n(s-)}{1 - F(s)} J_n \Big]^4
$$

$$
\times E^{\frac{1}{2}} \frac{J_n(s)}{(1 - H_n(s-))^2}\, d\Lambda(s). \tag{4.1.21}
$$

因

$$
\Big[\Big(\int_s^{\tau_H} (1 - F(x)\, d\theta(x) \Big) \Big(\frac{1 - \widehat{F}_n(s-)}{1 - F(s)} \Big) J_n \Big]^4 \leqslant \sup_s \Big[\frac{\int_s^{\tau_H} (1 - F(x))\, dx}{1 - F(s)} \Big]^4 < \infty,
$$

于是由有界控制收敛定理和 Shorack 与 Wellner(1986) 第 7 章中的定理 3.1, 知

$$
E\Big[\Big(\int_s^{\tau_H} (1 - F(x))\, d\theta(x) \Big) \Big(\frac{1 - \widehat{F}_n(s-)}{1 - F(s)} \Big) J_n(s) \Big]^4
$$

$$
\longrightarrow \Big[\Big(\int_s^{\tau_H} (1 - F(x))\, d\theta(x) \Big) \Big(\frac{1 - F(s-)}{1 - F(s)} \Big) \Big]^4 \tag{4.1.22}
$$

在 $s \in [0, \tau_H]$ 上一致地成立, 因此当 n 充分大时, 我们有

$$
E^{\frac{1}{2}} \Big[\Big(\int_s^{\tau_H} (1 - F(x))\, d\theta(x) \Big) \Big(\frac{1 - \widehat{F}_n(s-)}{1 - F(s)} \Big) J_n(s) \Big]^4
$$

$$
\leqslant 2 \Big[\int_s^{\tau_H} (1 - F(x))\, d\theta(x) \frac{1 - F(s-)}{1 - F(s)} \Big]^2 \tag{4.1.23}
$$

在 $s \in [0, \tau_H]$ 上一致地成立. 又

$$
E\Big(\frac{J_n}{1 - H_n(s-)} \Big)^2 = n^2 \sum_{k=1}^n \frac{1}{k^2} \binom{n}{k} (1 - H(s-))^k H^{n-k}(s-)
$$

$$
\leqslant \sum_{k=1}^n \Big| \frac{n^2}{k^2} - \frac{1}{(1 - H(s-))^2} \Big| \binom{n}{k} (1 - H(s-))^k H^{n-k}(s-)
$$

$$
+ \frac{1}{(1 - H(s-))^2} (1 - H^n(s-)). \tag{4.1.24}
$$

而对任意 $\epsilon > 0$, 存在 $\delta > 0$, 使得当 $\sup_s \big| \frac{k}{n} - (1 - H(s-)) \big| < \delta$ 时, 有 $\sup_s \big| \frac{n^2}{k^2} - \frac{1}{(1 - H(s-))^2} \big| < \epsilon$. 令 $A_{n\delta} = \{k : \sup \big| \frac{k}{n} - (1 - H(s-)) \big| < \delta\}$, $A_{n\delta}^c$ 是 $A_{n\delta}$ 的补集. 因此, 由式 (4.1.24) 有

$$E\left(\frac{J_n}{1-H_n(s-)}\right)^2 \leqslant \sum_{A_{n\delta}} \sup_s \left\{\left|\frac{n^2}{k^2} - \frac{1}{(1-H(s-))^2}\right|\right\}\binom{n}{k}(1-H(s-))^k H^{n-k}(s-)$$

$$+ \sum_{A_{n\delta}^c} \sup_s \left\{\left|\frac{n^2}{k^2} - \frac{1}{(1-H(s-))^2}\right|\right\}\binom{n}{k}(1-H(s-))^k H^{n-k}(s-)$$

$$+ \frac{1}{(1-H(s-))^2}(1-H^n(s-))$$

$$\leqslant \epsilon + \left(n^2 + \frac{1}{(1-H(s-))^2}\right)P(\sup_s |H_n(s-)-H(s-)| \geqslant \delta)$$

$$+ \frac{1}{(1-H(s-))^2}(1-H^n(s-))$$

$$\leqslant \epsilon + \left(n^2 + \frac{1}{(1-H(s-))^2}\right)\mathrm{e}^{-2n\delta^2} + \frac{1}{(1-H(s-))^2}(1-H^n(s-)).$$

$$\tag{4.1.25}$$

由式 (4.1.25), 我们得

$$E^{\frac{1}{2}}\left(\frac{J_n}{1-H_n(s-)}\right)^2 \leqslant \frac{2}{1-H(s-)} + o(1) \tag{4.1.26}$$

在 $s \in [0, \tau_H]$ 上一致地成立. 于是由式 (4.1.21)~(4.1.23) 可得

$$nE(\xi(\widehat{F}_n) - \widetilde{\xi}_n(F))^2$$

$$\leqslant 4\int_0^{\tau_H}\left(\int_s^{\tau_H}(1-F(x))d\theta(x)\frac{1-F(s-)}{1-F(s)}\right)^2 \frac{1}{1-H(s-)}\frac{dF(s)}{1-F(s-)}$$

$$+ o(1)\int_0^{\tau_H}\left(\int_s^{\tau_H}(1-F(x))\,d\theta(x)\frac{1-F(s-)}{1-F(s)}\right)^2 \frac{dF(s)}{1-F(s-)}$$

$$\leqslant 5\sup_s\left(\frac{\int_s^{\tau_H}(1-F(x)\,d\theta(x)}{1-F(s)}\right)^2 \int_0^{\tau_H}\frac{1}{1-G(s-)}\,dF(s). \tag{4.1.27}$$

显然, 对充分大的 m_n, 我们有

$$nE(\xi(\widehat{F}_n) - \xi(F))^2$$

$$\leqslant 2nE(\xi(\widehat{F}_n) - \widetilde{\xi}_n(F))^2 + 2nE\Big[\int_{X_{(n)}}^{\tau_H} (1 - F(t))\,d\theta(t)\Big]^2$$

$$\leqslant 2nE(\xi(\widehat{F}_n) - \widetilde{\xi}_n(F))^2 + 2nE\Big[\Big(\int_{X_{(n)}}^{\tau_H} (1 - F(t))\,d\theta(t)\Big)^2 I[X_{(n)} \geqslant m_n]\Big]$$

$$+ 2nE\Big[\Big(\int_{X_{(n)}}^{\tau_H} (1 - F(t))\,d\theta(t)\Big)^2 I[X_{(n)} < m_n]\Big]$$

$$\leqslant 2nE(\xi(\widehat{F}_n) - \widetilde{\xi}_n(F))^2 + 2n\Big(\int_{m_n}^{\tau_H} (1 - F(t))\,d\theta(t)\Big)^2$$

$$+ 2n\Big(\int_0^{\tau_H} (1 - F(t))\,d\theta(t)\Big)^2 \exp\{-n(1 - H(m_n))\}. \tag{4.1.28}$$

最后由定理 4.1.2 的条件及式 (4.1.27) 和 (4.1.28) 知定理得证.

定理 4.1.3　在定理 4.1.1 的条件 (i) 与 (ii) 下, $\forall \epsilon > 0$, 若存在常数序列 $t_\epsilon > 0$, 使得 $\int_{t_\epsilon}^{\tau_H} (1 - F(s))\,dF(s) \leqslant \epsilon/8$, 则当 n 充分大时, 有

$$P(|\xi(\widehat{F}_n) - \xi(F)| > \epsilon)$$

$$\leqslant \alpha\Big[\exp\Big\{-\frac{n\epsilon^2}{8\eta_1}\psi\Big(\frac{\epsilon c(t_\epsilon)n}{2\eta_1}\Big)\Big\} + \exp\Big\{-\alpha(1 - H(t_\epsilon))^2(1 - F(t_\epsilon))n\Big\}\Big],$$

其中 $\eta_1 = 4\sup_s \left(\dfrac{\int_s^{\tau_H}(1 - F(t))\,d\theta(t)}{1 - F(s)}\right)^2 \int_0^\infty \dfrac{1}{1 - G(s-)}\,dF(s), \psi(x) = 2p(1+x)/x^2,$

$p(x) = x(\log x - 1) + 1, c(t_\epsilon) = 4\sup_s \left|\dfrac{\int_s^{\tau_H}(1 - F(s))\,d\theta(s)}{1 - F(s)}\right|/(1 - G(t_\epsilon-)).$

证　设 $\overline{\widetilde{\mathbf{M}}}_n(t) = \frac{1}{\sqrt{n}}\widetilde{\mathbf{M}}_n(t)(0 \leqslant t < \tau_H.)$, 此处 $\widetilde{\mathbf{M}}_n(t)$ 如式 (4.1.5) 所定义. 类似于式 (4.1.4), 我们有

$$\overline{\widetilde{\mathbf{M}}}_n(t) = -\frac{1}{\sqrt{n}}\int_0^t \Big[\int_s^{X_{(n)}} (1 - F(x)\,d\theta(x)\Big]\frac{1 - \widehat{F}_n(s-)}{1 - F(s)}\frac{J_n(s)}{1 - H_n(s-)}\,d\mathbf{M}_n(s). \tag{4.1.29}$$

易见 $\overline{\widetilde{\mathbf{M}}}_n$ 是零均值平方可积鞅, 于是使用式 (4.1.8) 及证明式 (4.1.6) 同样的道理, 并由 $1 - \widehat{F}_n(s-) \leqslant 2(1 - F(s-)), 1/(1 - H_n(s)) \leqslant 2/(1 - H(s))$, a.s. 在 $s \in [0, t]$ 上一致成立这一事实, 可得

$$\langle \overline{\widetilde{\mathbf{M}}}_n \rangle(t)$$

$$= \frac{1}{n^2}\sum_{i=1}^n \int_0^t \Big(\int_s^{X_{(n)}} (1 - F(x))\,d\theta(x)\Big)^2 \Big(\frac{1 - \widehat{F}_n(s-)}{1 - F(s)}\Big)^2 \frac{J_n}{(1 - H_n(s-))^2}$$

$$\times I[X_i > s](1 - \Delta\Lambda(s))\,d\Lambda(s)$$

$$\overset{\text{a.s.}}{\leqslant} \frac{4}{n}\sup_s \left(\frac{\displaystyle\int_s^{\tau_H}(1-F(x)\,d\theta(x)}{1-F(s)}\right)^2 \int_0^t \frac{1}{1-G(s-)}\,dF(s), \tag{4.1.30}$$

类似地, 我们有

$$\sup_{s\leqslant t}|\Delta\widetilde{\overline{\mathbf{M}}}_n| \leqslant \sup_{s\leqslant t}\left[\left(\int_s^{\tau_H}(1-F(x))\,d\theta(x)\right)\frac{1-\widehat{F}_n(s-)}{1-F(s)}\frac{J_n}{1-H_n(s-)}\right]$$

$$\overset{\text{a.s.}}{\leqslant} \frac{4\left(\displaystyle\sup_s \left|\frac{\displaystyle\int_s^{\tau_H}(1-F(x))\,d\theta(x)}{1-F(s)}\right|\right)}{1-G(t-)}. \tag{4.1.31}$$

设

$$\eta_n(t) = \frac{4}{n}\sup_s\left(\frac{\displaystyle\int_s^{\tau_H}(1-F(x))\,d\theta(x)}{1-F(s)}\right)^2 \int_0^t \frac{1}{1-G(s-)}\,dF(s),$$

$$c(t) = \frac{4\displaystyle\sup_s\left|\frac{\displaystyle\int_s^{\tau_H}(1-F(x))\,d\theta(x)}{1-F(s)}\right|}{1-G(t-)},$$

容易看见对任意 $\epsilon > 0$,

$$P\left(\sup_{0\leqslant s\leqslant t}\widetilde{\overline{\mathbf{M}}}_n(s)| > \frac{\epsilon}{2}\right)$$

$$\leqslant P\left(\sup_{0\leqslant s\leqslant t}|\widetilde{\overline{\mathbf{M}}}_n(s)| > \frac{\epsilon}{2}, \langle\widetilde{\overline{\mathbf{M}}}_n\rangle(t)\leqslant \eta_n, \sup_{s\leqslant t}|\Delta\widetilde{\overline{\mathbf{M}}}_n(s)|\leqslant c(t)\right)$$

$$+ P(\langle\widetilde{\overline{\mathbf{M}}}_n\rangle(t) > \eta_n) + P\left(\sup_{s\leqslant t}|\Delta\widetilde{\overline{\mathbf{M}}}_n(s)| > c(t)\right)$$

$$:= R_{1n} + R_{2n} + R_{3n}. \tag{4.1.32}$$

由 Shorack 与 Wellner(1986) 附录中不等式 6.1, 我们有

$$R_{1n} \leqslant 2\exp\left\{-\frac{n\epsilon^2}{8\eta_1(t)}\psi\left(\frac{\epsilon c(t)n}{2\eta_1(t)}\right)\right\}, \tag{4.1.33}$$

其中 $\psi(x)$ 和 $p(x)$ 如定理 4.1.3 所定义. 设

$$E_n = \Big\{\omega : 1 - \widehat{F}_n(s-) > 2(1-F(s-)),$$

$$\text{或 } \frac{1}{1-H_n(s-)} > \frac{2}{1-H(s)}, \text{对} s\in[0,t]\text{一致成立}\Big\}.$$

注意到

$$\{\langle \overline{\widetilde{\mathbf{M}}}_n\rangle(t) > \eta_n\} \subset E_n,$$

$$\left\{ \sup_{0 \leqslant s \leqslant t} |\Delta \overline{\widetilde{\mathbf{M}}}_n(t)| > c(t) \right\} \subset E_n.$$

因此, 由 Major 与 Rejtö(1988), 对 $i = 2, 3$, 我们有

$$R_{in} \leqslant P\left(\sup_{0 \leqslant s \leqslant t} |\widehat{F}_n(s-) - F(s-)| > 1 - F(s-) \right)$$

$$+ P\left(\sup_{0 \leqslant s \leqslant t} |H_n(s-) - H(s-)| > \frac{1}{2}(1 - H(t-)) \right)$$

$$\leqslant \alpha \exp\{-\alpha(1 - H(t-))^2(1 - F(t-))n\} + \exp\left\{ -\frac{(1 - H(t-))^2}{2}n \right\}$$

$$\tag{4.1.34}$$

(注意 α 在不同的地方可表示不同的常数).

于是, 由式 (4.1.32)~(4.1.34) 即得当 n 充分大时,

$$P\left(\sup_{0 \leqslant s \leqslant t} |\overline{\widetilde{\mathbf{M}}}_n(s)| > \epsilon/2 \right) \leqslant \alpha\left[\exp\left\{ -\frac{n\epsilon^2}{8\eta_1}\psi\left(\frac{\epsilon c(t)n}{2\eta_1} \right) \right\} \right.$$

$$\left. + \exp\{-\alpha(1 - H(t-))^2(1 - F(t-))n\} \right]. \tag{4.1.35}$$

选择 t_ϵ 充分大, 使得 $\int_{t_\epsilon}^{\tau_H}(1 - F(s))\,d\theta(s) \leqslant \epsilon/8$. 易见对上述 $\epsilon > 0$, 有

$$P(|\xi(\widehat{F}_n) - \xi(F)| > \epsilon) \leqslant P\left(\sup_{0 \leqslant s \leqslant t_\epsilon} |\overline{\widetilde{\mathbf{M}}}_n(s)| > \epsilon/2 \right)$$

$$+ P\left(\int_{t_\epsilon}^{X_{(n)}}(1 - \widehat{F}_n(s))\,d\theta(s) > \epsilon/4 \right). \tag{4.1.36}$$

用 Δ_n 定义式 (4.1.36) 右边第二项, 并选择充分大的 t_ϵ, 使得 $\int_{t_\epsilon}^{\tau_H}(1 - F(s))\,d\theta(s) \leqslant \epsilon/8$, 于是由 Major 与 Rejtö(1988) 中的 (3.18), 有

$$\Delta_n = P\left(\int_{t_\epsilon}^{\tau_H}(1 - \widehat{F}_n(s))\,ds > \epsilon/4, 1 - \widehat{F}_n(s) \leqslant 2(1 - F(s))\text{对}s \in [0, t_\epsilon]\text{一致成立} \right)$$

$$+ P(1 - \widehat{F}_n(s) > 2(1 - F(s))\text{对}s \in [0, t_\epsilon]\text{一致成立})$$

$$\leqslant \alpha \exp\{-\alpha(1 - H(t_\epsilon))^2(1 - F(t_\epsilon))n\}. \tag{4.1.37}$$

最后综合式 (4.1.35)~(4.1.37) 就得

$$P(|\xi(\widehat{F}_n) - \xi(F)| > \epsilon) \leqslant \alpha\left[\exp\left\{ -\frac{n\epsilon^2}{8\eta_1}\psi\left(\frac{\epsilon c(t_\epsilon)n}{2\eta_1} \right) \right\} \right.$$

$$\left. + \exp\{-\alpha(1 - H(t_\epsilon))^2(1 - F(t_\epsilon))n\} \right].$$

定理证毕.

§ 4.2 鞅 bootstrap 推断

设

$$\Delta_n = \xi(\widehat{F}_n) - \xi(F).$$

下面我们用点过程鞅 bootstrap 方法估计 $\sqrt{n}\Delta_n$ 的分布 $K(x) = P\left(\sqrt{n}\Delta_n < x\right)$. 为此设

$$N_{1i}(t) = I[X_i \leqslant t, \delta_i = 1],$$
$$M_i(t) = N_{1i}(t) - \int_0^t I[X_i \geqslant s]\, d\Lambda(s).$$

由 Shorack 等 (1986), $M_i(t)$ 是 $[0, \infty)$ 上的关于

$$\mathcal{F}_t = \sigma\{X_i I[X_i \leqslant s], \delta_i I[X_i \leqslant s], 1 \leqslant i \leqslant n, s \leqslant t\}$$

可测的平方可积鞅, 且它的可料变差为

$$\langle M_i \rangle(t) = \int_0^t I[X_i \geqslant s](1 - \Delta\Lambda(s))\, d\Lambda(s), \qquad i = 1, \cdots, n.$$

定理 4.2.1　在条件

$$\sqrt{n} \int_{X_{(n)}}^{\tau_F} (1 - F(t))\, d\theta(t) \xrightarrow{\ p\ } 0$$

下, 我们有

$$\Delta_n = -\frac{1}{n} \sum_{i=1}^n \int_0^{X_{(n)}} \left(\int_s^{X_{(n)}} (1 - F(x))\, d\theta(x) \right) \frac{1 - \widehat{F}_n(s-)}{1 - F(s)} \frac{1}{1 - H_n(s-)}\, dM_i(s)$$
$$+ o_p(n^{-1/2}).$$

$$(4.2.1)$$

证　设 $\widetilde{\xi}_n(F)$ 如式 (4.1.3) 所定义, 则

$$\xi(\widehat{F}_n) - \widetilde{\xi}_n(F) = -\int_0^{X_{(n)}} (\widehat{F}_n(s) - F(s))\, d\theta(s). \qquad (4.2.2)$$

由 Shorack 等 (1986), 对任意 $0 \leqslant t < \tau_H$ 及 $0 \leqslant t \leqslant X_{(n)}$, 我们有

$$\widehat{F}_n(t) - F(t) = \frac{1 - F(t)}{n} \sum_{i=1}^n \int_0^t \frac{1 - \widehat{F}_n(s-)}{1 - F(s)} \frac{J_n(s)}{1 - H_n(s-)}\, dM_i(s).$$

由此及式 (4.2.2) 得到

$$\xi_u(\widehat{F}_n) - \widetilde{\xi}_n(F)$$

$$= \frac{1}{n} \sum_{i=1}^{n} \int_0^{X_{(n)}} \left(\int_0^s \frac{1 - \widehat{F}_n(x-)}{1 - F(x)} \frac{J_n(x)}{1 - H_n(x-)} \, dM_i(x) \right) d \left(\int_s^{\tau_F} (1 - F(x)) \, d\theta(x) \right).$$

(4.2.3)

由式 (4.2.3) 及分部积分, 得到

$$\xi(\widehat{F}_n) - \widetilde{\xi}_n(F)$$

$$= -\frac{1}{n} \sum_{i=1}^{n} \int_0^{X_{(n)}} \left[\int_s^{X_{(n)}} (1 - F(x)) \, d\theta(x) \right] \frac{1 - \widehat{F}_n(s-)}{1 - F(s)} \frac{1}{1 - H_n(s-)} \, dM_i(s).$$

(4.2.4)

显然

$$\xi(\widehat{F}_n) - \xi(F) = \xi(\widehat{F}_n) - \widetilde{\xi}_n(F) + \int_{X_{(n)}}^{\tau_F} (1 - F(x)) \, d\theta(x), \qquad (4.2.5)$$

则当 $\sqrt{n} \int_{X_{(n)}}^{\tau_F} (1 - F(x)) \, d\theta(x) \xrightarrow{p} 0$ 时, 由式 (4.2.4) 与 (4.2.5) 就证明了定理.

定理 4.2.1 表达 Δ_n 作为鞅积分, 然而鞅积分表示中有未知的 $M_i(\cdot)$ 及 F, 因此 Δ_n 的分布还不能直接计算, 下面使用鞅 bootstrap 统计量, 使得它的分布能近似 Δ_n 的分布. 为此, 设 $\{\zeta_i, 1 \leqslant i \leqslant n\}$ 是独立的标准正态随机变量且独立于 $\{(X_i, \delta_i), 1 \leqslant i \leqslant n\}$. 由 Lin, Wei 与 Ying (1993) 的思想, 我们可由 $\{N_{1i}(t)\zeta_i\}$ 取代 $\{M_i(t)\}(1 \leqslant i \leqslant n)$, 并由 $\widehat{F}_n(t)$ 取代式 (4.2.1) 中的 $F(t)$. 所得统计量为

$$\Delta_n^* = -\frac{1}{n} \sum_{i=1}^{n} \int_0^{X_{(n)}} \left(\int_s^{X_{(n)}} (1 - \widehat{F}_n(x)) \, d\theta(x) \right) \frac{1 - \widehat{F}_n(s-)}{1 - \widehat{F}_n(s)} \frac{1}{1 - H_n(s-)} \zeta_i \, dN_{1i}(s).$$

(4.2.6)

因此 $\sqrt{n}\Delta_n$ 的分布 $K(x) = P(\sqrt{n}\Delta_n < x)$, 可用分布 $\widehat{K}(x) = P^*(\sqrt{n}\Delta_n^* < x)$ 近似, 其中 P^* 定义给定 $\{X_i, \delta_i\}_{i=1}^{n}(1 \leqslant i \leqslant n)$ 下的条件概率, 我们称这个方法为鞅 bootstrap 方法.

定理 4.2.2　在下面条件下:

(i)　$\displaystyle \int_0^{\tau_H} [1 - G(s-)]^{-1} \, dF(s) < \infty$,

(ii)　$\displaystyle \sup_t \left| \frac{\int_t^{\tau_F} (1 - F(s)) \, d\theta(s)}{1 - F(t)} \right| < \infty$,

(iii) $\sqrt{n} \displaystyle\int_{X_{(n)}}^{\tau_F} (1 - F(t))\, d\theta(t) \xrightarrow{p} 0,$

若 F 与 G 没有共同的跳, 且 $F(\{\tau_H\}) = 0$, 则以概率 1 有

$$\sup_x |P^*(\sqrt{n}\Delta_n^* \leqslant x) - P(\sqrt{n}\Delta_n \leqslant x)| \longrightarrow 0.$$

证 由定理 4.2.1 和鞅中心极限定理, 在定理 4.2.2 的条件下可以证明 $\sqrt{n}\Delta_n \xrightarrow{\mathcal{L}} N(0, \sigma^2)$, 其中

$$\sigma^2 = \int_0^{\tau_H} \Big(\int_s^{\tau_F} (1 - F(x))\, d\theta(x) \Big)^2 \frac{1 - F(s-)}{1 - F(s)} \frac{1}{1 - H(s-)}\, d\Lambda(s).$$

下面, 我们证明以概率 1 有

$$\sqrt{n}\Delta_n^* \xrightarrow{\mathcal{L}^*} N(0, \sigma^2). \tag{4.2.7}$$

容易看到 $\sqrt{n}\Delta_n^*$ 是一个零均值正态随机变量序列, 且有条件方差

$$\widehat{\sigma}_n^2 = \frac{1}{n} \sum_{i=1}^n \Big(\int_0^{X_{(n)}} \Big[\int_s^{X_{(n)}} (1 - \widehat{F}_n(x))\, d\theta(x) \Big] \frac{1 - \widehat{F}_n(s-)}{1 - \widehat{F}_n(s)} \frac{1}{1 - H_n(s-)}\, dN_{1i}(s) \Big)^2.$$

为证明式 (4.2.7), 只要证明

$$\widehat{\sigma}_n^2 \xrightarrow{p} \sigma^2. \tag{4.2.8}$$

观察到

$$\widehat{\sigma}_n^2 = \frac{1}{n} \sum_{i=1}^n \int_0^{X_{(n)}} \Big[\Big(\int_s^{X_{(n)}} (1 - \widehat{F}_n(x))\, d\theta(x) \Big) \frac{1 - \widehat{F}_n(s-)}{1 - \widehat{F}_n(s)} \frac{1}{1 - H_n(s-)} \Big]^2\, dN_{1i}(s).$$

设 $H_1(x) = P(X_1 \leqslant t, \delta_1 = 1)$, $H_{n1}(x) = 1/n \sum_{i=1}^n I[X_i \leqslant t, \delta_i = 1]$. 既然 F 与 G 没有共同的跳, 且 $F(\{\tau_H\}) = 0$, 由 Stute 与 Wang (1993), $\widehat{F}_n$ 在 $[0, \tau_H]$ 上一致强相合, 因此

$$\widehat{\sigma}_n^2 = \int_0^{X_{(n)}} \Big[\Big(\int_s^{X_{(n)}} (1 - \widehat{F}_n(x))\, d\theta(x) \Big) \frac{1 - \widehat{F}_n(s-)}{1 - \widehat{F}_n(s)} \frac{1}{1 - H_n(s-)} \Big]^2\, dH_{n1}(x)$$

$$\xrightarrow{\text{a.s.}} \int_0^{\tau_F} \Big[\Big(\int_s^{\tau_F} (1 - F(x))\, d\theta(x) \Big) \frac{1 - F(s-)}{1 - F(s)} \frac{1}{1 - H(s-)} \Big]^2 (1 - G(s-))\, dF(s)$$

$$= \int_0^{\tau_F} \Big[\Big(\int_s^{\tau_F} (1 - F(x))\, d\theta(x) \Big) \Big]^2 \frac{1 - F(s-)}{1 - F(s)} \frac{1}{1 - H(s-)}\, d\Lambda(s)$$

$$= \sigma^2.$$

这证明了式 (4.2.8), 因此定理证毕.

定理 4.2.2 表明鞅 bootstrap 逼近成立. 实践中可通过在标准的正态总体中重复抽样产生 $\{\zeta_i\}_{i=1}^n$, 在给定 $\{X_i, \delta_i\}_{i=1}^n$ 的条件下, $\hat{K}(x)$ 可通过模拟计算得到.

作为上面定理的一个应用, 我们考虑 $\xi_u(F)$ 两边置信区间的构造. 由定理 4.2.2, $\xi_u(F)$ 的鞅 bootstrap 置信区间可定义为

$$\hat{I}_{1-\alpha} = (\hat{u} - \hat{q}_{1-\alpha/2} n^{-1/2}, \hat{u} - \hat{q}_{\alpha/2} n^{-1/2}),$$

其中 $\hat{q}_\gamma$ 满足 $P^*(\sqrt{n}\Delta_n^* \leqslant \hat{q}_\gamma) = \gamma$.

定理 4.2.3　　在定理 4.2.2 的条件下, 我们有

$$P(\xi(F) \in \hat{I}_{1-\alpha}) = 1 - \alpha + o(1).$$

证　　定理 4.2.3 是定理 4.2.2 的一个直接结果.

鞅 bootstrap 方法首先建立统计量的鞅积分表示, 然后由点过程与标准正态随机变量的乘积取代相应的鞅过程, 这个方法的一个优点是避免了从复杂的 Kaplan-Meier 乘积限估计中重抽样, 而代之从标准正态分布总体中重抽样, 因此使用较简单的计算.

§4.3　经验似然推断

考虑均值型泛函

$$\theta(F) = \int_0^\infty \xi(t) dF(t), \tag{4.3.1}$$

其中 $\xi(t)$ 是某非负可测函数, 满足 $E\xi(X) < \infty$.

$\theta(F)$ 除包含平均寿命及生存概率外, 还包含累积失效率作为特例. 只要取 $\xi(t) = I(t \leqslant t_0)/[1 - F(t-)]$, $\theta(F)$ 即表示在点 t_0 的累积失效率.

设 $p = (p_1, p_2, \cdots, p_n)$ 是概率向量, 即 $\sum_{i=1}^n p_i = 1$ 且 $p_i \geqslant 0$, $1 \leqslant i \leqslant n$. 设 F_p 是在 $\xi(X_i)\delta_i/(1 - G(X_i))$ 有概率质量 p_i 的概率分布函数, 注意到

$$E\left(\frac{\xi(X_i)\delta_i}{1 - G(X_i)}\right) = \int_0^\infty \xi(x) \, dF(x) = \theta(F), \quad i = 1, 2, \cdots, n,$$

因此若 G 已知, 经验似然方法可用于检验 $\theta(F) = \theta_0$. 为此, Wang 和 Jing(2001) 定义经验似然函数

$$\widetilde{L}(\theta_0) = \max_{\sum_{i=1}^n p_i \frac{\xi(Z_i)\delta_i}{1-G(Z_i)} = \theta_0, \sum_{i=1}^n p_i = 1} \prod np_i.$$

又实际问题中, $\widetilde{L}(\theta_0)$ 中的 G 是未知的, 因而 $\widetilde{L}(\theta_0)$ 还不能直接用于统计推断, 于是 Wang 与 Jing(2001) 用 G 的 Kaplan-Meier 估计

$$1 - \widehat{G}_n(t) = \prod_{i=1}^n \left(\frac{n-i}{n-i+1}\right)^{I[X_{(i)} \leqslant t, \delta_{(i)} = 0]}$$

取代 $\widetilde{L}(\theta_0)$ 中的 G, 得到一个被估计的经验似然 $L(\theta_0)$, 则

$$L(\theta_0) = \max_{\sum_{i=1}^{n} p_i \frac{\xi(X_i)\delta_i}{1-\widehat{G}(X_i)}=\theta_0, \sum_{i=1}^{n} p_i=1} \prod np_i.$$

为简单, 记

$$V_{ni} = \frac{\xi(X_i)\delta_i}{1-\widehat{G}_n(X_i)}, \quad \bar{V}_n = \frac{1}{n}\sum_{i=1}^{n} V_{ni}.$$

Wang 与 Jing(2001) 应用拉格朗日方法解得

$$L(\theta_0) = \prod_{i=1}^{n}\{1 + \lambda(V_{ni}-\theta_0)\}^{-1},$$

其中 λ 是下面方程的解:

$$\frac{1}{n}\sum_{i=1}^{n}\frac{(V_{ni}-\theta_0)}{1+\lambda(V_{ni}-\theta_0)} = 0. \tag{4.3.2}$$

于是相应的经验对数似然率可定义为

$$l(\theta_0) = -2\log L(\theta_0) = 2\sum_{i=1}^{n}\log\{1+\lambda(V_{ni}-\theta_0)\}, \tag{4.3.3}$$

其中 λ 是式 (4.3.2) 的解.

设 $n\widehat{\mathrm{Var}}^*(jack)$ 是 Stute(1996) 所定义的 $\widehat{\theta}$ 的修正 Jackknife 方差估计, 定义

$$\widehat{l}(\theta) = \widehat{r}l(\theta),$$

其中

$$\widehat{r} = \frac{n^{-1}\sum_{i=1}^{n}(V_{ni}-\bar{V}_n)^2}{n\widehat{\mathrm{Var}}^*(jack)}.$$

定义

$$\bar{H}(t) = P(X_1 > t), \quad \bar{H}_0(s) = P(X_1 > t, \delta_1 = 0),$$

$$\bar{H}_1(t) = P(X_1 > t, \delta_1 = 1), \quad \gamma_0(x) = \exp\left\{\int_0^{x-}\frac{d\widetilde{H}_0(s)}{\bar{H}(s)}\right\},$$

$$C(t) = \int_0^{t-}\frac{dG(s)}{(1-H(s))(1-G(s))}, \quad \tau_H = \inf\{t : H(t) = 1\}.$$

Wang 与 Jing 获得下面定理:

定理 4.3.1 假设条件

(C1) $\int_0^{\tau_H}\xi^2(x)\gamma_0^2(x)\,d\bar{H}_1(x) < \infty,$

(C2) $\int_0^{\tau_H}\xi(x)C^{1/2}(x)\,dF(x) < \infty,$

(C3)　$\int_0^{\tau_H} \frac{\xi^2(x)\,dF(x)}{1-G(x)} < \infty,$

(C4)　$\tau_F = \tau_H$ 且 $F(\tau_F) = F(\tau_F-)$

满足, 若 θ_0 是 θ 的真值, 则 $\hat{l}(\theta_0)$ 是自由度为 1 的卡方分布.

显然, 定理 4.3.1 可以用来构造置信水平为 $1-\alpha$ 的置信区间 $I_\alpha = \{\theta : \hat{l}(\theta) \leqslant c_\alpha\}$, 其中 c_α 是自由度为 1 的标准卡方分布的 $1-\alpha$ 分位点. 由定理 4.3.1, $P(\theta_0 \in I_\alpha) = 1 - \alpha + o(1)$.

设 $W_{ni} = V_{ni} - \theta_0$ 及 $\bar{W}_n = n^{-1}\sum_{i=1}^n W_{ni}$. 为证明定理 4.3.1, 首先证明下面引理:

引理 4.3.1　在定理 4.3.1 同样的条件下, 有

$$\sqrt{n}\bar{W}_n \xrightarrow{\mathcal{L}} N(0, \sigma^2),$$

其中

$$\sigma^2 = E\left[\frac{\xi(X_1)\delta_1}{1-G(X_1)} - \theta_0 + \int_0^{\tau_F} \frac{\xi(z)\eta(X_1, \delta_1; z)}{1-G(z)}\,dF(z)\right]^2,$$

及

$$\eta(X_1, \delta_1; x) = -\left(\int_0^{X_1 \wedge x} [\overline{H}(s)]^{-2}\,d\bar{H}_0(s) + \bar{H}^{-1}(X_1)I[X_1 \leqslant x, \delta_1 = 0]\right). \quad (4.3.4)$$

证　定义 $\widehat{\overline{G}}_n(x) = 1 - \widehat{G}_n(x)$. 设 $R(x) = \dfrac{1}{1+x} - (1-x)$, 则

$$\bar{W}_n = \frac{1}{n}\sum_{i=1}^n \left[\left(\frac{\xi(X_i)\delta_i}{1-G(X_i)} - \theta_0\right) - \frac{\xi(X_i)\delta_i}{1-G(X_i)}\frac{\widehat{\overline{G}}_n(X_i) - \bar{G}(X_i)}{1-G(X_i)}\right]$$
$$+ \frac{1}{n}\sum_{i=1}^n \frac{\xi(X_i)\delta_i}{1-G(X_i)}R\left(\frac{\widehat{\overline{G}}_n(X_i) - \bar{G}(X_i)}{1-G(X_i)}\right)$$
$$:= M_n + \alpha_n. \quad (4.3.5)$$

定义

$$\gamma_n(x) = \widehat{\overline{G}}_n(X_i) - \bar{G}(X_i) - n^{-1}\sum_{i=1}^n \eta(X_i, \delta_i; x), \quad (4.3.6)$$

其中 $\eta(\cdot)$ 如式 (4.3.4) 中所定义. 我们能分解式 (4.3.5) 中的 M_n 为

$$M_n = \frac{1}{n^2} \sum_{i<j} \left(\frac{\xi(X_i)\delta_i}{1-G(X_i)} - \theta_0 + \frac{\xi(X_j)\delta_j}{1-G(X_j)} - \theta_0 \right.$$
$$\left. + \frac{\xi(X_i)\delta_i \eta(X_j, \delta_j; X_i)}{(1-G(X_i))^2} + \frac{\xi(X_j)\delta_j \eta(X_i, \delta_i; X_j)}{(1-G(X_j))^2} \right)$$
$$+ \frac{1}{n^2} \sum_{i=1}^{n} \left(\frac{\xi(X_i)\delta_i}{1-G(X_i)} - \theta_0 \right) - \frac{1}{n^2} \sum_{i=1}^{n} \frac{\xi(X_i)\delta_i \eta(X_i, \delta_i; X_i)}{(1-G(X_j))^2}$$
$$- \frac{1}{n} \sum_{i=1}^{n} \frac{\xi(X_i)\delta_i \gamma_n(X_i)}{(1-G(X_j))^2}$$
$$:= U_n + \beta_{n1} + \beta_{n2} + \beta_{n3}. \tag{4.3.7}$$

由式 (4.3.5) 与 (4.3.7), 若我们能证明 $\sqrt{n}U_n/\sigma \sim N(0,1)$ 及其他项 α_n 与 $\beta_{ni}(1 \leqslant i \leqslant 3)$ 以速度 $o_p(n^{-\frac{1}{2}})$ 趋于零, 即得到引理的证明. 下面分别处理这些项:

(a)　处理 U_n 项.

显然 U_n 是均值为零, 并有下面对称核的 U 统计量:

$$h(X_i, \delta_i, X_j, \delta_j) = \frac{\xi(X_i)\delta_i}{1-G(X_i)} - \theta_0 + \frac{\xi(X_j)\delta_j}{1-G(X_j)} - \theta_0$$
$$+ \frac{\xi(X_i)\delta_i \eta(X_j, \delta_j; X_i)}{(1-G(X_i))^2} + \frac{\xi(X_j)\delta_j \eta(X_i, \delta_i; X_j)}{(1-G(X_j))^2}.$$

设

$$g(X_1, \delta_1) = E[h(X_1, \delta_1, X_2, \delta_2)|X_1, \delta_1],$$

直接计算可得

$$g(X_1, \delta_1) = \frac{\xi(X_1)\delta_1}{1-G(X_1)} - \theta_0 + \int_0^{\tau_F} \frac{\xi(z)\eta(X_1, \delta_1; z)}{1-G(z)} dF(z).$$

由假设 (C2) 与 (C3), 我们可以得到

$$\sigma^2 = E g^2(X_1, \delta_1) < \infty,$$

因此由 U 统计量中心极限定理, 有

$$\frac{\sqrt{n}U_n}{\sigma} \xrightarrow{\mathcal{L}} N(0,1). \tag{4.3.8}$$

(b)　处理余项 β_{ni} 与 α_n.

对式 (4.3.7) 中的项 β_{n1} 与 β_{n2}, 在条件 (C1) 下应用重对数律可得

$$\beta_{n1} = O_p(n^{-1}), \qquad\qquad \beta_{n2} = O_p(n^{-1}), \tag{4.3.9}$$

现研究式 (4.3.7) 中项 β_{n3}. 设 $[x]$ 是小于或等于 x 的最大整数. 设 $q_n = n-[\sqrt{n}]$, 则

$$\beta_{n3} = -\frac{1}{n}\sum_{i=1}^{q_n} \frac{\xi(X_{(i)})\delta_{(i)}\gamma_n(X_{(i)})}{1-G(X_{(i)})} - \frac{1}{n}\sum_{i=q_n+1}^{n} \frac{\xi(X_{(i)})\delta_{(i)}\gamma_n(X_{(i)})}{1-G(X_{(i)})}$$

$$= \beta_{n31} + \beta_{n32},$$

其中 $X_{(1)} \leqslant \cdots \leqslant X_n$ 是 $X_1,\cdots,X_n$ 的次序统计量, 且 $\delta_{(i)}$ 是对应于 $X_{(i)}$ 的 $\delta(i=1,\cdots,n)$. 由 Stute (1994), 我们有

$$\sup_{0\leqslant z\leqslant X_{(qn)}} |\gamma_n(z)| = o_p(n^{-1/2}),$$

因此由强大数法则得到

$$\sqrt{n}|\beta_{n31}| \leqslant \sup_{0\leqslant z\leqslant X_{(qn)}} |\gamma_n(z)|\frac{1}{n}\sum_{i=1}^{n}\left|\frac{X_i\delta_i}{1-G(X_i)}\right| \xrightarrow{\text{a.s.}} 0. \qquad (4.3.10)$$

至于 β_{n32}, 我们注意到它是 $[\sqrt{n}]$ 项的和, 且 $\sup_{X_{(qn)}\leqslant z\leqslant X_{(n)}}\gamma_n(z) = o_p(1)$, 因此有

$$\sqrt{n}|\beta_{n32}|\sup_{X_{(qn)}\leqslant z\leqslant X_{(n)}}\gamma_n(z)\frac{[\sqrt{n}\,]}{\sqrt{n}}\frac{1}{[\sqrt{n}\,]}\sum_{i=q_n+1}^{n}\left|\frac{X_{(i)}\delta_{(i)}}{1-G(X_{(i)})}\right| \xrightarrow{P} 0. \qquad (4.3.11)$$

最后我们研究 α_n. 容易看到

$$R(x) \leqslant 2x^2, \qquad |x| \leqslant \frac{1}{2},$$

因此

$$\sqrt{n}|\alpha_n| \leqslant \frac{2}{\sqrt{n}}\sum_{i=1}^{n}\frac{X_i\delta_i}{1-G(X_i)}\left(\frac{\widehat{\overline{G}}_n(X_i)-\bar{G}(X_i)}{1-G(X_i)}\right)^2 I\left[\left|\frac{\widehat{\overline{G}}_n(X_i)-\bar{G}(X_i)}{1-G(X_i)}\right| \leqslant \frac{1}{2}\right]$$

$$+ \frac{1}{\sqrt{n}}\sum_{i=1}^{n}\frac{X_i\delta_i}{1-G(X_i)}R\left(\frac{\widehat{\overline{G}}_n(X_i)-\bar{G}(X_i)}{1-G(X_i)}\right)I\left[\left|\frac{\widehat{\overline{G}}_n(X_i)-\bar{G}(X_i)}{1-G(X_i)}\right| > \frac{1}{2}\right]$$

$$= \alpha_{n1} + \alpha_{n2}. \qquad (4.3.12)$$

由于

$$\sup_{0\leqslant z\leqslant X_{(n)}}\left|\widehat{\overline{G}}_n(z)-\bar{G}(z)\right| = O_p(n^{-1/2}),$$

及

$$\sup_{0\leqslant z\leqslant X_{(n)}}\left|\frac{\widehat{\overline{G}}_n(z)-\bar{G}(z)}{1-G(z)}\right| = o_p(1),$$

因此, 我们得到

$$
\alpha_{n1} \leqslant \sup_{0 \leqslant z \leqslant X_{(n)}} \left| \widehat{\bar{G}}_n(z) - \bar{G}(z) \right| \sup_{0 \leqslant z \leqslant X_{(n)}} \left| \frac{\widehat{\bar{G}}_n(z) - \bar{G}(z)}{1 - G(z)} \right|
$$

$$
\times \frac{2}{n} \sum_{i=1}^{n} \frac{X_i \delta_i}{1 - G(X_i)} \xrightarrow{P} 0.
$$

至于 α_{n2}, 注意对任意的 $\varepsilon > 0$, 我们有

$$
P\left(|\alpha_{n2}| > \varepsilon \right) \leqslant P\left(\bigcup_{i=1}^{n} \left\{ \left| \frac{\widehat{\bar{G}}_n(X_i) - \bar{G}(X_i)}{1 - G(X_i)} \right| > \frac{1}{2} \right\} \right)
$$

$$
\leqslant P\left(\sup_{0 \leqslant z \leqslant X_{(n)}} \left| \frac{\widehat{\bar{G}}_n(X_i) - \bar{G}(X_i)}{1 - G(X_i)} \right| > \frac{1}{2} \right) \xrightarrow{P} 0.
$$

引理证毕.

定理 4.3.1 的证明 在条件 (C3), 我们有

$$
\frac{1}{n} \sum_{i=1}^{n} \left(\frac{\delta_i \xi(X_i)}{1 - G(X_i)} \right)^2 = O_p(1).
$$

由此与 Zhou(1992) 的结果

$$
\sup_{0 \leqslant z \leqslant X_{(n)}} \left(\frac{\hat{G}_n(z) - G(z)}{1 - \hat{G}_n(z)} \right) = O_p(1) \tag{4.3.13}
$$

证明 $\frac{1}{n} \sum_{i=1}^{n} V_{ni}^2 = O_p(1)$, 因此

$$
\frac{1}{n} \sum_{i=1}^{n} W_{ni}^2 = O_p(1). \tag{4.3.14}
$$

近似于 Owen(1990), 由式 (4.3.12) 及下面结果 (可由引理 4.2.1 推得):

$$
\frac{1}{n} \sum_{i=1}^{n} W_{ni} = O_p(n^{-\frac{1}{2}}),
$$

可以证明

$$
\lambda = O_p(n^{-\frac{1}{2}}). \tag{4.3.15}
$$

设 $V_{Gi} = \frac{\delta_i X_i}{1 - G(X_i)}$. 由条件 (C3), 根据 Owen(1990) 中引理 3 的证明, 得到 $\max_{1 \leqslant i \leqslant n} V_{Gi} = o(n^{\frac{1}{2}})$. 由此与式 (4.3.13) 证明

$$
\max_{1 \leqslant i \leqslant n} V_{ni} \leqslant \max_{1 \leqslant i \leqslant n} V_{Gi} + \max_{1 \leqslant i \leqslant n} \frac{\delta_i X_i |\hat{G}_n(X_i) - G(X_i)|}{(1 - \hat{G}_n(X_i))(1 - G(X_i))}
$$

$$
\leqslant o_p(n^{\frac{1}{2}}) + \sup_{0 \leqslant z \leqslant Z_{(n)}} \frac{|\hat{G}_n(z) - G(z)|}{1 - \hat{G}_n(X_i)} \max_{1 \leqslant i \leqslant n} V_{Gi} = o_p(n^{\frac{1}{2}}).
$$

因此

$$\max_{1\leqslant i\leqslant n} W_{ni} = o_p(n^{\frac{1}{2}}). \tag{4.3.16}$$

由式 (4.3.2), 我们有

$$\frac{1}{n}\sum_{i=1}^{n}\frac{W_{ni}}{1+\lambda W_{ni}} = \frac{1}{n}\sum_{i=1}^{n} W_{ni}\left(1-\lambda W_{ni}+\frac{\lambda^2 W_{ni}^2}{1+\lambda W_{ni}}\right)=0.$$

因此

$$\lambda = -\frac{\displaystyle\sum_{i=1}^{n} W_{ni}}{\displaystyle\sum_{i=1}^{n} W_{ni}^2} + \gamma_n, \tag{4.3.17}$$

其中

$$\gamma_n = \lambda^2\frac{\dfrac{1}{n}\displaystyle\sum_{i=1}^{n}\dfrac{W_{ni}^3}{1+\lambda W_{ni}}}{\dfrac{1}{n}\displaystyle\sum_{i=1}^{n} W_{ni}^2}.$$

由式 (4.3.14)~(4.3.16) 证明

$$\gamma_n \leqslant O_p(n^{-1})\max_{1\leqslant i\leqslant n} W_{ni} = o_p(n^{-\frac{1}{2}}), \tag{4.3.18}$$

由于依概率有 $\dfrac{1}{n}\sum_{i=1}^{n}\dfrac{W_{ni}^3}{1+\lambda W_{ni}} \leqslant \dfrac{2\max_{1\leqslant i\leqslant n} W_{ni}}{n}\sum_{i=1}^{n} W_{ni}^2.$

由式 (4.3.2) 和 (4.3.14)~(4.3.16), 我们有

$$0 = \lambda\sum_{i=1}^{n}\frac{W_{ni}}{1+\lambda W_{ni}} = \sum_{i=1}^{n}\frac{\lambda W_{ni}}{1+\lambda W_{ni}} = \sum_{i=1}^{n}(\lambda W_{ni}) - \sum_{i=1}^{n}(\lambda W_{ni})^2 + o_p(1),$$

即

$$\sum_{i=1}^{n}(\lambda W_{ni}) = \sum_{i=1}^{n}(\lambda W_{ni})^2 + o_p(1). \tag{4.3.19}$$

因此由式 (4.3.3) 及 (4.3.19), 我们有

$$l(\theta_0) = 2\sum_{i=1}^{n}\log\{1+\lambda W_{ni}\}$$

$$= 2\sum_{i=1}^{n}\left(\lambda W_{ni}-\frac{1}{2}(\lambda W_{ni})^2\right)+r_n$$

$$= \lambda^2\sum_{i=1}^{n} W_{ni}^2 + r_n, \tag{4.3.20}$$

其中

$$r_n \leqslant \lambda^3 \sum_{i=1}^{n} W_{ni}^3 \leqslant O_p(n^{-\frac{3}{2}}) \max_{1 \leqslant i \leqslant n} W_{ni} \sum_{i=1}^{n} W_{ni}^2 = o_p(1).$$

因此由式 (4.3.15) 和 (4.3.17) 及 (4.3.20) 可证

$$l(\theta_0) = \frac{(\sqrt{n}\,\overline{W}_n)^2}{n^{-1}\sum_{i=1}^{n} W_{ni}^2} + o_p(1). \tag{4.3.21}$$

由 Stute 与 Wang (1993), 以概率 1 有

$$\frac{1}{n} \sum_{i=1}^{n} \frac{\delta_i \xi(X_i)}{1 - \widehat{G}_n(X_i)} \longrightarrow \theta_0, \tag{4.3.22}$$

这推得

$$n^{-1} \sum_{i=1}^{n} \left(\frac{\delta_i \xi(X_i)}{1 - \widehat{G}_n(X_i)} - \frac{1}{n} \sum_{i=1}^{n} \frac{\delta_i \xi(X_i)}{1 - \widehat{G}_n(X_i)} \right)^2 - \frac{1}{n} \sum_{i=1}^{n} W_{ni}^2 \xrightarrow{\text{a.s.}} 0. \tag{4.3.23}$$

由 Stute (1996) 定理 1.2 可证

$$n\widehat{\text{Var}}^*(Jack) \xrightarrow{\text{a.s.}} \sigma^2 \tag{4.3.24}$$

显然, 由式 (4.3.21) 与 (4.3.24) 可证

$$\widehat{l}(\theta_0) = \left(\frac{\sqrt{n}\overline{W}_n}{\sigma} \right)^2 + o_p(1),$$

其中 $\widehat{l}(\theta)$ 如前所定义, 是调整经验对数似然函数. 因此, 定理 4.2.1 可直接从引理 4.2.1 得到.

相关成果与文献注记

关于平均寿命估计的研究首先开始于 Sander (1975) 的文章, 但他所获得的是 $\mu(\tau) = \int_0^\tau (1 - F(x))\,dx$ 的估计, 其中 τ 固定且满足 $(1 - F(\tau))(1 - G(\tau)) > 0$. 该文还指出: 若 $\tau = \infty$ 或 $(1 - F(\tau))(1 - G(\tau)) = 0$. 估计 $\mu(\tau)$ 是非常困难的. 后来, Susarla 与 Van Ryzin (1980) 解决了这一困难, 使用 $\widehat{\mu} = \int_0^{M_n} (1 - \widehat{F}_n(t))\,dt$ 估计平均寿命 $\mu = \int_0^{\tau_F} x\,dF(x)$, 并证明了该估计的渐近正态性, 其中 M_n 是趋于 F 支撑上端点的常数序列. 然而该估计的一个缺点是为保证其渐近正态性, M_n 必须是一个以某种复杂的方式依赖于未知的 F 与 G, 而确定这样的 M_n 在实际应用中是困难的, Zheng (1989) 后来对此做了一些修改.

关于均值泛函的估计, 还有 Stute 和 Wang (1993) 与 Stute (1995) 的工作, 他们在不同条件下证明了一种 Kaplan-Meier 积分的强大数定律与渐近正态性.

第5章　对照差估计

本章介绍两个不同组的处理 (治疗效果) 差异 (或称对照差) 的统计推断方法和相关理论. 对照差推断是生存分析和医药追踪研究中的一个重要课题. 在医药研究中, 不仅要确定两种医药治疗方法是否有显著差异, 而且要对对照差进行估计推断. 为了对对照差进行推断, 文献中通常假设位置模型、刻度模型或位置 – 刻度模型, 也就是假设这种处理差异仅仅是位置变化、刻度变化或位置刻度同时变化下对处理差异进行推断. 下面就这 3 种模型介绍对照差的估计方法.

§5.1　位　置　模　型

现设第一组样本 $T_{1,1}, T_{1,2}, \cdots, T_{1,n}$ 是非负独立同分布表示寿命的随机变量, 其分布函数为 $F_1, C_{1,1}, C_{1,2}, \cdots, C_{1,n}$ 是非负独立同分布表示删失的随机变量, 具有连续分布函数 G_1, 这里假定诸 $T_{1,i}$ 独立于诸 $C_{1,i}$. 在随机右删失模型中, 我们不能完全观察 $T_{1,i}$, 而仅能观察到

$$X_{1,i} = \min(T_{1,i}, C_{1,i}), \qquad \delta_{1,i} = I[T_{1,i} \leqslant C_{1,i}], \quad i = 1, 2, \cdots, n.$$

第二个样本 $T_{2,1}, T_{2,2}, \cdots, T_{2,m}$ 是非负独立同分布表示寿命的随机变量, 其分布函数为 $F_2, C_{2,1}, C_{2,2}, \cdots, C_{2,m}$ 是非负独立同分布表示删失的随机变量, 具有连续分布函数 G_2, 这里假定诸 $T_{2,i}$ 独立于诸 $C_{2,i}$. 在随机右删失模型中, 我们不能完全观察 $T_{2,i}$, 而仅能观察到

$$X_{2,i} = \min(T_{2,i}, C_{2,i}), \qquad \delta_{2,i} = I[T_{2,i} \leqslant C_{2,i}], \quad i = 1, 2, \cdots, m.$$

假设下面位置模型:

$$F_2(t) = F_1(t - \Delta), \tag{5.1.1}$$

其中 F_1, F_2 完全未知, Δ 是未知参数, 这与通常的参数位置模型不同. 下面我们介绍几种估计 Δ 的非参数方法.

我们以 $T_{1,0}$ 和 $T_{2,0}$ 分别表示第一、第二个样本的寿命随机变量. 在模型 (5.1.1) 下, 容易看到 Δ 是分布 $T_{2,0} - T_{1,0}$ 的中位数. 假设中位数是惟一的, 则 $\Delta = K^{-1}(1/2)$, 其中

$$K(\delta) = P(T_{2,0} - T_{1,0} < \delta) = \int_0^\infty F_2(t + \delta) \, dF_1(t) \tag{5.1.2}$$

是 $T_{2,0} - T_{1,0}$ 的分布函数.

用 F_1 与 F_2 的 Kaplan-Meier 乘积限估计 $\widehat{F}_{1,n}$ 与 $\widehat{F}_{2,n}$ 取代 $K(\delta)$ 中的 F_1 与 F_2 可定义 $K(\delta)$ 的一个估计 $\widehat{K}_n(\delta)$, 因此 Δ 的一个显然估计是 $K_n^{-1}(\frac{1}{2})$(这里及以后对左连续函数 $g(x)$, 定义逆函数 $g^{-1}(y) = \inf\{x : g(x) > y\}$, 而对右连续函数 $g(x)$ 定义 $g^{-1}(y) = \inf\{x : g(x) \geqslant y\}$). 然而这一估计可能不是相合估计, 原因是 Kaplan-Meier 估计在尾部可能不是相合的, 因而 $\widehat{K}(\delta)$ 不是相合估计. 为了克服这一困难, Meng, Bassiakos, Meng 与 Lo (1991) 使用一种截断方法定义了一类广义的 Hodges-Lehmann 估计. 下面我们介绍这一方法:

设 τ_1 与 τ_2 是两个事先取定的常数, 分别满足 $\tau_1 < \tau_{F_1}$ 与 $\tau_2 < \tau_{F_2}$, 其中 $\tau_{F_1} = \inf\{t : F_1(t) = 1\}$, τ_{F_2} 类似可定义. 首先引进 $K(\delta)$ 的一个截断版本

$$K_1(\delta) = P(T_{2,0} - T_{1,0} < \delta, T_{1,0} < \tau_1) = \int_0^{\tau_1} F_2(t + \delta)\, dF_1(t), \qquad (5.1.3)$$

根据模型假设, 有

$$K_1(\Delta) = \int_0^{\tau_1} F_1(t)\, dF_1(t) := P_1. \qquad (5.1.4)$$

显然, 由式 (5.1.3) 可定义 Δ 的一个估计 $\widehat{K}_1^{-1}(\widehat{P}_1)$, 其中 $\widehat{K}_1(\delta)$ 与 $\widehat{P}_1$ 分别是 $K_1(\delta)$ 与 P_1 的抽样复制, 即用 F_1 与 F_2 的 Kaplan-Meier 估计分别取代 $K_1(\delta)$ 与 P_1 中的 F_1 与 F_2. 不幸的是这一估计在 $\Delta > \tau_2 - \tau_1$ 时可能不是相合估计, 原因是当 $\delta > \tau_2 - \tau_1$ 时, $\widehat{K}_1(\delta)$ 可能不是相合估计. 事实上我们只能证明 $\min\{\widehat{K}_1^{-1}(\widehat{P}_1), \tau_2 - \tau_1\}$ 是 $\min\{\Delta, \tau_2 - \tau_1\}$ 的相合估计, 为解决这一问题, 再引进另一函数

$$K_2(\delta) = 1 - P(T_{2,0} - T_{1,0} > \delta, T_{2,0} < \tau_2) = 1 - \int_0^{\tau_2} F_1(t - \delta)\, dF_2(t), \qquad (5.1.5)$$

同式 (5.1.4) 一样有

$$K_2(\Delta) = 1 - \int_0^{\tau_2} F_2(t)\, dF_2(t) := P_2. \qquad (5.1.6)$$

可以证明 $\max\{\widehat{K}_2^{-1}(\widehat{P}_2), \tau_2 - \tau_1\}$ 是 $\max\{\Delta, \tau_2 - \tau_1\}$ 的相合估计, 其中 $\widehat{K}_2(\delta)$ 与 $\widehat{P}_2$ 是 $K_2(\delta)$ 与 P_2 的抽样复制.

既然

$$\min\{\Delta, \tau_2 - \tau_1\} + \max\{\Delta, \tau_2 - \tau_1\} = \Delta + \tau_2 - \tau_1,$$

根据上面的分析可定义相合估计如下:

$$\widehat{\Delta}_{nm} = \min\{\widehat{K}_1^{-1}(\widehat{P}_1), \tau_2 - \tau_1\} + \max\{\widehat{K}_2^{-1}(\widehat{P}_2), \tau_2 - \tau_1\} - (\tau_2 - \tau_1).$$

定理 5.1.1 设 Δ 是 $K_i(\Delta) = P_i(i = 1, 2)$ 的惟一解, 则当 $n, m \to \infty$ 时, 有

$$\widehat{\Delta}_{nm} \xrightarrow{\text{a.e.}} \Delta.$$

在证明估计的强相合性之前, 我们首先证明 $\widehat{K}_i(\delta)$ 与 $\widehat{P}_i$ 的强相合性, 即下面引理:

引理 5.1.1 当 $n, m \to \infty$ 时, 以概率 1 有

$$\sup_{\delta \leqslant \tau_2 - \tau_1} |\widehat{K}_1(\delta) - K_1(\delta)| \longrightarrow 0,$$

$$\sup_{\delta \geqslant \tau_2 - \tau_1} |\widehat{K}_2(\delta) - K_2(\delta)| \longrightarrow 0,$$

且

$$\widehat{P}_i - P_i \longrightarrow 0, \quad i = 1, 2.$$

证 设

$$\widehat{F}_{1,n}^*(t) = \widehat{F}_{1,n}(t) - F_1(t), \tag{5.1.7}$$

且

$$\widehat{F}_{2,m}^*(t) = \widehat{F}_{2,m}(t) - F_2(t), \tag{5.1.8}$$

则有

$$\sup_{\delta \leqslant \tau_2 - \tau_1} |\widehat{K}_1(\delta) - K_1(\delta)| \leqslant \sup_{t \leqslant \tau_2} |\widehat{F}_{2,m}^*(t)| + \sup_{t \leqslant \tau_1} |\widehat{F}_{1,n}^*(t)| + |\widehat{F}_{1,n}^*(\tau_1)|,$$

$$\sup_{\delta \geqslant \tau_2 - \tau_1} |\widehat{K}_2(\delta) - K_2(\delta)| \leqslant \sup_{t \leqslant \tau_1} |\widehat{F}_{1,n}^*(t)| + \sup_{t \leqslant \tau_2} |\widehat{F}_{2,m}^*(t)| + |\widehat{F}_{2,m}^*(\tau_2)|, \tag{5.1.9}$$

$$|\widehat{P}_1 - P_1| \leqslant 2 \sup_{t \leqslant \tau_1} |\widehat{F}_{1,n}(t)| + |\widehat{F}_n(\tau_1)|,$$

和

$$|\widehat{P}_2 - P_2| \leqslant 2 \sup_{t \leqslant \tau_2} |\widehat{F}_{2,m}(t)| + |\widehat{F}_{2,m}(\tau_2)|. \tag{5.1.10}$$

于是引理可由事实

$$\sup_{t \leqslant \tau_1} |\widehat{F}_{1,n}^*(t)| \xrightarrow{\text{a.s}} 0$$

及

$$\sup_{t \leqslant \tau_2} |\widehat{F}_{2,m}^*(t)| \xrightarrow{\text{a.s.}} 0$$

得到. 为了证明式 (5.1.9) 中的第一个式子, 我们写

$$\widehat{K}_1(\delta) - K_1(\delta) = \int_0^{\tau_1} \widehat{F}_{2,m}^*(t+\delta) \, d\widehat{F}_{1,n}(t) + \int_0^{\tau_1} F_2(t+\delta) \, d\widehat{F}_{1,n}^*(t)$$
$$:= D_1(\delta) + D_2(\delta). \tag{5.1.11}$$

对 $D_1(\delta)$, 我们有

$$\sup_{\delta \leqslant \tau_2 - \tau_1} |D_1(\delta)| \leqslant \sup_{\delta \leqslant \tau_2 - \tau_1} \sup_{t \leqslant \tau_1} |\widehat{F}_{2,m}(t+\delta)| \leqslant \sup_{t \leqslant \tau_2} |\widehat{F}_{2,m}^*(t)|. \tag{5.1.12}$$

对 $D_2(\delta)$, 应用一般分部积分公式, 得到

$$|D_2(\delta)| = |F_2(\tau_1 + \delta)\widehat{F}_{1,n}^*(\tau_1) - \int_0^{\tau_1} \widehat{F}_{1,n}^*(t+)\,dF_2(t+\delta)|$$

$$\leqslant |\widehat{F}_{1,n}^*(\tau_1)| + \sup_{t\leqslant\tau_1}|\widehat{F}_{1,n}^*(t)|. \tag{5.1.13}$$

因此, 式 (5.1.9) 的第一式可由式 (5.1.11)~(5.1.13) 得到. 式 (5.1.9) 中余下不等式可由类似方法建立.

定理 5.1.1 的证 (i)$\Delta < \tau_2 - \tau_1$. 在此情形下我们将证

$$P(\widehat{\Delta}_{mn} \neq \widehat{K}_1^{-1}(\widehat{P}_1), \text{i.o.}) = 0. \tag{5.1.14}$$

首先由惟一性条件及 $K_i(\delta)$ 的单调性 $(i = 1, 2)$, 我们有

$$P_i = K_i(\Delta) < K_i(\tau_2 - \tau_1), \quad i = 1, 2. \tag{5.1.15}$$

由引理 5.1.1 可得 $\widehat{K}_i(\tau_2 - \tau_1) \overset{\text{a.s.}}{\to} K_i(\tau_2 - \tau_1)$ 及 $\widehat{P}_i \overset{\text{a.s.}}{\to} P_i(i = 1, 2)$, 因此由式 (5.1.15) 可得

$$P(\widehat{P}_i \geqslant \widehat{K}_i(\tau_2 - \tau_1), \text{i.o.}) = 0, \quad i = 1, 2,$$

因此容易看出 (见 Serfling (1980), 第 3 页)

$$P(\widehat{K}_i^{-1}(\widehat{P}_i) > \tau_2 - \tau_1, \text{i.o.}) \leqslant P(\widehat{P}_i \geqslant \widehat{K}_i(\tau_2 - \tau_1), \text{i.o.}) = 0, \quad i = 1, 2,$$

这可推出式 (5.1.14). 对任意 $0 < \epsilon < (\tau_2 - \tau_1) - \Delta$, 再由惟一性条件, 有

$$K_1(\Delta - \epsilon) < P_1 = K_1(\Delta) < K_1(\Delta + \epsilon). \tag{5.1.16}$$

既然由引理 5.1.1 可得 $\Delta \pm \epsilon < \tau_2 - \tau_1, \widehat{K}_1(\Delta \pm \epsilon) \overset{\text{a.s.}}{\to} K_1(\Delta \pm \epsilon)$, 因此由式 (5.1.16) 可推得

$$P(\widehat{K}_1^{-1}(\widehat{P}_1) > \Delta + \epsilon, \text{i.o.}) \leqslant P(\widehat{P}_1 \geqslant \widehat{K}_1(\Delta + \epsilon), \text{i.o.}) = 0, \tag{5.1.17}$$

及

$$P(\widehat{K}_1^{-1}(\widehat{P}_1) \leqslant \Delta - \epsilon, \text{i.o.}) \leqslant P(\widehat{P}_1 \leqslant \widehat{K}_1(\Delta - \epsilon), \text{i.o.}) = 0. \tag{5.1.18}$$

由式 (5.1.14) 和 (5.1.17) 及 (5.1.18), 我们有

$$P(|\widehat{\Delta}_{nm} - \Delta| > \epsilon, \text{i.o.}) = P(|\widehat{K}_1^{-1}(\widehat{P}_1) - \Delta| > \epsilon, \text{i.o.}) = 0,$$

即

$$\widehat{\Delta}_{nm} \overset{\text{a.s.}}{\longrightarrow} \Delta.$$

(ii) $\Delta > \tau_2 - \tau_1$. 与上面同样的道理可证

$$P(\widehat{\Delta}_{nm} \neq \widehat{K}_2^{-1}(\widehat{P}_2), \text{i.o.}) = 0,$$

及对任意的 $0 < \epsilon < \Delta - (\tau_2 - \tau_1)$, 有

$$P(|\widehat{K}_2^{-1}(\widehat{P}_2) - \Delta| > \epsilon, \text{i.o.}) = 0.$$

由上面两式即得所欲证.

(iii) $\Delta = \tau_2 - \tau_1$. 在这一情形下, 易证

$$\min\{\widehat{K}_1^{-1}(\widehat{P}_1) - \Delta, 0\} \leqslant \widehat{\Delta}_{nm} - \Delta \leqslant \max\{\widehat{K}_2^{-1}(\widehat{P}_2) - \Delta, 0\}. \tag{5.1.19}$$

对任意 $\epsilon > 0$, 既然 $\Delta - \epsilon < \tau_2 - \tau_1$ 且 $\Delta + \epsilon > \tau_2 - \tau_1$, 因而由引理 5.1.1 可推得 $\widehat{K}_1(\Delta - \epsilon) \xrightarrow{\text{a.s.}} K_1(\Delta - \epsilon)$ 及 $\widehat{K}_2(\Delta + \epsilon) \xrightarrow{\text{a.s.}} K_2(\Delta + \epsilon)$, 因此使用 (i) 和 (ii) 中同样的道理可得

$$P(\widehat{K}_1^{-1}(\widehat{P}_1) < \Delta - \epsilon, \text{i.o.}) \leqslant P(\widehat{P}_1 \leqslant \widehat{K}_1(\Delta - \epsilon), \text{i.o.}) = 0,$$
$$P(\widehat{K}_2^{-1}(\widehat{P}_2) > \Delta + \epsilon, \text{i.o.}) \leqslant P(\widehat{P}_2 \geqslant \widehat{K}_2(\Delta + \epsilon), \text{i.o.}) = 0.$$

由此与式 (5.1.19) 推得

$$P(|\widehat{\Delta}_{nm} - \Delta| > \epsilon, \text{i.o.}) \leqslant P(\widehat{K}_1^{-1}(\widehat{P}_1) < \Delta - \epsilon, \text{i.o.}) + P(\widehat{K}_2^{-1}(\widehat{P}_2) > \Delta + \epsilon, \text{i.o.}) = 0.$$

定理证毕.

设 $H_1(t) = P(X_{1,1} \leqslant t), H_2(t) = P(X_{2,1} \leqslant t)$, 如前约定, 对任意分布函数 $D(x)$, 记 $\bar{D}(x) = 1 - D(x)$. 下面定理 5.1.2 陈述估计的渐近正态性.

定理 5.1.2　假设 $F_1(t)$ 连续且

$$d(\tau_0) = \lim_{\epsilon \to 0} \frac{1}{\epsilon} \int_0^{\tau_0} (F_1(t + \epsilon) - F_1(t)) \, dF_1(t) \tag{5.1.20}$$

存在且是正的, 其中 $\tau_0 = \min(\tau_1, \tau_2 - \Delta)$. 假设

$$\lim_{n, m \to \infty} \frac{n}{n + m} = \lambda, \quad 0 < \lambda < 1,$$

则有

$$\sqrt{n + m}(\widehat{\Delta}_{nm} - \Delta) \xrightarrow{\mathcal{L}} N\left(0, \left[\frac{1}{\lambda}\sigma_1^2(\tau_0) + \frac{1}{1 - \lambda}\sigma_2^2(\tau_0)\right]\frac{1}{d^2(\tau_0)}\right),$$

其中

$$\sigma_1^2(\tau_0) = \frac{1}{4}\int_0^{\tau_0} \frac{(\bar{F}_1^2(t) - \bar{F}_1^2(\tau_0))^2}{\bar{F}_1(t)\bar{H}_1(t)} \, dF_1(t), \tag{5.1.21}$$

及

$$\sigma_2^2(\tau_0) = \frac{1}{4} \int_0^{\tau_0 + \Delta} \frac{(\bar{F}_2^2(t) - \bar{F}_2^2(\tau_0 + \Delta))^2}{\bar{F}_2(t)\bar{H}_2(t)} \, dF_2(t).$$

定理的证明冗长, 在此略去不证. 有兴趣的读者可在 Meng, Bassiakos 与 Lo (1991) 中找到证明, 或自己尝试给出更简洁的证明.

另一个重要的问题是渐近方差的估计问题. 容易看到对 $\widehat{\Delta}_{nm}$ 渐近方差的估计是相当直接的, 首先我们可利用 “塞入” 方法用 $\bar{F}_1$ 与 $\bar{F}_2$ 的 Kaplan-Meier 估计及 $\bar{H}_1$ 与 $\bar{H}_2$ 的经验分布函数分别取代 $\sigma_1^2(\tau_0)$ 与 $\sigma_2^2(\tau_0)$ 中的 $\bar{F}_1$ 与 $\bar{F}_2$ 及 $\bar{H}_1$ 与 $\bar{H}_2$. 而 $d(\tau_0)$ 可使用 Rao (1983) 第四章 Parveval 等式进行估计, 所不同的是经验分布权用 Kaplan-Meier 估计权取代. 使用这个方法估计渐近方差的一个优点是不需估计概率密度, 关于这一方差估计的细节可见 Bassiakos, Meng 与 Lo (1990).

§5.2　刻 度 模 型

考虑刻度模型

$$F_2(t) = F_1\left(\frac{t}{\theta}\right).$$

为估计 θ, 一个方法是通过数据对数变换, 使上面的刻度模型变为位置模型, 然后用估计位置模型的方法估计 $\Delta = \log\theta$, 因而得到 θ 的估计. 此外, Wei 与 Gail (1983) 及 Meng 等 (1991) 也给出了一些直接的估计方法, 也就是无需对数据进行对数变换而直接对尺度参数进行估计. 下面仍然介绍 Meng 等 (1991) 的方法.

首先将式 (5.1.3) 与 (5.1.5) 中的 $t + \delta$ 及 $t - \delta$ 分别变成 $t\delta$ 及 t/δ, 从而定义类似于 $\mathcal{K}_i(\delta)$ 的尺度版本, 记作 $\mathcal{K}_i(\theta)$, 相应地我们定义 $\mathcal{P}_i = \mathcal{K}_i(\Delta)$. 然后, 我们可以构造 θ 的估计如下:

$$\widehat{\theta}_{nm} = \min\left\{\widehat{\mathcal{K}}_1^{-1}(\mathcal{P}_1), \frac{\tau_2}{\tau_1}\right\} \max\left\{\widehat{\mathcal{K}}_2^{-1}(\widehat{\mathcal{P}}_2), \frac{\tau_2}{\tau_1}\right\} \frac{\tau_1}{\tau_2},$$

其中 $\widehat{\mathcal{K}}_i$ 与 $\widehat{\mathcal{P}}_i$ 分别是 $\mathcal{K}_i$ 与 $\mathcal{P}_i$ 用 Kaplan-Meier 估计取代其中的分布函数得到.

用 5.1 节中类似讨论可证估计的强相合性及渐近正态性. 也可对 $\widehat{\theta}_{nm} - \theta = e^{\widehat{\Delta}_{nm}} - e^{\Delta}$ 做 Taylor 展开, 然后利用定理 5.1.1 和 5.1.2 得到下面定理:

定理 5.2.1　假设 θ 是 $\mathcal{K}_i(\theta) = \mathcal{P}_i(i = 1, 2)$ 的惟一解, 则

$$\widehat{\theta}_{nm} \xrightarrow{\text{a.s.}} \theta.$$

定理 5.2.2　假设 $F_1(t)$ 连续且

$$\widetilde{d}(\widetilde{\tau}_0) = \lim_{\epsilon \to 0} \frac{1}{\epsilon} \int_0^{\widetilde{\tau}_0} t(F_1(t + \epsilon) - F_1(t)) \, dF_1(t)$$

存在且大于零, 其中 $\tilde{\tau}_0 = \min(\tau_1, \tau_2/\theta)$. 假设

$$\lim_{n,m\to\infty} \frac{n}{n+m} = \lambda, \quad 0 < \lambda < 1,$$

则

$$\sqrt{n+m}(\widehat{\theta}_{nm} - \theta) \xrightarrow{\mathcal{L}} N\left(0, \theta^2 \left[\frac{1}{\lambda}\widetilde{\sigma}_1^2(\tilde{\tau}_0) + \frac{1}{1-\lambda}\widetilde{\sigma}_2^2(\tilde{\tau}_0)\right]\frac{1}{\tilde{d}^2(\tilde{\tau}_0)}\right),$$

其中

$$\widetilde{\sigma}_1^2(\tilde{\tau}_0) = \frac{1}{4}\int_0^{\tilde{\tau}_0} \frac{(\bar{F}_1^2(t) - \bar{F}_1^2(\tilde{\tau}_0))^2}{\bar{F}_1(t)\bar{H}_1(t)} \, dF_1(t),$$

$$\widetilde{\sigma}_2^2(\tilde{\tau}_0) = \frac{1}{4}\int_0^{\tilde{\tau}_0\theta} \frac{(\bar{F}_2^2(t) - \bar{F}_2^2(\tilde{\tau}_0\theta))^2}{\bar{F}_2(t)\bar{H}_2(t)} \, dF_2(t).$$

§5.3　位置-刻度模型

位置模型或刻度模型可能从研究上讲比较容易, 而在一些实际问题中, 位置 - 刻度模型更适合用来刻画处理差异. 我们考虑 Kalbfleisch 与 Prentice (1980) 所提供的一个关于耗子白血病的实际数据例子, 对这个例子, 广义 Wilcoxon 检验不能用于检测因白血病死亡的雄耗子与雌耗子寿命差别, 然而另一方面 Zhang 与 Li (1996) 中的盒子图表明两者寿命是存在差别的, 事实上该图不仅表明有位置上的差异而且有刻度上的差异, 于是数据实际上表明位置-刻度模型用于检验两组耗子的寿命可能更合适.

我们假设下面位置-刻度模型

$$F_2(t) = F_1\left(\frac{t-\mu}{\sigma}\right). \tag{5.3.1}$$

下面我们介绍几种关于 μ 与 σ 的推断方法.

5.3.1　分位数方法

设 $Q_{T_{1,0}}$ 与 $Q_{T_{2,0}}$ 分别是 $T_{1,0}$ 与 $T_{2,0}$ 的分位数, 其中 $T_{1,0}$ 与 $T_{2,0}$ 分别表示第一组与第二组寿命随机变量. 设 F_1 与 F_2 分别有概率密度 f_1 与 f_2, $\widehat{F}_1$ 与 $\widehat{F}_2$ 分别是 F_1 与 F_2 的 Kaplan-Meier 估计, 其分位数分别为 $\widehat{Q}_{T_{1,0}}$ 与 $\widehat{Q}_{T_{2,0}}$.

取 p_1, p_2, p_3, 使得

$$0 < p_1 < p_2 \leqslant p_0, \quad Q_{T_{1,0}}(p_2) - Q_{T_{1,0}}(p_1) > 0,$$
$$Q_{T_{2,0}}(p_2) - Q_{T_{2,0}}(p_1) > 0, \quad 0 < p_3 \leqslant p_0.$$

设

$$R_{T_{1,0}}(p_1, p_2) = Q_{T_{1,0}}(p_1) - Q_{T_{1,0}}(p_2), \quad R_{T_{2,0}}(p_1, p_2) = Q_{T_{2,0}}(p_1) - Q_{T_{2,0}}(p_2),$$

及

$$\widehat{R}_{T_{1,0}}(p_1, p_2) = \widehat{Q}_{T_{1,0}}(p_1) - \widehat{Q}_{T_{1,0}}(p_2), \quad \widehat{R}_{T_{2,0}}(p_1, p_2) = \widehat{Q}_{T_{2,0}}(p_1) - \widehat{Q}_{T_{2,0}}(p_2).$$

由式 (5.3.1), 我们得到

$$\begin{cases} \mu = Q_{T_{2,0}}(p_3) - \dfrac{R_{T_{2,0}}(p_1, p_2)Q_{T_{1,0}}(p_3)}{R_{T_{1,0}}(p_1, p_2)}, \\ \sigma = \dfrac{R_{T_{2,0}}(p_1, p_2)}{R_{T_{1,0}}(p_1, p_2)}. \end{cases} \tag{5.3.2}$$

由式 (5.3.2), 我们只要用总体分位数的估计分别取代式 (5.3.2) 中对应的分位数, 即可得到 μ 与 σ 的估计 $\widehat{\mu}$ 与 $\widehat{\sigma}$ (见 Zhang 与 Li, 1996).

记

$$\alpha_0 = \left(-\frac{Q_{T_{2,0}}(p_3)}{R_{T_{2,0}}(p_1, p_2)}, \frac{Q_{T_{2,0}}(p_3)}{R_{T_{2,0}}(p_1, p_2)}, 1 \right)^{\mathrm{T}},$$

$$\beta_0 = \frac{1}{R_{T_{1,0}}(p_1, p_2)} \begin{pmatrix} 1 \\ -1 \\ 0 \end{pmatrix},$$

$$\Sigma_{T_{1,0}} = (\sigma_{T_{1,0}}(p_i, p_j)), \quad i, j = 1, 2, 3,$$

其中

$$\sigma_{T_{1,0}}(u, v) = \frac{(1-u)(1-v)}{f_{T_{1,0}}(Q_{T_{1,0}}(u))f_{T_{2,0}}(Q_{T_{2,0}}(v))} \int_0^{Q_{T_{1,0}}(u) \wedge Q_{T_{1,0}}(v)} (1-F_1)^{-2}(1-G_1)^{-1} \, dF_1.$$

类似于 $\Sigma_{T_{1,0}}$ 可定义 $\Sigma_{T_{2,0}}$.

定理 5.3.1 设 $0 < p_1, p_2, p_3 \leqslant p_0 < 1$, 对某 $\epsilon > 0$, F_1 与 F_2 分别在 $(0, Q_{T_{1,0}}(p_0) + \epsilon)$ 与 $(0, Q_{T_{2,0}}(p_0) + \epsilon)$ 存在正的连续概率密度 f_1 与 f_2, 则

$$\sqrt{n}\left(\begin{pmatrix} \widehat{\mu} \\ \widehat{\sigma} \end{pmatrix} - \begin{pmatrix} \mu \\ \sigma \end{pmatrix} \right) \xrightarrow{\mathcal{L}} N(0, \Sigma), \tag{5.3.3}$$

其中

$$\Sigma = \begin{pmatrix} \sigma_{11} & \sigma_{12} \\ \sigma_{12} & \sigma_{22} \end{pmatrix},$$

$$\sigma_{11} = \sigma^2 \alpha_0^{\mathrm{T}} \Sigma_{T_{1,0}} \alpha_0 + \frac{\rho}{1-\rho} \alpha_0^{\mathrm{T}} \Sigma_{T_{2,0}} \alpha_0,$$

$$\sigma_{22} = \sigma^2 \beta_0^{\mathrm{T}} \Sigma_{T_{1,0}} \beta_0 + \frac{\rho}{1-\rho} \beta_0^{\mathrm{T}} \Sigma_{T_{2,0}} \beta_0,$$

$$\sigma_{12} = \sigma^2 \alpha_0^{\mathrm{T}} \Sigma_{T_{1,0}} \beta_0 + \frac{\rho}{1-\rho} \alpha_0^{\mathrm{T}} \Sigma_{T_{2,0}} \beta_0,$$

由下面引理 5.3.1 及 $\delta-$ 方法可立即得到该定理的证明.

引理 5.3.1   假设定理 5.3.1 条件满足, 则

$$\sqrt{n}(\widehat{\mathbf{W}} - \mathbf{W}) \xrightarrow{\mathcal{L}} N(0, \Sigma_W),$$

其中

$$\mathbf{W} = (Q_{T_{1,0}}(p_1), Q_{T_{1,0}}(p_2), Q_{T_{1,0}}(p_3), Q_{T_{2,0}}(p_1), Q_{T_{2,0}}(p_2), Q_{T_{2,0}}(p_3))^{\mathrm{T}},$$

$$\widehat{\mathbf{W}} = (\widehat{Q}_{T_{1,0}}(p_1), \widehat{Q}_{T_{1,0}}(p_2), \widehat{Q}_{T_{1,0}}(p_3), \widehat{Q}_{T_{2,0}}(p_1), \widehat{Q}_{T_{2,0}}(p_2), \widehat{Q}_{T_{2,0}}(p_3))^{\mathrm{T}},$$

$$\Sigma_W = \begin{pmatrix} \Sigma_{T_{1,0}} & 0 \\ 0 & \dfrac{\rho}{1-\rho}\Sigma_{T_{2,0}} \end{pmatrix}.$$

证   这是 Doss 与 Gill (1992) 推论 1 的一个直接结果.

渐近方差 Σ 的相合估计可以用 "塞入" 方法获得, 即将 Σ 中的 $Q_{T_{1,0}}(p), Q_{T_{2,0}}(p)$, $F_1, F_2, B_{T_{1,0}}(p) = \int_0^{Q_{T_{1,0}}(p)}(1-F_1)^{-2}(1-G_1)^{-1}\,dF_1, B_{T_{2,0}}(p) = \int_0^{Q_{T_{2,0}}(p)}(1-F_2)^{-2}(1-G_2)^{-1}\,dF_2, q_{T_{1,0}}(p) = [f_1(Q_{T_{1,0}}(p))]^{-1}$ 及 $q_{T_{2,0}}(p) = [f_2(Q_{T_{2,0}}(p))]^{-1}$ 分别用它们的一致相合估计取代. 在这里我们用下面估计取代:

1. $Q_{T_{1,0}}(p), Q_{T_{2,0}}(p)$ 在 $[0, p_0]$ 上的一致相合估计 (Doss 与 Gill,1992),

2. $F_1(t)$ 与 $F_2(t)$ 在 $[0, Q_{T_{1,0}}(p_0) \wedge Q_{T_{2,0}}(p_0))$ 的一致相合估计 (Gill,1983),

3. $B_{T_{1,0}}(p)$ 与 $B_{T_{2,0}}(p)$ 在 $[0, p_0]$ 上的一致相合估计 (Gill, 1980),

4. 分位密度 $q_{T_{1,0}}(p)$ 与 $q_{T_{2,0}}(p)$ 在 $[0, p_0]$ 的一致相合估计 (Xiang, 1992).

下面我们介绍 $B_{T_{1,0}}(p)$ 与 $q_{T_{1,0}}(p)$ 的估计, $B_{T_{2,0}}(p)$ 与 $q_{T_{2,0}}(p)$ 的定义类似.

设 $0 = t_0 < t_1 < \cdots < t_J < t_{J+1} = \infty$ 是 T 样本的死亡时间; 设 d_j 表示在时间 t_j 的死亡数; 设 r_j 是 t_j 处于风险的个体数, 即在 t_j 前仍然活着且没被删失的个体数. $B_{T_{1,0}}(p)$ 的相合估计可由 Greenwood 公式给出, 即对 $p \in [0, p_0]$, $B_{T_{1,0}}(p)$ 的相合估计定义为

$$\widehat{B}_{T_{1,0}}(p) = n \sum_{j:t_j \leqslant \widehat{Q}_{T_{1,0}}(p)} \frac{d_j}{r_j(r_j - d_j)}. \tag{5.3.4}$$

Xiang (1992) 给出了下面分位密度的相合估计:

$$\widehat{q}_{T_{1,0}}(p) = -\frac{1}{h_n} \int_0^1 \widehat{F}_1^{-1}(u) K'\left(\frac{u-p}{h_n}\right)\,du, \tag{5.3.5}$$

其中 $K(\cdot)$ 是满足某条件(见Xiang, 1992)的核函数, h_n 是窗宽序列, 满足 $h_n(\log n/n)^{1/5}$. Xiang (1992) 建立了这一估计的强一致相合性.

本节记由上面的 "塞入" 方法所获得的渐近方差估计定义为 $\widehat{\Sigma}$. 考虑假设检验

$$H_0 : \sigma = \sigma_0, \text{对} H_1 : \sigma > \sigma_0(\text{或}\sigma < \sigma_0, \text{或}\ \sigma \neq \sigma_0).$$

由定理 5.3.1, 在 H_0 为真时, 我们有

$$\sqrt{n}(\widehat{\sigma} - \sigma) \xrightarrow{\mathcal{L}} N(0, v_\sigma),$$

其中 $v_\sigma = (\sigma^2\sigma_{T_{1,0}}^2 + (\rho/(1-\rho))\sigma_{T_{2,0}}^2)/R_{T_{1,0}}^2$ 及 $\sigma_{T_{1,0}}^2 = \sigma_{T_{1,0}}(p_1, p_1) + \sigma_{T_{1,0}}(p_2, p_2) - 2\sigma_{T_{1,0}}(p_1, p_2)$, σ_μ^2 可以类似地定义. 设

$$\widehat{v}_\sigma^2 = \frac{1}{\widehat{R}_{T_{1,0}}^2}\left(\sigma^2\widehat{\sigma}_{T_{1,0}}^2 + \frac{m}{n}\widehat{\sigma}_{T_{2,0}}^2\right), \tag{5.3.6}$$

其中 $\widehat{\sigma}_{T_{1,0}}^2 = \widehat{\sigma}_{T_{1,0}}(p_1, p_1) + \widehat{\sigma}_{T_{1,0}}(p_2, p_2) - 2\widehat{\sigma}_{T_{1,0}}(p_1, p_2)$, $\widehat{\sigma}_{T_{1,0}}(u, v)$ 是前面所定义 $\sigma_{T_{1,0}}(u, v)$ 的估计, 该估计由上面的 "塞入" 方法定义. 设

$$Z_\sigma = \frac{\sqrt{n}(\widehat{\sigma} - \sigma_0)}{\widehat{v}_\sigma}, \tag{5.3.7}$$

当 $Z_\sigma > z_\alpha$(或 $Z_\sigma < -z_\alpha$, 或 $|Z_\sigma| > Z_{\alpha/2}$), 我们拒绝 H_0, 其中 Z_α 是标准正态分布的 $1 - \alpha$ 分位点.

如果 $Q_{T_{2,0}}(p_1) \neq Q_{T_{2,0}}(p_2)$ 且 $Q_{T_{1,0}}(p_1) \neq Q_{T_{1,0}}(p_2)$, 我们有

$$n\left(\begin{array}{c}\widehat{\mu} - \mu \\ \widehat{\sigma} - \sigma\end{array}\right)^{\mathrm{T}}\widehat{\Sigma}^{-1}\left(\begin{array}{c}\widehat{\mu} - \mu \\ \widehat{\sigma} - \sigma\end{array}\right) \xrightarrow{\mathcal{L}} \chi_2^2,$$

这一结果能用于 μ 与 σ 的同时推断. 特别地

$$\chi_{\mu\sigma}^2 = n\left(\begin{array}{c}\widehat{\mu} - \mu_0 \\ \widehat{\sigma} - \sigma_0\end{array}\right)^{\mathrm{T}}\widehat{\Sigma}^{-1}\left(\begin{array}{c}\widehat{\mu} - \mu_0 \\ \widehat{\sigma} - \sigma_0\end{array}\right)$$

能用于检验假设 $\mu = \mu_0$ 与 $\sigma = \sigma_0$.

5.3.2 矩估计方法

注意到在式 (5.3.1) 下, 我们有

$$\begin{cases} ET_{2,i} = \sigma ET_{1,i} + \mu, \\ \mathrm{Var}(T_{2,i}) = \sigma^2\mathrm{Var}(T_{1,i}). \end{cases} \tag{5.3.8}$$

因此, 为估计 μ 与 σ, 我们只要估计 $ET_{1,i}$, $ET_{2,i}$, $\mathrm{Var}(T_{1,i})$ 与 $\mathrm{Var}(T_{2,i})$. 对这些矩估计, 已有一些方法, 见 Gill (1983), Susarla 与 Ryzin (1980), Stute (1995) 与 Wang (1998).

定义 $D_{ki} = \delta_{1,i}X_{1,i}^k$, $R_{kj} = \delta_{2,j}X_{2,j}^k$ $(i = 1, \cdots, n, \ j = 1, \cdots, m$ 及 $k = 1, 2)$. 设 $\widehat{G}_{1,n}(x)$ 与 $\widehat{G}_{2,m}(y)$ 分别是 $G_1(x)$ 与 $G_2(y)$ 的 Kaplan-Meier 估计. 注意到对 $k = 1, 2$, $i = 1, \cdots, n$ 与 $j = 1, \cdots, m$, 有

$$E\left(\frac{D_{ki}}{1 - G_1(X_i)}\right) = E(T_{1,i})^k, \qquad E\left(\frac{R_{kj}}{1 - G_2(T_{2,j})}\right) = E(T_{2,j})^k,$$

因此用矩方法分别得到 $ET_{1,i}$, $ET_{2,i}$, $\mathrm{Var}(T_{1,i})$ 与 $\mathrm{Var}(T_{2,i})$ 的估计为

$$\hat{U}_{nT_{1,0}} = \frac{1}{n}\sum_{i=1}^{n}\frac{D_{1i}}{1-\widehat{G}_{1,n}(X_{1,i})},$$

$$\hat{U}_{mT_{2,0}} = \frac{1}{m}\sum_{i=1}^{m}\frac{R_{1i}}{1-\widehat{G}_{2,m}(X_{2,i})},$$

$$\hat{\sigma}_{nT_{1,0}}^{2} = \frac{1}{n}\sum_{i=1}^{n}\frac{D_{2i}}{1-\widehat{G}_{1,n}(X_{1,i})} - \left(\frac{1}{n}\sum_{i=1}^{n}\frac{D_{1i}}{1-\widehat{G}_{1,n}(X_{1,i})}\right)^{2},$$

$$\hat{\sigma}_{mT_{2,0}}^{2} = \frac{1}{m}\sum_{i=1}^{m}\frac{R_{2i}}{1-\widehat{G}_{2,m}(X_{2,i})} - \left(\frac{1}{m}\sum_{i=1}^{m}\frac{R_{1i}}{1-\widehat{G}_{2,m}(X_{2,i})}\right)^{2},$$

由此及式 (5.3.8), Wang 与 Jing (2005) 定义 μ 与 σ 的估计如下:

$$\hat{\sigma}_{nm} = \frac{\hat{\sigma}_{mT_{2,0}}}{\hat{\sigma}_{nT_{1,0}}},$$

$$\hat{\mu}_{nm} = \hat{U}_{mT_{2,0}} - \hat{\sigma}_{nm}\hat{U}_{nT_{1,0}}.$$

他们还研究了这两个估计的渐近正态性, 下面介绍他们的工作.

首先引进一些记号, 如前对任何分布 F^{0}, 记 $\tau_{F^{0}} = \inf\{t : F^{0}(t) = 1\}$, 且设

$$H(x) = P(X_{1,0} \leqslant x), \qquad \Lambda^{F_{1}}(x) = -\log(1-F_{1}(x)),$$

$$L(y) = P(X_{2,0} \leqslant y), \qquad \Lambda^{F_{2}}(y) = -\log(1-F_{2}(y)).$$

进一步我们定义

$$a(x) = x^{2} - 2xET_{1,0}, \qquad \widetilde{a}(x) = \frac{\displaystyle\int_{x}^{\tau_{H_{1}}} a(t)\,dF(t)}{(1-F(x))},$$

$$b(y) = y^{2} - 2yET_{2,0}, \qquad \widetilde{b}(y) = \frac{\displaystyle\int_{y}^{\tau_{H_{2}}} b(t)\,dG(t)}{(1-G(y))}.$$

现做如下假设:

$$C1 : \int_{0}^{\tau_{H_{1}}} \frac{x^{2}}{1-G_{1}(x)}\,dF_{1}(x) < \infty.$$

$$C2 : \int_{0}^{\tau_{H_{2}}} \frac{y^{2}}{1-G_{2}(y)}\,dF_{2}(y) < \infty.$$

$$C3 : \sup_{0\leqslant x\leqslant \tau_{F_{1}}} \left|\frac{\displaystyle\int_{x}^{\tau_{F_{1}}} t^{2}dF_{1}(t)}{1-F_{1}(x)}\right| < \infty.$$

C4 : $\sqrt{n}\int_{X_{1,(n)}}^{\tau_F} x^2 dF_1(x) \xrightarrow{p} 0$,其中 $X_{1,(n)} = \max\{X_1,\cdots,X_n\}$.

C5 : 对某 $\lambda > 0, \dfrac{n}{m} \to \lambda$.

Wang 与 Jing (2005) 证明了下面定理:

定理 5.3.2　在上面条件 C1～C5 下, 我们有

$$\sqrt{n+m}(\hat{\sigma}_{nm} - \sigma) \xrightarrow{\mathcal{L}} N(0, V^{(1)}),$$

其中

$$V^{(1)} = \frac{1}{4\sigma^2}\left[(1+\lambda)\frac{V_{T_{2,0}}(\tau_{H_2})}{\mathrm{Var}^2(T_{1,0})} + \left(\frac{1}{\lambda}+1\right)\left(\frac{\mathrm{Var}^2 T_{2,0}}{\mathrm{Var}^4(T_{1,0})}\right)V_{T_{1,0}}(\tau_{H_1})\right],$$

其中

$$V_{T_{1,0}}(\tau_{H_1}) = \int_0^{\tau_{H_1}}\left(\frac{a(x)}{1-G_1(x)} - \frac{\widetilde{a}(x)}{1-G_1(x-)}\right)^2(1-H_1(x-))\,d\Lambda^{F_1}(x),$$

$$V_{T_{2,0}}(\tau_{H_2}) = \int_0^{\tau_{H_2}}\left(\frac{b(y)}{1-G_2(y)} - \frac{\widetilde{b}(y)}{1-G_2(y-)}\right)^2(1-H_2(y-))\,d\Lambda^{F_2}(y).$$

为证明定理 5.3.2, 我们先引进一些记号并证明两个引理.

设 $H_{1,n}(x) = \frac{1}{n}\sum_{i=1}^n I[X_{1,i} \leqslant x]$. 并定义

$$M_i^{F_1}(x) = I[X_{1,i} \leqslant x, \delta_{1,i} = 1] - \int_0^x I[X_{1,i} \geqslant u]\,d\Lambda^{F_1}(u), \quad i = 1,\cdots,n,$$

其中 $\Lambda^{F_1}(x)$ 表示累积失效率, 如前所定义.

引理 5.3.2　在条件 C1～C4 下, 我们有

1) $\sqrt{n}\left(\hat{\sigma}_{nT_{1,0}}^2 - \mathrm{Var}(T_{1,0})\right) \xrightarrow{\mathcal{L}} N(0, V_{T_{1,0}}(\tau_{H_1}))$;

2) $\sqrt{m}\left(\hat{\sigma}_{mT_{2,0}}^2 - \mathrm{Var}(T_{2,0})\right) \xrightarrow{\mathcal{L}} N(0, V_{T_{2,0}}(\tau_{H_2}))$.

证　通过一些计算, 我们有

$$\hat{\sigma}_{nT_{1,0}}^2 - \mathrm{Var}(T_{2,0}) = \frac{1}{n}\sum_{i=1}^n \frac{\delta_{1,i}X_{1,i}^2}{1-\widehat{G}_{1,n}(X_{1,i})} - \int_0^\infty x^2 dF_1(x)$$

$$-2ET_{1,0}\left(\frac{1}{n}\sum_{i=1}^n \frac{\delta_{1,i}X_{1,i}}{1-\widehat{G}_{1,n}(X_{1,i})} - \int_0^\infty x dF_1(x)\right)$$

$$-\left(\frac{1}{n}\sum_{i=1}^n \frac{\delta_{1,i}X_{1,i}}{1-\widehat{G}_{1,n}(X_{1,i})} - ET_{1,0}\right)^2$$

$$
\begin{aligned}
=&\ \frac{1}{n}\sum_{i=1}^{n}\int_{0}^{X_{1,(n)}} a(x)\left(\frac{dI[X_{1,i}\leqslant x,\delta_{1,i}=1]}{1-\widehat{G}_{1,n}(x)}-dF_1(x)\right)\\
&-\int_{X_{1,(n)}}^{\infty} x^2 dF_1(x)+2ET_{1,0}\int_{X_{1,(n)}}^{\infty} x dF_1(x)\\
=&\ \frac{1}{n}\sum_{i=1}^{n}\int_{0}^{X_{1,(n)}}\frac{a(x)}{1-\widehat{G}_{1,n}(x)}dM_i^{F_1}(x)\\
&+\int_{0}^{X_{1,(n)}} a(x)\left(\frac{1-H_{1,n}(x)}{\left(1-\widehat{G}_{1,n}(x)\right)\left(1-F_1(x)\right)}-1\right)dF_1(x)\\
&-\int_{X_{1,(n)}}^{\infty} x^2 dF_1(x)+2ET_{1,0}\int_{X_{1,(n)}}^{\infty} x dF_1(x)\\
&-\left(\frac{1}{n}\sum_{i=1}^{n}\frac{\delta_{1,i}X_{1,i}}{1-\widehat{G}_{1,n}(X_{1,i})}-ET_{1,0}\right)^2\\
:=&\ A_{n1}+A_{n2}+A_{n3}+A_{n4}+A_{n5}.
\end{aligned}
\tag{5.3.9}
$$

设 $\hat{F}_{1,n}(x)$ 是 F_1 的 Kaplan-Meier 估计. 由于

$$
\left(1-\widehat{G}_{1,n}(x)\right)\left(1-\hat{F}_{1,n}(x)\right)=1-H_{1,n}(x),
$$

我们得到

$$
\frac{1-H_{1,n}(x)}{\left(1-\widehat{G}_{1,n}(x)\right)\left(1-F_1(x)\right)}-1=\left(\frac{1-\hat{F}_{1,n}(x)}{1-F_1(x)}-1\right)=\frac{F_1(x)-\hat{F}_{1,n}(x)}{1-F_1(x)}.
\tag{5.3.10}
$$

因此, 由式 (5.3.10) 和分部积分, 我们得到

$$
\begin{aligned}
A_{n2}=&\ -\int_{0}^{X_{1,(n)}}\frac{F_1(x)-\hat{F}_{1,n}(x)}{1-F_1(x)}d\left(\int_{x}^{\infty} a(t)dF_1(t)\right)\\
=&\ \frac{\hat{F}_{1,n}(X_{(n)})-F_1(X_{1,(n)})}{1-F_1(X_{1,(n)})}\int_{X_{1,(n)}}^{\infty} a(t)\,dF_1(t)\\
&-\int_{0}^{X_{1,(n)}}\left(\int_{x}^{\infty} a(t)dF_1(t)\right)d\left(\frac{\hat{F}_{1,n}(x)-F_1(x)}{1-F_1(x)}\right)\\
:=&\ A_{n21}+A_{n22}.
\end{aligned}
\tag{5.3.11}
$$

设 $J_{1,n}(s)=I(0\leqslant s\leqslant X_{1,(n)})$, 则由 Shorack 与 Wellner (1986), 我们得到

$$
\frac{\hat{F}_{1,n}(x)-F_1(x)}{1-F_1(x)}=\frac{1}{n}\sum_{i=1}^{n}\int_{0}^{x}\frac{1-\hat{F}_{1,n}(s-)}{1-F_1(s)}\frac{J_{1,n}(s)}{1-H_{1,n}(s-)}dM_i^{F_1}(s),
$$

因此

$$
A_{n22} = -\sum_{j=1}^{n} \int_{0}^{X_{1,(n)}} \left(\int_{x}^{\infty} a(t) dF_1(t) \right) \frac{1 - F_{1,n}(x-)}{1 - F_1(x)} \frac{J_{1,n}(x)}{1 - H_{1,n}(x-)} dM_i^{F_1}(x),
$$
$$(5.3.12)$$

及

$$
\sqrt{n}(A_{n1} + A_{n22})
$$
$$
= \frac{1}{\sqrt{n}} \sum_{i=1}^{n} \int_{0}^{X_{1,(n)}} \left(\frac{a(x)}{1 - \widehat{G}_{1,n}(x)} - \int_{x}^{\infty} a(t) dF_1(t) \frac{1 - \widehat{F}_{1,n}(x-)}{1 - F_1(x)} \frac{J_{1,n}(x)}{1 - H_{1,n}(x-)} \right) dM_i^{F_1}(x).
$$
$$(5.3.13)$$

设 $\mathbf{M}_{1,n}^{F}(\tau)$ 是用 τ 取代 $A_{n1} + A_{n2}$ 中的 $X_{1,(n)}$ 得到的, 其中 $0 < \tau < \tau_{H_1}$. 既然式 (5.3.13) 中的积分是左连续的, 因而可料. 另一方面, $M_i^{F_1}(t)$ 是 $[0, \tau_{H_1}]$ 上的均值为零的平方可积鞅, 其中 $\tau_{H_1} = \inf\{t : H_1(t) = 1\}$. 因此由 Shorack 与 Wellner (1986) 附录中的定理 3.1(c), $\mathbf{M}_{1,n}^{F}(\tau)$ 是 $[0, \tau_{H_1}]$ 上均值为零的平方可积鞅. $\mathbf{M}_{n}^{F_1}(\tau)$ 的可料变差过程是

$$
\langle \mathbf{M}_{n}^{F_1}(\tau) \rangle = \int_{0}^{\tau} \left(\frac{a(x)}{1 - \widehat{G}_{1,n}(x)} - \int_{x}^{\infty} a(t) dF_1(t) \frac{1 - \widehat{F}_{1,n}(x-)}{1 - F_1(x)} \frac{J_{1,n}(x)}{1 - H_{1,n}(x-)} \right)^2
$$
$$
\times [1 - H_{1,n}(x-)] \, d\Lambda^{F_1}(x).
$$

注意到 $1 - \widehat{G}_{1,n}(x)$, $1 - \widehat{F}_{1,n}(x)$ 与 $1 - H_{1,n}(x)$ 在 $[0, \tau]$ 上的一致相合性, 因此

$$
\langle \mathbf{M}_{n}^{F_1}(\tau) \rangle \to \int_{0}^{\tau} \left(\frac{a(x)}{1 - G_1(x)} - \frac{\widetilde{a}(x)}{1 - G_1(x-)} \right)^2 (1 - H_1(x-)) \, d\Lambda^{F_1}(x). \quad (5.3.14)
$$

设

$$
L_{n1}(x) = \left(\frac{a(x)}{1 - \widehat{G}_{1,n}(x)} - \int_{x}^{\infty} a(t) dF_1(t) . \frac{1 - \widehat{F}_{1,n}(x-)}{1 - F_1(x)} \frac{J_{1,n}(x)}{1 - H_{1,n}(x-)} \right).
$$

为了证明 $\sqrt{n}(A_{n1} + A_{n2})$ 渐近正态, 除了证明式 (5.3.14), 还要验证 Lindeberg 条件, 即验证

$$
\sum_{i=1}^{n} \int_{0}^{\tau} L_{n1}^2(x) I[|L_{n1}(x)| > \epsilon] d\langle M_i^{F_1} \rangle \to 0 \quad (5.3.15)
$$

对任意 $\epsilon > 0$ 成立. 注意到 $L_{n1}(x) \xrightarrow{\text{a.s.}} 0$ 在 $[0, \tau]$ 上一致地成立, 因此 $I[L_{n1}(x) > \epsilon] = 0$ 在 $[0, \tau]$ 上一致地几乎处处成立, 由此知式 (5.3.15) 的左边以概率 1 为零. 因此, 我们证明了式 (5.3.15). 由鞅中心极限定理, 我们得到

$$
\mathbf{M}_{n}^{F_1}(\tau) \xrightarrow{\mathcal{L}} N\left(0, V_{T_{1,0}}(\tau)\right), \quad (5.3.16)
$$

其中

$$V_{T_{1,0}}(\tau) = \int_0^\tau \left(\frac{a(x)}{1-G_1(x)} - \frac{\tilde{a}(x)}{1-G_1(x-)} \right)^2 (1-H_1(x-))\,d\Lambda^{F_1}(x).$$

使用 Wang (1998) 中 (3.18) 同样的论据, 我们可证当 $n \to \infty$ 且 $\tau \to \tau_{H_1}$ 时, 在条件 C1 与 C3 下, 有

$$\mathbf{M}_n^{F_1}(X_{1,(n)}) - \mathbf{M}_n^{F_1}(\tau) \xrightarrow{p} 0. \tag{5.3.17}$$

由式 (5.3.16) 与 (5.3.17), 及 $V_{T_{1,0}}(\tau)$ 关于 τ 的连续性可证

$$\sqrt{n}(A_{n1} + A_{n22}) = \mathbf{M}_n(X_{(n)}) \xrightarrow{\mathcal{L}} N\left(0, V_{T_{1,0}}(\tau_{H_1})\right). \tag{5.3.18}$$

由 Zhou (1991) 的 (3.4), 容易看到

$$\frac{\hat{F}_{1,n}(X_{1,(n)}) - F_1(X_{1,(n)})}{1 - F_1(X_{1,(n)})} = O_p(1),$$

因此, 在条件 C4 下, 我们得到

$$\sqrt{n}A_{n21} \xrightarrow{p} 0. \tag{5.3.19}$$

且在条件 C4 下, 我们有

$$\sqrt{n}A_{n3} \xrightarrow{p} 0, \qquad \sqrt{n}A_{n4} \xrightarrow{p} 0. \tag{5.3.20}$$

近似于式 (5.3.18) 的证明, 我们可证明

$$\sqrt{n}\left(\frac{1}{n}\sum_{i=1}^n \frac{\delta_{1,i}X_{1,i}}{1-\widehat{G}_{1,n}(X_{1,i})} - ET_{1,0} \right) \xrightarrow{\mathcal{L}} N(0, \tilde{V}_{T_{1,0}}(\tau_{H_1})), \tag{5.3.21}$$

其中

$$\tilde{V}_{T_{1,0}}(\tau_{H_1}) = \int_0^{\tau_{H_1}} \left(\frac{t}{1-G_1(t)} - \frac{\int_t^\infty s\,dF_1(s)}{(1-F_1(t))(1-G_1(t-))} \right)^2 (1-H_1(t-))\,d\Lambda^{F_1}(t),$$

因此

$$\sqrt{n}A_{n5} = o_p(1). \tag{5.3.22}$$

由式 (5.3.9), (5.3.11), (5.3.18)~(5.3.20) 与 (5.3.22), 引理 5.3.2(i) 得证. 引理 5.3.2(ii) 可以类似证明.

引理 5.3.3 在定理 5.3.2 同样的条件下, 我们有

$$\sqrt{n+m}(\hat{\sigma}_{nm}^2 - \sigma^2) \xrightarrow{\mathcal{L}} N(0, V),$$

其中 $V = 4\sigma^2 V^{(1)}$, $V^{(1)}$ 如定理 5.3.2 中所定义.

证 由 $\hat{\sigma}_{nm}^2$ 的定义, 我们有

$$
\begin{aligned}
\hat{\sigma}_{nm}^2 - \sigma^2 &= \frac{\hat{\sigma}_{mT_{2,0}}^2 - \sigma^2 \mathrm{Var}T_{1,0}}{\mathrm{Var}T_{1,0}} + \frac{\mathrm{Var}T_{2,0}(\mathrm{Var}T_{1,0} - \hat{\sigma}_{nT_{1,0}}^2)}{\hat{\sigma}_{nT_{1,0}}^2 \mathrm{Var}T_{1,0}} \\
&\quad + \frac{(\hat{\sigma}_{mT_{2,0}}^2 - \mathrm{Var}T_{2,0})(\mathrm{Var}T_{1,0} - \hat{\sigma}_{nT_{1,0}}^2)}{\hat{\sigma}_{nT_{1,0}}^2 \mathrm{Var}T_{1,0}} \\
&= \left[\frac{\hat{\sigma}_{mT_{2,0}}^2 - \mathrm{Var}T_{2,0}}{\mathrm{Var}T_{1,0}} + \frac{\mathrm{Var}T_{2,0}(\mathrm{Var}T_{1,0} - \hat{\sigma}_{nT_{1,0}}^2)}{\mathrm{Var}^2 T_{1,0}} \right] \\
&\quad + \frac{\mathrm{Var}T_{2,0}(\mathrm{Var}T_{1,0} - \hat{\sigma}_{nT_{1,0}}^2)^2}{\hat{\sigma}_{nT_{1,0}}^2 \mathrm{Var}^2 T_{1,0}} \\
&\quad + \frac{(\hat{\sigma}_{mT_{2,0}}^2 - \mathrm{Var}T_{2,0})(\mathrm{Var}T_{1,0} - \hat{\sigma}_{nT_{1,0}}^2)}{\hat{\sigma}_{nT_{1,0}}^2 \mathrm{Var}T_{1,0}} \\
&:= M_{nm1} + R_{mn1} + R_{mn2}. \tag{5.3.23}
\end{aligned}
$$

由引理 5.3.2 及条件 C5, 我们得到

$$\sqrt{m+n}M_{nm1} \xrightarrow{\mathcal{L}} N(0, V), \tag{5.3.24}$$

其中 V 如引理 5.3.3 中所定义. 由引理 5.3.2, 我们得到

$$\sqrt{m+n}R_{nm1} \xrightarrow{p} 0, \qquad \sqrt{m+n}R_{nm2} \xrightarrow{p} 0. \tag{5.3.25}$$

因此, 由式 (5.3.23)~(5.3.25), 引理得证.

引理 5.3.4 在定理 5.3.2 的条件下, 我们有

$$\hat{\sigma}_{nm} - \sigma = \frac{\hat{\sigma}_{nm}^2 - \sigma^2}{2\sigma} + o_p\left((n+m)^{-\frac{1}{2}}\right).$$

证 注意到

$$\hat{\sigma}_{nm} - \sigma = \frac{\hat{\sigma}_{nm}^2 - \sigma^2}{\hat{\sigma}_{nm} + \sigma} = \frac{\hat{\sigma}_{nm}^2 - \sigma^2}{2\sigma} - \frac{(\hat{\sigma}_{nm}^2 - \sigma^2)(\hat{\sigma}_{nm} - \sigma)}{(\hat{\sigma}_{nm} + \sigma)2\sigma}. \tag{5.3.26}$$

由引理 5.3.3, 得

$$\hat{\sigma}_{nm}^2 - \sigma^2 = O_p\left((n+m)^{-\frac{1}{2}}\right), \tag{5.3.27}$$

或等价地

$$\hat{\sigma}_{nm} - \sigma = O_p\left((n+m)^{-\frac{1}{2}}\right). \tag{5.3.28}$$

引理由式 (5.3.26)~(5.3.28) 得证.

定理 5.3.2 的证   定理 5.3.2 是引理 5.3.3 与 5.3.4 的直接结果.

为了描叙位置参数估计 $\hat{\mu}$ 的渐近正态性, 我们需要引进更进一步的记号. 设

$$c(x) = a(x)\frac{\mathrm{Var}(T_{2,0})ET_{1,0}}{2\sigma\mathrm{Var}^2(T_{1,0})}, \qquad \widetilde{c}(x) = \frac{\displaystyle\int_x^{\tau_{H_1}} c(t)\,dF_1(t)}{(1 - F_1(x))},$$

$$d(y) = y + b(y)\frac{ET_{1,0}}{2\sigma\mathrm{Var}(T_{1,0})}, \qquad \widetilde{d}(y) = \frac{\displaystyle\int_y^{\tau_{H_2}} d(t)\,dF_2(t)}{(1 - F_2(y))}.$$

我们有下面定理:

定理 5.3.3   在条件 C1~C5 下, 有

$$\sqrt{n+m}(\hat{\mu}_{nm} - \mu) \xrightarrow{\mathcal{L}} N(0, V^{(2)}),$$

其中

$$V^{(2)} = \left(1 + \frac{1}{\lambda}\right)\Sigma_1 + (1 + \lambda)\Sigma_2,$$

其中 Σ_1 与 Σ_2 可由下式给出:

$$\Sigma_1 = \int_0^{\tau_{H_1}} \left(\frac{c(x)}{1 - G_1(x)} - \frac{\widetilde{c}(x)}{1 - G_1(x-)}\right)^2 (1 - H_1(x-))\,d\Lambda^{F_1}(x),$$

$$\Sigma_2 = \int_0^{\tau_{H_2}} \left(\frac{d(y)}{1 - G_2(y)} - \frac{\widetilde{d}(y)}{1 - G_2(y-)}\right)^2 (1 - H_2(y-))\,d\Lambda^{F_2}(y).$$

证   容易看到 $\hat{\mu}_{nm} - \mu$ 可分解为

$$\begin{aligned}
\hat{\mu}_{nm} - \mu = {} & \left(\frac{1}{m}\sum_{i=1}^m \frac{R_{1i}}{1 - \widehat{G}_{2,m}(Y_i)} - ET_{2,0}\right) + \sigma\left(ET_{1,0} - \frac{1}{n}\sum_{i=1}^n \frac{D_{1i}}{1 - \widehat{G}_{1,n}(X_{1,i})}\right) \\
& + \left(\frac{\sigma^2 - \hat{\sigma}_{nm}^2}{2\sigma}\right)ET_{1,0} + \frac{(\sigma^2 - \hat{\sigma}_{nm}^2)(\sigma - \hat{\sigma}_{nm})}{2\sigma(\sigma + \hat{\sigma})} \\
& + (\hat{\sigma}_{nm} - \sigma)\left(ET_{1,0} - \frac{1}{n}\sum_{i=1}^n \frac{D_{1i}}{1 - \widehat{G}_{1,n}(X_{1,i})}\right).
\end{aligned} \tag{5.3.29}$$

由式 (5.3.9), (5.3.11), (5.3.13) 与 (5.3.19)~(5.3.22), 我们得到

$$\frac{\hat{\sigma}^2_{nT_{1,0}} - \sigma^2_{T_{1,0}}}{2\sigma} = \frac{1}{2n\sigma} \sum_{i=1}^{n} \int_0^{X_{1,(n)}} \left(\frac{a(x)}{1 - \widehat{G}_{1,n}(x)} \right.$$

$$\left. - \int_x^\infty a(t) dF_1(t) \frac{1 - \widehat{F}_{1,n}(x-)}{1 - F_1(x)} \frac{J_{1,n}(x)}{1 - H_{1,n}(x-)} \right) dM_i^{F_1} + o_p(n^{-\frac{1}{2}}). \tag{5.3.30}$$

设 $\hat{J}_{2,m}(y) = I[0 \leqslant y \leqslant X_{2,(m)}]$ 与 $M_i^{F_2}(t) = I[X_{2,i} \leqslant t, \delta_{2,i} = 1] - \int_0^t I[X_{2,i} \geqslant s] d\Lambda^{F_2}(s)$. 类似于式 (5.3.30),我们有

$$\frac{\hat{\sigma}^2_{mY_0} - \sigma^2_{T_{2,0}}}{2\sigma} = \frac{1}{2m\sigma} \sum_{i=1}^{m} \int_0^{T_{2,(m)}} \left(\frac{b(y)}{1 - \widehat{G}_{2,m}(y)} \right.$$

$$\left. - \int_y^\infty b(t) dF_2(t) \frac{1 - \widehat{F}_{2,m}(y-)}{1 - F_2(y)} \frac{\hat{J}_{2,m}(y)}{1 - H_{2,m}(y-)} \right) dM_i^{F_2}(y) + o_p(m^{-\frac{1}{2}}), \tag{5.3.31}$$

其中 $H_{2,m}(y) = \frac{1}{m} \sum_{i=1}^{m} I[X_{2,i} \leqslant y]$. 因此,由式 (5.3.23)、(5.3.25)、(5.3.30) 与 (5.3.31) 证得

$$\frac{\hat{\sigma}^2_{nm} - \sigma^2}{2\sigma} = \frac{1}{2m\sigma \mathrm{Var} T_{1,0}} \sum_{i=1}^{m} \int_0^{X_{2,(m)}} \left(\frac{b(y)}{1 - \widehat{G}_{2,m}(y)} \right.$$

$$\left. - \int_y^\infty b(t) dF_2(t) \frac{1 - \widehat{F}_{2,m}(y-)}{1 - F_2(y)} \frac{\hat{J}_{2,m}(y)}{1 - H_{2,m}(y-)} \right) dM_i^{F_2}(y)$$

$$+ \frac{\mathrm{Var} T_{2,0}}{\mathrm{Var}^2 T_{1,0}} \frac{1}{2n\sigma} \sum_{i=1}^{n} \int_0^{X_{1,(n)}} \left(\frac{a(x)}{1 - \widehat{G}_{1,n}(x)} \right.$$

$$\left. - \int_x^\infty a(t) dF_1(t) \frac{1 - \widehat{F}_{1,n}(x-)}{1 - F_1(x)} \frac{J_{1,n}(x)}{1 - H_{1,n}(x-)} \right) dM_i^{F_1}(x) + o_p\left((n+m)^{-\frac{1}{2}}\right). \tag{5.3.32}$$

类似于式 (5.3.9)~(5.3.13) 及 (5.3.19)~(5.3.22) 的证明,可得

$$\frac{1}{n} \sum_{i=1}^{n} \frac{D_{1i}}{1 - \widehat{G}_{1,n}(X_{1,0})} - ET_{1,0} = \frac{1}{n} \sum_{i=1}^{n} \int_0^{X_{1,(n)}} \left(\frac{x}{1 - \widehat{G}_{1,n}(x)} \right.$$

$$\left. - \int_x^\infty t dF_1(t) \frac{1 - \widehat{F}_{1,n}(x-)}{1 - F_1(x)} \frac{J_{1,n}(x)}{1 - H_{1,n}(x-)} \right) dM_i^{F_1}(x) + o_p(n^{-\frac{1}{2}}), \tag{5.3.33}$$

与

$$\frac{1}{m}\sum_{i=1}^{m}\frac{R_{1i}}{1-\hat{G}_{2,m}(X_{2,i})}-ET_{2,0}$$

$$=\frac{1}{m}\sum_{i=1}^{m}\int_{0}^{T_{2,(m)}}\left(\frac{y}{1-\hat{G}_{2,m}(y)}-\int_{0}^{\infty}t\,dF_2(t)\right)\left(\frac{1-\hat{F}_{2,m}(y-)}{1-F_2(y)}\frac{\hat{J}_{2,m}(y)}{1-H_{2,m}(y-)}\right)dM_i^{F_2}(y).$$

$$=o_p\left(m^{-\frac{1}{2}}\right). \tag{5.3.34}$$

因此, 由式 (5.3.27), (5.3.28) 与 (5.3.21) 可得式 (5.3.29) 的第四项与第五项当 $n/m\to\lambda$ 时是 $O_p\left((n+m)^{-1}\right)$. 从而由式 (5.3.29)、(5.3.30)~(5.3.32) 可得

$$\hat{\mu}_{nm}-\mu$$

$$=\frac{1}{n}\sum_{i=1}^{n}\int^{T_{1,(n)}}\left(\frac{c(x)}{1-\hat{G}_{1,n}(x)}-\int_{x}^{\infty}c(t)dF_1(t)\frac{1-\hat{F}_{1,n}(x-)}{1-F_1(x)}\frac{J_{1,n}(x)}{1-H_{1,n}(x-)}\right)dM_i^{F_1}(x)$$

$$+\frac{1}{m}\sum_{i=1}^{m}\int_{0}^{T_{2,(m)}}\left(\frac{d(y)}{1-\hat{G}_{2,m}(y)}-\int_{y}^{\infty}d(t)dF_2(t)\frac{1-\hat{F}_{2,m}(y-)}{1-F_2(y)}\frac{\hat{J}_{2,m}(y)}{1-H_{2,m}(y-)}\right)dM_i^{F_2}(y),$$

$$+o_p\left((n+m)^{-\frac{1}{2}}\right), \tag{5.3.35}$$

其中 $c(x)$ 如第 3 节所定义. 设 U_{n1} 与 U_{m2} 分别是式 (5.3.35) 的第一项与第二项, 则近似于式 (5.3.18), 可以证明

$$\sqrt{n}U_{n1}\xrightarrow{\mathcal{L}}N(0,\Sigma_1), \qquad\qquad \sqrt{n}U_{m2}\xrightarrow{\mathcal{L}}N(0,\Sigma_2), \tag{5.3.36}$$

其中

$$\Sigma_1=\int_0^{\tau_{H_1}}\left(\frac{c(x)}{1-G_1(x)}-\frac{\tilde{c}(x)}{1-G_1(x-)}\right)^2(1-H_1(x-))\,d\Lambda^{F_1}(x),$$

及

$$\Sigma_2=\int_0^{\tau_{H_2}}\left(\frac{d(x)}{1-G_2(x)}-\frac{\tilde{d}(x)}{1-G_2(x-)}\right)^2(1-H_2(x-))\,d\Lambda^{F_2}(x).$$

因此由 U_{n1} 与 U_{m2} 的独立性及式 (5.3.35) 与 (5.3.36), 我们得到

$$\sqrt{n+m}(\hat{\mu}_{nm}-u)\xrightarrow{\mathcal{L}}N(0,V^{(2)}).$$

证明因此完成.

相关成果与文献注记

在位置模型下, 还有 Akritas(1986) 所提出的一种广义的 Hodges-Lehmann 估计, Park 与 Park (1995) 所提出的一种基于分位数的估计. Wang 与 Wang(2001) 还发展了两样本平均差的经验似然与鞍 bootstrap 推断方法.

第6章 非参数假设检验

我们知道, 生存分布与风险率是生存分析中两个重要的统计特征, 通过假设检验确定这些特征是生存分析中的一个重要任务. 此外, 在临床试验及生物医学研究中, 常常需要对生存分布或生存率 (风险率) 进行比较. 如实验室研究者也许要在不同的致癌环境下, 比较两组或多组老鼠的无肿瘤时间; 临床研究专家可能要比较两种治疗方法或药物的治疗效果. 这种差异尽管可从不同组病人的被估计的寿命分布函数或风险率函数中看出, 但这种粗略的直观并不能揭示这些差别是显著的还是由偶然机会造成的, 于是统计检验是必要的. 本章主要介绍生存分布与风险率函数的两样本与多样本比较检验, 而对单样本检验只做简单初步介绍.

§6.1 基于生存分布检验的两样本检验

现设第一组样本 $T_{1,1}, T_{1,2}, \cdots, T_{1,n}$ 是非负独立同分布表示寿命的随机变量, 其分布函数为 F_1, $C_{1,1}, C_{1,2}, \cdots, C_{1,n}$ 是非负独立同分布表示删失的随机变量, 具有连续分布函数 G_1. 这里假定诸 $T_{1,i}$ 独立于诸 $C_{1,i}$. 在随机右删失模型中, 我们不能完全观察 $T_{1,i}$, 而仅能观察到

$$X_{1,i} = \min(T_{1,i}, C_{1,i}), \qquad \delta_{1,i} = I[T_{1,i} \leqslant C_{1,i}], \quad i = 1, 2, \cdots, n.$$

第二组样本 $T_{2,1}, T_{2,2}, \cdots, T_{2,m}$ 也是非负独立同分布表示寿命的随机变量, 其分布函数为 F_2, $C_{2,1}, C_{2,2}, \cdots, C_{2,m}$ 是非负独立同分布表示删失的随机变量, 具有连续分布函数 G_2, 这里假定诸 $T_{2,i}$ 独立于诸 $C_{2,i}$. 在随机右删失模型中, 我们不能完全观察 $T_{2,i}$, 而仅能观察到

$$X_{2,i} = \min(T_{2,i}, C_{2,i}), \qquad \delta_{2,i} = I[T_{2,i} \leqslant C_{2,i}], \quad i = 1, 2, \cdots, m.$$

通常两样本检验问题是检验

$$H_0 : \bar{F}_1(t) = \bar{F}_2(t) (处理 1 与处理 2 是等效的),$$

备择假设是

$$H_1 : \quad \bar{F}_1(t) > \bar{F}_2(t) (处理 1 比处理 2 有效),$$
$$或 \quad H_2 : \quad \bar{F}_1(t) < \bar{F}_2(t) (处理 2 比处理 1 有效),$$
$$或 \quad H_3 : \quad \bar{F}_1(t) \neq \bar{F}_2(t) (处理 1 与处理 2 不等效).$$

如果数据是完全的, 许多标准的非参数检验可以用来比较两个生存分布. 例如, Wilcoxon(1945) 或 Mann-Whitney(1947) 所提出的 U 检验可用来检验两个独立的总体是否相同, 符号检验可用于两个独立样本的检验.

Miller(1981) 与 Lee(1992) 介绍了一些随机删失下的检验方法, 我们在此介绍其中的 4 种非参数检验: (1)Gehan 检验 (1965a); (2) Cox-Mantel 检验 (Cox 1959, 1972; Mantel 1966); (3) 对数秩检验 (Peto 和 Peto,1972); (4) Mantel-Haenszel 检验.

6.1.1   Gehan 检验

Gehan 的检验是 Wilcoxon 检验的推广. 设两样本观察为

$$X_{1,1}, \cdots, X_{1,n}; X_{2,1}, \cdots, X_{2,m}.$$

对这一联合样本排序并定义

$$Z_{(1)} < Z_{(2)} < \cdots < Z_{(n+m)},$$

$$R_{1i} = X_{1,i} \text{的秩},$$

$$R_1 = \sum_{i=1}^{n} R_{1i}.$$

若 R_1 太小或太大, 拒绝 H_0. R_1 渐近正态, 即

$$\frac{R_1 - E_0(R_1)}{\sqrt{\mathrm{Var}_0(R_1)}} = \frac{R_1 - \dfrac{m(m+n+1)}{2}}{\sqrt{\dfrac{mn(m+n+1)}{12}}} \xrightarrow{\mathcal{L}} N(0,1),$$

其中 $E_0(R_1)$ 与 $\mathrm{Var}_0(R_1)$ 是原假设下的矩运算.

在 Gehan 所定义的 Wilcoxon 检验里, Gehan 定义

$$U_{ij} = \begin{cases} 1, & \text{当} X_{1,i} > X_{2,j}, \delta_{2,j} = 1 \text{或} X_{1,i} = X_{2,j}, \delta_{1,i} = 0, \delta_{2,j} = 1; \\ 0, & \text{否则}; \\ -1, & \text{当} X_{1,i} < X_{2,j}, \delta_{1,i} = 1 \text{或} X_{1,i} = X_{2,j}, \delta_{1,i} = 1, \delta_{2,j} = 0. \end{cases}$$

若备择假设是 $H_1 : \bar{F}_1(t) > \bar{F}_2(t)$(即处理 1 比处理 2 有效), 计算下面统计量:

$$U = \sum_{i=1}^{n_1} \sum_{j=1}^{n_2} U_{ij}. \tag{6.1.1}$$

可以看出, 一对观察值, 当且仅当是两个不相等的 "死亡" 时间数据, 这对观察值对 U 的值有影响, 若两个数据都是删失数据, 则对 U 的值无影响. 若其中一个是删失数据, 另一个是死亡数据, 当且仅当该删失数不小于死亡数时, 才对 U 的值有影响.

因而, 当 U 或 $|U|$ 太大时, 拒绝 H_0. 为了计算假设检验的邻界值, 我们需要 U 的矩, 显然 U 的均值为零, 但 Gehan (1965) 所给出的 U 的方差公式太复杂. 下面用 Mantel 的方法计算方差.

现考虑两个样本组成的混合样本 $(Z_1, \zeta_1), \cdots, (Z_{m+n}, \zeta_{m+n})$, 其中 ζ 是 Z 对应的 δ 定义

$$U_{kl} = \begin{cases} 1, & \text{当} Z_k > Z_l, \zeta_l = 1 \text{或} Z_k = Z_l, \zeta_k = 0, \zeta_l = 1; \\ 0, & \text{否则}; \\ -1, & \text{当} Z_k < Z_l, \zeta_k = 1 \text{或} Z_k = Z_l, \zeta_k = 1, \zeta_l = 0; \end{cases}$$

$$U_k = \sum_{l=1, l \neq k}^{n+m} U_{kl},$$

及

$$W = \sum_{k=1}^{m+n} U_k I[k \in I_1],$$

其中 I_1 是第一个样本的指标集. 我们指出 $W = U$, 这是因为 $U_{k_1 k_2} = -U_{k_2 k_1}$, 因此当 $k_1, k_2 \in I_1$ 时, 这些项彼此互相抵消. 为了用置换方法计算 W 即 U 的方差, 现假设给定 $U_1, \cdots, U_{m+n}$, 我们没有放回地从 $U_1, \cdots, U_{m+n}$ 中抽 m 个样本, 并定义这 m 个值的和为 U^*, 使用对有限总体抽样结果, 可计算方差

$$\text{Var}^*(U^*) = \frac{mn}{(m+n)(m+n-1)} \sum_{i=1}^{m+n} U_i^2. \tag{6.1.2}$$

这一方差公式可作为 W 的近似方差. 于是 W 及 U 近似服从均值为零方差为式 (6.1.2) 的正态分布. 也就是 $Z = U / \sqrt{\text{Var}^*(U^*)}$ 近似服从标准的正态分布. 有了检验统计量的分布, 我们还可以针对各种备择假设求否定域. 如: 对备择假设 $H_1 : \bar{F}_1 > \bar{F}_2$, 否定域是 $Z > Z_\alpha$; 对 $H_2 : \bar{F}_1 < \bar{F}_2$, 否定域是 $Z < -Z_\alpha$; 对 $H_3 : \bar{F}_1 \neq \bar{F}_2$, 否定域为 $|Z| > Z_\alpha$, 此处 $P(Z > Z_\alpha | H_0) = \alpha$.

实际中计算 U_i 可以分两步, 第一步对每一观察计算比其小的其他观察个数再加上 1, 记之为 R_{1i}, 第二步计算 R_{2i}, 它是比第 i 个观察大的观察个数再加 1, 则 $U_i = R_{1i} - R_{2i}$. 下面通过 Lee(1992) 中的一个例子说明计算步骤.

例 6.1.1   将患乳腺癌的10个妇女随机地分为两组, 一组切除乳房后施行 CMF 治疗 (即反复使用 B-518 及 5- 氟味抗癌药), 另一组是切除乳房后不进行治疗. 两年后得到复发时间或缓解时间的数据如下 (单位是月):

治疗组 (第一组): $23, 16^+, 18^+, 20^+, 24^+$.

对照组 (第二组): $15, 18, 19, 19, 20$.

我们需要检验的假设是

$$H_0 : \bar{F}_1 = \bar{F}_2 (\text{两种治疗是等效的}),$$

$H_1 : \bar{F}_1 > \bar{F}_2$ (治疗比不治疗有效).

表 6-1-1 给出了 R_{1i} 和 R_{2i} 及 U_i 的计算过程与结果. 由表可得 $U = 1 + 2 + 5 + 4 + 6 = 18, \mathrm{Var}(U) = (5 \times 5 \times 208)/(10 \times 9) = 57.78$, $Z = 18/\sqrt{57.78} = 2.368$, 取显著水平 $\alpha = 0.05$, 则 $Z_{0.05} = 1.64$, 于是 $Z > Z_{0.05}$, 因而落入否定域, 这表明 H_0 应被拒绝, 即 CMF 治疗比不治疗有效. 事实上对应于 $Z = 2.368$ 的 p 值等于 0.009.

表 6-1-1   Gehan 的广义 Wilcoxon 检验中计算 U_i 的 Mantel 方法

两样本数据 从小到大排列	15	16+	18	18+	19	19	20	20+	23	24+
第一步, R_{1i} 的计算 从左到右对每一观察计算 肯定比其小的其余观察个数加 1	1	2	2	3	3	3	5	6	6	7
第二步, R_{2i} 的计算 从左到右对每一观察计算 肯定比其大的其余观察个数加 1	10	1	8	1	5	5	4	1	2	1
第三步, $U_i = R_{1i} - R_{2i}$	−9	1*	−6	2*	−2	−2	1	5*	4*	6*

* 表示来自第一个样本

6.1.2 Cox-Mantel 检验

设 $t_{(1)} < \cdots < t_{(k)}$ 是两组合并在一起后不同的死亡时间, $m_{(i)}$ 是死亡时间等于 $t_{(i)}$ 的个数. 于是

$$\sum_{i=1}^{k} m_{(i)} = r_1 + r_2,$$

其中 r_1 与 r_2 分别是第一组与第二组的死亡个数. 设 $R(t)$ 是在时间 t 的风险集, 即死亡时间或删失时间至少是 t 的所有个体组成的集合. 设 n_{1t} 与 n_{2t} 分别是 $R(t)$ 中对应于处理组 1 和处理组 2 的个体数. 在 $R(t_{(i)})$ 中的个体数是 $r_{(i)} = n_{1t_{(i)}} + n_{2t_{(i)}}$. 记

$$U = r_2 - \sum_{i=1}^{k} m_{(i)} A_{(i)}, \tag{6.1.3}$$

及

$$I = \sum_{i=1}^{k} \frac{m_{(i)}(r_{(i)} - m_{(i)})}{r_{(i)} - 1} A_{(i)}(1 - A_{(i)}), \tag{6.1.4}$$

其中 $A_{(i)}$ 是 $R(t_{(i)})$ 中属于第二组的个体所占的比例. 记

$$S = \frac{U}{\sqrt{I}},$$

由 Cox(1972), 统计量 S 在 H_0 为真时渐近服从标准正态分布, 因此可用于两样本检验. Lee (1992) 使用上面的方法分析了下面例 6.1.2.

例 6.1.2 研究例 6.1.1 中提出的缓解数据及假设. 不难看出, $r_1 = 1, r_2 = 5$, 在两个样本中共有 $k = 5$ 个互异的复发时间数据. 为了使用 Cox-Mantel 检验, 列出下列计算表格 (见表 6-1-2):

由式 (6.1.3) 与 (6.1.4) 可得

$$U = 5 - (0.5 + 0.5 + 2 \times 0.5 + 0.25) = 2.75,$$
$$I = \frac{1 \times 9}{9}(0.5 \times 0.5) + \frac{1 \times 7}{7}(0.5 \times 0.5)$$
$$+ \frac{2 \times 4}{5}(0.5 \times 0.5) + \frac{1 \times 3}{3}(0.25 \times 0.75) = 1.0876.$$

表 6-1-2 Cox-Mantel 检验的计算

不相同的缓解时间 $t_{(i)}$	$m_{(i)}$	风险集中的个数		$r_{(i)}$	$A_{(i)}$
		样本 1 n_{1t}	样本 2 n_{t2}		
15	1	5	5	10	0.5
18	1	4	4	8	0.5
19	2	3	3	6	0.5
20	1	3	1	4	0.25
23	1	2	0	2	0

因而 $S = 2.75/\sqrt{1.0875} = 2.637 > Z_{0.05} = 1.64$. 于是我们在水平为 $\alpha = 0.05$ 下拒绝 H_0, 这与前面一节所使用方法得到的结果一样. 对应于 $S = 2.637$ 的 p 值约为 0.004.

6.1.3 对数秩检验

对数秩检验实际上是 Mantel(1966) 对 Savage (1956) 检验的推广. 这个检验是基于每个观察值均赋予一定的得分而建立的, 这些得分是生存函数的对数在相应观察点的函数值. 以下称生存函数的对数为对数生存函数. Altshuler (1970) 用

$$-e(t_{(i)}) = -\sum_{j \leqslant t_{(i)}} \frac{m_{(j)}}{r_{(j)}} \tag{6.1.5}$$

作为对数生存函数在 $t_{(i)}$ 的估计值, 其中 $m_{(j)}$ 与 $r_{(j)}$ 如上一节所定义. PetoR 与 PetoJ (1972) 按下面方式对观察赋予记分: 对于非删失数据 $t_{(i)}$, $W_i = 1 - e(t_{(i)})$; 对于删失数据 $t_{(i)}$, $W_i = -e(t_{(i)})$. 在实际应用中, 若 t_i^+ 是删失数据, 取 $W_i = -e(t_{(j)})$, 这里 $t_{(j)}$ 是满足 $t_{(j)} \leqslant t_i^+$ 的最大非删失数据. 因此, 非删失数据越大, 对应的计分就越小, 删失数据对应的分值是负值. 记一个组中各数据对应记分 W_i 的和为 S. 用置换方法得到 S 的方差为

$$\text{Var}(S) = \frac{n_1 n_2 \sum_{i=1}^{m+n} W_i^2}{(m+n)(m+n-1)}. \tag{6.1.6}$$

这可改写为

$$V = \left\{ \sum_{j=1}^{k} \frac{m_{(j)}(r_{(j)} - m_{(j)})}{r_{(j)}} \right\} \frac{mn}{(m+n)(m+n-1)}.$$

对数秩检验就是使用 $L = S/\sqrt{\text{Var}(S)}$ 作为检验统计量. 可以证明在原假设下 L 渐近标准正态分布. 若 S 是从第一组得到的和数, 则否定域是 $L < -Z_{\alpha}$; 若 S 是从第二组得到的和数, 则否定域是 $L > Z_{\alpha}$, 其中 α 是检验 $H_0 : \bar{F}_1 = \bar{F}_2$ (备择假设是 $H_1 : \bar{F}_1 > \bar{F}_2$) 的显著水平. 下面例子使用这一方法分析:

例 6.1.3   仍使用例 6.1.2 中的数据和假设. 对数秩检验所使用的检验统计量可通过 $m_{(i)}, r_{(i)}, m_{(i)}/r_{(i)}$ 及 $e(t_{(i)})$ 计算出来, 这些数列在表 6-1-3 中.

表 6-1-3   对数秩检验的计算

两样本中的缓解时间t_i	$m(t_{(i)})$	$r_{(i)}$	$m_{(i)}/r_{(i)}$	$e(t_{(i)})$	w_i
15	1	10	0.100	0.100	0.900*
16+	–	–	–	–	−0.100
18	1	8	0.125	0.225	0.775*
18+	–	–	–	–	−0.225
19	2	6	0.333	0.558	0.442*
20	1	4	0.250	0.808	0.192*
20+	–	–	–	–	−0.808
23	1	2	0.500	1.308	−0.308
24+	–	–	–	–	−1.308

* 表示来自第二个样本

表 6-1-3 的第一列登记各观察数据, 第 2 至 5 列只对非删失数据列出相应的数, 其中 $e(t_{(i)})$ 是 $m_{(i)}/r_{(i)}$ 的累计值 (见式 (6.1.5)). 例如在 $t_{(i)} = 18$ 时, 有 $e(t_{(i)}) = 0.100+0.125 = 0.225$; 在 $t_{(i)} = 19$ 时, 有 $e(t_{(i)}) = 0.225+0.333 = 0.558$. 因为 $e(t_{(i)})$ 是生存函数的对数估计, 我们可以假定它在相邻的两个非删失数据之间为常数, $e(t_i^+)$ 等于 $e(t_{(j)})$ (这里 $t_{(j)} \leqslant t_i^+$). 于是对于删失数据 t_i^+, $W_i = -e(t_{(j)})$, 其中 $t_{(j)} \leqslant t_i^+$. 例如 16+ 对应的 W_i 是 $-e(15) = -0.100$, 而 18+ 对应的 $W_i = -e(18) = -0.225$. 两个相等的数据 19, 对应同样的计分: 0.442, 10 个 W_i 值之和等于 0, 这可用来检查计算是否正确.

统计量 $S = 0.900 + 0.775 + 0.442 + 0.192 = 2.751$, 从式 (6.1.5) 计算出 S 的方差为 1.210. 因此检验统计量 $L = 2.751/\sqrt{1.210} = 2.5$, p 值等于 0.0064. 因而在检验水平 0.0064 时拒绝原假设. 这表明 CMF 治疗更有效.

6.1.4   Mantel-Haenszel 检验

在其他预后因素需要调整的情形下, Mantel-Haenszel (1959) 检验对比较两组的生存状况是特别有用的. 这个检验已在很多临床与流行病研究中用做控制其他混杂影响的方法. 例如, 在比较治疗恶性黑瘤病的两种方法时, 重要的是把可能的混杂变量 (例如, 疾病的阶段) 在比较时加以调整. 在研究抽烟与心脏病的关联时, 重要的是对年龄的影响加以控制. 为了使用 Mantel-Haenszel 检验, 把数据按混杂变量进行分层, 制成一列 2×2 的表, 每一层对应一个表.

设 s 是层数, 设 n_{ji} 是第 j 组中位于第 i 层的个体数 $(j = 1, 2; i = 1, 2, \cdots, s)$, d_{ij} 是第 i 组第 j 层中个体的死亡数. 对于每一层可用 2×2 的列联表 6-1-4 来表示.

表 6-1-4

	死亡数	生存数	总数
第一组	d_{1i}	$n_{1i} - d_{1i}$	n_{1i}
第二组	d_{2i}	$n_{2i} - d_{2i}$	n_{2i}
总数	D_i	S_i	T_i

要检验的零假设可以陈述为

$$p_{i1} = p_{i2}, i = 1, 2, \cdots s.$$

这里 $p_{ij} = P(死亡|在第 j 组第 i 层)$. 因此, 这个检验就是要对与两个组生存概率 (或死亡概率) 差异有关的 s 张列联表同时进行比较.

我们使用下面 χ^2 检验统计量:

$$\chi^2 = \frac{\left(\sum_{i=1}^{s} d_{1i} - \sum_{i=1}^{s} E(d_{1i}) \right)^2}{\sum_{i=1}^{s} \mathrm{Var}(d_{1i})}, \tag{6.1.7}$$

其中

$$E(d_{1i}) = \frac{n_{1i} D_i}{T_i}, \tag{6.1.8}$$

且

$$\mathrm{Var}(d_{1i}) = \frac{n_{1i} n_{2i} D_i s_i}{T_i^2 (T_i - 1)} \tag{6.1.9}$$

都可由列联表边际的和数算出. 这个统计量近似服从自由度为 1 的 χ^2 分布. 如果所计算的 χ^2 值大于卡方分布表上对应于某检验水平的表值, 则两个组的生存状态有显著差异. Lee (1992) 使用下面例子说明这个方法的使用.

例 6.1.4 有 595 人参与一项关于胆固醇与冠心病 (CHD) 的关联程度的研究工作. 其中有 300 人已有 CHD, 其余 295 人没有 CHD. 为了发现高的胆固醇是否与 CHD 密切相关, 研究者决定在研究中要控制抽烟的影响. 于是被研究的人按抽烟与否分成两层. 数据见表 6-1-5.

表 6-1-5

		患有 CHD	不患 CHD	总数
抽烟者	胆固醇高	120	20	140
	胆固醇不高	80	60	140
	总数	200	80	280
不抽烟者	胆固醇高	30	60	90
	胆固醇不高	70	155	255
	总数	100	215	315

利用式 (6.1.8) 与 (6.1.9), 我们得到

$$E(d_{11}) = \frac{140 \times 200}{280} = 100, \quad E(d_{12}) = \frac{90 \times 100}{315} = 28.571,$$

$$\mathrm{Var}(d_{11}) = \frac{140 \times 140 \times 200 \times 80}{(280)^2(280-1)} = 14.337,$$

$$\mathrm{Var}(d_{12}) = \frac{90 \times 225 \times 100 \times 215}{(315)^2(315-1)} = 13.974.$$

利用式 (6.1.7) 和 $d_{11} = 120, d_{12} = 30$, 我们有

$$\chi^2 = \frac{(150 - 128.571)^2}{14.337 + 13.974} = 16.220.$$

这在 0.001 水平上是显著的. 于是在排除抽烟的影响后我们发现, 高胆固醇与 CHD 是密切相关的.

应该指出, 在应用到生命表时, 这个 χ^2 检验统计量对那些在较早的时间区间中出现的死亡者比较晚的死亡者给予了较高的重视. 这就是说, 如果两个组在整个研究期间的生存概率相等, 则式 (6.1.7)~(6.1.9) 将对死亡出现较早的那个组给出较高的死亡率. Mantel(1966) 提出下面解释:

研究两个组, 每组 150 人. 每个组都有 50 人死亡. 在第 1 组里所有死亡发生在第一个区间, 在第二组里所有死亡发生在第二个区间. 两个区间如列联表 6-1-6.

表 6-1-6

		死亡数	生存数	总数
第一 区间	第一组	50	50	100
	第二组	0	100	100
	总数	50	150	200
第二 区间	第一组	0	50	50
	第二组	50	50	100
	总数	50	100	150

从这些表可知, $E(d_{11}) = 100 \times \frac{50}{200} = 25$, $E(d_{12}) = 50 \times \frac{50}{150} = 16.67$. 总的平均死亡数是 $25 + 16.67 = 41.67$. 可见第一组的死亡数比起总平均数大 20%, 于是, 在两组中出现较早死亡的情况有显著不同, 则可以得到显著的 χ^2 值.

§6.2 基于生存分布的多样本检验

显然, 多样本检验是两样本检验的推广. 在一些实际问题中, 我们常常需要判断多个独立的样本是否来自同一总体. 比如, 在医学研究中病人接受 K 种处理或治疗, 我们需要了解的是这 K 种治疗方法是否效果相同, 从统计意义上说是否有显著差异.

对第 i 组样本, 设 $T_{i1}, \cdots, T_{in_i}$ 独立有共同的分布函数 F_i, 表示寿命的随机变量序列, 设 $C_{i1}, \cdots, C_{in_i}$ 独立有相同的分布函数 G_i, 表示删失随机变量序列. 在随机删失下, 我们观察到 $(X_{i1}, \delta_{i1}), \cdots, (X_{in_i}, \delta_{in_i})$, 其中

$$X_{ij} = T_{ij} \wedge C_{ij}, \quad \delta_{ij} = I[T_{ij} \leqslant C_{ij}], \quad j = 1, 2, \cdots, n_i, i = 1, 2, \cdots, K.$$

我们希望利用上面数据检验假设

$$H_0 : F_1 = F_2 = \cdots = F_K.$$

本节将介绍几种非参数检验方法.

6.2.1 广义 Kruskal-Wallis 检验

定义计分函数

$$U((X_{ij}, \delta_{ij}), (X_{i'j'}, \delta_{i'j'})) = \begin{cases} 1, & 若 X_{ij} > X_{i'j'}, \delta_{i'j'} = 1 \text{ 或} \\ & X_{ij} = X_{i'j'}, \delta_{ij} = 0, \delta_{i'j'} = 1, \\ 0, & 否则, \\ -1, & 若 X_{ij} < X_{i'j'}, \delta_{ij} = 1 \text{ 或} \\ & X_{ij} = X_{i'j'}, \delta_{ij} = 1, \delta_{i'j'} = 0. \end{cases}$$

设

$$W_i = \sum_{j=1}^{n_i} \sum_{i'=1, i' \neq i}^{K} \sum_{j'=1}^{n_{i'}} U((X_{ij}, \delta_{ij}), (X_{i'j'}, \delta_{i'j'})),$$

$$W = (W_1, \cdots, W_K)'.$$

定义

$$H_i(t) = P(X_{i1} \leqslant t],$$

$$H_{i1}(t) = P(X_{i1} \leqslant t, \delta_{i1} = 1),$$

$$H(t) = \sum_{i=1}^{K} \lambda_i H_i, \quad H_1(t) = \sum_{i=1}^{K} \lambda_i H_{i1},$$

$$\widehat{H}_i(t) = n_i^{-1} \sum_{j=1}^{n_i} I[X_{ij} \leqslant t],$$

$$\widehat{H}_{i1}(t) = n_i^{-1} \sum_{j=1}^{n_i} I[X_{ij} \leqslant t, \delta_{ij} = 1],$$

$$\widehat{H}(t) = \sum_{i=1}^{K} \lambda_i \widehat{H}_i(t), \quad \widehat{H}_1(t) = \sum_{i=1}^{K} \lambda_i \widehat{H}_{i1}(t),$$

其中 $\lambda_i = n_i/N$, N 是 K 个样本观察总数, 则 W_i 可以表示为

$$W_i = n_i N \left\{ \int (1 - \widehat{H}_i(t)) \, d\widehat{H}_1(t) - \int (1 - \widehat{H}(t)) \, d\widehat{H}_{i1}(t) \right\}.$$

在 H_0 下, W_i 的期望是零, 协方差阵计算是复杂的, 由 Breslow(1970) 所获得的计算结果为

$$\mathrm{cov}(W_i, W_{i'}|H_0) = -N^3 \lambda_i \lambda_{i'} \int (1 - H_i)(1 - H_{i'}) \, dH_1$$

$$-N^2 \lambda_i \lambda_{i'} \left\{ \int H_i(1 - H_i) \, dH_{i1} + \int H_{i'}(1 - H_{i'}) \, dH_{i1} \right\},$$

$$\mathrm{Var}(W_i|H_0) = N^3 \lambda_i \left\{ \int (1 - H)(1 - H_i) \, dH_1 - \lambda_i \int (1 - H_i)^2 \, dH_1 \right\}$$

$$+N^2 \lambda_i (1 - \lambda_i) \left\{ \int K_i(1 - K_i) \, dH_{i1} + \int H_i(1 - H_i) \, d\widetilde{K}_i \right\},$$

$$(6.2.1)$$

其中

$$K_i = \frac{H - \lambda_i H_i}{1 - \lambda_i}, \quad \widetilde{K}_i = \frac{H_1 - \lambda_i H_{i1}}{1 - \lambda_i}.$$

容易看到 $N^{-\frac{3}{2}}W$ 渐近协方差阵为 $\Sigma = (\sigma_{ii'})$, 其中

$$\sigma_{ii'} = -\lambda_i \lambda_{i'} \int (1 - H_i)(1 - H_{i'})\, dH_1 \quad (i \neq i'), \tag{6.2.2}$$

及

$$\sigma_{ii} = \lambda_i \int \{(1 - H)(1 - H_i) - \lambda_i(1 - H_i)^2\}\, dH_1. \tag{6.2.3}$$

用 $\widehat{H}_i, \widehat{H}$ 及 $\widehat{H}_1$ 分别取代 Σ 中的 H_i, H 及 H_1, 可得 Σ 的估计 $\widehat{\Sigma}$. $\widehat{\Sigma}$ 的元素 $\widehat{\sigma}_{ii'}$ 也可以由下式决定:

$$\widehat{\sigma}_{ii'} = - \sum_{i''=1}^{K} \sum_{j''=1}^{n_{i''}} \delta_{i''j''} \sum_{j=1}^{N_i} e(X_{ij} - X_{i''j''}) \sum_{j'=1}^{n_{i'}} e(X_{i'j'} - X_{i''j''}) \quad (i \neq i'), \tag{6.2.4}$$

及

$$\widehat{\sigma}_{ii} = - \sum_{i' \neq i} \widehat{\sigma}_{ii'}, \tag{6.2.5}$$

其中

$$e(x) = \begin{cases} 1, & x > 0, \\ 0, & x \leqslant 0. \end{cases}$$

若 K 样本中每一个样本包含至少一个删失观察(最大值除外), 则 $\widehat{\Sigma}$ 的秩为 $K-1$. 对这样的 $\widehat{\Sigma}$, 存在 $K-1$ 个向量 $\xi_i = (\xi_{i1}, \cdots, \xi_{iK})^{\mathrm{T}} (i = 1, 2, \cdots, K-1)$, 使得当 $i = j$ 时, $\xi_i^{\mathrm{T}} \widehat{\Sigma} \xi_j = 1$, 当 $i \neq j$ 时, $\xi_i^{\mathrm{T}} \widehat{\Sigma} \xi_j = 0$. 设

$$S_i = n^{-\frac{3}{2}} \xi_i^{\mathrm{T}} W, \tag{6.2.6}$$

及

$$S = \sum_{i=1}^{K-1} S_i^2, \tag{6.2.7}$$

由 Breslow(1970), S 是渐近自由度为 $K-1$ 的卡方分布, S 可用于检验假设 H_0.

6.2.2 趋向性检验

在很多实际问题中, 当我们知道总体不全相等时, 则它们将按某种序排列. 如在医药研究中, 某种药品剂量的增加要么增加病痛的缓解时间, 要么对增加缓解时间没有作用, 也就是总体对应于减少的药品剂量

$$d_1 > \cdots > d_K,$$

做下面的假设检验:

$$H_0: F_1 = \cdots = F_K \text{对} H_1: F_1 < \cdots < F_K, \tag{6.2.8}$$

其中 d_i 是第 i 个总体成员所使用的剂量.

当某种量比如药品剂量可获得时, 记

$$l = (d_1, \cdots, d_K)^{\mathrm{T}}.$$

若没有变量可获得, 则定义

$$\begin{cases} l = (-(K-1), \cdots, -3, -1, 1, 3, \cdots, (K-1))^{\mathrm{T}}, & \text{若} K \text{是偶数}, \\ l = \left(-\dfrac{(K-1)}{2}, \cdots, -1, 0, 1, \cdots, \dfrac{(K-1)}{2}\right)^{\mathrm{T}}, & \text{若} K \text{是奇数}. \end{cases}$$

重新规范化上一节所定义的 W 如下:

$$\widetilde{W}_i = \frac{W_i}{n_i(N - n_i)},$$
$$\widetilde{W} = (\widetilde{W}_1, \cdots, \widetilde{W}_K)^{\mathrm{T}}.$$

设 c 满足

$$l^{\mathrm{T}} \widetilde{W} = c^{\mathrm{T}} W,$$

则

$$\frac{c^{\mathrm{T}} W}{\sqrt{N^3 c^{\mathrm{T}} \Sigma_0^* c}} \xrightarrow{\mathcal{L}} N(0, 1),$$

其中

$$\widetilde{\Sigma}_0^* = \left(\int_0^\infty (1 - H(u))^2 \, dH_1(u)\right) \begin{pmatrix} \lambda_1(1 - \lambda_1) & \cdots & -\lambda_1 \lambda_i & \cdots & -\lambda_1 \lambda_K \\ \vdots & & \vdots & & \vdots \\ -\lambda_i \lambda_1 & \cdots & \lambda_i(1 - \lambda_i) & \cdots & -\lambda_i \lambda_K \\ \vdots & & \vdots & & \vdots \\ -\lambda_K \lambda_1 & \cdots & -\lambda_K \lambda_1 & \cdots & \lambda_K(1 - \lambda_K) \end{pmatrix}.$$

这一统计量 $c^{\mathrm{T}} W$ 可用于检验式 (6.2.8).

§6.3 单样本失效率检验

假设总体的风险率函数用 $\lambda(t)$ 表示, 现有样本大小为 n 的右删失数据 (X_1, δ_1), $(X_2, \delta_2), \cdots, (X_n, \delta_n)$, 对于 $t \leqslant \tau$, 我们希望用这些删失数据检验

$$H_0 : \lambda(t) = \lambda_0(t).$$

备择假设为

$$H_1: \quad \lambda(t) > \lambda_0(t),$$
$$或 \quad H_2: \quad \lambda(t) < \lambda_0(t),$$
$$或 \quad H_3: \quad \lambda(t) \neq \lambda_0(t),$$

这里, $\lambda_0(t)$ 是一个完全在 $[0,\tau]$ 内指定的函数, 一般地, τ 取最大的观察值. 设 $\hat{\Lambda}(x)$ 是累积失效率估计, 其定义如下:

$$\hat{\Lambda}(x) = \sum_{X_i \leqslant x} \frac{\delta_i}{n - R_i + 1},$$

其中 R_i 是 X_i 的秩.

我们构造检验统计量的思想是将上述累积失效率函数估计的增量 $d\hat{\Lambda}(t)$ 与总体累积失效率的增量 $\lambda_0(t)\,dt$ 做比较, 并用这些增量的加权和 (积分) 做假设检验.

记 $W(t)$ 为所使用的权函数, 它是局部有界可料的非负的随机过程. 考虑如下检验统计量:

$$Z(t) = \sum_{X_i \leqslant t} W(X_i) \frac{\delta_i}{n - R_i + 1} - \int_0^\tau W(s)\lambda_0(s)ds. \tag{6.3.1}$$

这一统计量实际上可表示为鞅积分

$$Z(t) = \int_0^t W(s)\,d\{\hat{\Lambda}(s) - \Lambda_0(s)\},$$

其中 $\Lambda_0(t)$ 是对应于 $\lambda_0(t)$ 的累积失效率函数. 在原假设成立下, 所用的统计量的渐近方差可由

$$\hat{V}(\tau) = \int_0^\tau W^2(s) \frac{\lambda_0(s)}{n(1 - H_n(s-))} ds \tag{6.3.2}$$

近似估计, 而 $S(\tau) = Z(\tau)/\sqrt{V(Z(\tau))}$ 的分布可用标准卡方分布近似, 其中 H_n 如第一章所定义, 表示 $X_1, X_2, \cdots, X_n$ 的经验分布函数. 当 $S(\tau) > S_\alpha$ 时, 拒绝 H_0, 接受备择假设 $H_1: \lambda(t) > \lambda_0(t)$; 当 $S(\tau) < -S_\alpha$ 时, 拒绝 H_0, 接受备择假设 $H_2: \lambda(t) < \lambda_0(t)$; 当 $|S(\tau)| > S_\alpha$ 时, 拒绝 H_0, 接受备择假设 $H_3: \lambda(t) \neq \lambda_0(t)$, 此处 S_α 是标准正态分布的 $1 - \alpha$ 分位点.

$Z(\tau)$ 的另一渐近方差估计为 $\tilde{V}(\tau) = \sum_{X_i \leqslant t} W^2(X_i)\delta_i/(n - R_i + 1)^2$, 它实际上是用 $\lambda_0(t)$ 的经验估计取代式 (6.3.2) 中的 λ_0 得到的. 顺便指出 $Z(t)$ 的渐近分布可由鞅中心极限定理得到, 有兴趣的读者可参考 Anderson 等 (1993) 第五章.

选取权的一个常用的方法是取 $W(t) = nH_n(t-)$, 此时的检验就是对数秩检验. 对数秩检验由 Breslow(1975) 提出, 对于权的选择还有其他方法, 比如 Harrington 与 Fleming (1982) 给出了权 $W_{HF} = Y(t)S_0^p(t)[1 - S_0(t)]^q$, 其中 $p \geqslant 0$, $q \geqslant 0$ 和

$S_0(t) = \exp[\Lambda_0(t)]$ 是原假设下的生存分布. 对于 p 和 q 的选择, 一般是在早期偏离原假设的点 $(p > q)$ 和在后期偏离原假设的点 $(p < q)$ 给出更多的权, 而在偏离原假设的中间点 $(p = q > 0)$ 给出更小的权. 显然, 单样本对数秩统计量是此统计量的特殊情形, 即 $p = q = 0$. 另一个权是由 Gatsonis 等 (1985) 给出的, 这个权是 $W_G(t) = Y(t)\{1 + \log[1 - S_0(t)]\}/S_0(t)$.

§6.4   两样本或多样本失效率检验

在上一节, 我们考虑了单样本的检验问题, 在这里我们推广上节所使用的加权方法的思想并应用到两样本和 k 样本的检验问题.

本节检验如下假设:

$$
\begin{aligned}
H_0: & \quad \lambda_1(t) = \lambda_2(t) = \cdots = \lambda_k(t) \ \text{对所有} \ t \leqslant \tau, \\
H_1: & \quad \text{在某些点} \ t \leqslant \tau \ \text{上至少有一个} \ \lambda_i(t) \ \text{不同于其他的} \ \lambda_j(t),
\end{aligned}
\tag{6.4.1}
$$

其中 $i \neq j, K \geqslant 2$.

在上一节里, 我们选择 τ 是最大的观察点, 但在这里要假设 τ 是所有 K 个样本的最大观察点. 我们用来检验式 (6.4.1) 的数据是 K 个不同组的右删失数据. 设 $t_1 < t_2 < \cdots < t_D$ 是混合了的 K 样本的所有的个体死亡时间. 设在时间点 t_i, 第 j 个样本有 Y_{ij} 个个体处于风险中, 有 d_{ij} 个死亡 (失效) 数, $i = 1, 2, \cdots, D$, $j = 1, 2, \cdots k$. 记 $d_i = \sum_{j=1}^{k} d_{ij}$ 和 $Y_i = \sum_{j=1}^{k} Y_{ij}$ 分别是 K 个样本组合在时间点 t_i 上的个体死亡数和处于风险数, $i = 1, 2, \cdots, D$.

对于原假设 (6.4.1) 的检验, 如果原假设是对的, 则在原假设下, 基于混合样本估计的风险率估计应与其他任意第 j 个样本构造的估计相近. 显然, 在时间点 t_i 上, d_i/Y_i 是基于混合样本风险率函数近似估计, 而 d_{ij}/Y_{ij} 是基于第 j 个样本构造的近似估计. 设 $W_j(t)$ 是一个权函数, 它的选取满足若 $Y_{ij}(t) = 0$, 则 $W_j(t_i) = 0$. 因此, 对式 (6.4.1) 中的原假设, 我们可以选取下面加权检验统计量:

$$
Z_j(\tau) = \sum_{i=1}^{D} W_j(t_i) \left\{ \frac{d_{ij}}{Y_{ij}} - \frac{d_i}{Y_i} \right\}, \quad j = 1, 2 \cdots, K.
\tag{6.4.2}
$$

当统计量 $Z_j(\tau)$ 的值接近于 0 时, 接受原假设, 否则拒绝原假设. 尽管式 (6.4.2) 中 $W_j(t)$ 可取不同函数, 但是最常用的权是 $W_j(t_i) = Y_{ij}W(t_i)$, 其中 $W(t_i)$ 为各组的共同权数, Y_{ij} 是第 j 组在时间点 t_i 上的风险个体数. 使用这个权, 统计量 $Z_j(\tau)$ 变成

$$
Z_j(\tau) = \sum_{i=1}^{D} W(t_i) \left[d_{ij} - Y_{ij} \frac{d_i}{Y_i} \right], \quad j = 1, 2 \cdots K.
\tag{6.4.3}
$$

显然, 基于权 $W(t_i)$ 的检验统计量是在原假设下观察到的个体死亡数与在原假设下的第 j 组死亡数期望值的差加权平均. 第 j 个样本在时间点 t_i 上死亡数期望值是 Y_{ij}/Y_i 与 d_i 的乘积.

对于 $j = 1, 2 \cdots, k$, 统计量 (6.4.3) 的方差阵估计是

$$\hat{\sigma}_{jj} = \sum_{i=1}^{D} W^2(t_i) \frac{Y_{ij}}{Y_i} \left(1 - \frac{Y_{ij}}{Y_i}\right) \left(\frac{Y_i - d_i}{Y_i - 1}\right) d_i, \quad j = 1, 2, \cdots, K. \tag{6.4.4}$$

并且 $Z_j(\tau)$ 和 $Z_g(\tau)$ 的协方差估计是

$$\hat{\sigma}_{jg} = -\sum_{i=1}^{D} W^2(t_i) \frac{Y_{ij}}{Y_i} \frac{Y_{ig}}{Y_i} \left(\frac{Y_i - d_i}{Y_i - 1}\right) d_i, \quad g \neq j, \tag{6.4.5}$$

其中 $(Y_i - d_i)/(Y_i - 1)$ 是存在 "结" 时的修正项, 在没有 "结", 即没有两个个体在同一时间点上死亡时, 该项为 1.

由于 $\sum_{j=1}^{K} Z_j(\tau) = 0$, 向量 $(Z_1(\tau), Z_2(\tau), \cdots, Z_k(\tau))$ 是线性相关的. 因此, 构造的统计量是由 $Z_j(\tau)$ $(j = 1, 2, \cdots, K)$ 中的 $k - 1$ 个组成, 这些统计量的协方差阵为 $(k - 1) \times (k - 1)$ 矩阵, 不妨设选择的 $k - 1$ 量为 $(Z_1(\tau), \cdots, Z_{k-1}(\tau))$, 设它的方差估计为 $\Sigma(\tau)$, 它的元素是 σ_{jg} $(j, g =, 1, 2 \cdots, k)$, 所以构造的检验统计量是一个 Wald 统计量, 即

$$\chi^2 = (Z_1(\tau), \cdots, Z_{K-1}(\tau)) \Sigma^{-1}(\tau) (Z_1(\tau), \cdots, Z_{K-1}(\tau))^{\mathrm{T}}, \tag{6.4.6}$$

其中 Σ^{-1} 是矩阵 Σ 的逆, a^{T} 是 a 的转置.

在原假设成立下, 当样本量足够大时, 统计量 W_n^2 渐近收敛于一个自由度为 $K - 1$ 的标准卡方分布. 于是, 在给定置信水平 α 下, 当统计量的值大于 $\chi^2_{K-1,\alpha}$ 时, 拒绝原假设, 否则接受原假设, 其中 $\chi^2_{K-1,\alpha}$ 是标准卡方分布的 $1 - \alpha$ 分位点. 当 $K = 2$ 时, 检验统计量可写做

$$Z = \frac{\displaystyle\sum_{i=1}^{D} W(t_i) \left[d_{i1} - \frac{Y_{i1} d_i}{Y_i}\right]}{\displaystyle\sum_{i=1}^{D} W^2(t_i) \frac{Y_{i1}}{Y_i} \left(1 - \frac{Y_{i1}}{Y_i}\right) \left(\frac{Y_i - d_i}{Y_i - 1}\right) d_i}. \tag{6.4.7}$$

在原假设下, 这个统计量渐近于标准正态分布. 在给定置信水平 α 下, 对备择假设 H_A: 对某些 $t \leqslant \tau$, $\lambda_1(t) > \lambda_2(t)$, 拒绝原假设的否定域为 $Z \geqslant Z_\alpha$, 其中 Z_α 是标准正态分布的上 α 分位数. 对备择假设 H_A: 对某些 $t \leqslant \tau$, $\lambda_1(t) < \lambda_2(t)$, 拒绝原假设的否定域是 $Z \leqslant -Z_\alpha$; 而对备择假设 H_A: 对某些 $t \leqslant \tau$, $\lambda_1(t) \neq \lambda_2(t)$, 拒绝原假设的否定域是 $|Z| \geqslant Z_{\alpha/2}$.

对于权的选择问题, 在文献中已有许多讨论, 下面介绍一些常常被人们使用的权. 对于所有 t, 当取 $W(t) = 1$ 时, 得到一个对数秩统计量, 它对于 K 样本

中的风险率函数是否成比例的备择假设是最优功效检验；第二个权是 $W(t_i) = Y_i$，Gehan (1965) 证明了选取这个权所得到的检验统计量是著名的 Mann-Whitney-Wilcoxon 统计量, Breslow (1970) 证明了这个统计量也是 Kruskal-Wallis 统计量的一般化. Tarona 和 Ware (1977) 给出了一个很一般的权，即 $W(t_i) = f(Y_i)$，其中 $f(\cdot)$ 是一个已知实函数. 一个选择是 $f(y) = y^{1/2}$，这个权函数给予数据最多的时间点处观察与期望死亡数的差以最大的权.

Peto 与 Peto (1972) 及 Kalbfleisch 与 Prentice (1980) 提出了随机删失下 Mann-Whitney-Wilcoxon 的另一种检验统计量. 这个检验使用生存分布函数的一个估计, 该估计由下式定义：

$$\tilde{S}(t) = \prod_{t_i \leqslant t} \left(1 - \frac{d_i}{Y_i + 1} \right), \tag{6.4.8}$$

这是近似于混合 K 个样本的乘积限估计. 他们建议使用的权是 $W(t_i) = \tilde{S}(t_i)$. Anderson 等 (1982) 略为修改这个权为 $W(t_i) = \tilde{S}(t_i)Y_i/(Y_i + 1)$，这两种权都依赖混合 K 个样本的乘积限估计. 而权 $W(t_i) = Y_i$ 严重依赖事件的发生时间点和删失分布, 因而当删失模式在不同观察组不同时, 使用这一权所得的 Gehan-Breslow 统计量可能产生误导的检验结果.

Fleming 与 Harrington (1981) 提出了非常一般的检验统计量, 其中包括对数秩统计量和 Mann-Whitney-Wilcoxon 统计量等作为特例. 设 $\hat{S}(t)$ 是 k 组合并样本定义的生存分布的乘积限估计 (如第一章所定义), 他们所使用的权函数是

$$W_{p,q}(t_i) = \hat{S}^p(t_{i-1})[1 - \hat{S}(t_{i-1})]^q, \quad p \geqslant 0, q \geqslant 0. \tag{6.4.9}$$

这里生存分布在死亡时间前的估计用来作为权, 以便在做检验时能保证所使用的权是已知的. 当 $S(t_0) = 1$ 时, 对于这些权, 定义 $0^0 = 1$. 当 $p = q = 0$ 时, 我们可得到对数秩检验, 当 $p = 1, q = 0$ 时, 便得到 Mann-Whitney-Wilcoxon 检验. 当 $q = 0, p > 0$ 时, 给早期的风险率函数的差更多权, 而当 $p = 0, q > 0$ 时, 给后期的风险率函数的差更多权. 当适当地先择 p 和 q 时, 可以构造出在任何指定时间区间风险率函数的最优功效检验. 下面我们给出 Klein 与 Moeschberger (1997) 所分析的一个例子.

例 6.4.1　在一项调查肾功能不全患者初次发生通道部位感染的时间长度的研究中, 有 43 名患者利用了外科放置的导尿管设备 (组 1),76 名患者利用了经由皮肤的导尿管设备 (组 2). 这里导尿管失效是造成数据删失的主要原因. 皮肤的外部感染是指外部疼痛并出现腹膜炎, 即出现一些临床症状, 伴随腹膜透析液增加, 白细胞数目增加, 并且腹膜透析液呈阳性. 实验结果见表 6-4-1.

表 6-4-1 实际上给出了两种导尿方法有效性的临床试验数据, 我们希望用这些数据检验两种导尿方法所引起病人的皮肤感染时间有无差异.

表 6-4-1 不同的方式插入导管下, 肾透析患者的感染时间

外科放置方式											
感染时间	1.5	3.5	4.5	4.5	5.5	8.5	8.5	9.5	10.5	11.5	15.5	16.5
	18.5	23.5	26.5								
删失观察	2.5	2.5	3.5	3.5	3.5	4.5	5.5	6.5	6.5	7.5	7.5	7.5
	8.5	9.5	10.5	11.5	12.5	13.5	14.5	14.5	21.5	21.5	22.5	22.5
	22.5	25.5	27.5								

皮下放置方式											
感染时间	0.5	0.5	0.5	0.5	0.5	0.5	2.5	2.5	3.5	6.5	15.5	
删失观察	0.5	0.5	0.5	0.5	0.5	0.5	0.5	0.5	0.5	0.5	1.5	1.5
	1.5	1.5	2.5	2.5	2.5	2.5	2.5	3.5	3.5	3.5	3.5	3.5
	4.5	4.5	4.5	5.5	5.5	5.5	5.5	5.5	6.5	7.5	7.5	7.5
	8.5	8.5	8.5	9.5	9.5	10.5	10.5	10.5	11.5	11.5	12.5	12.5
	12.5	12.5	14.5	14.5	16.5	16.5	18.5	19.5	19.5	19.5	20.5	22.5
	24.5	25.5	26.5	26.5	28.5						

我们取 $W(t) = 1$, 使用对数秩检验, 根据表 6-4-2 及 6-4-3 的计算结果, 可得

表 6-4-2 两样本对数秩检验的构造

t_i	Y_{i1}	d_{i1}	Y_{i2}	d_{i2}	Y_i	d_i	$Y_{i1}\left(\frac{d_i}{Y_i}\right)$	$d_{i1} - Y_{i1}\left(\frac{d_i}{Y_i}\right)$	$\frac{Y_{i1}}{Y_i}\left(1 - \frac{Y_{i1}}{Y_i}\right)\left(\frac{Y_i - d_i}{Y_i - 1}\right)d_i$
0.5	43	0	76	6	119	6	2.168	−2.168	1.326
1.5	43	1	60	0	103	1	0.417	0.583	0.243
2.5	42	0	56	2	98	2	0.857	−0.857	0.485
3.5	40	1	49	1	89	2	0.899	0.101	0.489
4.5	36	2	43	0	79	2	0.911	1.089	0.490
5.5	33	1	40	0	73	1	0.452	0.548	0.248
6.5	31	0	35	1	66	1	0.470	−0.470	0.247
8.5	25	2	30	0	55	2	0.909	1.091	0.487
9.5	22	1	27	0	49	1	0.449	0.551	0.247
10.5	20	1	25	0	45	1	0.444	0.556	0.247
11.5	18	1	22	0	40	1	0.450	0.550	0.248
15.5	11	1	14	1	25	2	0.880	0.120	0.472
16.5	10	1	13	0	23	1	0.435	0.565	0.246
18.5	9	1	11	0	20	1	0.450	0.550	0.248
23.5	4	1	5	0	9	1	0.444	0.556	0.247
26.5	2	1	3	0	5	1	0.400	0.600	0.240
求和		15		11		26	11.036	3.946	6.211

$Z = 3.964/\sqrt{6.211} = 1.59$, 其 p 值为 $P(|Z_0| > 1.59) = 0.1117$, 其中 Z_0 表示标准正态随机变量, 对数秩检验表明, 在通常所使用的置信水平 $\alpha = 0.05$ 或 $\alpha = 0.1$ 下, 接受原假设, 即两种方法的感染时间没有显著差异.

由表 6-4-3 的结果还可以看到, 不同的方法产生不同的结果. 应当指出关于单样本及两样本失效率检验, Klein 与 Moeschberger (1997) 有更详细的介绍. 除上面内容外, 他们还介绍了趋向检验、分层检验、Reny 型检验, 有兴趣的读者可参考他们的著作.

表 6-4-3　　两样本不同检验方法的比较

检验方式	$W(t_i)$	$Z_1(\tau)$	σ_{11}^2	χ^2	p 值
对数秩	1.0	3.96	6.21	2.53	0.112
Gehan	Y_i	-9	38.862	0.002	0.964
Tarone-Ware	$Y_i^{1/2}$	13.20	432.83	0.40	0.526
Peto-Peto	$\widehat{S}(t_i)$	2.47	4.36	1.40	0.237
修正 Peto-Peto	$\widehat{S}(t_i)Y_i/(Y_i+1)$	2.31	4.20	1.28	0.259
Fleming-Harrington$(p=0, q=1)$	$1-\widehat{S}(t_{i=1})$	1.41	0.21	9.67	0.002
Fleming-Harrington$(p=1, q=0)$	$\widehat{S}(t_{i-1})$	2.55	4.69	1.39	0.239
Fleming-Harrington$(p=1, q=1)$	$\widehat{S}(t_{i-1})(1-\widehat{S}(t_{i-1}))$	1.02	0.11	9.83	0.002
Fleming-Harrington $(p=0.5, q=0.5)$	$\widehat{S}(t_{i-1})^{0.5}(1-\widehat{S}(t_{i-1}))^{0.5}$	2.47	0.66	9.28	0.002
Fleming-Harrington$(p=0.5, q=2)$	$\widehat{S}(t_{i-1})^{0.5}(1-\widehat{S}(t_{i-1}))^2$	0.32	0.01	8.18	0.004

相关成果与文献注记

本章所介绍的方法相对来说是比较经典的, 大多都是 20 世纪 60 年代的成果, 作者在此没有追索这些方法所来自的原文, 而是直接参考 Lee(1992), Miller (1981), Klein 与 Moeschberger (1997), 包括一些表格和数据均取自这 3 本专著及第一本专著的中译本 (陈家鼎、戴中维译).

第 7 章 随机删失回归分析

在许多科学领域, 一个基本的任务是要评估若干因素 (协变量) 对一个感兴趣的变量 (反映变量) 的同时影响. 对此, 回归模型提供了一个十分有效的框架, 相应的参数、半参数及非参数回归推断理论已经建立. 应该说介绍这一领域的文献资料已有很多. 然而, 在很多实际问题中, 反映变量通常被随机删失, 在这种情形下相关的回归分析方法与理论在近年来也得到了很好的发展, 然而还很少有文献系统而且较全面地介绍这一领域中的成果, 特别是最近的成果. 本章将试图做这一工作, 分别介绍随机删失参数、非参数及半参数部分线性回归模型统计推断的方法及理论.

§7.1 线性回归模型

黎子良与郑祖康 (1993) 使用下面图形例子直观地描述随机删失线性回归, 这里我们以这个例子作为本章的开始.

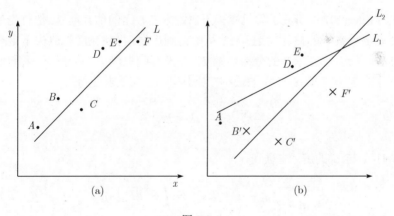

图 7-1-1

在图 7-1-1(a) 中标有 6 个点, 分别表示 6 个数据对, 从图即可看出这些数据可由下面简单变量线性回归模型拟合:

$$Y_i = \alpha + \beta x_i + \epsilon_i, \tag{7.1.1}$$

其中 α 与 β 是未知参数, Y_i 是反映变量, x_i 是协变量, ϵ_i 是分布未知、相互独立同分布、均值为零且方差有限的随机误差变量, $i = 1, 2, \cdots, n$. 而图中直线 L 截距与斜率正是模型 (7.1.1) 中 α 与 β 的最小二乘估计

$$\widehat{\beta}_n = \frac{\displaystyle\sum_{i=1}^{n}(x_i - \bar{x}_i)Y_i}{\displaystyle\sum(x_i - \bar{x}_i)^2}, \quad \widehat{\alpha}_n = \bar{Y}_n - \widehat{\beta}_n \bar{x}_n, \tag{7.1.2}$$

其中 $\bar{x}_n = n^{-1}\sum x_i, \bar{Y}_n = n^{-1}\sum_{i=1}^{n} y_i$.

在变量 Y 被某删失变量 C 随机删失时, 我们不能观察 (x_i, Y_i), 而只能观察 $(x_i, Z_i, \delta_i)(i = 1, 2, \cdots, n)$, 其中 $Z_i = \min(y_i, C_i), \delta_i = I[y_i \leqslant C_i]$. 下面仍以上面例子说明. 假设图 7-1-1(a) 中 3 个点 B, C, F 的 y 值被随机删失, 而观察到的是 B', C', F'3 个点, 见图 7-1-1(b), 其中 "×" 表示变量被随机删失. 我们希望由 A, B', C', D, E, F' 所表示的 6 个数据对, 所得到直线与图 7-1-1(a) 中直线相同或相近, 一个简单的方法是删去 B', C', F'3 个点, 然后利用 A, D, E 这 3 点作回归直线 L_1, 然而这样所作的回归直线显然与 L 不同; 另一个简单的方法是直接使用 A, B', C', D, E, F' 作出回归直线 L_2, 但它与 L 也不相同或相近. 这表明随机删失数据 B', C', F' 既不能简单地删除, 也不能直接使用. 那么, 有什么样的方法能够充分、合理地使用这些删失数据中的信息, 并获得尽可能接近完全观察下的回归直线呢? 本节将探讨这一问题, 并介绍相关的理论与方法.

7.1.1　Miller 估计

首先, Miller(1976) 研究了随机删失下, 模型 (7.1.1) 的估计问题. 他首先从模型 (7.1.1) 在完全观察下的估计问题开始, 从中得到启发, 再找到随机删失下定义参数估计的方法. 假定 ϵ_i 有未知的分布函数 F, 在没有随机删失的情形下, 人们使用最小二乘估计的方法定义 α 与 β 的最小二乘估计, 也就是求使得

$$\frac{1}{n}\sum_{i=1}^{n}(y_i - \alpha - \beta x_i)^2$$

达到极小时 α 与 β 的解. 注意到

$$\frac{1}{n}\sum_{i=1}^{n}(y_i - \alpha - \beta x_i)^2 = \int u^2 \, dF_n(s),$$

其中 F_n 是 $\epsilon_1, \epsilon_2, \cdots, \epsilon_n$ 的经验分布函数. 受此启发, Miller(1976) 建议定义 α 与 β 的估计为使得

$$\int s^2 \, d\widehat{F}_{\alpha,\beta}(s) \tag{7.1.3}$$

达到最小的解, 其中 $\widehat{F}_{\alpha,\beta}$ 是 ϵ 分布函数 F 的 Kaplan-Meier 乘积限估计, 由下式定义:

$$\widehat{F}_{\alpha,\beta}(s) = 1 - \prod_{i:\ e_{(i)}(\alpha,\beta) \leqslant s}\left(\frac{n-i}{n-i+1}\right)^{\delta_{(i)}},$$

其中 $e_{(1)}(\alpha, \beta), \cdots, e_{(n)}(\alpha, \beta)$ 是 $e_i(\alpha, \beta) = Z_i - \alpha - \beta x_i (i = 1, 2, \cdots, n)$ 的次序统计量, $\delta_{(i)}$ 是相应于 $e_{(i)}(\alpha, \beta)$ 的 δ.

由于 Kaplan-Meier 估计仅在非删失观察处才有跳跃, 因而

$$\int s^2 \, d\widehat{F}_{\alpha, \beta}(s) = \sum_{i=1}^{n} \widehat{W}_i(\beta)(Z_i - \alpha - \beta x_i)^2,$$

其中权函数 $\widehat{W}_1(\beta), \cdots, \widehat{W}_n(\beta)$ 是 Kaplan-Meier 估计的跳. 注意到权函数仅是 β 的函数, 原因是 α 仅导致 Kaplan-Meier 估计平移而不影响估计的跳.

现使用加权最小二乘方法, 定义 α 与 β 的加权最小二乘估计 $\widehat{\alpha}$ 与 $\widehat{\beta}$, 即定义 $\widehat{\alpha}$ 与 $\widehat{\beta}$ 是使得

$$\sum_{i=1}^{n} \widehat{W}_i(\beta)(Z_i - \alpha - \beta x_i)^2$$

达到最小的解.

由于权函数 $\widehat{W}_i(\beta)$ 是 β 的不连续函数, 因而很难从上式确定使得上式达到最小的解, 于是 Miller 提出使用迭代序列计算回归系数向量 β 的估计

$$\widehat{\beta}^{(k+1)} = \frac{\displaystyle\sum_{i=1}^{n} W_i^*(\widehat{\beta}^{(k)}) Z_i \left(X_i - \sum_{i=1}^{n} \widehat{W}_i^*(\widehat{\beta}^{(k)}) x_i \right)}{\displaystyle\sum_{i=1}^{n} W_i^*(\widehat{\beta}^{(k)}) \left(X_i - \sum_{i=1}^{n} \widehat{W}_i^*(\widehat{\beta}^{(k)}) x_i \right)^2},$$

其中

$$\widehat{W}_i^*(\widehat{\beta}^k) = \frac{\widehat{W}_i(\widehat{\beta}^{(k)})}{\displaystyle\sum_{i=1}^{n} \widehat{W}_i(\widehat{\beta}^{(k)})}.$$

我们把 $\widehat{\beta}^{(k)}$ 关于 $k = 0, 1, \cdots$ 的极限作为 β 的估计, 但因为权函数关于 $\widehat{\beta}^{(k)}$ 的不连续性, 使得这一极限可能不存在, 一种情形是序列在某两个值之间摆动, 若这些值相差不大, 则显然可用这些值的平均作为 β 的估计值.

在上述迭代表示中, 仅非删失的 Y_i 有非零的权, 因而自然地用基于非删失观察的最小二乘估计

$$\widehat{\beta}^{(0)} = \frac{\displaystyle\sum_{i=1}^{n} \delta_i \left(x_i - n^{-1} \sum_{i=1}^{n} \delta_i x_i \right) Z_i}{\displaystyle\sum_{i=1}^{n} \delta_i \left(x_i - n^{-1} \sum_{i=1}^{n} \delta_i x_i \right)^2}$$

作为初始估计.

7.1.2   Buckley-James 估计

在非删失的情形下, 由于 $E(Y - \alpha - \beta x) = 0$ 及 $E(x - \bar{x})(Y - \beta x) = 0$, 因而定

义 α 与 β 的估计为满足下面方程的解:

$$\sum_{i=1}^{n}(Y_i - \alpha - \beta x_i) = 0,$$

$$\sum_{i=1}^{n}(x_i - \bar{x})(Y_i - \beta x_i) = 0. \tag{7.1.4}$$

在随机删失下, 观察到的数据是 (Z_i, δ_i, x_i) $(i = 1, 2, \cdots, n)$, 然而 $E(Z - \alpha - \beta x) \neq 0$ 及 $E(x - \bar{x})(Z - \beta x) \neq 0$, 因而类似于上面的估计方程不能直接应用于求 α 与 β 的估计, 于是 Buckley 与 James(1979) 通过修改观察值 Z_i, 建议使用

$$Y_i^* = Y_i \delta_i + E(Y_i | Y_i > C_i)(1 - \delta_i).$$

由于 $EY_i^* = \alpha + \beta x_i$, 因而式 (7.1.4) 中 Y_i 用 Y_i^* 替代后所得的估计方程可用来估计 α 与 β. 不幸的是 $E[Y_i | Y_i > C_i]$ 未知, 因而 Y_i^* 实际上不可观察, 一个自然的做法是用 Y_i^* 中 $E[Y_i | Y_i > C_i]$ 的估计取代它. 首先注意到

$$E[Y_i | Y_i > C_i] = \alpha + \beta x_i + \frac{1}{1 - F_0(Z_i - \alpha - X_i\beta)} \int_{Z_i - \alpha - X_i^\tau \beta} s\, dF_0(s),$$

其中 F_0 是 ϵ_i 的分布函数. 若 β 有一个估计值 $\widehat{\beta}_0$, Buckley 与 James (1979) 建议用

$$\widehat{E}[Y_i | Y_i > C_i] = \widehat{\beta}_0 x_i + \frac{\displaystyle\sum_{Z_k - \widehat{\beta}_0 x_k > Z_i - \widehat{\beta}_0 x_i} \widehat{w}_k(\widehat{\beta}_0)(Z_k - \widehat{\beta}_0 x_k)}{1 - \widehat{F}_{0,\widehat{\beta}_0}(Z_i - \widehat{\beta}_0 x_i)}$$

估计 $E[Y_i | Y_i > C_i]$(为什么? 请读者思考), 其中 $w_k(\beta^0)$ 是 $\widehat{F}_{0,\widehat{\beta}^0}(\epsilon)$ 在非删失残差 $e_k(0, \widehat{\beta}^0) = Z_k - \widehat{\beta}^0 x_k$ 处的跳跃值. 用 $\widehat{E}[Y_i | Y_i > C_i]$ 取代 Y_i^* 中的 $E(Y_i | Y_i > C_i)$, 定义 $\widehat{Y}_i^*(\widehat{\beta}^0)$. 用 $\widehat{Y}_i^*(\widehat{\beta}^0)$ 取代式 (7.1.4) 中的 y_i 得到

$$\widehat{\beta}(\widehat{\beta}^0) = \frac{\displaystyle\sum_{i=1}^{n} \widehat{Y}_i^*(\widehat{\beta}^0)(x_i - \bar{x})}{\displaystyle\sum_{i=1}^{n}(x_i - \bar{x})^2}. \tag{7.1.5}$$

既然 $\widehat{Y}_i^*(\beta)$ 是 β 的函数, 而由式 (7.1.5), $\widehat{\beta}(\beta)$ 依赖 $\widehat{Y}_i^*(\beta)$, 因而下面的迭代方法可应用于求 β 的迭代估计.

第一步: 选定 β 的初始估计 (Miller 估计是一个选择), 并定义它是 $\widehat{\beta}^{(0)}$;

第二步: 定义 $\widehat{\beta}^{(s)}$ 是 $\widehat{\beta}(\widehat{\beta}^{(s-1)})$, $s = 1, 2, \cdots$;

第三步: 若 $\|\widehat{\beta}^{(s)} - \widehat{\beta}^{(s-1)}\|$ 小于某个指定的数, 我们取最终的估计 $\widehat{\beta}_n = \widehat{\beta}^{[s]}$, $\widehat{\alpha} = \bar{y}^* - \widehat{\beta}(\widehat{\beta}^{(s)})\bar{x}$, 否则, 重复第二步.

应当指出: 用上面迭代算法, 可能出现估计序列 $\widehat{\beta}^{(s)}(s = 1, 2, \cdots)$ 不收敛的情形, 它们可能在两个值间摆动, Buckley 与 James 建议取这些估计值的均值作为 β

的估计值.Buckley 与 James 认为若估计序列在两个值间摆动, 则这两个值之差与 Miller 估计相比还是小些.

Buckley-James 方法实际上是 Schmee 与 Hahn (1979) 正态理论技术的非参数版本, Schmee 与 Hahn 考虑 F_0 是均值为零, 方差为 σ^2 的正态分布的情形, 在这种情形下, 若令

$$W_i = \frac{Y_i - \alpha - \beta X_i}{\sigma},$$

则

$$
\begin{aligned}
E(Y_i|Y_i > C_i) &= E\left(\sigma W_i + \alpha + \beta X_i \,\middle|\, W_i > \frac{C_i - \alpha - \beta X_i}{\sigma}\right) \\
&= \alpha + \beta X_i + \frac{\sigma \displaystyle\int_{(C_i - \alpha - \beta X_i)/\sigma} w\phi(w)\,dw}{1 - \varPhi\left(\dfrac{C_i - \alpha - \beta X_i}{\sigma}\right)} \\
&= \alpha + \beta X_i + \frac{\sigma\phi\left(\dfrac{C_i - \alpha - \beta X_i}{\sigma}\right)}{1 - \varPhi\left(\dfrac{C_i - \alpha - \beta X_i}{\sigma}\right)},
\end{aligned}
$$

其中 ϕ 与 $\varPhi$ 分别是标准正态密度和分布函数.

显然只要定义 σ^2, α 与 β 的估计, 并用这些估计取代上式中 σ^2, α 与 β, 即得 $E(Y_i|Y_i > C_i)$ 的估计, 这一参数估计在正态模型假定成立时可用来取代前面的非参数估计. 容易看到, 在这种情形下, $\widehat{Y}_i^*(\beta)$ 关于 β 连续, 式 (7.1.5) 的精确解有可能存在, 因而上面的迭代算法在这种情形下也可能是收敛的.

从上面定义 α 与 β 的估计过程可知, 在随机删失下定义参数 α 与 β 的估计 $\widehat{\alpha}$ 与 $\widehat{\beta}$, 实际上是寻求满足下面方程的解:

$$
\begin{aligned}
\sum_{i=1}^{n} (\widehat{Y}_i^*(\widehat{\beta}) - \widehat{\alpha} - \widehat{\beta}x_i) &= 0, \\
\sum_{i=1}^{n} (x_i - \bar{x})(\widehat{Y}_i^*(\widehat{\beta}) - \widehat{\beta}x_i) &= 0.
\end{aligned}
\tag{7.1.6}
$$

若定义

$$\gamma_n(\beta) = \frac{\displaystyle\sum_{i=1}^{n}(x_i - \bar{x})\widehat{Y}_i^*(\beta)}{\displaystyle\sum_{i=1}^{n}(x_i - \bar{x})^2},$$

则式 (7.1.6) 的第二式等价于 $\widehat{\gamma}_n(\widehat{\beta}) = \widehat{\beta}$. 既然 $\gamma_n(b)$ 是 b 的不连续函数并且是逐段线性的, 式 (7.1.6) 的精确解因而未必存在, 于是根据式 (7.1.5) 的迭代算法当然也未必收敛. 在这种情形下 James 与 Smith (1984) 定义了对应于式 (7.1.6) 的一个备择求解的方法

(A) 定义 $\hat{\beta}$ 是改变式 (7.1.6) 第二式左边符号的点, 或

(B) 是使得式 (7.1.6) 第二式左边接近于零的点.

对一个多维协变量模型, 定义 (A) 显然难以用于求解, 但对这里所考虑的简单线性模型, 定义 (A) 还是便于理论计算的. James 与 Smith (1984) 在一定条件下证明了在 $\tilde{\beta}$ 的某 δ 邻域内存在点 b, 使得在这一点 $\hat{\gamma}_n(b) - b$ 改变符号.

7.1.3　K-S-R 估计

设 $\{Y_i, i = 1, \cdots, n\}$ 是 n 个独立的随机变量, 满足

$$Y_i = \alpha + \beta x_i + \epsilon_i, \quad i = 1, 2, \cdots, n, \tag{7.1.7}$$

其中 $x_1, x_2, \cdots, x_n$ 是已知的固定设计变量, 且 $\epsilon_1, \epsilon_2, \cdots, \epsilon_n$ 是独立同分布具有均值为零的随机误差变量, 感兴趣的参数是 α 与 β. 在随机删失下, 观察到的不是 $\{Y_i\}$, 而是

$$\delta_i = I[Y_i \leqslant C_i], \quad Z_i = \min(Y_i, C_i), \quad i = 1, 2, \cdots, n,$$

其中 $I[A]$ 表示 A 的示性函数, $C_1, C_2, \cdots, C_n$ 是独立同分布表示随机删失的随机变量序列, 并且独立于 $\epsilon_1, \epsilon_2, \cdots, \epsilon_n$.

在处理生存时间数据时, Y_i 通常是时间的对数. 下面介绍 (α, β) 的估计问题.

对任意实数 t, 记 $\bar{G}(t) = P(C > t), \bar{F}_i(t) = P(Y_i > t) = \bar{F}(t - \alpha - \beta x_i), i = 1, 2, \cdots, n$, 其中 $\bar{F}(t) = P(\epsilon_1 > t)$; $\widetilde{F} = n^{-1} \sum_{i=1}^{n} \bar{F}_i, \bar{H}_j = \bar{F}_j \bar{G}_j, 1 \leqslant j \leqslant n$, $\widetilde{H} = \widetilde{F}\bar{G}$ 且 $\widehat{\bar{H}}_n(\cdot) = n^{-1} \sum_{i=1}^{n} I[Z_i > .]$; 对任意分布或生存函数 H 及 $r > 0, H^{-r}$ 表示 $(1/H)^r$. 设 $\bar{x} = n^{-1} \sum x_i$ 且 $\tau_x = \sum_{i=1}^{n} (x_i - \bar{x})^2$.

在上面的模型假设下, 当 $\bar{G}(t) > 0, -\infty < t < \infty$ 时, 有

$$E(\delta_i Z_i) = - \int t\bar{G}(t) \, d\bar{F}(t - \alpha - \beta x_i), \quad i = 1, 2, \cdots, n$$

由此可推得

$$E\left(\frac{\delta_i Z_i}{\bar{G}(Z_i)}\right) = - \int t \, d\bar{F}(t - \alpha - \beta x_i) = \alpha + \beta x_i, \quad i = 1, 2, \cdots, n, \tag{7.1.8}$$

因此, 变量 $\{\delta_i Z_i / \bar{G}(Z_i), 1 \leqslant i \leqslant n\}$ 遵从与式 (7.1.1) 同样的模型, 但误差可能不再是同分布, 从而若 $\bar{G}$ 已知, $\tau_x^{-2} \sum (x_i - \bar{x}) \delta_i Z_i / \bar{G}(Z_i)$ 将是 β 的最小二乘估计. 但 $\bar{G}$ 通常未知, 自然地用 $\bar{G}$ 的估计取代之. Kou, Suarla 与 Van Ryzin (1981) 用下式估计 $\bar{G}$:

$$\bar{\bar{G}}(t) = \prod_{j=1}^{n} \{(1 + N^+(Z_j)) / (2 + N^+(Z_j))\}^{[\delta_j = 0, Z_j \leqslant t]}, \quad -\infty < t < \infty,$$

其中 $N^+(z) = \sum I[Z_i > z]$. 由于 $\bar{\bar{G}}(t)$ 的方差在 $\bar{G}(t)$ 尾部的 "爆炸" 行为, 他们建议下面估计:

$$\widehat{\beta} = \tau_x^{-2} \sum_{i=1}^n (x_i - \bar{x}) \delta_i Z_i \{\bar{\widehat{G}}\}^{-1} I[Z_i \leqslant M_n], \tag{7.1.9}$$

及

$$\widehat{\alpha} = n^{-1} \sum_{i=1}^n \delta_i Z_i \{\bar{\widehat{G}}(Z_i)\}^{-1} I[Z_i \leqslant M_n] - \widehat{\beta}\bar{x}, \tag{7.1.10}$$

其中 M_n 是以某速度趋于无穷的实数列.

设

$$W_i = \delta_i Z_i I[Z_i \leqslant M_n], \quad d_i = x_i - \bar{x}, \quad \widehat{W}_i = W_i \{\bar{\widehat{G}}(Z_i)\}^{-1}, \quad 1 \leqslant i \leqslant n,$$

及

$$a_{ni} = n^{-1} - \bar{x} d_i \tau_x^{-2}, \quad b_{ni} = \tau_x^{-2} d_i, \quad 1 \leqslant i \leqslant n.$$

Koul, Susarla 与 Van Ryzin (1981) 证明了上面估计的渐近正态性, 为陈述这一定理, 我们进一步引入下面记号和假设. 设

$$L_{n1}(t) = \sum_{i=1}^n a_{ni} \bar{F}_i(t), \qquad L_{n2}(t) = \sum_{i=1}^n b_{ni} \bar{F}_i(t),$$

$$K_{n1}(t) = \sum_{i=1}^n |a_{ni}| \bar{F}_i(t), \quad K_{n2}(t) = \sum_{i=1}^n |b_{ni}| \bar{F}_i(t), \quad -\infty < t < \infty,$$

及

$$\bar{L}_{nj} = n^{-1} L_{nj}, \quad j = 1, 2.$$

下面假设的不同组合可用于证明 $(\widehat{\alpha}, \widehat{\beta})$ 的相合性和渐近正态性. 在下面假设中 $e_{ni} = a_{ni}$ 或 b_{ni}:

A1. $\bar{G}(t) > 0, -\infty < t < \infty$.

A2. $\displaystyle\sum_{i=1}^n e_{ni} \int_{M_n}^\infty t \, d\bar{F}_i(t) \to 0.$

A3. $\displaystyle\sum_{i=1}^n e_{ni}^2 \Big[-\int_{-\infty}^{M_n} t^2 \bar{G}^{-1}(t) \, d\bar{F}_i(t) - \Big\{ -\int_{-\infty}^{M_n} t \, d\bar{F}_i(t) \Big\}^2 \Big] \to 0.$

A4. $\displaystyle\sum_{i=1}^n e_{ni}^2 \int_{-\infty}^{M_n} t^2 \{\widetilde{H}(t)\}^{-3} \Big\{ -\int_{-\infty}^t \widetilde{F}(s) \{\widetilde{H}(s)\}^{-8} \, d\bar{G}(s) \Big\}^{\frac{1}{2}} \bar{G}(t) \, d\bar{F}_i(t) \to 0.$

A5. 对 $b > 2$, $\liminf n\widetilde{H}(M_n) \geqslant b$.

A6. $\displaystyle n^{-\frac{1}{2}} \int_{-\infty}^{M_n} |t| \bar{G}(t) \{\widetilde{H}(t)\}^{-2} \Big[-\int_{-\infty}^t \widetilde{F}(s) \{\widetilde{H}(s)\}^{-6} \, d\bar{G}(s) \Big]^{\frac{1}{2}} \, dK_{nj}(t) \to 0, j = 1, 2.$

A7. $\displaystyle\sum_{i=1}^n \sigma_{ni}^2 \leqslant c$ 且 $\max \sigma_{ni}^2 \to 0$, 其中 $\sigma_{ni}^2 = \text{Var}(A_{ni})$,

$$A_{ni} = c_{ni}(W_i \bar{G}^{-1}(Z_i) + \int_{-\infty}^{M_n} t\, d\bar{F}_i(t)) - (1 - \delta_i)\widetilde{H}^{-1}(Z_i) \int_{Z_i}^{M_n} t\, d\bar{L}_n(t)$$

$$- \int_{-\infty}^{Z_i \wedge M_n} \widetilde{F}(t)\widetilde{H}^{-2}(t)\Big\{ \int_t^{M_n} s\, d\bar{L}_n(s) \Big\} d\bar{G}(t), \quad 1 \leqslant i \leqslant n,$$

及 $\bar{L}_n = n^{-1}(\lambda_1 L_{n1} + \lambda_2 L_{n2})$, $c_{ni} = \lambda_1 a_{ni} + \lambda_2 b_{ni}$, $i = 1, 2, \cdots, n$, λ_1 与 λ_2 为常数.

定理 7.1.1　在假设 A1~A5 下, 我们有

$$E(\widehat{\alpha} - \alpha)^2 + E(\widehat{\beta} - \beta)^2 = o(1).$$

下面定理陈述估计的渐近正态性.

定理 7.1.2　假设 A1 和 A4~A7 对 $e_{ni} = a_{ni}$ 及 b_{ni} 均成立, 则

$$n^{1/2}\Big(\widehat{\alpha} + \int_{-\infty}^{M_n} t\, dL_{n1}(t), \widehat{\beta} + \int_{-\infty}^{M_n} t\, dL_{n2}(t)\Big) \xrightarrow{\mathscr{L}} N_2(0, \Sigma),$$

其中 $\Sigma = ((\sigma_{jk}))$, $j, k = 1, 2$.

$$\sigma_{11} = \lim_{n \to \infty} \Big[\sum a_{ni}^2 \mathrm{Var}\{W_i \bar{G}^{-1}(Z_i)\} + \int_{-\infty}^{M_n} \widetilde{F}(t)\{\widetilde{H}(t)\}^{-2} \Big\{ \int_t^{M_n} s\, d\bar{L}_{n1}(s) \Big\}^2 d\bar{G}(s) \Big],$$

$$\sigma_{12} = \lim_{n \to \infty} \Big[\sum a_{ni} b_{ni} \mathrm{Var}\{W_i \bar{G}^{-1}(Z_i)\}$$

$$+ \int_{-\infty}^{M_n} \widetilde{F}(t)\{\widetilde{H}(t)\}^{-2} \Big\{ \int_t^{M_n} s\, dL_{n1}(s) \Big\}\Big\{ \int_t^{M_n} s\, dL_{n2}(s) \Big\} d\bar{G}(t) \Big],$$

σ_{22} 可用 b_{ni} 取代 σ_{11} 中的 a_{ni} 获得.

容易看到以上定理中 M_n 的选择本身是一个重要而困难的问题. Koul, Susarla 与 Van Ryzin(1981) 指出: 若 $M_n = c(\log n)^r$ $(0 < r < 1/2$ 且 $c > 0)$ 是已知常数, 则当 $\{x_i\}$ 是有界变量, $\tau_x \to \infty$ 且 $(F(x) + G(x))\exp(\eta x^2/2)$ 有界时, 条件 A2~A7 满足. 关于渐近方差的估计 Koul, Susarla 与 Van Ryzin(1981) 也有讨论, 对此及定理的理论证明感兴趣的读者可参阅他们的文章.

7.1.4　经验似然推断

假设有 n 个独立的观察 $(X_i, Z_i, \delta_i) = (X_i, Y_i \wedge C_i, I[Y_i \leqslant C_i])$ $(i = 1, \cdots, n)$, 其中 Y_i 是第 i 个个体生存时间的单调变换, C_i 是相应的删失时间且 $X_i = (X_{i1}, \cdots, X_{ip})^{\mathrm{T}}$ 是 p 个协变量组成的向量. 考虑线性模型

$$Y_i = X_i^{\mathrm{T}}\beta + \epsilon_i, \quad i = 1, \cdots, n, \tag{7.1.11}$$

其中 $\beta = (\beta_1, \cdots, \beta_p)^{\mathrm{T}}$ 是 p- 维未知回归系数向量, ϵ_i 是独立同分布且分布完全未知的随机变量序列, $E[\epsilon_i | X_i] = 0$, $\mathrm{Var}(\epsilon | X = x)$ 可能依赖 x. 本节假定 C_i 独立于 (X_i, Y_i), $i = 1, \cdots, n$.

下面介绍参数 β 及其线性组合的经验似然推断方法.

7.1.5　调整经验似然推断

本节介绍参数向量 β 的调整经验似然推断方法. 以下我们假设 $E(X_i X_i^T)$ 是正定的.

定义 $Z_{iG} = \dfrac{Z_i \delta_i}{1 - G(Z_i-)}$ $(i = 1, \cdots, n)$, 其中 G 是删失变量 C_i 的分布函数. 可以证明 $E(Z_{iG}|X_i) = E(Y_i|X_i)$, 因此在线性模型 (7.1.11) 下, 我们有

$$Z_{iG} = X_i^T \beta + e_i, \tag{7.1.12}$$

其中 $e_i = Z_{iG} - E(Z_{iG}|X_i)$.

由式 (7.1.12), 得

$$\beta = (EX_i X_i^T)^{-1} E(X_i Z_{iG}),$$

或

$$EX_i(Z_{iG} - X_i^T \beta) = 0,$$

因此, 检验 H_0：$\beta = \beta_0$ 等价于检验假设

$$E(W_i(\beta_0)) = 0, \quad i = 1, \cdots, n,$$

其中 $W_i(\beta_0) = X_i(Z_{iG} - X_i^T \beta)$.

若 G 已知, 则可使用 Owen(1990) 的经验似然检验, 这一检验统计量是

$$l_n(\beta) = -2 \sup \Big\{ \sum_{i=1}^{n} \log(np_i) \ \Big| \ \sum_{i=1}^{n} p_i W_i(\beta) = 0, \ \sum_{i=1}^{n} p_i = 1, \ p_i \geqslant 0, i = 1, \cdots, n \Big\}.$$

由 Owen (1990), 在 H_0：$\beta = \beta_0$, $l_n(\beta_0)$ 有渐近自由度为 p 的标准卡方分布.

不幸的是删失分布一般未知, 因此 $l_n(\beta)$ 不能用于 β 的推断. 一个自然的方法是用 G 的 Kaplan-Meier 估计取代 $l_n(\beta)$ 中的 G, 定义一个被估计的经验似然. 特别设 $W_{in}(\beta) = X_i(Z_{i\widehat{G}_n} - X_i^T \beta)$, 其中 $\widehat{G}_n(t)$ 是 G 的 Kaplan-Meier 估计, 由下式定义:

$$1 - \widehat{G}_n(t) = \prod_{i=1}^{n} \left[\frac{n-i}{n-i+1} \right]^{I[Z_{(i)} \leqslant t, \delta_{(i)} = 0]},$$

$Z_{(1)} \leqslant Z_{(2)} \leqslant \cdots \leqslant Z_{(n)}$ 是 Z- 样本秩序统计量, 且 $\delta_{(i)}$ 是对应于 $Z_{(i)}$ 的 δ, $i = 1, \cdots, n$. 于是 Li 与 Wang (2003) 定义了下面被估计的经验对数似然:

$$\widetilde{l}_n(\beta) = -2 \sup \Big\{ \sum_{i=1}^{n} \log(np_i) \ \Big| \ \sum_{i=1}^{n} p_i W_{in}(\beta) = 0, \ \sum_{i=1}^{n} p_i = 1, \ p_i \geqslant 0, i = 1, \cdots, n \Big\}.$$

容易证明

$$\widetilde{l}_n(\beta) = 2 \sum_{i=1}^{n} \log\{1 + \lambda^T W_{in}(\beta)\}, \tag{7.1.13}$$

其中 λ 是下面方程的解:

$$\frac{1}{n}\sum_{i=1}^{n}\frac{W_{in}(\beta)}{1+\lambda^{\mathrm{T}}W_{in}(\beta)}=0. \tag{7.1.14}$$

因为 $W_{in}(\beta)$ $(i=1,\cdots,n)$ 相依, $\tilde{l}_n(\beta)$ 不再有渐近的标准卡方分布. 但可以证明 $\tilde{l}_n(\beta)$ 收敛到独立标准卡方变量的加权和. 于是 Li 和 Wang(2003) 引进调整因子, 使得调整后的经验对数似然渐近标准卡方.

设 F 定义 Y_i 的分布, $\widehat{F}_n$ 是 F 的 Kaplan-Meier 估计, 且设 $Q_n(s)=\frac{1}{n}\sum_{i=1}^{n}I[Z_i\leqslant s]$,

$$H_n(s)=\frac{\frac{1}{n}\sum_{i=1}^{n}X_iZ_{i\widehat{G}_n}I[s<Z_i]}{(1-\widehat{G}_n(s))(1-\widehat{F}_n(s-))},$$

$$\Lambda_n^{\widehat{G}_n}(t)=\int_0^t\frac{1}{1-\widehat{G}_n(s-)}d\widehat{G}_n(s)=\frac{1}{n}\sum_{i=1}^{n}\frac{(1-\delta_i)I[Z_i\leqslant t]}{1-Q_n(Z_i)},$$

$$\widehat{\Sigma}_{1n}(\beta)=\frac{1}{n}\sum_{i=1}^{n}X_iX_i^{\mathrm{T}}(Z_{i\widehat{G}_n}-X_i^{\mathrm{T}}\beta)^2,$$

$$\widehat{\Sigma}_{2n}=\frac{1}{n}\sum_{i=1}^{n}(1-\delta_i)(H_n(Z_i)H_n^{\mathrm{T}}(Z_i)(1-\Delta\Lambda_n^{\widehat{G}_n}(Z_i)),$$

$$\widehat{\Sigma}_n(\beta)=\widehat{\Sigma}_{1n}(\beta)-\widehat{\Sigma}_{2n},$$

$$S_n(\beta)=\left(\sum_{i=1}^{n}W_{in}(\beta)\right)\left(\sum_{i=1}^{n}W_{in}(\beta)\right)^{\mathrm{T}}.$$

我们可以定义调整经验似然如下:

$$\widehat{l}_{n,ad}(\beta)=r_n(\beta)\tilde{l}_n(\beta), \tag{7.1.15}$$

其中

$$r_n(\beta)=\frac{\mathrm{tr}(\widehat{\Sigma}_n^{-1}(\beta)S_n(\beta))}{\mathrm{tr}(\widehat{\Sigma}_{1n}^{-1}(\beta)S_n(\beta))}.$$

如下面定理所述, 其分布可用标准卡方分布近似. 在介绍定理之前, 我们先给出下面假设:

(C.XY) 对任意 $0\leqslant s<\infty$, $E(XI[s<Y])$ 存在.

(C.FG) (i) 对任意的 $s\leqslant\tau_Q\equiv\inf\{t:Q(t)=1\}$, $G(s)$ 与 $F(s)$ 没有共同的跳, 其中 $Q(t)=P(Z\leqslant t)$;

(ii) $E\left[\dfrac{\|X\|Y}{(1-G(Y))(1-F(Y))^{\frac{1}{2}}}\right]<\infty$;

(iii) $\int_0^{\tau_Q} \|H(s)\| \frac{1-F(s)}{1-F(s-)} \frac{dG(s)}{1-G(s)} < \infty$, 其中 $H(s) = \frac{E[XZ_G I(s < Z)]}{(1-G(s))(1-F(s-))}$.

(C.Σ_1). $\Sigma_1(\beta) = E[XX^{\mathrm{T}}(Z_G - X^{\mathrm{T}}\beta)^2]$ 是正定矩阵.

(C.Σ_2). $\Sigma_2 = \int_0^{\infty} H(s)H^{\mathrm{T}}(s)(1-F(s-))(1-\Delta\Lambda^G(s)) \, dG(s)$ 是正定矩阵, 其中

$$\Lambda^G(t) = \int_{-\infty}^{t} \frac{1}{1-G(s-)} \, dG(s).$$

Li 与 Wang (2003) 证明了下面定理:

定理 7.1.3 假设条件 (C.XY), (C.FG), (C.Σ_1) 及 (C.Σ_2) 成立, 则在假设 $H_0: \beta = \beta_0$,

$$\hat{l}_{n,ad}(\beta_0) \xrightarrow{\mathcal{L}} \chi_p^2,$$

其中 χ_p^2 是具有 p 自由度的卡方变量.

7.1.6 β 线性组合的调整经验似然推断

下面推广调整经验似然方法, 对 β 不同线性组合的向量 $\theta = C\beta$ 进行推断, 其中 $C = (C_1, C_2)$, C_1 是 $k \times k$ 矩阵, C_2 是 $k \times (p-k)$ 矩阵 $(k \leqslant p-1)$. 例如, 若 $C_1 = I_k$ 且 $C_2 = 0$, θ 是 β 的前 k 个分量组成. 若 $k = 1$, θ 是单个线性组合, 该线性组合包含单个回归系数及给定 X 水平下的平均反映. 不失一般性, 我们假设 C_1^{-1} 存在.

设 $\gamma = (\theta^{\mathrm{T}}, \beta_{k+1}, \cdots, \beta_p)^{\mathrm{T}}$. 记 $X_i = (\mathbf{X}_{i1}^{\mathrm{T}}, \mathbf{X}_{i2}^{\mathrm{T}})^{\mathrm{T}}$, 其中 $\mathbf{X}_{i1}$ 与 $\mathbf{X}_{i2}$ 是 $k \times 1$ 及 $(p-k) \times 1$ 子向量. 设 $\widetilde{\mathbf{X}}_i = (\widetilde{\mathbf{X}}_{i1}^{\mathrm{T}}, \widetilde{\mathbf{X}}_{i2}^{\mathrm{T}})^{\mathrm{T}} = (\mathbf{X}_{i1}^{\mathrm{T}} C_1^{-1}, \mathbf{X}_{i2}^{\mathrm{T}} - \mathbf{X}_{i1}^{\mathrm{T}} C_1^{-1} C_2)^{\mathrm{T}}$, 则线性模型简化为

$$Y_i = \widetilde{\mathbf{X}}_i^{\mathrm{T}} \gamma + \epsilon_i, \quad i = 1, 2, \cdots, n.$$

设 $\hat{\gamma}_n(G) = \left(\sum_{i=1}^n \widetilde{\mathbf{X}}_i \widetilde{\mathbf{X}}_i^{\mathrm{T}}\right)^{-1} \left(\sum_{i=1}^n \widetilde{\mathbf{X}}_i Z_{iG}\right)$ 并设 $\hat{\beta}_{n(k)}(G)$ 定义 $\hat{\gamma}_n(G)$ 最后 $p-k$ 元素组成的子向量.

与前一节近似, 我们引进下面辅助变量:

$$u_{in}(\theta) = \widetilde{\mathbf{X}}_{i1}(Z_{i\hat{G}_n} - \widetilde{\mathbf{X}}_{i1}^{\mathrm{T}}\theta - \widetilde{\mathbf{X}}_{i2}^{\mathrm{T}}\hat{\beta}_{n(k)}(\hat{G}_n)), \quad i = 1, \cdots, n,$$

并定义被估计的经验似然函数如下:

$$l_{nk}(\theta) = 2 \sum_{i=1}^n \log(1 + \lambda^{\mathrm{T}} u_{in}(\theta)),$$

其中 λ 满足

$$\sum_{i=1}^n \frac{u_{in}(\theta)}{1 + \lambda^{\mathrm{T}} u_{in}(\theta)} = 0.$$

记

$$\frac{1}{n}\sum_{i=1}^{n}\widetilde{\mathbf{X}}_i\widetilde{\mathbf{X}}_i^{\mathrm{T}} = \begin{pmatrix} \dfrac{1}{n}\sum_{i=1}^{n}\widetilde{\mathbf{X}}_{i1}\widetilde{\mathbf{X}}_{i1}^{\mathrm{T}}, & K_n^{\mathrm{T}} \\[2mm] K_n, & P_n \end{pmatrix}.$$

设

$$\eta_{ni} = \widetilde{\mathbf{X}}_{i1} - \left(\frac{1}{n}\sum_{j=1}^{n}\widetilde{\mathbf{X}}_{j1}\widetilde{\mathbf{X}}_j^{\mathrm{T}}\right)\left(\frac{1}{n}\sum_{j=1}^{n}\widetilde{\mathbf{X}}_j\widetilde{\mathbf{X}}_j^{\mathrm{T}}\right)^{-1}\widetilde{\mathbf{X}}_i$$

$$+ \left(\frac{1}{n}\sum_{j=1}^{n}\widetilde{\mathbf{X}}_{j1}\widetilde{\mathbf{X}}_j^{\mathrm{T}}\right)\left(\frac{1}{n}\sum_{j=1}^{n}\widetilde{\mathbf{X}}_{j1}\widetilde{\mathbf{X}}_{j1}^{\mathrm{T}} - K_n^{\mathrm{T}}P_n^{-1}K_n\right)^{-1}\left(\widetilde{\mathbf{X}}_{i1} - K_n^{\mathrm{T}}P_n^{-1}\widetilde{\mathbf{X}}_{i2}\right),$$

$$H_{n0}(s) = \frac{\dfrac{1}{n}\sum_{i=1}^{n}\eta_{ni}Z_{i\widehat{G}_n}I[s<Z_i]}{(1-\widehat{G}_n(s))(1-\widehat{F}_n(s-))},$$

$$\widehat{\Sigma}_{10n}(\theta) = \frac{1}{n}\sum_{i=1}^{n}\eta_{ni}\eta_{ni}^{\mathrm{T}}(Z_{i\widehat{G}_n} - \widetilde{\mathbf{X}}_{i1}^{\mathrm{T}}\theta - \widetilde{\mathbf{X}}_{i2}^{\mathrm{T}}\widehat{\beta}_{n(k)}(\widehat{G}_n))^2,$$

$$\widehat{\Sigma}_{20n}(\theta) = \frac{1}{n}\sum_{i=1}^{n}(1-\delta_i)H_{n0}(Z_i)H_{n0}^{\mathrm{T}}(Z_i)(1-\Delta\varLambda_n^{\widehat{G}_n}(Z_i)),$$

$$\widehat{\Sigma}_{n0}(\theta) = \widehat{\Sigma}_{10n}(\theta) - \widehat{\Sigma}_{20n}(\theta),$$

$$\widetilde{\Sigma}_{n0}(\theta) = \frac{1}{n}\sum_{i=1}^{n}u_{in}(\theta)u_{in}(\theta)^{\mathrm{T}},$$

$$S_{n0}(\theta) = \left(\sum_{i=1}^{n}u_{in}(\theta)\right)\left(\sum_{i=1}^{n}u_{in}(\theta)\right)^{\mathrm{T}}.$$

定义 θ 的调整经验似然为

$$l_{nk,ad}(\theta) = r_{n0}(\theta)l_{nk}(\theta),$$

其中

$$r_{n0}(\theta) = \frac{\operatorname{tr}(\widehat{\Sigma}_{n0}^{-1}(\theta)S_{n0}(\theta))}{\operatorname{tr}(\widetilde{\Sigma}_{n0}^{-1}(\theta)S_{n0}(\theta))}.$$

Li & Wang (2003) 获得下面结果:

定理 7.1.4　假设条件 (C.XY) 与 (C.FG) 成立. 此外, 假设 $\Sigma_{10}(\theta) = E[\eta\eta^{\mathrm{T}}(Z_G - \widetilde{X}^{\mathrm{T}}\gamma)^2]$ 与 $\Sigma_{20}(\theta) = \int_0^{\tau_Q} H_0(s)H_0^{\mathrm{T}}(s)(1-F(s-))(1-\Delta\varLambda^G(s))\,dG(s)$ 是正定矩阵, 其中

$$\eta_i = \widetilde{\mathbf{X}}_{i1} - E(\widetilde{\mathbf{X}}_{11}\widetilde{\mathbf{X}}_1^{\mathrm{T}})\{E(\widetilde{\mathbf{X}}_1\widetilde{\mathbf{X}}_1^{\mathrm{T}})\}^{-1}\widetilde{\mathbf{X}}_i + E(\widetilde{\mathbf{X}}_{11}\widetilde{\mathbf{X}}_{11}^{\mathrm{T}})(\widetilde{\mathbf{X}}_{i1}$$
$$- K^{\mathrm{T}}P^{-1}K)\{E(\widetilde{\mathbf{X}}_{11}\widetilde{\mathbf{X}}_{11}^{\mathrm{T}}) - K^{\mathrm{T}}P^{-1}\widetilde{\mathbf{X}}_{i2}\},$$

则在假设 $H_0: \theta = \theta_0$ 下, 调整经验对数似然 $l_{nk,ad}(\theta_0)$ 是渐近自由度为 k 的标准卡方分布.

§7.2 非参数回归模型

7.2.1 固定设计回归模型

考虑固定设计回归模型

$$Y_i = g(x_i) + e_i, \quad i = 1, 2, \cdots, n, \tag{7.2.1}$$

其中 $Y_1, Y_2, \cdots, Y_n$ 是在固定设计点 $x_1, x_2, \cdots, x_n$ 的测量观察值, $e_1, e_2, \cdots, e_n$ 是独立均值为零的随机误差序列, $g(\cdot)$ 是定义在 $[0, 1]$ 上的未知回归函数. 不失一般性, 我们假定 $0 \overset{\triangle}{=} x_0 < x_1, \cdots < x_n \overset{\triangle}{=} 1$.

在随机删失模型中, 观察到的数据是

$$Z_i = \min\{Y_i, C_i\}, \quad \delta_i = I[Y_i \leqslant C_i], \quad i = 1, 2, \cdots, n,$$

其中 C_i 称为随机删失时间, 它与 Y_i 相互独立 $(i = 1, 2, \cdots, n)$. 下面介绍如何利用删失数据 $(Z_i, \delta_i)(i = 1, 2, \cdots, n)$ 构造 $g(x)(x \in [0, 1])$, 的估计方法.

7.2.2 加权核估计

设 Y_i 的分布函数为 F_i, 而 C_i 有共同的分布函数 G, 且记 $F_{iS} = 1 - F_i(i = 1, 2, \cdots, n)$, $\bar{F}_S = n^{-1}\sum F_{iS}, G_S = 1 - G, H_{iS} = F_{iS}G_S, \bar{H}_S = n^{-1}\sum_{i=1}^{n} H_{iS}$, 对任意分布函数 F, 定义 $\tau_F = \inf\{t: F(t) = 1\}, \forall p > 0, F^{-p}(t) = \left(\dfrac{1}{F(t)}\right)^p$.

本节均假定 $\tau_{F_i} \leqslant \tau_G, i = 1, 2, \cdots, n$. 由于

$$E\delta_i Z_i G_S^{-1}(Z_i) = \int_0^{\tau_{F_i}} \int_y^{\tau_G} \frac{y}{1 - G(y)} \, dG(t) \, dF_i(y) = EY_i = g(x_i), \tag{7.2.2}$$

因而我们认为 $\{\delta_i Z_i G_S^{-1}(Z_i), 1 \leqslant i \leqslant n\}$ 遵从模型

$$\frac{\delta_i Z_i}{G_S(Z_i)} = g(x_i) + \epsilon_i, \quad i = 1, 2, \cdots, n, \tag{7.2.3}$$

此处 $\epsilon_i: 1 \leqslant i \leqslant n$ 为独立均值为零的误差序列. 若假定 G 已知, 我们使用 Priesley 与 Chao (1972) 的估计方法定义模型 (7.2.3) 中 $g(x)$ 的估计如下:

$$g_n(x) = \sum_{i=1}^{n} \frac{x_i - x_{i-1}}{h_n} K\left(\frac{x - x_i}{h_n}\right) \frac{\delta_i Z_i}{G_S(Z_i)}, \quad x \in [0, 1]. \tag{7.2.4}$$

实践中, G 通常未知, 一个自然的方法是用 G 的乘积限估计取代上式中的 G, 但考虑到乘积限估计在尾部的 "爆炸" 行为, 需要对估计做适当的修正. 设 $\tau_{(n)} = \max\{\tau_{F_i} : 1 \leqslant i \leqslant n\}$, M_n 是某小于 $\tau_{(n)}$ 但与 $\tau_{(n)}$ 有相同极限的常数序列, 于是我们定义 $g(x)$ 的估计如下:

$$\widehat{g}_n(x) = \sum_{i=1}^{n} \frac{x_i - x_{i-1}}{h_n} K\left(\frac{x - x_i}{h_n}\right) \frac{\delta_i Z_i}{\widehat{G}_{nS}(Z_i)} I[Z_i \leqslant M_n], \quad x \in [0, 1], \qquad (7.2.5)$$

其中

$$\widehat{G}_{nS}(t) = \begin{cases} \displaystyle\prod_{j=1}^{n} \left(\frac{1 + N^+(Z_j)}{2 + N^+(Z_j)}\right)^{I[\delta_j = 0, Z_j \leqslant t]}, & \text{若 } t \leqslant Z_{(n)}, \\ 0, & \text{若 } t > Z_{(n)}, \end{cases}$$

此处 $Z_{(n)} = \max\{Z_1, Z_2, \cdots, Z_n\}$, $N^+(Z_j) = \sum_{i=1}^{n} I[Z_i \geqslant Z_j]$, $j = 1, 2, \cdots, n$.

本节 c 可以表示任意与 n 无关的正常数, N 可表示任意不同的正整数.

7.2.3　收敛性质

为方便介绍估计的有关收敛性质, 特做如下假设:

假定 7.2.1　$\forall n \geqslant 1$ 均有 $\tau_{(n)} \stackrel{\Delta}{=} \max\{\tau_{F_i} : 1 \leqslant i \leqslant n\} \leqslant \tau_G \leqslant \infty$.

假定 7.2.2　$F_i (1 \leqslant i \leqslant n), G$ 均为连续的分布函数.

假定 7.2.3　$\tau_0 < \tau_G$, 其中 $\tau_0 = \lim \tau_{(n)}$.

假定 7.2.4　对某 $b > 0, \lim_n \inf \log n \bar{F}_S(M_n) \geqslant b$.

定理 7.2.1　设 $g(x)$ 满足 α 阶 Lipschitz 条件 $(0 < \alpha < 1)$, $K(u)$ 为 $\mathbb{R}^1$ 上的连续概率密度核函数, 且存在 $M_0 > 0$, 当 $u > M_0$ 时 $\widetilde{K}(u)$ 非增, 当 $u < -M_0$ 时 $\widetilde{K}(u)$ 非减, $\int_{-\infty}^{\infty} \widetilde{K}(u)\, du < \infty$, 其中 $\widetilde{K}(u) = |u|^\alpha K(u)$. 若假定 7.2.1~7.2.4 满足且存在 $\Delta > 0$, 使得对所有 n 均有 $\max_{1 \leqslant i \leqslant n}(x_i - x_{i-1}) \leqslant \Delta/n$, 则 $\forall \epsilon > 0$ 及 $\forall x \in [0, 1]$, 当 $F_i(i = 1, 2, \cdots)$ 在 τ_0 等度连续, 且对某 $p > 2$, 当 $\sum_{n=1}^{\infty} n^{-\frac{p}{2}} h_n^{1-p} < \infty$ 时, 有

$$\sum_{n=1}^{\infty} P(|\widehat{g}_n(x) - g(x)| > \epsilon) < \infty.$$

为证该定理, 我们先证下面几个引理:

引理 7.2.1　在假定 7.2.1~7.2.4 下, $\forall \epsilon > 0$, 有

$$\sum_{n=1}^{\infty} P\left(\sup_{0 \leqslant t \leqslant M_n} |\log \widehat{G}_{nS}(t) - \log G_S(t)| > \epsilon\right) < \infty. \qquad (7.2.6)$$

证　$\forall t \in [0, M_n]$, 定义 $\beta_j(t) = I[\delta_j = 0, Z_j \leqslant t]$, 则

$$\log \widehat{G}_{nS}(t) = \sum_{j=1}^{n} I[\delta_j = 0, Z_j \leqslant t] \log\{N^+(Z_j)/(N^+(Z_j) + 1)\}$$

对 $\log\left(1 - \dfrac{1}{N^+(Z_j)+1}\right)$ 进行 Taylor 展开, 即可得

$$
\begin{aligned}
\log \widehat{G}_{nS}(t) - \log G_S(t) ={} & \left[-\frac{1}{n}\sum_{j=1}^{n}\beta_j(t)\bar{H}_S^{-1}(Z_j) - \log G_S(t)\right] \\
& + \left[-\sum_{j=1}^{n}\beta_j(t)\sum_{l=2}^{n}\frac{1}{l}(2+N^+(Z_j))^{-l}\right] \\
& + \left[-\frac{1}{n}\beta_j(t)\{n(2+N^+(Z_j))^{-1} - \bar{H}_S^{-1}(Z_j)\}\right] \\
:={} & R_{n1} + R_{n2} + R_{n3}.
\end{aligned}
\tag{7.2.7}
$$

因而 $\forall \epsilon > 0$, 一切 $n \geqslant 1$ 及任意 $t \in [0, M_n]$, 有

$$
P(|\log \widehat{G}_{nS}(t) - \log G_S(t)| > \epsilon) \leqslant \sum_{i=1}^{3} P\left(|R_{ni}(t)| > \frac{\epsilon}{3}\right).
\tag{7.2.8}
$$

由于 $-E\beta_j(t)\bar{H}_S^{-1}(Z_j) = -\int_0^t \dfrac{F_{jS}(u)}{\bar{H}_S(u)}\,dG(u)$, 于是

$$
\frac{1}{n}\sum_{j=1}^{n} E[-\beta_j(t)\bar{H}_S(Z_j)] = \log G_S(t),
$$

因而

$$
R_{n1}(t) = \frac{1}{n}\sum_{j=1}^{n}[(-\beta_j(t)\bar{H}_S^{-1}(Z_j)) - E(-\beta_j(t)\bar{H}_S^{-1}(Z_j))].
\tag{7.2.9}
$$

利用 Chebyshev 不等式及均值为零的独立随机变量和的绝对矩不等式 (Dharmadhikar-Jogdeo (D-J) 不等式) 知当 $p > 2$ 时, 对一切 $n \geqslant 1$ 及 $\forall t \in [0, M_n]$, 有

$$
\begin{aligned}
& P\left(|R_{n1}(t)| > \frac{\epsilon}{3}\right) \\
& \leqslant Cn^{-p} E\left|\sum_{j=1}^{n}[(\beta_j(t)\bar{H}_S^{-1}(Z_j)) - E\beta_j(t)\bar{H}_S^{-1}(Z_j)]\right|^p \\
& \leqslant Cn^{-p}\cdot n^{\frac{p}{2}-1}\sum_{j=1}^{n} E|\beta_j(t)\bar{H}_S^{-1}(Z_j) - E\beta_j(t)\bar{H}_S^{-1}(Z_j)|^p \\
& \leqslant CG_S^{-p}(\tau_0)n^{-\frac{p}{2}}\bar{F}_S^{1-p}(M_n) \leqslant Cn^{-\frac{p}{2}}\bar{F}_S^{1-2p}(M_n).
\end{aligned}
\tag{7.2.10}
$$

由假定 7.2.4 及式 (7.2.10) 知存在 N, 使得当 $n > N$ 时, 对一切 $t \in [0, M_n]$, 有

$$P\left(|R_{n1}(t)| > \frac{\epsilon}{3}\right) \leqslant Cb^{2p-1}n^{-\frac{p}{2}}\log^{2p-1}n \leqslant Cn^{-\frac{p}{2}}\log^{2p-1}n. \quad (7.2.11)$$

又

$$\sum_{l=2}^{\infty}\frac{1}{l}(2+N^+(Z_j))^{-l} \leqslant \frac{1}{(1+N^+(Z_j))^2}, \quad (7.2.12)$$

故对一切 n 及 $\forall t \in [0, M_n]$, 有

$$\begin{aligned}
P\left(|R_{n2}(t)| > \frac{\epsilon}{3}\right) &\leqslant P\left(\left|\sum_{j=1}^{n}\frac{\beta_j(t)}{(1+N^+(Z_j))^2}\right| > \frac{\epsilon}{3}\right) \\
&\leqslant CE\left|\sum_{j=1}^{n}\frac{\beta_j(t)}{(1+N^+(Z_j))^2}\right|^p \\
&\leqslant Cn^{p-1}\sum_{j=1}^{n}E\{\beta_j(t)E[(1+N^+(Z_j))^{-2p}|(Z_j,\delta_j)]\}. \quad (7.2.13)
\end{aligned}$$

由 Koul, Susarlar 与 Ryzin (1981) 的推论 7.1 知

$$E[(1+N^+(Z_j))^{-2p}|(Z_j,\delta_j)] \leqslant n^{-2p}[\bar{H}_S(Z_j) - n^{-1}]^{-2p}. \quad (7.2.14)$$

而由假定 7.2.3 与 7.2.4 知, 当 n 大于某 N 时, 对一切 $t \in [0, M_n]$ 均有 $\bar{H}_S(t) - n^{-1} \geqslant \bar{H}_S(M_n) - n^{-1} > 0$, 且

$$\bar{H}_S(t) - n^{-1} \leqslant \frac{1 + (n\bar{H}_S(M_n)-1)^{-1}}{\bar{H}_S(t)} \leqslant [1+(a-1)^{-1}]\bar{H}_S^{-1}(t), \quad (7.2.15)$$

其中 a 为大于 1 的某常数. 于是由式 (7.2.13)~(7.2.15) 知, 当 n 大于某 N 时, 对一切 $t \in [0, M_n]$, 有

$$\begin{aligned}
P\left(|R_{n2}(t)| > \frac{\epsilon}{3}\right) &\leqslant Cn^{-p-1}\sum_{j=1}^{n}\int_0^t \frac{F_{jS}(u)}{(\bar{H}_S(u)-n^{-1})^{2p}}\,dG(u) \\
&\leqslant Cn^{-p}G_S^{-2p}(\tau_0)\bar{F}_S^{1-2p}(M_n) \leqslant Cn^{-p}\log^{2p-1}n. \quad (7.2.16)
\end{aligned}$$

又由切比雪夫不等式及 C_p- 不等式知, 对任意 n 及 $\forall t \in [0, M_n]$, 有

$$P\left(|R_{n3}(t)| > \frac{\epsilon}{3}\right) \leqslant Cn^{-1}\sum_{j=1}^{n}E\left\{\beta_j(t)E\left[\left|\frac{n}{2+N^+(Z_j)} - \frac{1}{\bar{H}_S(Z_j)}\right|^p\Big|Z_j,\delta_j\right]\right\}. \quad (7.2.17)$$

利用 Cauchy-Schwartz 不等式, 得

$$
E\left[\left|\frac{n}{2+N^+(Z_j)}-\frac{1}{\bar H_S(Z_j)}\right|^p\Big|Z_j,\delta_j\right]
$$
$$
\leqslant \bar H^{-p}(Z_j)E^{\frac12}[(1+N^+(Z_j))^{-2p}|(Z_j,\delta_j)]
$$
$$
\times E^{\frac12}[|(1+N^+(Z_j))-n\bar H_S(Z_j)|^{2p}\big|(Z_j,\delta_j)].\qquad(7.2.18)
$$

利用中心化独立伯努利随机变量的绝对矩不等式 (即均值为零的独立随机变量和的不等式) 可得

$$
E[|(2+N^+(Z_j))-n\bar H_S(Z_j)|^{2p}\big|(Z_j,\delta_j)]\leqslant Cn^{p-1}\sum_{j=1}^n[H_{jS}(Z_j)+H_{jS}^{2p}(Z_j)]\leqslant Cn^p,
$$
$$
(7.2.19)
$$

于是由式 (7.2.14) 与 (7.2.17)~ (7.2.19) 并注意应用式 (7.2.16) 的方法, 知若 n 大于某 N, 则对一切 $t\in[0,M_n]$, 都有

$$
P\left(|R_{n3}(t)>\frac{\epsilon}{3}\right)\leqslant Cn^{-\frac{p}{2}-1}\sum_{j=1}^n E\beta_j(t)[\bar H_S^{-p}(Z_j)(\bar H_S(Z_j)-n^{-1})^{-p}]
$$
$$
\leqslant Cn^{-\frac{p}{2}}G_S^{-p}(\tau_0)\int_0^{M_n}\bar F_S^{1-2p}(u)\,dG(u)\leqslant Cn^{-\frac{p}{2}}\log^{2p-1}n.\ (7.2.20)
$$

综合式 (7.2.8), (7.2.11), (7.2.16) 与 (7.2.20), 即知对某 N, 当 $n>N$ 时,

$$
P(|\log\widehat G_{nS}(t)-\log G_S(t)|>\epsilon)\leqslant Cn^{-\frac{p}{2}}\log^{2p-1}n\qquad(7.2.21)
$$

对一切 $t\in[0,M_n]$ 成立 (注意上面的 $p>2$).

又由假定 7.2.2 和 7.2.3 知对任意 n, $\log G_S(t)$ 在 $[0,\tau_0]$ 上连续, 因而一致连续. 由于 $[0,M_n]\subset[0,\tau_0]$, 由此对上述 $\epsilon>0$, 存在 $\delta>0$, 使得对一切 $n\geqslant 1$, $[0,M_n]$ 中任意两点 η_i 和 η_j, 只要 $|\eta_i-\eta_j|<\delta$, 就有 $|\log G_S(\eta_i)-\log G_S(\eta_j)|\leqslant\frac{\epsilon}{2}$. 现在在 $[0,M_n]$ 中插入 $\left[\frac{M_n}{\delta}\right]$ 个等分点 $\eta_1<\eta_2<\cdots<\eta_{N(\delta)}$, 此处 $N(\delta)\triangleq\left[\frac{M_n}{\delta}\right]$. 再记 $\eta_0=0,\eta_{N(\delta)+1}=M_n$, 由于 $|\eta_i-\eta_{i-1}|\leqslant M_n/\left(\left[\frac{M_n}{\delta}\right]+1\right)<\delta$, 故 $|\log G_S(\eta_i)-\log G_S(\eta_{i-1})|\leqslant\epsilon/2,i=1,2,\cdots,N(\delta)+1$. 若 $|\log\widehat G_{nS}(\eta_i)-\log G_S(\eta_i)|\leqslant\epsilon/2$, 且 $|\log\widehat G_{nS}(\eta_{i-1})-\log G_S(\eta_{i-1})|\leqslant\epsilon/2$, 则 $\forall t\in[\eta_{i-1},\eta_i]$ 必有 $|\log\widehat G_{nS}(t)-\log G_S(t)|\leqslant\epsilon$, 由此知若 $\sup_{0\leqslant t\leqslant M_n}|\log\widehat G_{nS}(t)-\log G_S(t)|>\epsilon$, 则必存在 i, 使得 $|\log\widehat G_{nS}(\eta_i)-\log G_S(\eta_i)|>\epsilon$, 由此及式 (7.2.21) 知, 当 $n>N$ 时,

$$P\left(\sup_{0\leqslant t\leqslant M_n}|\log\widehat{G}_{nS}(t)-\log G_S(t)|>\epsilon\right)$$

$$\leqslant P\left(\bigcup_{i=0}^{N(\delta)+1}\{|\log\widehat{G}_{nS}(\eta_i)-\log G_S(\eta_i)|>\epsilon\}\right)$$

$$\leqslant\left(N(\delta)+2\right)\max_{0\leqslant i\leqslant N(\delta)+1}P(|\log\widehat{G}_{nS}(\eta_i)-\log G_S(\eta_i)|>\epsilon)$$

$$\leqslant C\left(\frac{\tau_0}{\delta}+2\right)n^{-\frac{p}{2}}\log^{-\frac{p}{2}}n\leqslant Cn^{-\frac{p}{2}}\log^{2p-1}n, \tag{7.2.22}$$

因而当 $p>2$ 时, 就有

$$\sum_{n=1}^{\infty}P\left(\sup_{0\leqslant t\leqslant M_n}|\log\widehat{G}_{nS}(t)-\log G_S(t)|>\epsilon\right)<\infty.$$

引理证毕.

定理 7.2.1 的证 对任意取定的 $x\in[0,1]$,

$$|\widehat{g}_n(x)-g(x)|\leqslant\left|\sum_{i=1}^{n}\frac{x_i-x_{i-1}}{h_n}K\left(\frac{x-x_i}{h_n}\right)\frac{Z_i\delta_i}{\widehat{G}_{nS}(Z_i)}I[Z_i\leqslant M_n]\right.$$

$$\left.-\sum_{i=1}^{n}\frac{x_i-x_{i-1}}{h_n}K\left(\frac{x-x_i}{h_n}\right)\frac{Z_i\delta_i}{G_S(Z_i)}I[Z_i\leqslant M_n]\right|$$

$$+\left|\sum_{i=1}^{n}\frac{x_i-x_{i-1}}{h_n}K\left(\frac{x-x_i}{h_n}\right)\frac{Z_i\delta_i}{G_S(Z_i)}-\sum_{i=1}^{n}\frac{x_i-x_{i-1}}{h_n}\right.$$

$$\left.\times K\left(\frac{x-x_i}{h_n}\right)E\left[\frac{Z_i\delta_i}{G_S(Z_i)}\right]\right|$$

$$+\left|\sum_{i=1}^{n}\frac{x_i-x_{i-1}}{h_n}K\left(\frac{x-x_i}{h_n}\right)E\left[\frac{Z_i\delta_i}{G_S(Z_i)}\right]-g(x)\right|$$

$$+\left|\sum_{i=1}^{n}\frac{x_i-x_{i-1}}{h_n}K\left(\frac{x-x_i}{h_n}\right)\frac{Z_i\delta_i}{G_S(Z_i)}I[Z_i>M_n]\right.$$

$$\left.-\sum_{i=1}^{n}\frac{x_i-x_{i-1}}{h_n}K\left(\frac{x-x_i}{h_n}\right)E\left(\frac{Z_i\delta_i}{G_S(Z_i)}I[Z_i>M_n]\right)\right|$$

$$+\left|\sum_{i=1}^{n}\frac{x_i-x_{i-1}}{h_n}K\left(\frac{x-x_i}{h_n}\right)E\left(\frac{Z_i\delta_i}{G_S(Z_i)}I[Z_i>M_n]\right)\right|=\sum_{i=1}^{5}\Delta_{in}. \tag{7.2.23}$$

记 $a_{ni} = \dfrac{x_i - x_{i-1}}{h_n} K\left(\dfrac{x - x_i}{h_n}\right)$ 及 $Z_i^* = \delta_i Z_i G_S^{-1}(Z_i) - E\delta_i Z_i G_S^{-1}(Z_i)$. $\forall \epsilon > 0$,

$$P(|\Delta_{2n}| > \epsilon/5) = P\left(\left|\sum_{i=1}^n a_{ni} Z_i^*\right| > \epsilon\right)$$

$$= P\left(\left|\sum_{i=1}^n a_{ni} Z_i^*\right| > \epsilon/5, 存在 1 \leqslant i \leqslant n, 使得 |a_{ni} Z_i^*| > n^{\frac{1}{p}}\right)$$

$$+ P\left(\left|\sum_{i=1}^n a_{ni} Z_i^*\right| > \epsilon/5, 对所有 1 \leqslant i \leqslant n 都有 |a_{ni} Z_i^*| \leqslant n^{\frac{1}{p}}\right)$$

$$:= \Delta_{21n} + \Delta_{22n}. \tag{7.2.24}$$

由切比雪夫不等式, 有

$$\Delta_{21n} \leqslant \sum_{i=1}^n P(|a_{ni} Z_i^*| > n^{\frac{1}{p}}) \leqslant n^{-1} \sum_{i=1}^n |a_{ni}|^p E|Z_i^*|^p, \tag{7.2.25}$$

又由 C_{r-} 不等式得

$$E|Z_i^*|^p \leqslant 2^{p-1}[E|\delta_i Z_i G_S^{-1}(Z_i)|^p + |E\delta_i Z_i G_S^{-1}(Z_i)|^p]$$

$$= 2^{p-1}\left[\int_0^{\tau_{F_i}} \int_y^{\tau_G} |y G_S^{-1}(y)|^p \, dG(t) \, dF_i(y) + g^p(x_i)\right]$$

$$\leqslant 2^{p-1}[EY_i^p G_S^{1-p}(Y_i) + g^p(x_i)], \tag{7.2.26}$$

$i = 1, 2, \cdots, n$. 由于 $\tau_0 < \tau_G$, 因而 $\max_{1 \leqslant i \leqslant n} EY_i^p G_S^{1-p}(Y_i) \leqslant \tau_0^p G_S^{1-p}(\tau_0) \leqslant C$, 于是

$$\max_{i \leqslant 1 \leqslant n} E|Z_i^*|^p \leqslant C. \tag{7.2.27}$$

又

$$\sum_{i=1}^n a_{nk}^p \leqslant \max_{1 \leqslant k \leqslant n} \left[\left(\frac{x_i - x_{i-1}}{h_n}\right)^{p-1} K^{p-1}\left(\frac{x - x_i}{h_n}\right)\right] \sum_{k=1}^n \frac{x_i - x_{i-1}}{h_n} K\left(\frac{x - x_i}{h_n}\right), \tag{7.2.28}$$

由定理已知当 $u > M_0$ 时 $\widetilde{K}(u) = |u|^\alpha K(u)$ 非增, 从而当 $u > M_0$ 时 $K(u)$ 亦非增, 又当 $u < -M_0$ 时 $\widetilde{K}(u) = |u|^\alpha K(u)$ 非减, 知在 $u < -M_0$ 时 $K(u)$ 亦非减, 再注意到 $K(u)$ 为连续概率密度核函数, 故由王启华 (1996) 中引理 3.1 有

$$\sum_{k=1}^{n} \frac{x_i - x_{i-1}}{h_n} K\left(\frac{x - x_i}{h_n}\right) \longrightarrow \int_{-\infty}^{\infty} K(u)\, du = 1 \tag{7.2.29}$$

由 $K(u)$ 所满足的条件容易看出 $K(u)$ 为 $\mathbb{R}^1$ 上的有界函数, 由此和式 (7.2.28)、(7.2.29) 及定理的有关条件知, 当 $p > 2$ 时, 有

$$\sum_{i=1}^{n} a_{ni}^p \leqslant C(nh_n)^{1-p}, \tag{7.2.30}$$

由式 (7.2.25) 和 (7.2.27) 及 (7.2.30), 得

$$0 \leqslant \Delta_{21n} \leqslant Cn^{-p} h_n^{1-p}. \tag{7.2.31}$$

而

$$\Delta_{22n} \leqslant P\left(\left|\sum_{i=1}^{n} a_{ni} Z_i^* I[|a_{ni} Z_i^*| \leqslant n^{\frac{1}{p}}]\right| > \epsilon\right)$$

$$\leqslant P\left(\left|\sum_{i=1}^{n} a_{ni} Z_i^* - \sum_{i=1}^{n} E a_{ni} Z_i^*\right| > \epsilon - \left|\sum_{i=1}^{n} E a_{ni} Z_{in}^*\right|\right), \tag{7.2.32}$$

由于 $EZ_i^* = 0$, 故

$$|E a_{ni} Z_{in}^*| = |E a_{ni} Z_i^* I[|a_{ni} Z_i^*| \geqslant n^{\frac{1}{p}}]|,$$

其中 $Z_{in}^* = Z_i^* I[|a_{ni} Z_i^*| < n^{\frac{1}{p}}] (i = 1, 2, \cdots, n)$ 于是对 $p > 2$, 由式 (7.2.27) 与 (7.2.30) 得

$$\left|\sum_{i=1}^{n} E a_{ni} Z_{in}^*\right| \leqslant \sum_{i=1}^{n} |E a_{ni} Z_i^* I[|a_{ni} Z_i^*| \geqslant n^{\frac{1}{p}}]|$$

$$\leqslant \sum_{i=1}^{n} \left\{ E\left(|a_{ni} Z_i^*| \cdot |a_{ni} Z_i^*|^{p-1} I[|a_{ni} Z_i^*| \geqslant n^{\frac{1}{p}}]\right) \Big/ n^{\frac{p-1}{p}} \right\}$$

$$\leqslant n^{-1+\frac{1}{p}} \sum_{i=1}^{n} |a_{ni}|^p E|Z_i^*|^p \leqslant Cn^{\frac{1}{p}-p} h_n^{1-p} \longrightarrow 0, \tag{7.2.33}$$

由式 (7.2.33) 知对上面的 ϵ, 只要 n 充分大就有

$$\left|\sum_{i=1}^{n} E a_{ni} Z_{in}^*\right| < \epsilon/2, \tag{7.2.34}$$

于是由式 (7.2.32) 和 (7.2.34) 知

$$\Delta_{22n} \leqslant P\left(\left|\sum_{i=1}^{n} a_{ni}Z_{in}^{*} - \sum_{i=1}^{n} Ea_{ni}Z_{in}^{*}\right| > \epsilon/2\right). \tag{7.2.35}$$

若 $p > 2$, 则由切比雪夫不等式及均值为零的独立随机变量和的不等式 (D-J 不等式), 得

$$P\left(\left|\sum_{i=1}^{n} a_{ni}Z_{i}^{*} - \sum_{i=1}^{n} Ea_{ni}Z_{i}^{*}\right| > \frac{\epsilon}{2}\right)$$

$$\leqslant CE\left|\sum_{i=1}^{n}(a_{ni}Z_{in}^{*} - Ea_{ni}Z_{in}^{*})\right|^{p}$$

$$\leqslant Cn^{\frac{p}{2}-1}\sum_{i=1}^{n} E|a_{ni}Z_{in}^{*} - E(a_{ni}Z_{in}^{*})|^{p}$$

$$\leqslant Cn^{\frac{p}{2}-1}\sum_{i=1}^{n} |a_{ni}|^{p}E|Z_{i}^{*}|^{p} \leqslant Cn^{\frac{p}{2}-p}h_{n}^{1-p} \longrightarrow 0. \tag{7.2.36}$$

由式 (7.2.35) 与 (7.2.36), 得

$$\Delta_{22n} \leqslant cn^{-\frac{p}{2}}h_{n}^{1-p}.$$

由此与式 (7.2.24) 及 (7.2.31) 证明了

$$P\left(\Delta_{2n} > \frac{\epsilon}{5}\right) \leqslant n^{-\frac{p}{2}}h_{n}^{1-p}, \tag{7.2.37}$$

类似可证

$$P\left(\Delta_{4n} > \frac{\epsilon}{5}\right) \leqslant Cn^{-\frac{p}{2}}h_{n}^{1-p}. \tag{7.2.38}$$

又由式 (7.2.29) 知, 当 n 充分大时,

$$\Delta_{5n} \leqslant \left(\max_{1 \leqslant i \leqslant n} E\delta_{i}Z_{i}G_{S}^{-1}(Z_{i})I[Z_{i} > M_{n}]\right)\sum_{i=1}^{n} \frac{x_{i}-x_{i-1}}{h_{n}}K\left(\frac{x-x_{i}}{h_{n}}\right)$$

$$\leqslant C\max_{1 \leqslant i \leqslant n}\int_{M_{n}}^{\tau_{F_{i}}} y\,dF_{i}(y) \leqslant C\max_{1 \leqslant i \leqslant n}[F_{i}(\tau_{0}) - F_{i}(M_{n})] \longrightarrow 0. \tag{7.2.39}$$

式 (7.2.39) 中最后的极限式用到 $F_{i}(i=1,2,\cdots)$ 在 τ_{0} 的等度连续性 (即 $F_{i}(\cdot)$ 在 τ_{0} 连续对所有 $i \geqslant 1$ 一致成立), 因而对上述 ϵ, 当 n 充分大时,

$$P\left(\Delta_{5n} > \frac{\epsilon}{5}\right) = 0. \tag{7.2.40}$$

下证 $\Delta_{3n} \to 0 (n \to \infty)$. 做变换

$$u_i = \frac{x - x_i}{h_n}, \quad i = 1, 2, \cdots, n, \tag{7.2.41}$$

则

$$\begin{aligned}
\Delta_{3n} &= \sum_{i=1}^{n} g(x_i) \frac{x_i - x_{i-1}}{h_n} K\left(\frac{x - x_i}{h_n}\right) - g(x) \\
&= -\sum_{i=1}^{n} (g(x - h_n u_i) - g(x))(u_i - u_{i-1}) K(u_i) \\
&\quad - \left[g(x) \sum_{i=1}^{n} (u_i - u_{i-1}) K(u_i) + g(x) \right] \\
&\triangleq -\Delta_{31n} - \Delta_{32n}.
\end{aligned} \tag{7.2.42}$$

再应用变换 (7.2.41), 并应用式 (7.2.29), 得

$$\begin{aligned}
\Delta_{32n} &= -g(x) \sum_{i=1}^{n} \frac{x_i - x_{i-1}}{h_n} K\left(\frac{x - x_i}{h_n}\right) + g(x) \\
&\longrightarrow -g(x) \int_{-\infty}^{\infty} K(u)\, du + g(x) = 0, \quad n \to \infty. \tag{7.2.43}
\end{aligned}$$

又 $g(x)$ 满足 Lipschitz 条件, 故

$$\begin{aligned}
|\Delta_{31n}| &\leqslant \left| \sum_{i=1}^{n} |g(x - h_n u_i) - g(x)|(u_i - u_{i-1}) K(u_i) \right| \\
&\leqslant C h_n^{\alpha} \left| \sum_{i=1}^{n} (u_i - u_{i-1}) |u_i|^{\alpha} K(u_i) \right|.
\end{aligned}$$

再一次应用上面所做的变换 (7.2.41), 得

$$\begin{aligned}
|\Delta_{31n}| &\leqslant C h_n^{\alpha} \left| \sum_{i=1}^{n} \frac{x_i - x_{i-1}}{h_n} \left| \frac{x - x_i}{h_n} \right|^{\alpha} K\left(\frac{x - x_i}{h_n}\right) \right| \\
&\leqslant C h_n^{\alpha} \left| \sum_{i=1}^{n} \frac{x_i - x_{i-1}}{h_n} \widetilde{K}\left(\frac{x - x_i}{h_n}\right) \right| \longrightarrow 0, \quad n \to \infty, \tag{7.2.44}
\end{aligned}$$

于是由式 (7.2.42)~(7.2.44) 就证明了 $\Delta_{3n} \to 0$. 因而对上述 ϵ, 当 n 充分大时,

$$P\left(\Delta_{3n} > \frac{\epsilon}{5}\right) = 0. \tag{7.2.45}$$

利用式 (7.2.29) 及引理 7.2.1, 并注意到 $M_n < \tau_0 < \tau_G$, 知当 n 充分大时,

$$
P\left(\Delta_{1n} > \frac{\epsilon}{5}\right)
$$

$$
\leqslant P\left(\sum_{i=1}^{n} \frac{x_i - x_{i-1}}{h_n} K\left(\frac{x - x_i}{h_n}\right) |Z_i \delta_i (\widehat{G}_{nS}^{-1}(Z_i) - G_S^{-1}(Z_i)) I[Z_i \leqslant M_n]| > \frac{\epsilon}{5}\right)
$$

$$
\leqslant P\left(\tau_0 \sup_{0 \leqslant t \leqslant M_n} |\widehat{G}_{nS}^{-1}(t) - G_S^{-1}(t)| \sum_{i=1}^{n} \frac{x_i - x_{i-1}}{h_n} K\left(\frac{x - x_i}{h_n}\right) > \frac{\epsilon}{5}\right)
$$

$$
\leqslant P\left(\sup_{0 \leqslant t \leqslant M_n} |e^{\log \widehat{G}_{nS}(t)} - e^{\log G_S^{-1}(t)}| > \frac{\epsilon}{10\tau_0}\right)
$$

$$
\leqslant P\left(G_S^{-1}(\tau_0) \sup_{0 \leqslant t \leqslant M_n} |e^{\theta(\log \widehat{G}_{nS}^{-1}(t) - \log G_S^{-1}(t))} (\log \widehat{G}_{nS}^{-1}(t) - \log G_S^{-1}(t))| > \frac{\epsilon}{10\tau_0}\right)
$$

$$
\leqslant P\left(e^{\sup_{0 \leqslant t \leqslant M_n} |\log \widehat{G}_{nS}(t) - \log G_S(t)|} \sup_{0 \leqslant t \leqslant M_n} |\log \widehat{G}_{nS}(t) - \log G_S(t)| > \frac{G_S(t_0)\epsilon}{10\tau_0}\right)
$$

$$
= P\left(e^{\Delta_n} \Delta_n > \frac{\epsilon G_S(\tau_0)}{10\tau_0}, \Delta_n > 1\right) + P\left(e^{\Delta_n} \Delta_n > \frac{\epsilon G_S(\tau_0)}{10\tau_0}, \Delta_n \leqslant 1\right)
$$

$$
\leqslant P(\Delta_n > 1) + P\left(\Delta_n > \frac{\epsilon G_S(\tau_0)}{10\tau_0 e}\right), \tag{7.2.46}
$$

上式中 $0 < \theta < 1, \Delta_n \overset{\triangle}{=} \sup_{0 \leqslant t \leqslant M_n} |\log \widehat{G}_{nS}(t) - \log G_S(t)|$. 由于

$$
P(|\widehat{g}_n(x) - g(x)| > \epsilon) \leqslant \sum_{i=1}^{5} P\left(\Delta_{in} > \frac{\epsilon}{5}\right), \tag{7.2.47}
$$

于是由式 (7.2.37)、(7.2.38)、(7.2.40)、(7.2.45), (7.2.46) 及引理 7.2.1 与定理有关条件即得本定理的结论.

推论 7.2.1 若定理 7.2.1 的条件全部满足, 则 $\forall x \in [0,1]$, 有

$$
\widehat{g}_n(x) \overset{\text{a.s.}}{\longrightarrow} g(x).
$$

证 利用定理 7.2.1 的结果及 Borel-Cantelli 引理即得本推论.

7.2.4 随机设计回归模型

考虑非参数随机设计回归模型

$$
Y_i = m(X_i) + \epsilon_i, \tag{7.2.48}
$$

其中 Y_i 表示生存时间, 有分布函数 F, X_i 是协变量随机向量, $m(\cdot)$ 是未知回归函数, ϵ_i 是随机误差序列, 满足 $E[\epsilon_i|X_i] = 0$. 在随机删失下, 观察数据是 (Z_i, δ_i, X_i), 其中 $Z_i = \min(Y_i, C_i), \delta_i = I[Y_i \leqslant C_i]$, C_i 是删失时间变量, 有分布函数 G. 在给定 X_i 的条件下, 我们假设 Y_i 与 C_i 条件独立, $(Z_i, \delta_i, X_i)(i = 1, 2, \cdots, n)$ 独立同分布. 我们的任务是要使用这些不完全观察估计 $m(\cdot)$, 下面介绍两种估计方法.

7.2.5   局部线性估计

为方便, 下面考虑 X 的维数是 1 的情形. Fan 与 Gijbels (1994) 通过对数据进行变换定义了局部线性估计. 设 $\phi_1(\cdot, \cdot)$ 与 $\phi_2(\cdot, \cdot)$ 定义删失观察与非删失观察的变换函数, 满足

$$E\{(\phi_1(X, Y)\bar{G}(Y|X) + \phi_2(X, C)\bar{F}(C|X))|X\} = E[Y|X], \tag{7.2.49}$$

其中 $\bar{F}(\cdot|x)$ 与 $\bar{G}(\cdot|x)$ 分别是 Y 与 C 在给定 $X = x$ 的条件下的条件生存分布函数. 做数据变换

$$Y^* = \delta\phi_1(X, Z) + (1 - \delta)\phi_2(X, Z), \tag{7.2.50}$$

并用变换数据点 (X, Y^*) 取代观察数据点 (X, Z, δ). 由于推断是基于 (X, Y^*), 式 (7.2.49) 确保 $E[Y^*|X] = m(X)$. 若变换函数已知, 则基于变换数据 (Y_i^*, X_i) 的局部线性回归估计可定义为

$$\widehat{m}(x; \phi_1, \phi_2) = \frac{\displaystyle\sum_{i=1}^{n} w_i(x)Y_i^*}{\displaystyle\sum_{i=1}^{n} w_i(x)}, \tag{7.2.51}$$

其中

$$w_i(x) = K\left(\frac{x - X_i}{\widehat{h}_{k_n}(x)}\right)(s_{n,2}(x) - (x - X_i)s_{n,1}(x)),$$

而

$$s_{n,l}(x) = \sum_{i=1}^{n} K\left(\frac{x - X_i}{\widehat{h}_{k_n}(x)}\right)(x - X_i)^l, \quad l = 0, 1, 2,$$

$\widehat{h}_{k_n}(x) = (X_{l+k_n} - X_{l-k_n})/2$ 及 l 是最接近 x 的设计点 X_l 的下标, k_n 是正整数序列.

设 Y^* 有条件方差 $\sigma^2(x) = \text{Var}(Y^*|X = x)$. 设 $K(\cdot)$ 是具有紧支撑均值为零的概率密度核函数, 且设 $c_K = \int_{-\infty}^{\infty} v^2 K(v)\, dv$ 及 $d_K = \int_{-\infty}^{\infty} K^2(v)\, dv$. 更进一步假设 $K(\cdot)$ 是一致 Lipschitz 连续的, Fan 与 Gijbels (1994) 获得下面结果:

定理 7.2.2   假设 $f_X(\cdot), m''(\cdot)$ 及 $\sigma^*(\cdot)$ 是有界函数且在 x 点连续, $f_X(x) > 0$. 若对某 $\gamma > 0$, $E(|Y^*|^{2+\gamma}|X = x)$ 在点 x 连续, 则当 $k_n \to \infty$, $k_n/n \to 0$ 时, 有

$$\sqrt{k_n}(\widehat{m}(x; \phi_1, \phi_2) - m(x) - m''(x)c_K h_k^2(x)/2) \xrightarrow{\mathcal{L}} N(0, d_K \sigma^{*2}(x)), \tag{7.2.52}$$

其中 $h_{k_n}(x) = k_n/(nf_X(x))$.

证   为简便, 在证明中以 k 记 k_n. 设 $h_k = k/(nf_X(x))$, 用 h_k 取代式 (7.2.51) 中的 $\hat{h}_k$, 并定义为 $\hat{m}(x_0)$. 应用 Fan 与 Gijbels (1992) 中定理 5.1, 我们有

$$E[(\hat{m}(x, \phi_1, \phi_2) - \hat{m}_0(x))^2 | \mathbf{X}] = o_p\left(\left(\frac{k}{n}\right)^4 + \frac{1}{k}\right),$$

其中 $\mathbf{X} = \{X_1, \cdots, X_n\}$. 因此, 我们仅需要建立 $\hat{m}_0(x)$ 的条件渐近正态性. 注意到 $m(x) = E[Y^* | X = x]$. 为证明条件渐近正态性

$$\frac{\hat{m}_0(x) - E\{\hat{m}_0(x)|\mathbf{X}\}}{\sqrt{\operatorname{Var}(\hat{m}_0(x)|\mathbf{X})}} = \frac{\displaystyle\sum_{i=1}^n w_i(x)(Y_i^* - m(X_i))}{\displaystyle\sum_{i=1}^n w_i(x)\sqrt{\operatorname{Var}(\hat{m}_0(x)|\mathbf{X})}} \xrightarrow{\mathcal{L}} N(0,1), \qquad (7.2.53)$$

我们仅需验证 Lyapounov 条件

$$\frac{1}{\sigma_n^{2+\gamma}} \sum_{i=1}^n E(|W_i(x)(Y_i^* - m(X_i))|^{2+\gamma}|\mathbf{X}) \xrightarrow{p} 0, \qquad (7.2.54)$$

其中 $\sigma_n = \sum_{i=1}^n w_i(x)\sqrt{\operatorname{Var}(\hat{m}_0(x)|\mathbf{X})}$.

因为 K 具有有界支撑, 因此我们有

$$E\left[\sum_{i=1}^n E(|w_i(x)(Y_i^* - m(X_i))|^{2+\gamma}|\mathbf{X})\right]$$
$$= nE|w_1(x)(Y_1^* - m(X_1))|^{2+\gamma}$$
$$= nO\left(E\left\{\left|K\left(\frac{x - X_i}{h_k}\right)(s_{n,2} - s_{n,1}(x - X_1))\right|^{2+\gamma}\right\}\right). \qquad (7.2.55)$$

直接推导可得

$$E\left\{\left|K\left(\frac{x - X_1}{h_k}\right)s_{n,2}\right|^{2+\gamma}\right\}$$
$$\leqslant 2^{1+\gamma} E\left|K^2\left(\frac{x - X_1}{h_k}\right)(x - X_1)^2\right|^{2+\gamma}$$
$$+ 2^{1+\gamma} EK^{2+\gamma}\left(\frac{x - X_1}{h_k}\right) E\left|\sum_{i=2}^n K\left(\frac{x - X_i}{h_k}\right)(x - X_i)^2\right|^{2+\gamma}$$
$$= O(n^{2+\gamma}h_k^{3(2+\gamma)+1}). \qquad (7.2.56)$$

式 (7.2.55) 中其他项可类似处理并可获得与式 (7.2.56) 同样的阶, 因此式 (7.2.55) 具有阶 $O(n^{3+\gamma}h_k^{3(2+\gamma)+1})$, 也就是

$$\sum_{i=1}^n E(|w_i(x)(Y_i^* - m(X_i))|^{2+\gamma}\mathbf{X}) = O_p(n^{3+\gamma}h_k^{3(2+\gamma)+1}). \qquad (7.2.57)$$

如 Fan 与 Gijbels (1992) 所证

$$\sum_{i=1}^{n} w_i(x) = s_{n,0} s_{n,2} - s_{n,1}^2 = c_K f_X^2(x) n^2 h_k^4 (1 + o_p(1)),$$

$$E(\widehat{m}_0(x)|\mathbf{X}) = m(x) + \frac{1}{2} m''(x) c_K h_k^2 + o_p(h_k^2),$$

$$\mathrm{Var}(\widehat{m}_0(x)|\mathbf{X}) = \frac{d_K \sigma^{*2}(x)}{k} + o_p\left(\frac{1}{k}\right), \tag{7.2.58}$$

因此 $\sigma_n = c n^2 h_k^4 k^{-\frac{1}{2}}(1 + o_p(1))$, 其中 c 是正常数. 由此与式 (7.2.57) 验证了 Lyapounov 条件 (7.2.54). 将式 (7.2.58) 代入式 (7.2.53), 即得定理的证明.

实践中, 变换 ϕ_1 与 ϕ_2 通常是未知的, 下面讨论 $\widehat{m}(x; \widehat{\phi}_1, \widehat{\phi}_2)$ 的渐近性质, 其中 $\widehat{\phi}_1$ 与 $\widehat{\phi}_2$ 分别是 ϕ_1 与 ϕ_2 的估计.

考虑变换

$$\phi_1(x, y) = (1 + \alpha) \int_0^y \frac{dt}{\bar{G}(t|x)} - \alpha \frac{y}{\bar{G}(y|x)},$$

$$\phi_2(x, y) = (1 + \alpha) \int_0^y \frac{dt}{\bar{G}(t|x)}.$$

进一步假定 C 独立于协变量 X, 于是用 G 的 Kaplan-Meier 估计代入 ϕ_1 与 ϕ_2 中, 得到它们的估计 $\widehat{\phi}_1$ 与 $\widehat{\phi}_2$.

定理 7.2.3　若定理 7.2.2 条件满足, 则当 $k_n \log n/n \to 0$ 时, 有

$$\sqrt{k_n}(\widehat{m}(x; \widehat{\phi}_1, \widehat{\phi}_2) - m(x) - m''(x) c_K h_k^2(x)/2) \overset{\mathcal{L}}{\longrightarrow} N(0, d_k \sigma^{*2}(x)), \tag{7.2.59}$$

Fan 与 Gijbels (1994) 对此定理给出了一个启发性的概要证明.

7.2.6　加权局部线性估计

设

$$W_{in} = \frac{\delta_{(i)}}{n - i + 1} \prod_{j=1}^{i-1} \left(\frac{n - j}{n - j + 1}\right)^{\delta_{(j)}},$$

其中 $Z_{(1)} \leqslant Z_{(2)} \leqslant \cdots \leqslant Z_{(n)}$ 是 $Z_1, Z_2, \cdots, Z_n$ 的次序统计量, 且 $\delta_{(i)}$ 是对应于 $Z_{(i)}$ 的 δ. 显然, W_{in} 是 Y 分布的 Kaplan-Meier 估计 $\widehat{F}_n(y)$ 在观察值点 $Z_{(i)}$ 处的概率质量. 在有协变量时, Stute (1993) 定义 (X, Y) 的联合分布的估计如下:

$$\widehat{F}_n^*(x, y) = \sum_{i=1}^{n} W_{in} I[X_{(i)} \leqslant x, Z_{(i)} \leqslant y].$$

假设 $m(\cdot)$ 在 x_0 点存在二阶连续导数, 使得 $m(x) \approx m(x_0) + m'(x_0)(x - x_0) \equiv \beta_1 + \beta_2(x - x_0)$ 在 x_0 的某邻域内成立, 其中 β_1 与 β_2 依赖于 x_0. 受 Miller(1976)

定义估计的启发, Cai (2002) 定义 β_1 与 β_2 的估计为使得

$$\int (y - \beta_1 - \beta_2(x - x_0))^2 K\left(\frac{x - x_0}{h_n}\right) \widehat{F}_n^*(dx, dy)$$

$$= \sum_{i=1}^n \widetilde{W}_{in} \{Z_i - \beta_1 - \beta_2(X_i - x_0)\}^2 K\left(\frac{X_i - x_0}{h_n}\right)$$

达到最小的解, 其中 $\widetilde{W}_{in}$ 是对应于 Z_i 的 W_{in}, $K(\cdot)$ 是核函数, h_n 是窗宽序列. 设 $\widehat{\beta}_1$ 与 $\widehat{\beta}_2$ 是使得上式达到最小的解, 则 $\widehat{m}(x_0) = \widehat{\beta}_1$. 通过求解, 可得

$$\widehat{m}(x_0) = \frac{S_{n,2}(x_0)T_{n,0}(x_0) - S_{n,1}(x_0)T_{n,1}(x_0)}{S_{n,2}(x_0)S_{n,0}(x_0) - S_{n,1}^2(x_0)},$$

其中

$$S_{n,l}(x_0) = \sum_{i=1}^n \widetilde{W}_{in} K\left(\frac{X_i - x_0}{h_n}\right)(X_i - x_0)^l,$$

及

$$T_{n,l}(x_0) = \sum_{i=1}^n \widetilde{W}_{in} K\left(\frac{X_i - x_0}{h_n}\right)(X_i - x_0)^l Z_i, \quad l = 0, 1, 2.$$

设 H 表示 Z 的分布函数, $\tau_H = \inf\{t\colon H(t) = 1\}$, 类似可定义 τ_F 和 τ_G. 设 $f_x(\cdot)$ 表示 X 的密度, $\mu_l = \int u^l K(u)\, du$ 及 $\nu_l = \int u^l K^2(u)\, du$. 在给出定理之前, 先做如下假设:

A1. 假设 $f_x(x)$ 在 $x = x_0$ 点连续且 $f_x(x_0) > 0$.

A2. $m(x)$ 的二阶微分存在且在 x_0 的一个邻域内连续.

A3. $P(Y \leqslant C | X, Y) = P(Y \leqslant C | Y)$.

A4. 核函数 $K(\cdot)$ 是对称函数并有紧支撑.

A5. 对每一个 y 及 $k = 0$ 与 1, $a_k(x, y)$ 与 $b_{2k}(x)$ 在 $x = x_0$ 的某邻域内连续, 其中

$$a_k(x, y) = E[Y^k I[Y > y] | X = x], \quad b_{2k}(x) = E[Y^{2k}\{1 - G(Y)\}^{-1} | X = x_0].$$

A6. 对某 $\alpha > 0$, $E[|Y|^{2+\alpha}\{1 - G(Y)\}^{-1-\alpha} | X = x_0]$ 在 x_0 的某邻域内连续.

定理 7.2.4 假设 H 连续, 且 $\tau_F = \tau_H$ 及条件 A1~A6 满足, 则

$$\sqrt{nh_n}\left[\widehat{m}(x_0) - m(x_0) - \frac{h_n^2}{2}\mu_2 m''(x_0) + o_p(h_n^2)\right] \xrightarrow{\mathcal{L}} N(0, \Sigma(x_0)),$$

其中 $\Sigma(x_0) = \nu_0 f_x^{-1}(x_0) b_2(x_0)$, $b_2(x_0) = E[Y^2\{1 - G(Y)\}^{-1} | X = x_0]$.

Cai (2002) 指出估计 $\widehat{m}(x_0)$ 的渐近均方误差 (AMSE) 是

$$\text{AMSE} = \frac{h_n^4}{4}\mu_2^2\{m''(x_0)\}^2 + \frac{\nu_0 b_2(x_0)}{nh_n f_x(x_0)},$$

因而使上面 AMSE 达到最小的最优窗宽为

$$h_{opt} = \left[\frac{\nu_0 b_2(x_0)}{n\mu_2^2 f_x(x_0)\{m''(x_0)\}^2} \right]^{\frac{1}{5}}.$$

设

$$\xi_{n,i}(x_0) = \sqrt{h_n} K\left(\frac{X_i - x_0}{h_n} \right) \frac{\delta_i}{1 - G(Z_i)}.$$

由 Cai (2002), 有

$$\lim_{n\to\infty} \mathrm{Var}\{\xi_{n,i}(x_0)\} = \nu_0 f_x(x_0) b_2(x_0).$$

用 G 的 Kaplan-Meier 乘积限估计取代 $\xi_{n,i}$ 中的 G 后, 所得到的量定义为 $\widehat{\xi}_{n,i}$, 注意到 $S_{n,0}(x_0)$ 是 $f_x(x_0)$ 的相合估计, 于是 Cai (2002) 定义 $\Sigma(x_0)$ 的相合估计为

$$\widehat{\Sigma}(x_0) = \frac{1}{n} \sum_{i=1}^{n} \{\widehat{\xi}_{n,i}(x_0) - \bar{\widehat{\xi}}_n(x_0)\}^2 S_{n,0}^{-2}(x_0),$$

其中 $\bar{\widehat{\xi}}_n(x_0) = n^{-1} \sum_{i=1}^{n} \widehat{\xi}_{n,i}(x_0)$.

§7.3　半参数部分线性回归

7.3.1　固定设计模型

考虑固定设计下半参数回归模型

$$Y_i = x_i^{\mathrm{T}} \beta + g(t_i) + \epsilon_i, \qquad i = 1, 2, \cdots, n, \tag{7.3.1}$$

其中 $(x_i, t_i)(i = 1, 2, \cdots, n)$ 是已知的 $p+1$ 维固定设计点列, β 是未知参数, $g(\cdot)$ 是定义在闭区间 I 上的未知的连续回归函数, $\epsilon_j, (j = 1, 2, \cdots, n)$ 是均值为零、方差为 σ^2 的独立的随机误差序列.

在随机删失模型中, Y_i 被某随机变量 C_i 随机右删失而不能被完全观察, 仅能观察到

$$Z_i = \min(Y_i, C_i), \qquad \delta_i = I[Y_i \leqslant C_i],$$

其中 $i = 1, 2, \cdots, n$, $I[\cdot]$ 表示某事件的示性函数.

下面均假设 Y_i 有连续的分布函数 F_i $(i = 1, 2, \cdots, n)$. $C_1, C_2, \cdots, C_n$ 独立同分布, 有共同的连续分布函数 G. 易见 Z_i 的分布函数是 $H_i = 1 - (1 - F_i)(1 - G), i = 1, 2, \cdots, n$. 为叙述简单, 这里仅考虑 $p = 1$ 的情形, 对 $p > 2$ 情形有类似的结果, 推广是直接的. 此外, 为方便计, 对任意分布函数 $V(\cdot)$, 定义 $V_S(\cdot) = 1 - V(\cdot)$, $\tau_V = \inf\{t: V(t) = 1\}$, 对任意 $r > 0$, $V^{-r}(\cdot) = [V(\cdot)]^{-r}$, 且约定本节中的 α 可表示任意所需的常数.

注意到

$$
E\delta_i Z_i G_S^{-1}(Z_i) = \int_{-\infty}^{\tau F_i} \int_y^{\tau G} \frac{y}{1-G(y)}\, dG(t) dF_i(y)
$$

$$
= EY_i = \beta x_i + g(t_i), \quad i = 1, 2, \cdots, n, \tag{7.3.2}
$$

由此我们认为 $\{\delta_i Z_i G_S^{-1}(Z_i)\}$ 遵从如下模型:

$$
\delta_i Z_i G_S^{-1}(Z_i) = \beta x_i + g(t_i) + e_i, \quad i = 1, 2, \cdots, n, \tag{7.3.3}
$$

其中 $e_1, e_2, \cdots, e_n$ 独立且均值为零.

设 $Z_{iG} = \delta_i Z_i G_S^{-1}(Z_i), i = 1, 2, \cdots, n$ 及 $\widetilde{Z}_{iG} = Z_{iG} - \sum_{j=1}^n W_{nj}(t_i) Z_{jG}, \widetilde{x}_i = x_i - \sum_{j=1}^n W_{nj}(t_i) x_j, \widetilde{S}_n^2 = \sum_{i=1}^n \widetilde{x}_i^2$. 于是使用类似完全样本下 β 估计的定义方法可定义 β 的估计为

$$
\widetilde{\beta}_n = \sum_{i=1}^n \widetilde{x}_i \widetilde{Z}_{iG} / \widetilde{S}_n^2, \tag{7.3.4}
$$

及 $g(\cdot)$ 的估计为

$$
\widetilde{g}_n(t) \overset{\triangle}{=} g_n(t, \widetilde{\beta}_n) = \sum_{j=1}^n W_{nj}(t)(Z_{jG} - x_j \widetilde{\beta}_n), \tag{7.3.5}
$$

其中 $0 \leqslant W_{nj}(t) \leqslant 1$ 为权函数, $j = 1, 2, \cdots, n$.

但在 G 未知时, 为估计 β 与 $g(\cdot)$, 一个自然的做法是用 G 的估计取代 $\widetilde{\beta}$ 与 $\widetilde{g}_n(\cdot)$ 中的 G. 这里我们使用修正的 Kaplan-Meier 估计

$$
\widetilde{G}_{ns}(t) = \prod_{j=1}^n \left\{(1 + Z^+(Z_j))/(2 + N^+(Z_j))\right\}^{I[\delta_j = 0, Z_j \leqslant t]}, \quad -\infty < t < \infty
$$

作为 G_S 的估计, 其中

$$
N^+ = \sum_{i=1}^n I[Z_i > \cdot].
$$

但考虑到 $\widehat{G}_{ns}(t)$ 的渐近方差在 t 充分大时的 "爆炸" 行为, 因而这里我们并不是简单地用 $\widehat{G}_{nS}$ 取代 $\widetilde{\beta}$ 和 $\widetilde{g}$ 中的 G_S 以获得 β 和 g 的估计, 而是如 7.2.1 节做适当的修正, 即定义

$$
\widehat{\beta}_n = \sum_{i=1}^n \widetilde{x}_i \left\{ Z_{i\widehat{G}_n} I[Z_i \leqslant M_n] - \sum_{j=1}^n W_{nj}(t_i) Z_{j\widehat{G}_n} I[Z_j \leqslant M_n] \right\} / \widetilde{S}_n^2, \tag{7.3.6}
$$

$$
\widehat{g}_n(t) = \sum_{j=1}^n W_{nj}(t)\{Z_{j\widehat{G}_n} I[Z_j \leqslant M_n] - x_j \widehat{\beta}\}, \quad \forall t \in I \tag{7.3.7}
$$

分别作为 β 与 g 的估计, 其中 $Z_{i\widehat{G}_n}$ 是用 $\widehat{G}_{nS}$ 取代 Z_{iG} 中的 G_S 而得到, M_n 是趋于 $\tau_0 \triangleq \lim_n \tau_{(n)}$ 的正常数序列, 此处 $\tau_{(n)} \triangleq \max\{\tau_{F_i}: 1 \leqslant i \leqslant n\}$. 为证明 $\widehat{\beta}_n$ 和 $\widehat{g}_n(t)$ 的强相合, 我们先列下面条件:

A1: $\tau_{F_i} \leqslant \tau_G$, $i = 1, 2, \cdots, n$.

A2: 存在 $p \geqslant 2$, 使得 $E|Y_i|^p G_S^{1-p}(Y_i) \leqslant \alpha, i = 1, 2, \cdots, n$.

A3: (i) 对 $t \in I$ 一致地有 $|\sum_{j=1}^n W_{nj}(t) - 1| = o(1)$ 成立.

(ii) 对任意 $a > 0$, $\sum_{\{j:\, |t_j-t|>a\}} W_{nj}(t) = o(1)$ 关于 $t \in I$ 一致成立.

(iii) 对 $t \in I$ 一致地有 $\min_{1 \leqslant j \leqslant n} W_{nj}(t) \leqslant c \min\{n^{-\frac{1}{2}}(\log n)^{-1}, n^{-\frac{2}{p}}(\log n)^{-1}\}$.

(iv) $|\sum_{j=1}^n W_{nj}(t) x_j| \leqslant \alpha_t$ 对 $t \in I$ 成立, 这里 α_t 表示可与 t 有关的常数 (就取定 t 而言).

A4: 对 $b > 0$ 及 A2(i) 中的 $p \geqslant 2$, $\underline{\lim}_n \log n \overline{H}_S^{3p}(M_n) \geqslant b$, 其中 $\bar{H}_S(\cdot) = \frac{1}{n} \sum_{i=1}^n H_{iS}(\cdot)$.

A5: 对 A2 中 $p \geqslant 2$, $\widetilde{S}_n^{-2} \sum_{i=1}^n |\widetilde{x}_i| \leqslant \alpha n^{-\frac{1}{2}} \log^{-3/p} n$.

A6: 对 $t \in I$ 一致地有 $\max_{1 \leqslant j \leqslant n} W_{nj}(t) \leqslant \alpha n^{-\frac{1}{2}}$.

定理 7.3.1 若假定 A1, A3 (i), (ii) 及 A4, A5 与 A6 满足, 则

$$\widehat{\beta}_n \xrightarrow{\text{a.s.}} \beta. \tag{7.3.8}$$

若再满足 A3(iii), 则

$$\widehat{g}_n(t) \longrightarrow g(t), \forall t \in I. \tag{7.3.9}$$

引理 7.3.1 若随机变量 $|X| \leqslant 1$, 则

$$E\exp(|X|) \leqslant \alpha \exp(E|X|^2).$$

证 由不等式 $\exp(x) \leqslant 1 + x + x^2 \leqslant \exp(x + x^2)$, 得

$$E\exp(|X|) \leqslant 1 + E|X| + EX^2 \leqslant \exp(E|X| + EX^2) \leqslant \alpha \exp(EX^2).$$

引理 7.3.2 设 $B_i(i = 1, 2, \cdots, k)$ 是独立的 Bernoulli 随机变量, 且 $P(B_i = 1) = p_i(i = 1, 2, \cdots, k)$, 设 $S = B_1 + B_2 + \cdots + B_k$, 则对任意 $r \geqslant 1$, 有

$$E(1 + S)^{-r} \leqslant \alpha(k\bar{p}), \quad \bar{p} = k^{-1} \sum_{l=1}^k p_l,$$

其中 α 是可能依赖 r 的常数.

引理 7.3.3 对任意 $r > 0$,

$$E\{(1 + N^+(Z_i))^{-r} | (Z_i, \delta_i)\} \leqslant \alpha n^{-r} \{\bar{H}_S(Z_i) - n^{-1}\}^{-r},$$

$$E\{(1 + N^+(Z_i))^{-r}|(Z_i, \delta_i), (Z_j, \delta_j)\} \leqslant \alpha n^{-r}\{\bar{H}_S(Z_i) - 2n^{-1}\}^{-r}, \quad 1 \leqslant i,\ j \leqslant n,$$

其中 $\bar{H}_S(\cdot) = \frac{1}{n}\sum_{i=1}^n \bar{H}_{iS}(\cdot)$.

证 给定 (Z_i, δ_i) 下, $N^+(Z_i)$ 是 $n-1$ 个独立的 Bernoulli 随机变量的和, 其中第 l 个变量成功的概率是 $H_{lS}(Z_i)$. 应用引理 7.3.2 并取 $k = n-1$ 及 $p_i = H_{lS}(Z_i)$, 可得

$$E[(1 + N^+(Z_i))^{-r}|(Z_i, \delta_i)] \leqslant \alpha\left(\sum_{l \neq i} H_l(Z_i)\right)^{-r} \leqslant \alpha n^{-r}(\bar{H}_S(Z_i) - n^{-1})^{-r}.$$

至于引理 7.3.3 中第二式, 观察到 $N^+(Z_i) \geqslant N_i^+(Z_j) = \sum_{k \neq i,j} I[Z_k > Z_j]$ 且在给定 $\{(Z_i, \delta_i), (Z_j, \delta_j)\}$ 下 $N_i^+(Z_j)$ 是 $n-2$ 独立 Bernoulli 随机变量的和. 于是使用证明第一式一样的讨论可证第二式.

定理 7.3.1 的证 容易看出

$$\widehat{\beta}_n - \beta = \widetilde{S}_n^{-2}\sum_{i=1}^n \widetilde{x}_i(Z_{i\widehat{G}_n} - Z_{iG})I[Z_i \leqslant M_n]$$

$$- \widetilde{S}_n^{-2}\sum_{i=1}^n \widetilde{x}_i\sum_{j=1}^n W_{nj}(t_i)(Z_{j\widehat{G}_n} - Z_{jG})I[Z_j \leqslant M_n]$$

$$+ \widetilde{S}_n^{-2}\sum_{i=1}^n \widetilde{x}_i(Z_{iG}I[Z_i \leqslant M_n] - Z_{iG})$$

$$+ \widetilde{S}_n^{-2}\sum_{i=1}^n \widetilde{x}_i\sum_{j=1}^n W_{nj}(t_i)(Z_{jG} - Z_{jG}I[Z_j \leqslant M_n])$$

$$+ \widetilde{S}_n^{-2}\sum_{i=1}^n \widetilde{x}_i(\widetilde{Z}_{iG} - \widetilde{x}_i\beta) := \sum_{i=1}^5 \Delta_{ni}. \tag{7.3.10}$$

首先证

$$\Delta_{n1} \xrightarrow{\text{a.s.}} 0. \tag{7.3.11}$$

由前面 $Z_{i\widehat{G}_n}$ 及 Z_{iG} 的定义, 并注意应用 C_p 不等式, 得

$$E|\Delta_{n1}|^p = \widetilde{S}_n^{-2p}n^{p-1}\sum_{i=1}^n |x_i|^p E\{\delta_i|Z_i|^p I[Z_i \leqslant M_n]E[|\widehat{G}_{nS}^{-1}(Z_i) - G_S^{-1}(Z_i)||(Z_i, \delta_i)\}, \tag{7.3.12}$$

注意到 $\widehat{G}_{nS}^{-1}$ 和 Susarla 与 Ryzin (1980) 中 W_n 相同, 于是我们有

$$\widehat{G}_{nS}^{-1}(Z_i) \leqslant (n+1)/(N^+(Z_i) + 1). \tag{7.3.13}$$

由式 (7.3.13) 与不等式 $|x - y| \leqslant |\log x - \log y|$ $(0 < x \leqslant 1, 0 < y \leqslant 1)$, 我们有

$$
E_i(\widehat{G}_{nS}, G_S) := E[|\widehat{G}_{nS}^{-1}(Z_i) - G_S(Z_i)|^p|(Z_i, \delta_i)]
$$

$$
= E[|\widehat{G}_{nS}^{-p}(Z_i)G_S^{-p}(Z_i)||\widehat{G}_{nS}(Z_i) - G_S(Z_i)|^p|(Z_i, \delta_i)]
$$

$$
\leqslant G_S^{-p}(Z_i)E^{1/2}\Big[\Big(\frac{N^+(Z_i) + 1}{n + 1}\Big)^{-2p}\Big|(Z_i, \delta_i)\Big]
$$

$$
\times E^{1/2}\big[|\log \widehat{G}_{nS}(Z_i) - \log G_S(Z_i)|^{2p}\big|(Z_i, \delta_i)\big]. \qquad (7.3.14)
$$

定义 $\beta_j(z) = I[\delta_j = 0, Z_j \leqslant z]$, 则

$$
\log \widehat{G}_{nS}(Z_i) - \log G_S(Z_i)
$$

$$
= \Big[-\frac{1}{n}\sum_{j=1}^n \beta_j(Z_i)\bar{H}_S(Z_j) - \log G_S(Z_i)\Big] + \Big[-\sum_{j=1}^n \beta_j(Z_i)\sum_{l=2}^n \frac{1}{l}(2 + N^+(Z_j))^{-l}\Big]
$$

$$
+ \Big[-\frac{1}{n}\sum_{j=1}^n \beta_j(Z_i)\Big(\frac{n}{2 + N^+(Z_j)} - \bar{H}_S^{-1}(Z_j)\Big)\Big]
$$

$$
:= T_{n1} + T_{n2} + T_{n3}. \qquad (7.3.15)
$$

既然

$$
-E[\beta_j(Z_i)\bar{H}_S^{-1}(Z_i)|(Z_i, \delta_i)] = -\int_0^{Z_i} \frac{F_{jS}(u)}{\bar{H}_S(u)}\, dG(u),
$$

我们有

$$
\frac{1}{n}\sum_{j=1}^n E[-\beta_j(Z_i)\bar{H}_S(Z_i)|(Z_i, \delta_i)]
$$

$$
= -\frac{1}{n}\sum_{\substack{j=1 \\ j \neq i}}^n \int_0^{Z_i} \frac{F_{jS}(u)}{\bar{H}_S(u)}\, dG(u) - \frac{1}{n}I[\delta_i = 0]\bar{H}_S^{-1}(Z_i)
$$

$$
= \log G_S(t) + \frac{1}{n}\int_0^{Z_i} \frac{F_{iS}(u)}{\bar{H}_S(u)}\, dG(u) - \frac{1}{n}I[\delta_i = 0]\bar{H}_S^{-1}(Z_i), \qquad (7.3.16)
$$

由式 (7.3.15) 中 T_{n1} 的定义和式 (7.3.16), 得

$$
T_{n1} = \frac{1}{n}\sum_{j=1}^n \{-\beta_j(Z_i)\bar{H}_S^{-1}(Z_j) - E[-\beta_j(Z_i)\bar{H}_S^{-1}(Z_i)|(Z_i, \delta_i)]\}
$$

$$
+ \frac{1}{n}\int_0^{Z_i} \frac{F_{iS}(u)}{\bar{H}_S(u)}\, dG(u) - \frac{1}{n}I[\delta_i = 0]\bar{H}_S^{-1}(Z_i)
$$

$$
:= T_{n11} + T_{n12} + T_{n13}. \qquad (7.3.17)
$$

利用 Dharmadhikar-Jogdeo (D-J) 不等式, 可得

$$E\{|T_{n11}|^{2p}|(Z_i, \delta_i)\}$$

$$\leqslant \alpha n^{-2p} E\left\{\left|\sum_{j=1}^{n}[\beta_j(Z_i)\bar{H}_S^{-1}(Z_j) - E(\beta_j(Z_i)\bar{H}_S^{-1}(Z_j)|(Z_i, \delta_i)]\right|^{2p}\Big|(Z_i, \delta_i)\right\}$$

$$\leqslant \alpha n^{-2p}(n-1)^{p-1}\sum_{\substack{j=1\\j\neq i}}^{n} E\{|\beta_j(Z_i)\bar{H}_S^{-1}(Z_j)|^{2p}|(Z_i, \delta_i)\}$$

$$\leqslant \alpha n^{-p-1}\sum_{\substack{j=1\\j\neq n}}^{n}\int_0^{Z_i}\frac{F_{jS}(u)}{\bar{H}_S^{2p}(u)}\,dG(u) \leqslant \alpha n^{-p}\bar{H}_S^{-2p}(Z_i). \tag{7.3.18}$$

又易见

$$E\{|T_{n12}|^{2p}|(Z_i, \delta_i)\} \leqslant \alpha n^{-2p}\bar{H}_S^{-2p}(Z_i), \tag{7.3.19}$$

$$E\{|T_{n13}|^{2p}|(Z_i, \delta_i)\} \leqslant \alpha n^{-2p}I[\delta_i = 0]\bar{H}_S^{-2p}(Z_i). \tag{7.3.20}$$

由式 (7.3.17)~(7.3.20), 我们有

$$E\{|T_{n1}|^{2p}|(Z_i, \delta_i)\} \leqslant \alpha n^{-p}\bar{H}_S^{-2p}(Z_i). \tag{7.3.21}$$

又因

$$\sum_{l=2}^{\infty}\frac{1}{l}(2+N^+(Z_j))^{-l} \leqslant \frac{3}{2}\frac{1}{(1+N^+(Z_j))^2},$$

可得

$$E\{|T_{n2}(Z_i)|^{2p}|(Z_i, \delta_i)\}$$

$$\leqslant \alpha E\left\{\left|\sum_{j=1}^{n}\beta_j(Z_i)(1+N^+(Z_j))^{-2}\right|^{2p}\Big|(Z_i, \delta_i)\right\}$$

$$\leqslant \alpha n^{2p-1}\sum_{j=1}^{n}E\{\beta_j(Z_i)(1+N^+(Z_j))^{-4p}|(Z_i, \delta_i)\}$$

$$\leqslant \alpha n^{2p-1}\sum_{j=1}^{n}E\{\beta_j(Z_i)E[(1+N^+(Z_j))^{-4p}|(Z_i, \delta_i),(Z_j, \delta_j)]|(Z_i, \delta_i)\}. \tag{7.3.22}$$

在式 (7.3.22) 中应用引理 7.3.3 中的第二个不等式知, 当 n 充分大时, 有

$$E\{|T_{n2}(Z_i)|^{2p}|(Z_i, \delta_i)\} \leqslant \alpha n^{-2p-1}\sum_{j=1}^{n}E\{\beta_j(Z_i)[\bar{H}_S(Z_j) - n^{-1}]^{-4p}|(Z_i, \delta_i)\}$$

$$\leqslant \alpha n^{-2p-1}\sum_{j=1}^{n}E[2^{4p}\beta_j(Z_i)\bar{H}_S^{-4p}(Z_i)|(Z_i, \delta_i)]$$

$$\leqslant \alpha n^{-2p}\bar{H}_S^{-4p}(Z_i). \tag{7.3.23}$$

通过简单的代数运算, 可得

$$T_{n3} \leqslant \frac{1}{n}\sum_{j=1}^{n}\beta_j(Z_i)\frac{n}{(1+N^+(Z_j))^2} - \frac{1}{n}\sum_{j=1}^{n}\beta_j(Z_i)\frac{n}{1+N^+(Z_j)} - \bar{H}^{-1}(Z_j)$$

$$:= T_{n31} - T_{n32}. \tag{7.3.24}$$

类似于式 (7.3.22) 与 (7.3.23) 的处理, 可得

$$E\{|T_{n31}|^{2p}|(Z_i,\delta_i)\} \leqslant \alpha n^{-2p}\bar{H}_S^{-4p}(Z_i). \tag{7.3.25}$$

使用 C_p- 不等式, 我们有

$$E\{|T_{n32}|^{2p}|(Z_i,\delta_i)\}$$
$$\leqslant \alpha n^{-1}\sum_{j=1}^{n}E\left\{\beta_j(Z_i)E\left[\left|\frac{n}{1+N^+(Z_i)} - \frac{1}{\bar{H}_S(Z_j)}\right|^{2p}\Big|(Z_i,\delta_i),(Z_j,\delta_j)\right]\Big|(Z_i,\delta_i)\right\}\tag{7.3.26}$$

由 Schwarz 不等式, 我们有

$$E\left[\left|\frac{n}{1+N^+(Z_j)} - \frac{1}{\bar{H}_S(Z_j)}\right|^{2p}\Big|(Z_i,\delta_i),(Z_j,\delta_j)\right]$$
$$\leqslant \bar{H}_S^{-2p}(Z_j)E^{1/2}[(1+N^+(Z_j))^{-4p}|(Z_i,\delta_i),(Z_j,\delta_j)]$$
$$\times E^{1/2}[|(1+N^+(Z_j)) - n\bar{H}_S(Z_j)|^{4p}|(Z_i,\delta_i),(Z_j,\delta_j)]. \tag{7.3.27}$$

记 $\bar{H}_S^{(-i)}(Z_j) = \frac{1}{n-1}\sum_{\substack{l=1 \\ l\neq i}}^{n}H_{lS}(Z_j)$, 于是由 D-J 不等式, 有

$$E[|(1+N^+(Z_j)) - n\bar{H}_S(Z_j)|^{-4p}|(Z_i,\delta_i),(Z_j,\delta_j)]$$
$$\leqslant E\left[\left|\sum_{\substack{l=1 \\ l\neq i}}^{n}I[Z_l > Z_j] - (n-1)\bar{H}_S^{(-i)}(Z_j)\right|^{4p}\Big|(Z_i,\delta_i),(Z_j,\delta_j)\right] + 1$$
$$+ I[Z_i > Z_j] + H_{iS}^{4p}(Z_j)$$
$$\leqslant \alpha(n-1)^{2p-1}\sum_{\substack{l=1 \\ l\neq i}}^{n}[H_{lS}(Z_j) + H_{lS}^{4p}(Z_j)] + 3 \leqslant \alpha n^{2p}. \tag{7.3.28}$$

根据式 (7.3.26)~(7.3.28) 与引理 7.3.3, 我们得

$$E\{|T_{n32}|^{2p}|(Z_i,\delta_i)\} \leqslant \alpha n^{-1}\sum_{j=1}^{n}E\{\beta_j(Z_i)\bar{H}_S^{-2p}(Z_j)n^{-p}[\bar{H}_S(Z_j) - 2n^{-1}]^{-2p}|(Z_i,\delta_i)\}$$
$$\leqslant \alpha n^{-p-1}\sum_{j=1}^{n}E\{\beta_j(Z_i)2^{2p}\bar{H}_S^{-4p}(Z_j)|(Z_i,\delta_i)\}$$
$$\leqslant \alpha n^{-p}\bar{H}_S^{-4p}(Z_i), \tag{7.3.29}$$

于是由式 (7.3.24)、(7.3.25) 与 (7.3.29) 就给出了

$$E\{|T_{n3}|^{2p}|(Z_i, \delta_i)\} \leqslant \alpha n^{-p} \bar{H}_S^{-4p}(Z_i). \tag{7.3.30}$$

由式 (7.3.15)、(7.3.21)、(7.3.23) 与 (7.3.30), 得

$$E\{|\log \widehat{G}_{nS}(Z_i) - \log G_S(Z_i)|^{2p}|(Z_i, \delta_i)\} \leqslant \alpha n^{-p} \bar{H}_S^{-4p}(Z_i). \tag{7.3.31}$$

结合式 (7.3.31) 和 (7.3.14) 并应用引理 7.3.3, 即得

$$E_i(\widehat{G}_{nS}, G_S) \leqslant \alpha G_S^{-p}(Z_i)((n+1)/n)^p \{\bar{H}_S(Z_i) - n^{-1}\}^{-p} n^{-p/2} \bar{H}_S^{-2p}(Z_i)$$
$$\leqslant \alpha n^{-p/2} G_S^{-p}(Z_i) \bar{H}_S^{-3p}(Z_i). \tag{7.3.32}$$

再由式 (7.3.12)、(7.3.14) 与 (7.3.32) , 有

$$E|\Delta_{n1}|^p \leqslant \alpha \widetilde{S}_n^{-2p} n^{p/2-1} \sum_{i=1}^{n} |\widetilde{x}_i|^p \cdot E\{\delta_i |Z_i|^p I[Z_i \leqslant M_n] G_S^{-p}(Z_i) \bar{H}_S^{-3p}(Z_i)\}$$
$$\leqslant \alpha \widetilde{S}_n^{-2p} n^{p/2-1} \sum_{i=1}^{n} |\widetilde{x}_i|^p \int_{-\infty}^{M_n} |u| G_S^{-p}(u) \bar{H}_S^{-3p}(u) G_S(u) \, dF_i(u)$$
$$\leqslant \alpha \widetilde{S}_n^{-2p} n^{p/2-1} \sum_{i=1}^{n} |\widetilde{x}_i|^p \bar{H}_S^{-3p}(M_n) \max_{1 \leqslant i \leqslant n} E\{|Y_i|^p G_S^{1-p}(Y_i)\}$$
$$\leqslant \alpha [n^{1/2-1/p} \log^{1/p} n \widetilde{S}_n^{-2} \Big(\sum_{i=1}^{n} |x_i|^p\Big)^{1/p}$$
$$\leqslant \alpha \Big(n^{1/2-1/p} \log^{1/p} n \widetilde{S}_n^{-2} \sum_{i=1}^{n} |\widetilde{x}_i|\Big)^p \leqslant \frac{\alpha}{n \log^2 n}. \tag{7.3.33}$$

再利用 Tchebyshev 不等式及式 (7.3.33), 可得

$$\sum_{n=1}^{\infty} P(|\Delta_{n1}| > \epsilon) \leqslant \sum_{n=1}^{\infty} \frac{\alpha}{n \log^2 n} \leqslant \infty. \tag{7.3.34}$$

于是由 Borel-Cantelli 引理即证得式 (7.3.11)

完全套用证式 (7.3.11) 的方法, 可证在条件 A6, A5(i) 下, 有

$$\Delta_{n2} \xrightarrow{\text{a.s.}} 0. \tag{7.3.35}$$

又易见

$$\Delta_{n3} = -\widetilde{S}_n^{-2} \sum_{i=1}^{n} \widetilde{x}_i \{\delta_i Z_i G_S^{-1}(Z_i) I[Z_i > M_n] - E \delta_i Z_i G_S^{-1}(Z_i) I[Z_i > M_n]\}$$
$$- \widetilde{S}_n^{-2} \sum_{i=1}^{n} \widetilde{x}_i E \delta_i Z_i G_S^{-1}(Z_i) I[Z_i > M_n] := \Delta_{n31} + \Delta_{n32}. \tag{7.3.36}$$

由 Tchebyshev 不等式与 Whittle 不等式, 得

$$
\begin{aligned}
&P(|\Delta_{n31}| > \epsilon) \\
&\leqslant \alpha E\left| \widetilde{S}_n^{-2} \sum_{i=1}^n \widetilde{x}_i \delta_i Z_i G_S^{-1}(Z_i) I[Z_i > M_n] - E\delta_i Z_i G_S^{-1}(Z_i) I[Z_i > M_n]\right|^p \\
&\leqslant \alpha \widetilde{S}_n^{-2p} \left\{ \sum_{i=1}^n \widetilde{x}_i^2 E^{2/p}[\delta_i|Z_i|G_S^{-1}(Z_i)I[Z_i > M_n]]^p \right\}^{p/2} \\
&\leqslant \alpha \max_{1\leqslant i\leqslant n} E[|Y_i|^p G_S^{1-p}(Y_i)] \widetilde{S}_n^{-2p} n^{p/2-1} \left(\sum_{i=1}^n |\widetilde{x}_i| \right)^p \\
&\leqslant \alpha \left(\widetilde{S}_n^{-2} n^{1/2-1/p} \sum_{i=1}^n |\widetilde{x}_i| \right)^p.
\end{aligned}
\tag{7.3.37}
$$

利用条件 A5 与式 (7.3.37), 即得

$$
\sum_{n=1}^\infty P(|\Delta_{n31}| > \epsilon) \leqslant \alpha \sum_{n=1}^\infty \frac{1}{n(\log n)^3} < \infty.
\tag{7.3.38}
$$

于是由 Borel-Cantelli 引理知

$$
\Delta_{n31} \xrightarrow{\text{a.s.}} 0.
\tag{7.3.39}
$$

既然 $E(\delta_i Z_i G_S^{-1}(Z_i) I[Z_i > M_n]) = \int_{M_n}^{\tau_{F_i}} s\, dF_i(s)$, 及条件 A1 蕴涵

$$
\max_{1\leqslant i\leqslant n} \int_{M_n}^{\tau_{F_i}} s\, dF_i(s) \longrightarrow 0, \quad n \longrightarrow \infty,
$$

结合条件 A5, 即得

$$
\Delta_{n32} \longrightarrow 0, \quad n \longrightarrow \infty,
\tag{7.3.40}
$$

因而由式 (7.3.36)、(7.3.39) 与 (7.3.40) 就证明了

$$
\Delta_{n3} \xrightarrow{\text{a.s.}} 0, \quad n \longrightarrow \infty.
\tag{7.3.41}
$$

套用证式 (7.3.41) 的方法, 在条件 A5 和 A6 下可证

$$
\Delta_{n4} \xrightarrow{\text{a.s.}} 0.
\tag{7.3.42}
$$

注意到

$$
|\Delta_{n5}| = |\widetilde{\beta}_n - \beta| \leqslant I_{1n} + I_{2n} + I_{3n},
\tag{7.3.43}
$$

其中

$$I_{1n} = \max_{1 \leqslant i \leqslant n} |g(t_i) - Eg_n(t_i)| \widetilde{S}_n^{-2} \sum_{i=1}^{n} |\widetilde{X}_i|$$

$$I_{2n} = \widetilde{S}_n^{-2} \left| \sum_{i=1}^{n} \widetilde{x}_i (Eg_n(t_i) - g_n(t_i)) \right|$$

$$I_{3n} = \widetilde{S}_n^{-2} \sum_{i=1}^{n} \widetilde{x}_i e_i.$$

使用胡舒合 (1994) 中的式 (22) 及 $g(t)$ 连续因此在 $t \in I$ 一致连续的性质, 再由条件 A3(i) 和 (ii), 我们有

$$\max_{1 \leqslant i \leqslant n} |g(t_i) - Eg_n(t_i)|$$

$$\leqslant \alpha \left\{ \max_{1 \leqslant i \leqslant n} \left| \sum_{j=1}^{n} W_{nj}(t_i) - 1 \right| + \max_{1 \leqslant i \leqslant n} \left| \sum_{j=1}^{n} W_{nj}(t_i) I[|t_j - t_i| > a] \right| \right.$$

$$\left. + \max_{1 \leqslant i \leqslant n} \left| \sum_{j=1}^{n} W_{nj}(t_i)(g(t_j) - g(t_i)) I[|t_j - t_i| \leqslant a] \right| \right\} \longrightarrow 0, \qquad (7.3.44)$$

由此与条件 A5 就证明了

$$I_{1n} \longrightarrow 0, \quad n \longrightarrow \infty. \qquad (7.3.45)$$

参考 Erdös(1949) 的截断技巧可证 $I_{2n} \xrightarrow{\text{a.s.}} 0$, 事实上

$$I_{2n} = \sum_{j=1}^{n} \left(\widetilde{S}_n^{-2} \sum_{i=1}^{n} \widetilde{x}_i W_{nj}(t_i) \right) e_j := \sum_{j=1}^{n} a_{nj} e_j. \qquad (7.3.46)$$

对任意取定的 $\epsilon > 0$ 及某自然数 $N_p > \dfrac{(1+p)\log n + 2\log\log n}{p\log\log n}$, 定义 $e'_{nj} = e_j I[|a_{nj}e_j| \leqslant n^{-1}]$, $I'_{2n} = \sum_{j=1}^{n} a_{nj} e'_{nj}$, $e''_{nj} = e_j I[n^{-1} < |a_{nj}e_j| \leqslant \epsilon/N_p]$, $I''_{2n} = \sum_{j=1}^{n} a_{nj} e''_{nj}$, $e'''_{nj} = e_j I[|a_{nj}e_j| > \epsilon/N_p]$, $I'''_{2n} = \sum_{j=1}^{n} a_{nj} e'''_{nj}$, $\eta_n = \sqrt{\max_{1 \leqslant j \leqslant n} Ee_j^2}$. 由 Tchebyshev 不等式, 知对任意 $u > 0$, 有

$$P(|I'_{2n}| > \epsilon) \leqslant \exp\{-\epsilon u/\eta_n\} E\exp\{u|I'_{2n}|/\eta_n\}. \qquad (7.3.47)$$

若取 $u = \min\{\epsilon/(2\eta_n \sum_{j=1}^{n} a_{nj}^2), n\eta_n\}$, 则 $|ua_{nj}e'_{nj}|/\eta_n \leqslant 1$, 于是应用引理 7.3.1 可得

$$P(|I'_{2n}| > \epsilon) \leqslant \exp\{-\epsilon u/\eta_n\} \prod_{j=1}^{n} E\exp\{u|a_{nj}e'_{nj}|/\eta_n\}$$

$$\leqslant \alpha \exp\left\{ -\epsilon u/\eta_n + u^2 \sum_{j=1}^{n} a_{nj}^2 \right\}. \qquad (7.3.48)$$

若 $\epsilon/(2\eta_n \sum_{j=1}^n a_{nj}^2) > n\eta_n$，则 $u = n\eta_n$ 且 $u\sum_{j=1}^n a_{nj}^2 < \epsilon/(2\eta_n)$，由此及式 (7.3.48) 可得

$$P(|I'_{2n}| > \epsilon) \leqslant \alpha\exp\{-\epsilon n/2\}. \tag{7.3.49}$$

若 $\epsilon/(2\eta_n \sum_{j=1}^n a_{nj}^2) \leqslant n\eta_n$，则 $u = \epsilon/(2\eta_n \sum_{j=1}^n a_{nj}^2)$，于是

$$P(|I'_{2n} > \epsilon) \leqslant \alpha\exp\Big\{-\epsilon^2/\Big(4\eta_n\sum_{j=1}^n a_{nj}^2\Big)\Big\}. \tag{7.3.50}$$

由条件 A1 可推知 $\eta_n \leqslant \alpha$. 而由条件 A3(iii) 和 A5 可得

$$\sum_{j=1}^n a_{nj}^2 \leqslant \sum_{j=1}^n \big(\max_{1\leqslant i\leqslant n} W_{nj}(t_i)\big)^2 \Big(\widetilde{S}_n^{-2}\sum_{i=1}^n |\widetilde{x}_i|\Big)^2 \leqslant \alpha(\log n)^{-2}. \tag{7.3.51}$$

由此及式 (7.3.50) 或 (7.3.49), 均可得

$$\sum_{n=1}^\infty P(|I'_{2n}| > \epsilon) < \infty. \tag{7.3.52}$$

至于 I''_{2n}, 我们有

$$P(|I''_{2n}| > \epsilon) \leqslant P(至少存在 \ 1 \leqslant i_1 \leqslant i_2 \leqslant \cdots \leqslant i_{N_p} \leqslant n, \ 使得$$
$$|a_{ni_1}e_{i_1}| > n^{-1}, \cdots, |a_{ni_{N_p}}e_{i_{N_p}}| > n^{-1})$$
$$\leqslant \sum_{1\leqslant i_1 < i_2 < \cdots < i_{N_p} \leqslant n} \prod_{k=1}^n P(|e_{i_k}| > (n|a_{ni_k}|)^{-1})$$
$$\leqslant \sum_{1\leqslant i_1 < i_2 < \cdots < i_{N_p} \leqslant n} \prod_{k=1}^n n^p|a_{ni_k}|^p E|e_{i_k}|^p. \tag{7.3.53}$$

注意到条件 A2 蕴涵 $\max_{1\leqslant i\leqslant n} E|e_i|^p \leqslant \alpha$, 而又由条件 A5 与 A3(iii) 可推得 $\max_{1\leqslant j\leqslant n} |a_{nj}| \leqslant \alpha n^{-1/2}(\log n)^{-1}$. 由此及式 (7.3.53) 知

$$\sum_{n=1}^\infty P(|I''_{2n}| > \epsilon) \leqslant \alpha\sum_{n=1}^\infty n^{N_p+p-pN_p/2}(\log n)^{-pN_p} \leqslant \alpha\sum_{n=1}^\infty \frac{1}{n(\log n)^2} < \infty. \tag{7.3.54}$$

注意应用切比雪夫不等式及条件 A2, A5 与 A3(iii), 可得

$$P(|I'''_{2n}| > \epsilon) \leqslant P(至少存在 \ 1 \leqslant j \leqslant n, \ 使得 |a_{nj}e_j| > \epsilon/N_p)$$
$$\leqslant \alpha\sum_{j=1}^n |a_{nj}|^p E|e_j|^p \leqslant \alpha n\Big(\max_{1\leqslant j\leqslant n}\max_{1\leqslant i\leqslant n} W_{nj}(t_i)\Big)^p \Big(\widetilde{S}_n^{-2}\sum_{i=1}^n \widetilde{x}_i\Big)^p$$
$$\leqslant \alpha n^{-1}(\log n)^{-p}, \tag{7.3.55}$$

于是由式 (7.3.55), 即得

$$\sum_{n=1}^{\infty} P(|I_{12n}'''| > \epsilon) \leqslant \alpha \sum_{n=1}^{\infty} \frac{1}{n(\log n)^p} < \infty. \tag{7.3.56}$$

综合式 (7.3.52), (7.3.54) 与 (7.3.55), 我们得

$$\sum_{n=1}^{\infty} P(|I_{2n}| > \epsilon) < \infty.$$

因此, 由 Borel-Cantelli 引理即证明了

$$I_{2n} \xrightarrow{\text{a.s.}} 0. \tag{7.3.57}$$

仿效证式 (7.3.57) 的方法可证在条件 A2 及 A5 下, 有 $I_{3n} \xrightarrow{\text{a.s.}} 0$. 于是由式 (7.3.43)、(7.3.45) 与 (7.3.57) 即证得

$$\Delta_{n5} \xrightarrow{\text{a.s.}} 0. \tag{7.3.58}$$

综合式 (7.3.10), (7.3.11), (7.3.35), (7.3.41), (7.3.42) 与 (7.3.58), 即知式 (7.3.8) 得证.
下证式 (7.3.9). $\forall t \in I$,

$$\widehat{g}_n(t) - g(t) = (\widehat{g}_n(t) - g_n(t)) + (g_n(t) - Eg_n(t)) + (Eg_n(t) - g(t))$$
$$:= II_{1n} + II_{2n} + II_{3n}, \tag{7.3.59}$$

其中 $g_n(t) = \sum_{j=1}^{n} W_{nj}(t)(Z_{jG} - X_j\beta)$. 使用式 (7.3.8) 及类似证式 (7.3.11) 的讨论可证 $II_{1n} \xrightarrow{\text{a.s.}} 0$, 又仿式 (7.3.57) 的证明可证在条件 A2 与 A3(iii) 下, 有 $II_{2n} = \sum_{j=1}^{n} W_{nj}(t)e_j \xrightarrow{\text{a.s.}} 0$ 而类似于式 (7.3.44), 我们有 $II_{3n} \longrightarrow 0, n \longrightarrow \infty$. 这证明了式 (7.3.9). 至此定理得证.

7.3.2 随机设计模型

考虑下面随机部分线性模型

$$Y_i = X_i^{\mathrm{T}}\beta + g(T_i) + \epsilon_i, \quad i = 1, 2, \cdots, n, \tag{7.3.60}$$

其中 Y_i 是反映变量, X_i 是 p 元随机协变量向量, T_i 是 $[0,1]$ 中取值的随机变量, β 是 $p \times 1$ 未知回归参数向量, $g(\cdot)$ 是 $[0,1]$ 上的未知回归函数且 ϵ_i 是均值为零、方差为 σ^2 独立同分布的随机误差序列.
设 C_i 定义删失变量, 在随机删失下, 人们观察到的不是 $\{(Y_i, X_i, T_i), i = 1, 2, \cdots, n\}$, 而是 $\{(Z_i, \delta_i, X_i, T_i), i = 1, 2, \cdots, n\}$, 其中 $Z_i = Y_i \wedge C_i, \delta_i = I[Y_i \leqslant C_i]$. 给定 X_i 与 T_i, C_i 假设与 $Y_i(i = 1, 2, \cdots, n)$ 独立.

设 $Z_{iG} = \frac{\delta_i Z_i}{1 - G(Z_i)}$, $i = 1, 2, \cdots, n$. 注意到

$$E[Z_{iG}|X_i, T_i] = E[Y_i|X_i, T_i] = X_i^{\mathrm{T}}\beta + g(T_i),$$

因此, Z_{iG} 遵从部分线性模型

$$Z_{iG} = X_i^{\mathrm{T}}\beta + g(T_i) + e_i, \tag{7.3.61}$$

其中 $e_1, e_2, \cdots, e_n$ 是独立同分布均值为零的随机误差变量. 设

$$W_{nj}(t) = \frac{K\left(\dfrac{t - T_j}{h_n}\right)}{\sum_{j=1}^{n} K\left(\dfrac{t - T_j}{h_n}\right)},$$

其中 $K(\cdot)$ 是核函数, h_n 是趋于零的窗宽序列.

设 $\widetilde{Z}_{iG} = Z_{iG} - \sum_{j=1}^{n} W_{nj}(T_i)Z_{jG}$, $\widetilde{X}_i = X_i - \sum_{j=1}^{n} W_{nj}(T_i)X_j$ 及 $\widetilde{S}_n = \sum_{i=1}^{n} \widetilde{X}_i \widetilde{X}_i^{\mathrm{T}}$. 若 G 已知, 类似于式 (7.3.4) 与 (7.3.5), β 与 $g(\cdot)$ 可由下式估计:

$$\widetilde{\beta}_{n,G} = \widetilde{S}_n^{-1} \sum_{i=1}^{n} \widetilde{X}_i \widetilde{Z}_{iG},$$

且

$$\widetilde{g}_{n,G}(t) = \sum_{j=1}^{n} W_{nj}(t)(Z_{jG} - X_j^{\mathrm{T}}\widetilde{\beta}_{nG}).$$

实践中, G 通常未知, 类似上节的做法, Wang 和 Li(2002) 用 G 的 Kaplan-Meier 估计分别取代 $\widetilde{\beta}_{n,G}$ 与 $\widetilde{g}_{n,G}(t)$ 的 G 定义 β 与 $g(t)$ 的估计 $\widehat{\beta}_n$ 与 $\widehat{g}_n(t)$, 其中

$$\widehat{G}_n(t) = 1 - \prod_{Z_{(i)} \leqslant t} \left(\frac{n-i}{n-i+1}\right)^{1-\delta_{(i)}},$$

其中 $Z_{(1)}, Z_{(2)}, \cdots, Z_{(n)}$ 是 $Z_1, Z_2, \cdots, Z_n$ 的次序统计量且 $\delta_{(i)}$ 是对应于 $Z_{(i)}$ 的 δ, $i = 1, 2, \cdots, n$.

设

$$\Sigma = E(X - E[X|T])(X - E[X|T])^{\mathrm{T}}$$

$$\Omega_1(\beta) = E[(X_1 - E[X_1|T_1])(X_1 - E[X_1|T_1])^{\mathrm{T}}(Z_{1G} - X_1^{\mathrm{T}}\beta - g(T_1))^2],$$

$$H(s) = \frac{E[(X - E[X|T])Z_G I[s < Z]]}{(1 - G(s))(1 - F(s-))},$$

$$\Lambda_G(t) = \int_{-\infty}^{t} \frac{1}{1 - G(s-)} \, dG(s),$$

$$\Omega_2(\beta) = \int_{-\infty}^{\infty} H(s)H^{\mathrm{T}}(s)(1 - F(s-))(1 - \Delta\Lambda^G(s)) \, dG(s),$$

$$\Omega(\beta) = \Omega_1(\beta) - \Omega_2(\beta).$$

为叙述定理方便, 我们做下面假设:

(C.g): $g_1(t)$, $g_2(t)$ 及 $g(t)$ 满足 $[0,1]$ 上阶为 1 的 Lipschitz 条件.

(C.T): T 的密度 $r(t)$ 存在且满足

$$0 < \inf_{t\in[0,1]} r(t) \leqslant \sup_{t\in[0,1]} r(t) < \infty.$$

(C.K): 存在 $M_1 > 0, M_2 > 0$ 且 $\rho > 0$, 使得

$$M_1 I[|u| \leqslant \rho] \leqslant K(u) \leqslant M_2 I[|u| \leqslant \rho].$$

(C.XT): $E[(X - E[X|T])I[s < Y]]$ 对任意 $0 \leqslant s < \infty$ 存在.

(C.X) $\sup_t E[\|X_1\|^2 | T_1 = t] < \infty$, 其中 $\|\cdot\|$ 是 Euclidean 范数.

(C.Y): $\sup_{t,x} E\left[\dfrac{Y_1^2}{(1 - G(Y))^3}\Big| T = t, X = x\right] < \infty.$

(C.FG)i: 对 $s \leqslant \mathsf{T}_Q = \inf\{t: Q(t) = 1\}$, $G(s)$ 且 $F(s)$ 没有共同的跳, 其中 $Q(t) = P(Z \leqslant t)$.

ii: $E\left[\dfrac{\|X - E[X|T]\|\|Y\|}{(1 - G(Y))(1 - F(Y))^{\frac{1}{2}}}\right] < \infty.$

iii: $\displaystyle\int_0^{T_Q} \|H(s)\|^2 (1 - \Lambda^G(s))\, dG(s) < \infty$, 其中

$$H(s) = \frac{E\{(X - E[X|T])Z_G I[s < Z]\}}{(1 - G(s))(1 - F(s-))},$$

且 $\Lambda_G(t) = \displaystyle\int_{-\infty}^t \dfrac{1}{1 - G(s-)}\, dG(s).$

定理 7.3.2 在上面假设下, 若 β 是真参数, 则当 $nh_n \to \infty$ 时,

$$\sqrt{n}(\widehat{\beta}_n - \beta) \xrightarrow{\mathcal{L}} N(0, V),$$

其中

$$V = \Sigma^{-1}\Omega\Sigma^{-1}.$$

显然

$$\widehat{\beta}_n - \beta = \widetilde{S}_n^{-1} \sum_{i=1}^n \widetilde{X}_i(\widetilde{Z}_{i\widehat{G}_n} - \widetilde{X}_i^{\mathrm{T}}\beta). \tag{7.3.62}$$

记 $W_{in}(\beta) = \widetilde{X}_i(\widetilde{Z}_{i\widehat{G}_n} - \widetilde{X}_i^{\mathrm{T}}\beta), i = 1, 2, \cdots, n.$ 于是, 定理 7.3.2 的证明可由下面引理 7.3.4 和 7.3.5 与 7.3.6 得到.

引理 7.3.4　在条件 (C.K)、(C.g)、(C.T)、(C.X) 及 (C.Y) 下, 当 $nh_n \to \infty$ 时, 有

$$\frac{1}{\sqrt{n}}\sum_{i=1}^n W_{in}(\beta) = \frac{1}{\sqrt{n}}\sum_{i=1}^n (X_i - E[X_i|T_i])(Z_{iG} - X_i^\tau \beta - g(T_i))$$

$$+ \frac{1}{\sqrt{n}}\sum_{j=1}^n \int_{-\infty}^\tau \frac{E[(X_1 - E[X_1|T_1])Z_1 I[s \leqslant Z_1]]}{(1-G(s))(1-F(s-))} dM_j(s)$$

$$+ o_p(1).$$

证　由 Wang 与 Zheng (1997), 我们有

$$\frac{1}{\sqrt{n}}\sum_{i=1}^n W_{in}(\beta) = \frac{1}{\sqrt{n}}\sum_{i=1}^n (X_i - E[X_i|T_i])(Z_{iG} - X_i^\tau \beta - g(T_i))$$

$$+ \frac{1}{\sqrt{n}}\sum_{i=1}^n \frac{(X_i - E[X_i|T_i])Z_i \delta_i}{1 - G(Z_i)} \frac{\widehat{G}_n(Z_i) - G(Z_i)}{(1 - G(Z_i))} + o_p(1).$$
$$\tag{7.3.63}$$

设

$$N_i(t) = I[Z_i \leqslant t, \delta_i = 0],$$

$$M_i(t) = N_i(t) - \int_0^t I[Z_i \geqslant s]\, d\Lambda_G(s),$$

$$Y_n(t) = \sum_{i=1}^n I[Z_i \geqslant t].$$

设 T_{n2} 是式 (7.3.63) 右边第二项. 由

$$\frac{\widehat{G}_n(z) - G(z)}{1 - G(z)} = \int_{t<z} \frac{1 - \widehat{G}_n(t-)}{1 - G(t)} \frac{\sum_{j=1}^n dM_j(t)}{Y_n(t)},$$

容易得到

$$T_{n2} = \frac{1}{\sqrt{n}}\sum_{i=1}^n \frac{(X_i - E[X_i|T_i])Z_i \delta_i}{1 - G(Z_i)} \int_{s<Z_i} \frac{1 - \widehat{G}_n(s-)}{1 - G(s)} \frac{\sum_{j=1}^n dM_j(s)}{Y_n(s)}. \tag{7.3.64}$$

设

$$T_{n2,t} = \frac{1}{\sqrt{n}}\sum_{i=1}^n \frac{(X_i - E[X_i|T_i])Z_i \delta_i}{1 - G(Z_i)} \int_{-\infty}^t I[s < Z_i] \frac{1 - \widehat{G}_n(s-)}{1 - G(s)} \frac{\sum_{j=1}^n dM_j(s)}{Y_n(s)},$$

则由 $\widehat{F}_n$ 与 $\widehat{G}_n$ 在 $[-\infty, t]$ 上的一致相合性, 可证

$$T_{n2,t} = \frac{1}{\sqrt{n}}\sum_{j=1}^n \int_{-\infty}^t \frac{E[(X_1 - E[X_1|T_1])Z_{1G} I[s < Z_1]}{(1-G(s))(1-F(s-))} dM_j(s) + o_p(1). \tag{7.3.65}$$

类似于 Lai, Ying 和 Zheng (1995) 中式 (2.29) 的证明, 当 $t \to \infty$ 时, 我们得到

$$\frac{1}{\sqrt{n}} \sum_{j=1}^{n} \int_{t}^{\infty} \sum_{i=1}^{n} \frac{(X_i - E[X_i|T_i])Z_i\delta_i}{1 - G(Z_i)} I[s < Z_i] \frac{1 - \widehat{G}_n(s-)}{1 - G(s)} \frac{dM_j(s)}{Y_n(s)} \xrightarrow{p} 0. \quad (7.3.66)$$

由此与式 (7.3.64) 及 (7.3.65) 证明

$$T_{n2} = \frac{1}{\sqrt{n}} \sum_{j=1}^{n} \int_{-\infty}^{\tau_Q} \frac{E[(X_1 - E[X_1|T_1])Z_{1G}I[s < Z_1]]}{(1 - G(s))(1 - F(s-))} dM_j(s) + o_p(1). \quad (7.3.67)$$

由式 (7.3.63) 与 (7.3.67) 引理证毕.

引理 7.3.5 在引理 7.3.4 的条件下, 若条件 (C.XT)、(C.FG)ii,iii, (C.Σ_1) 与 (C.Σ_2) 满足, 则当 $nh_n \to \infty$ 时, 我们有

$$\frac{1}{\sqrt{n}} \sum_{i=1}^{n} W_{in}(\beta) \xrightarrow{\mathcal{L}} N(0, \Omega(\beta)),$$

其中 $\Omega(\beta)$ 如前所定义.

证 设 M_{n1} 与 M_{n2} 是式 (7.3.63) 右边第一与第二项. 由中心极限定理可得

$$M_{n1} \xrightarrow{\mathcal{L}} N(0, \Omega_1(\beta)). \quad (7.3.68)$$

$\Omega_1(\beta)$ 如前所定义. 下面, 我们考虑 M_{n2}. 对 $0 \leqslant t \leqslant \tau_Q$, 设

$$M_{n2}(t) = \frac{1}{\sqrt{n}} \sum_{j=1}^{n} \int_{-\infty}^{t} \frac{E[(X_1 - E[X_1|T_1])Z_{1G}I[s < Z]]}{(1 - G(s))(1 - F(s-))} dM_j(s),$$

则 $\{M_{n2}(t)\}$ 是具有下面变差过程的可积鞅:

$$\begin{aligned}
\langle M_{n2}(t) \rangle &= \frac{1}{n} \sum_{j=1}^{n} \int_{0}^{t} (H(y))^{\otimes 2} I[Z_j \geqslant s](1 - \Delta\Lambda^G(s)) \, d\Lambda^G(s) \\
&\xrightarrow{p} \int_{0}^{t} (H(y))^{\otimes 2} Y(s)(1 - \Delta\Lambda^G(s)) \, d\Lambda^G(s),
\end{aligned} \quad (7.3.69)$$

其中 $Y(s) = P(Z \geqslant s)$ 及 $H(\cdot)$ 如前所定义. 为证明渐近正态性, 余下的工作是要验证 Lindeberg 条件

$$L_{n1} = \sum_{j=1}^{n} \int_{-\infty}^{t} \left(\frac{1}{\sqrt{n}} H(s) \right)^{\otimes 2} I\left[\frac{1}{\sqrt{n}} \|H(s)\| > \epsilon \right] I[Z_j \geqslant s](1 - \Delta\Lambda^G(s)) \, d\Lambda^G(s)$$

$$\xrightarrow{p} 0. \quad (7.3.70)$$

注意到对充分大的 n, 有 $I\left[\frac{1}{\sqrt{n}} \|H(s)\| > \epsilon \right] = 0$, a.s., 因而式 (7.3.70) 得证.

类似于式 (7.3.66), 当 $t \to \tau_Q$ 时, 我们有

$$\frac{1}{\sqrt{n}} \sum_{j=1}^{n} \int_{t}^{\tau_Q} \frac{E[(X_1 - E[X_1|T_1])Z_{1G}I[s < Z_1]]}{(1 - G(s))(1 - F(s-))} \, dM_j(s) \xrightarrow{p} 0. \tag{7.3.71}$$

由 Rebelledo 鞅中心极限定理、式 (7.3.69)~(7.3.71), 可证

$$M_{n2} \xrightarrow{\mathcal{L}} N(0, \Omega_2(\beta)), \tag{7.3.72}$$

其中 $\Omega_2(\beta)$ 如本节前面所定义.

注意到

$$E[(X_1 - E[X_1|T_1])(X_1^\tau \beta + g(T_1))I[Z_1 \geqslant s]] = 0,$$

则

$$EM_{n1}M_{n2}^\tau$$

$$= -\int E\left\{ \frac{1}{n} \sum_{j=1}^{n} (X_j - E[X_j|T_j])(Z_{jG} - X_j^\tau \beta - g(T_j))I[Z_j > s] \right\}$$

$$\times H^\tau(s)(1 - \Delta \Lambda^G(s)) \, d\Lambda^G(s)$$

$$\longrightarrow \int E[(X_1 - E[X_1|T_1])Z_{1G}I[Z_1 \geqslant s]]H^\tau(s)\frac{dG(s)}{1 - G(s-)} \tag{7.3.73}$$

$$+ \int E\{(X_1 - E[X_1|T_1])(X_1^\tau \beta + g(T_1))I[Z_1 > s]\}H^\tau(s)\frac{dG(s)}{1 - G(s-)}$$

$$= -\int H^{\otimes 2}(s)(1 - F(s-))(1 - \Delta \Lambda^G(s)) \, dG(s).$$

由式 (7.3.63), (7.3.68), (7.3.72) 与 (7.3.73) 可证明引理.

引理 7.3.6　若条件 (C.g), (C.X), (C.T) 及 (C.K) 成立, 则

$$\frac{1}{n}\widetilde{S}_n \xrightarrow{p} \Sigma.$$

证　对 $\widetilde{S}_n$, 我们有

$$\frac{1}{n}\widetilde{S}_n = \frac{1}{n} \sum_{i=1}^{n} (X_i - E[X_i|T_i])(X_i - E[X_i|T_i])^{\mathrm{T}} + R_n, \tag{7.3.74}$$

其中

$$|R_n| \leqslant \left(\sup_t \left\| g_1(t) - \sum_{j=1}^{n} W_{nj}(t)g_2(T_j) \right\| \right)^2$$

$$+ 2\sup_t \left| g_1(t) - \sum_{j=1}^{n} W_{nj}(t)g_1(T_j) \right| \left\{ \frac{1}{n} \sum_{i=1}^{n} \left[\sum_{j=1}^{n} W_{nj}(T_i)(E[X_j|T_j] - X_j) \right]^2 \right\}^2$$

$$+\sup_t \left\| g_2(t) - \sum_{j=1}^n W_{nj}(t)g_2(T_j) \right\| \left(\frac{1}{n} \sum_{i=1}^n \| X_i - E[X_i|T_i] \|^2 \right)^{\frac{1}{2}}. \tag{7.3.75}$$

由条件 (C.g) 与 (C.K), 我们有

$$\sup_t \left| g_1(t) - \sum_{j=1}^n W_{nj}(t)g_1(T_j) \right|$$

$$\leqslant \sup_t \sum_{j=1}^n W_{nj}(t)|g(t) - g(T_j)|$$

$$\leqslant c\rho h_n \sup_t \sum_{j=1}^n W_{nj}(t)I[|t - T_i| \leqslant \rho h_n] \leqslant c\rho h_n \longrightarrow 0. \tag{7.3.76}$$

由条件 (C.X)、(C.K)、(C.T) 及一些标准的论述, 当 $nh_n \to \infty$ 时, 我们有

$$\frac{1}{n} \sum_{i=1}^n E\left[\sum_{j=1}^n W_{nj}(T_i)(E[X_j|T_j] - X_j) \right]^2$$

$$\leqslant \frac{\alpha}{n} \sum_{i=1}^n \sum_{j=1}^n W_{nj}^2(T_i) \leqslant c(nh_n)^{-1} \longrightarrow 0.$$

由此可推得

$$\frac{1}{n} \sum_{j=1}^n [W_{nj}(T_i)(E[X_j|T_j] - X_j)]^2 \xrightarrow{p} 0. \tag{7.3.77}$$

由式 (7.3.75)~(7.3.77) 证明 $R_n = o_p(1)$. 由此与式 (7.3.74) 及大数法则证明了引理.

下面我们定义 V 的相合估计. 设 $g_1(t) = E[X_1|T_1 = t]$ 且 $g_2(t) = E[Y_1|T_1 = t]$, 则我们可由下式估计 $g_1(t)$ 与 $g_2(t)$:

$$\widehat{g}_{1n}(t) = \sum_{j=1}^n W_{nj}(t)X_j, \quad \widehat{g}_{2n}(t) = \sum_{j=1}^n W_{nj}(t)Z_{j\widehat{G}_n}.$$

进一步假设

$$\widehat{\Sigma}_n = \frac{1}{n} \sum_{i=1}^n (X_i - \widehat{g}_{1n}(T_i))(X_i - \widehat{g}_{1n}(T_i))^{\mathrm{T}},$$

$$\widehat{\Omega}_{1n}(\beta) = \frac{1}{n} \sum_{i=1}^n (X_i - \widehat{g}_{1n}(T_i))(X_i - \widehat{g}_{1n}(T_i))^{\mathrm{T}}(Z_{i\widehat{G}_n} - \widehat{g}_{2n}(T_i) - (X_i - \widehat{g}_{1n}(T_i))^{\mathrm{T}}\beta)^2,$$

$$H_n(s) = \frac{\dfrac{1}{n} \sum_{i=1}^n (X_i - \widehat{g}_{1n}(T_i))Z_{i\widehat{G}_n} I[s < Z_i]}{(1 - \widehat{G}_n(s))(1 - \widehat{F}_n(s-))},$$

$$\Lambda_n^{\widehat{G}_n}(s) = \int_{-\infty}^t \frac{1}{1 - \widehat{G}_n(s-)} \, d\widehat{G}_n(s) = \frac{1}{n} \sum_{i=1}^n \frac{(1 - \delta_i)I[Z_i \leqslant t]}{(1 - \widehat{G}_n(s-))(1 - \widehat{F}_n(s-))},$$

$$\widehat{\Omega}_{2n}(\beta) = \frac{1}{n} \sum_{i=1}^n (1 - \delta_i)H_n(Z_i)H_n^{\mathrm{T}}(Z_i)(1 - \Delta\Lambda_n^{\widehat{G}_n}(Z_i-)),$$

$$\widehat{\Omega}_n(\beta) = \widehat{\Omega}_{1n}(\beta) - \widehat{\Omega}_{2n}(\beta),$$

则 V 可由 $\widehat{V} = \widehat{\Sigma}_n \widehat{\Omega}_n^{-1} \widehat{\Sigma}_n$ 估计.

定理 7.3.3 在定理 7.3.2 的条件下, 若 $h_n = O(h_n^{-\frac{1}{3}})$, 则对任意 $t \in [0,1]$ 及充分大的 n, 我们有

$$\widehat{g}_n(t) - g(t) = O_p(n^{-\frac{1}{3}}).$$

证　由定理 7.3.2 可推得 $\widehat{\beta}_n - \beta = O_p(n^{-\frac{1}{2}})$, 因此类似于 Wang 与 Zheng (1997) 的论述可证明定理.

根据 Li 与 Wang(2004), 在重删失下 $\widehat{\beta}_n$ 与 $\widehat{g}_n(t)$ 小样本特性并不理想, 于是他们通过迭代方法精练 $\widehat{\beta}_n$ 与 $\widehat{g}_n(t)$, 来定义 β 与 $g(\cdot)$ 的改进估计.

设

$$Y_i^* = E(Y_i | Z_i, \delta_i, X_i, T_i),$$

则

$$Y_i^*(F_0, \beta, g) = Z_i + \frac{1 - \delta_i}{1 - F_0(Z_i - X_i^{\mathrm{T}}\beta - g(T_i))} \int_{Z_i - X_i^{\mathrm{T}}\beta - g(T_i)} (1 - F_0(s))\, ds,$$

其中 F_0 是 ϵ 的分布函数.

容易看到

$$E[Y_i^*(F_0, \beta, g) | X_i, T_i] = X_i^{\mathrm{T}}\beta + g(T_i).$$

设 $\widetilde{Y}_i^*(F_0, \beta, g(\cdot)) = Y_i^*(F_0, \beta, g(\cdot)) - \sum_{j=1}^n W_{nj}(T_i) Y_j^*(F_0, \beta, g(\cdot))$. 类似于 $\widetilde{\beta}_{n,G}$ 与 $\widetilde{g}_{n,G}(t)$, 我们可定义 β 与 $g(t)$ 的估计如下:

$$\widetilde{\beta}_{n,F_0,\beta,g} = \widetilde{S}_n^{-1} \sum_{i=1}^n \widetilde{X}_i \widetilde{Y}_i^*(F_0, \beta, g),$$

及

$$\widetilde{g}_{n,F_0,\beta,g}(t) = \sum_{j=1}^n W_{nj}(t)(\widetilde{Y}_j^*(F_0, \beta, g) - X_j^{\mathrm{T}}\widetilde{\beta}_{n,F_0,\beta,g}).$$

注意到 $\widetilde{Y}_i^*(F_0, \beta, g)$, 因此, 上面两个估计包含未知的 β, g, G 及 F_0. 于是下面迭代算法可用于获得 β 与 g 的改进估计.

步骤 1. 指定 β 与 $g(\cdot)$ 的初始值 $\widehat{\beta}^{[1]}$ 及 $\widehat{g}^{[1]}(\cdot)$, 这里取 $\widehat{\beta}^{[1]} = \widehat{\beta}_n$ 与 $\widehat{g}_n^{[1]}(t) = \widehat{g}_n(t)$.

步骤 2. 用 $\widehat{\beta}^{[s]}$ 与 $\widehat{g}^{[s]}$ 及 Kaplan-Meier 估计

$$1 - \prod_{\widehat{e}_{(i)} \leqslant t} \left(\frac{n-i}{n-i+1} \right)^{\delta_{(i)}}, \quad t \leqslant \widehat{e}_{(n)}$$

取代 $\widetilde{\beta}_{n,F_0,\beta,g}$ 与 $\widetilde{g}_{n,F_0,\beta,g}(t)$ 中的 β, g 和 F_0, 得到 $\widehat{\beta}^{[s+1]}$ 与 $\widehat{g}^{[s+1]}$, 其中 $\widehat{e}_{(1)}, \cdots, \widehat{e}_{(n)}$ 是 $\widehat{e}_1, \cdots, \widehat{e}_n$ 的次序统计量, $\widehat{e}_i = Z_i - X_i^{\mathrm{T}}\widehat{\beta}^{(s)} - \widehat{g}^{(s)}(T_i)$, $i = 1, 2, \cdots, n; s = 1, 2, \cdots$.

步骤 3. 若 $\|\widehat{\beta}^{[s+1]} - \widehat{\beta}^{[s]}\| + |\widehat{g}^{[s+1]} - \widehat{g}^{[s]}|$ 小于某个事先指定的临界值, 我们取 β 与 $g(\cdot)$ 的估计为 $\widehat{\beta}_n^* = \widehat{\beta}^{[s]}$ 及 $\widehat{g}_n^*(t) = \widehat{g}^{[s]}(t)$. 否则, 重复步骤 2.

Li 与 Wang (2004) 的有限样本模拟研究表明迭代估计 $\widehat{\beta}_n^*$ 与 $\widehat{g}_n^*(t)$ 有比 $\widehat{\beta}_n$ 与 $\widehat{g}_n(t)$ 较好的小样本行为, 特别是在小样本或重删失下其优越性更加突出. 但是该估计的理论结果至今还未获得.

下面, 我们使用两个数据例子说明我们的方法:

例 7.3.1 考虑一个临床研究试验数据 (Andersen 等 (1993)), 205 个有恶性肿瘤的病人在 Odense 大学医院做放射性皮肤手术后, 被跟踪研究直到 1977 年底. 一些个体的生存时间因其他原因死亡或试验结束而被删失. 126 个女性病人和 79 个男性病人中, 分别有 28 个和 29 个病人死于该疾病, 可能的风险因素有性别及肿瘤的厚度. 对此试验数据, 我们用下面的部分线性模型拟合:

$$Y_i = X_i\beta + g(T_i) + \epsilon_i, \quad i = 1, 2, \cdots, n, \tag{7.3.78}$$

其中 Y_i 表示第 i 个个体生存时间的对数, X_i 是表示性别的示性函数 (1 表示男人, 0 表示妇女), T 是肿瘤厚度的 1/18. 由前面的算法可得 $\widehat{\beta}_n = -0.4591$, 它的 jacknife 方差是 0.0709. 这里, $h_n = 0.5n^{-\frac{1}{5}}$. $K(t) = \frac{1}{2}, |t| \leqslant 1$. 由图 7-3-1, 估计曲线 $\widehat{g}_n(t)$ 是非线性的, 这表明线性模型是不适合的, 若用线性模型 $Y_i = X_i\beta + T_i\gamma + \epsilon$ 拟合数据, 用上面算法所得的 β 估计是 -0.3080, 这与部分线性模型下所得的估计值 -0.4591 相差太大. 这表明用线性模型拟合这里的试验数据将产生很大的偏差.

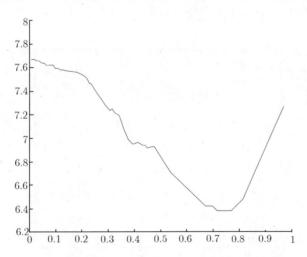

图 7-3-1 (恶性) 黑素瘤生存数据非参数部分 $g(t)$ 的估计曲线

例 7.3.2 该例涉及 49 个新诊断的急性骨髓白血病成年病人, 这些病人于 1997 年 2 月 3 日至 2000 年 2 月 7 日进入由 UCLA 医学院所进行的一项研究 (Schiller

等 (2001)). 该研究对没有疾病生存感兴趣, 也就是对疾病第一次完全缓解后到疾病复发或死亡的时间长度感兴趣, 到 2000 年 7 月, 有 22 人病情复发或死亡, 而其他 27(55%) 个病人在病情缓解下生存时间被删失. 除了缓解生存数据外, 还有一些其他风险因素数据包含诊断时病人的年龄和白血病前期的历史 (1 表示是, 0 表示否). 使用对数秩检验可以证明白血病前期的历史是一个重要的因素 (p 值是 0.01), 此外还发现 3 个年龄组 (45 岁以下, 45 到 60 岁之间, 60 岁以上) 的病人病情缓解的生存时间有非常明显的差别, 根据对数秩检验其 p 值是 0.01. 然而, 可以观察到根据 3 个年龄组分层的 Kaplan-Meier 估计的曲线交叉, 这建议 Cox 比例风险模型不适合用于研究病人缓解生存时间与年龄和其他风险因素的关系. 这里我们考虑半参数部分线性模型 (7.3.60), 其中 Y 是病情缓解生存时间的对数, X 表示白血病前期历史示性函数 (1 表示是, 0 表示否), T 表示诊断时年龄的 1/70. 基于部分线性模型和上面的算法, 得到 $\widehat{\beta}_n = -0.5862$, 其 jackknife 方差估计是 0.0554. 这里, $h_n = 0.6n^{-\frac{1}{5}}$, $K(t) = \frac{1}{2}, |t| \leqslant 1$.

图 7-3-2 给出了非参数部分 $g(t)$ 的估计曲线 (点划线), 这条估计曲线近似一条直线, 这表明线性模型可用来拟合这一数据. 下面我们用线性模型 $Y = \alpha + \beta_1 X + \beta_2 T$ 拟合数据, 并用 Buckley-James(1979) 方法得到参数估计值是 $(\alpha, \beta_1, \beta_2) = (3.4708, -0.5434, -1.3850)$. 注意到 β_1 的估计值是 -0.5434, 它与基于部分线性模型 (7.3.78) 所获得的估计 $\widehat{\beta}_n$ 非常接近. 在图 7-3-2 中, 我们也画出了直线 $\alpha + \beta_2 t$ (实线), 显然, 它与 $\widehat{g}_n(t)$ 非常靠近. 该例表明, 即使是可用线性模型拟合的数据, 若用部分线性模型拟合, 也不会有太大的损失.

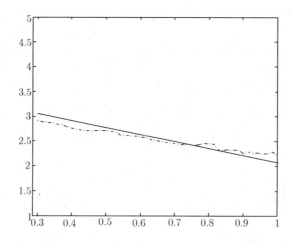

图 7-3-2   急性骨髓白血病成年病人生存数据非参数部分 $g(t)$ 的估计曲线

相关成果与文献注记

关于随机删失线性回归方面的研究成果, 除这里所介绍的一些基础内容外, 还有 Schmee 与 Hahn(1979) 提出了一种所谓简单的估计方法; James 与 Smith (1984) 证明了 Buckely-James 估计的相合性; Lai 与 Ying (1991) 证明了修正的 Buckely-James 估计的相合性及渐近正态性; Tsiatis (1990) 使用线性秩检验统计量作为估计方程, 定义了参数估计, 并证明所定义估计是相合的和渐近正态的; Lai, Ying 与 Zheng (1995) 发展了基于一类适应统计量估计方程估计的渐近理论, 而前面所定义的 Buckley-James 估计及 K-S-R 估计正是这一类适应估计的特例; Leurgans (1987) 定义了 Buckley-James 估计的改进估计, 通过对斯坦福心脏移植数据说明这一估计与 Buckley-James 估计及 Cox 回归估计相比具有竞争力; Zheng (1987) 研究了一类参数估计的渐近性质; Srinivasan 与 Zhou (1991) 用点过程鞅方法证明了估计的渐近正态性. 此外, 在随机删失下, Wang(2000) 建立了协变量有测量误差时的估计理论.

关于随机删失非参数回归方面的研究, 还有 Dabrowska(1987) 定义了一种截断回归非参数估计; Kim 与 Truong (1998) 用局部线性光滑方法所定义的截断回归估计; Zheng (1987) 所定义的近邻非参数相合估计等.

对随机删失半参数部分线性模型, 相对来说研究较少, 据作者所知, 除这里所介绍的工作外, 仅有最近 Chen, Shen 与 Ying (2005) 所发展的秩估计方法和秦更生 (1995) 在删失分布已知的情形下所使用的核光滑方法.

第 8 章　比例风险回归模型

相对上一章的回归分析方法, 比例风险回归模型提供了探索协变量与风险率或生存分布之间关系并对其协变量的影响进行研究的另一种方法. 该模型既不是完全参数型的, 也不是完全非参数型的, 而是一个半参数模型. 该模型在分析失效时间数据上是非常有效的, 从医药与工程研究中可以看出, 该模型比较合情合理地反映了协变量与寿命变量间的关系; 通过适当限制, 协变量本身可以是确定性的也可以是时间的随机函数, 从而使该模型在分析生存数据上更具有使用上的灵活性; 模型中的参数有简单而直接的解释, 而参数估计方程可通过迭代方法求解, 使得标准的数值方法行之有效. 更值得一提的是在一些重要的情形下, 基于该模型的推断方法几乎与一些正确的参数模型一样有效.

本章介绍比例风险模型、偏似然及惩罚偏似然等估计方法; 介绍有关的估计理论及模型检验问题.

§8.1　时间独立协变量比例风险模型

8.1.1　模型介绍

设 T 表示寿命随机变量, C 表示删失的随机变量, 类似上一章的回归问题, 这里的观察数据是 $(X, \delta, \mathbf{Z})$ 的独立观察, 其中 $X = \min(T, C), \delta = I[T \leqslant C], \mathbf{Z} = (Z_1, Z_2, \cdots, Z_p)^{\mathrm{T}}$ 是 p 维协变量向量.

首先考虑协变量不依赖时间的情形, 并假设 $S(t|\mathbf{Z})$ 是条件生存分布 $P(T > t|\mathbf{Z})$, 于是条件风险函数可定义为

$$\lambda(t|\mathbf{Z}) = \lim_{h \downarrow 0} h^{-1} P(t \leqslant T < t + h | T \geqslant t, \mathbf{Z}).$$

Cox (1972) 提出比例风险模型

$$\lambda(t|\mathbf{Z}) = \lambda_0(t) g(\mathbf{Z}),$$

其中 $\lambda_0(t)$ 定义 $\mathbf{Z} = 0$ 下的条件风险率, 一般称为基本风险率, $g(\mathbf{Z})$ 通常取作通过线性组合 $\beta_1 Z_1 + \cdots + \beta_p Z_p$ 或 $\beta' \mathbf{Z}$ 依赖于协变量 $\mathbf{Z}$ 的函数, 而 $\beta = (\beta_1, \beta_2, \cdots, \beta_p)^{\mathrm{T}}$ 是 p 维的未知回归系数向量. 进一步, 为确保 $g(x) > 0$, 取 $g(x) = \mathrm{e}^x$, 从而得到一普遍使用的比例风险模型

$$\lambda(t|\mathbf{Z}) = \lambda_0(t) \exp(\beta^{\mathrm{T}} \mathbf{Z}). \tag{8.1.1}$$

根据条件风险率的定义, 对小的 Δt, 条件风险函数 $\lambda(t|\mathbf{Z})$ 满足

$$\lambda(t|\mathbf{Z})\Delta t \approx P(t \leqslant T < t + \Delta t | T \geqslant t, \mathbf{Z}),$$

因此, 它能够解释为在给定 $\mathbf{Z}$ 和寿命不小于 t 的条件下, 在 $[t, t + \Delta t)$ 内失效的条件概率.

既然 $S(t|\mathbf{Z}) = \exp\{-\int_0^t \lambda(u|\mathbf{Z})\,du\}$, 比例风险模型的另一形式为

$$S(t|\mathbf{Z}) = \{S_0(t)\}^{\exp(\beta'Z)},$$

其中 $S_0(t) = \exp\left(-\int_0^t \lambda_0(s)\,ds\right)$ 称为基本的生存函数, 即相应于 $\lambda_0(t)$ 的分布函数.

现设有两个个体, 其协变量的值分别为 $\mathbf{Z}$ 和 $\mathbf{Z}^*$, 则其危险率之比为

$$\frac{\lambda(t|\mathbf{Z})}{\lambda(t|\mathbf{Z}^*)} = \frac{\lambda_0(t)\exp\left(\sum_{k=1}^p \beta_k Z_k\right)}{\lambda_0(t)\exp\left(\sum_{k=1}^p \beta_k Z_k^*\right)} = \exp\left\{\sum_{k=1}^p \beta_k(Z_k - Z_k^*)\right\}. \tag{8.1.2}$$

显然, 该比值是一个不依赖时间 t 的常数, 也就是这两个不同个体风险率是成比例的, 其比值是它们的相对风险. 特别地, 若 $Z_1 = 1$(表示对应的个体接受治疗), $Z_1^* = 0$(表示对应个体服用安慰剂), 而两个个体其他协变量完全相同, 则 $\lambda(t|\mathbf{Z})/\lambda(t|\mathbf{Z}^*) = \exp(\beta_1)$ 表示接受治疗的个体相对于不接受治疗的个体所具有的风险.

8.1.2 偏似然估计方法与检验

下面我们介绍偏似然函数. 记 $X_{(1)} < X_{(2)} < \cdots < X_{(n)}$ 为 X_i 的顺序统计量, $\delta_{(i)}$ 与 $Z_{(i)}$ 分别是对应于 $X_{(i)}$ 的示性函数与协变量, 记 $R(t)$ 为时刻 t 的风险集, 即在时刻 t 处于风险的集合, 根据 Cox(1972), 如果 $X_{(i)}$ 是删失数据, 那么在这一点上就没有给出任何关于 β 的信息. 事实上在任何一段时间区间, 只要没有死亡出现, 就没有 β 的信息. 若 $X_{(i)}$ 代表真正的死亡时间, 那么, 具有协变量 $Z_{(i)}$ 的个体在时间 $X_{(i)}$ 处死亡的概率为

$$P\left(\text{标号为 } (i) \text{ 的个体在时刻 } X_{(i)} \text{ 处死亡} \middle| R_{(i)} \text{中某个体在 } X_{(i)} \text{ 处死亡}\right)$$

$$= \frac{P\left(\text{标号为 } (i) \text{ 的个体在时刻 } X_{(i)} \text{ 处死亡} \middle| \text{存活到 } X_{(i)}\right)}{P\left(R(X_{(i)}) \text{中某个体在时刻 } X_{(i)} \text{ 处死亡} \middle| \text{存活到 } X_{(i)}\right)}$$

$$= \frac{\lambda(X_{(i)}|\mathbf{Z}_{(i)})}{\sum_{j \in R(X_{(i)})} \lambda(X_{(i)}|\mathbf{Z}_j)} = \frac{\lambda_0(X_{(i)})\exp(\beta^{\mathrm{T}}\mathbf{Z}_{(i)})}{\sum_{j \in R(X_{(i)})} \lambda_0(X_{(i)})\exp(\beta^{\mathrm{T}}\mathbf{Z}_j)}$$

$$= \frac{\exp(\beta^{\mathrm{T}}\mathbf{Z}_{(i)})}{\sum_{j \in R(X_{(i)})} \exp(\beta^{\mathrm{T}}\mathbf{Z}_j)}. \tag{8.1.3}$$

在所有真实死亡时间点都得到上面表示后, 再把它们乘起来就得到所谓的偏似然

$$L(\beta) = \prod_d \frac{\exp(\beta^{\mathrm{T}}\mathbf{Z}_{(i)})}{\sum_{j \in R(X_{(i)})} \exp(\beta^{\mathrm{T}}\mathbf{Z}_j)} = \prod_{i=1}^{n} \left\{ \frac{\exp(\beta^{\mathrm{T}}\mathbf{Z}_i)}{\sum_{j \in R(X_i)} \exp(\beta^{\mathrm{T}}\mathbf{Z}_j)} \right\}^{\delta_i}, \qquad (8.1.4)$$

其中 $\prod_d$ 表示在所有死亡点上求积. 通常人们把 $L(\beta)$ 看做一般的似然函数, 并通过求其极大值点解得 β 的极大似然估计. 应该指出式 (8.1.4) 最后一个等式后面表达式对有 "结" 的情形仍然成立.

对式 (8.1.4) 两边取对数, 得

$$\log L(\beta) = \sum_{i=1}^{n} \delta_i \left\{ \beta^{\mathrm{T}}\mathbf{Z}_i - \log \left[\sum_{j \in R(X_i)} \exp \left(\sum_{k=1}^{p} \beta^{\mathrm{T}}\mathbf{Z}_j \right) \right] \right\}. \qquad (8.1.5)$$

通过对上式求极大值, 即可得 β 的极大偏似然估计. 为求上式极大值, 可先求得分函数 $U_k(\beta) = \partial \log L(\beta)/\partial \beta_k$, 即

$$U_k(\beta) = \sum_{i=1}^{n} \delta_i \left(Z_{ik} - \frac{\sum_{j \in R(X_i)} Z_{jk} \exp(\beta^{\mathrm{T}}\mathbf{Z}_j)}{\sum_{j \in R(X_i)} \exp(\beta^{\mathrm{T}}\mathbf{Z}_j)} \right), \quad k = 1, 2, \cdots, p, \qquad (8.1.6)$$

再通过解 p 个非线性方程 $U_k(\beta) = 0 (k = 1, 2, \cdots, p)$ 可求出 β 的偏极大似然估计, 而其解通常是通过一些迭代算法求出. 进一步, 我们可以通过求对数似然函数的二阶导数, 求出信息矩阵. 信息矩阵实际上是负二阶导数矩阵, 我们记为 $I(\beta) = [I_{kl}(\beta)]_{p \times p}$, 其中

$$I_{kl}(\beta) = \sum_{i=1}^{n} \delta_i \frac{\sum_{j \in R(X_i)} X_{jk} X_{jl} \exp(\beta^{\mathrm{T}}\mathbf{Z}_j)}{\sum_{j \in R(X_i)} \exp(\beta^{\mathrm{T}}\mathbf{Z}_j)}$$

$$- \sum_{i=1}^{n} \delta_i \left\{ \frac{\sum_{j \in R(X_i)} X_{jk} \exp(\beta^{\mathrm{T}}\mathbf{Z}_j)}{\sum_{j \in R(X_i)} \exp(\beta^{\mathrm{T}}\mathbf{Z}_j)} \right\} \left\{ \frac{\sum_{j \in R(X_i)} X_{jl} \exp(\beta^{\mathrm{T}}\mathbf{Z}_j)}{\sum_{j \in R(X_i)} \exp(\beta^{\mathrm{T}}\mathbf{Z}_j)} \right\}. \qquad (8.1.7)$$

Tsiatis (1981) 证明了 β 的偏极大似然估计 $\widehat{\beta}$ 是渐近正态的, $I^{-1}(\widehat{\beta})$ 正是其渐近方差的相合估计, 我们不具体介绍这一结果, 而是在下一节就协变量依赖时间这样一般情形详细介绍有关估计理论. Tsiatis (1981) 所获得的估计渐近正态性结果可用作 β 的假设检验. 现设原假设是 H_0: $\beta = \beta_0$, 则基于上面结论的检验统计量是

$$W = (\widehat{\beta}_n - \beta_0)^{\mathrm{T}} I(\widehat{\beta})(\widehat{\beta} - \beta_0).$$

当原假设为真时, W 渐近服从自由度为 p 的卡方分布. 在置信水平 α 下, 若 $W >$ $\chi_{p,\alpha}^2$, 则拒绝原假设 H_0, 其中 $\chi_{p,\alpha}^2$ 是标准卡方分布的 $1 - \alpha$ 分位点. 这一检验方法是著名的 Wald 检验. 下面介绍的另外两种检验方法是对数似然比检验与得分检验.

对上述的原假设 H_0, 对数似然比检验统计量是

$$S = 2(\log L(\widehat{\beta}) - \log L(\beta_0)).$$

在 H_0 成立时, S 服从自由度为 p 的卡方分布.

设 $U(\beta) = (U_1(\beta), \cdots, U_p(\beta))^{\mathrm{T}}$, 其中 $U_k(\beta)$ 如式 (8.1.6) 中所定义. 在 H_0 为真时, 记分函数 $U(\beta)$ 渐近地服从均值为零, 协方阵估计为 $I(\beta)$ 的 p 元正态分布. 因此, 对原假设其检验统计量为

$$U = U(\beta_0)^{\mathrm{T}} I^{-1}(\beta_0) U(\beta_0),$$

在 H_0 成立时, U 渐近地服从自由度为 p 的卡方分布.

例 8.1.1　考虑 Klein 与 Moeschberger(1997) 所引用并分析的乳腺癌试验死亡时间数据集的例子. 该研究选用了 45 名女性乳腺癌患者, 这 45 名患者都有阴性腋下淋巴结, 并且至少有 10 年的跟踪期, 其中 9 名患者免疫过氧化物酶呈阳性, 余下 36 名患者呈阴性. 表 8-2-1 列出了两组患者的存活时间 ("+"号表示删失观察).

表 8-1-1　不同免疫组织化学反应的乳腺癌患者死亡时间的不完全观察

免疫过氧化物呈阴性:	19	25	30	34	37	46	47	51
	56	57	61	66	67	74	78	86
	122+	123+	130+	133+	134+	136+	141+	143+
	148+	151+	152+	153+	154+	156+	162+	164+
	165+	182+	189+					
免疫过氧化物呈阳性:	22	23	38	42	73	77	89	115
	144+							

为使用比例风险回归模型分析该数据集, 我们用免疫组织化学反应状况作为协变量来建立比例风险回归模型. 采用常用的 0-1 独立变量回归形式, 并定义如下的 0-1 变量: 若病人免疫化学反应为阳性, 令 $Z = 1$, 反之为 0. 所采用的模型是 $\lambda(t|Z) = \lambda_0(t) \exp(\beta Z)$, 其中 $\lambda_0(t)$ 是基准风险率, β 是回归系数.

设 d_1 表示免疫化学反应为阳性的样本中死亡人数, Y_{0i} 及 Y_{1i} 分别表示免疫化学反应为阴性和阳性的样本在时间 X_i 暴露于风险的个体数, 则 $\sum_{i=1}^n \delta_i \mathbf{Z}_i = d_1$, $\sum_{j \in R(X_i)} \exp(\beta \mathbf{Z}_j) = Y_{0i} + Y_{1i} \exp(\beta)$, 其中 δ_i 如前所定义, 是删失示性函数, $\delta_i = 1$ 表示对应的数据是死亡时间数据, $\delta_i = 0$ 表示删失数据, 即表中带 "+" 号的数据.

于是由式 (8.1.5), ~(8.1.7) 得

$$\log L(\beta) = \beta d_1 - \sum_{i=1}^{n} \delta_i \log(Y_{0i} + Y_{1i} \exp(\beta))$$

$$U(\beta) = d_1 - \sum_{i=1}^{n} \frac{\delta_i Y_{1i} \exp(\beta)}{Y_{0i} + Y_{1i} \exp(\beta)}$$

$$I(\beta) = \sum_{i=1}^{n} \delta_i \left[\frac{Y_{1i} \exp(\beta)}{Y_{0i} + Y_{1i} \exp(\beta)} - \frac{Y_{1i}^2 \exp(2\beta)}{(Y_{0i} + Y_{1i} \exp(\beta))^2} \right].$$

我们使用得分检验方法检验假设 H_0: $\beta = 0$. 此时

$$U(0) = d_1 - \sum_{i=1}^{n} \frac{\delta_i Y_{1i}}{Y_{0i} + Y_{1i}}$$

$$I(0) = \sum_{i=1}^{n} \delta_i \left[\frac{Y_{1i}}{Y_{0i} + Y_{1i}} - \frac{Y_{1i}^2}{(Y_{0i} + Y_{1i})^2} \right] = \sum_{i=1}^{n} \left[\frac{\delta_i Y_{1i} Y_{0i}}{(Y_{0i} + Y_{1i})^2} \right].$$

注意到在死亡时间不存在 "结" 时, 得分统计量 $U = U(0)^2 / I(0)$ 就是第 6 章中两样本对数秩统计量. 在这里 $U(0) = 4.19$ 且 $I(0) = 3.19$, 因而 $U = 5.49$, 与自由度为 1 的标准卡方变量相比, 其 p 值是 0.019.

使用似然比及 Wald 检验需要求出 β 的估计, 而 β 的极大似然估计可通过 Newton-Raphson 算法求得, 这一方法是首先对 β 赋予一个初值, 如 $\widehat{\beta}_n^0 = 0$, 再用 $\widehat{\beta}_n^{(m)} = \widehat{\beta}_n^{(m-1)} + U(\widehat{\beta}_n^{(m-1)})/I(\widehat{\beta}_n^{(m-1)})$ 求得 m 步时 β 的估计. 重复上面的步骤直到对数似然函数变化相对值 $(\log L(\widehat{\beta}_n^{(m)}) - \log L(\widehat{\beta}_n^{(m-1)}))/|\log L(\widehat{\beta}_n^{(m-1)}|$ 小于 0.0001 时, 这一迭代过程结束. 由此迭代算法, 经过 3 次迭代后停止, 得到的迭代估计值为 0.9802. 现在可以用对数似然比方法与 Wald 方法进行检验.

用对数似然比方法检验 H_0: $\beta = 0$. 计算可得 $S = 2(L(0.9801) - L(0)) = 4.44$, 其 p 值为 0.035. 而使用 Wald 检验, 首先计算 $I(0.9802) = 5.2871$, 于是 $W = (0.9802 - 0)^2 \times 5.2871 = 5.08$, 其 p 值为 0.024.

此外, 我们还可以计算相对死亡风险的估计为 $e^{\widehat{\beta}} = 2.67$, 这表明免疫沉淀反映为阳性的患者是阴性患者死亡风险的 2.67 倍.

8.1.3   基准风险函数 $\lambda_0(t)$ 的估计与鞅残差

风险函数 $\lambda_0(t)$ 并不出现在偏似然函数中, 因此它不能由偏似然方程的解来估计. 有几种方法用来估计与 $\lambda_0(t)$ 相关的参数, 设 $N_i(t) = I[X_i \leqslant t, \delta_i = 1], Y_i(t) = I[X_i \geqslant t]$, Breslow(1972, 1974) 提出了 $\Lambda_0 = \int \lambda_0(s)\, ds$ 的一个令人吸引的估计

$$\widehat{\Lambda}_0(t) = \int_0^t \left[\sum_{i=1}^{n} Y_i(s) \exp\{\widehat{\beta}^{\mathrm{T}} \mathbf{Z}_i\} \right]^{-1} \left\{ \sum_{i=1}^{n} dN_i(s) \right\}. \tag{8.1.8}$$

显然, 这个估计是 Nelson 估计 $\widehat{\Lambda} = \int \bar{Y}^{-1} I[\bar{Y} > 0]\, d\bar{N}$ 的一个自然推广, 其中 $\bar{Y} = \sum_{i=1}^{n} I[X_i \geqslant t]$ 及 $\bar{N} = \sum_{i=1}^{n} N_i(t)$.

下面描述鞅残差. 与计数过程 $N_i(t) = I[X_i \leqslant t, \delta_i = 1]$ 相对应的强度函数为 $Y_i(t)\lambda_0(t)\exp(\beta_0^{\mathrm{T}}\mathbf{Z}_i), i = 1, 2, \cdots, n$. 强度过程与相应强度函数积分之间的差

$$M_i(t) = N_i(t) - \int_0^t Y_i(u)\exp(\beta_0^{\mathrm{T}}\mathbf{Z}_i)\lambda_0(u)\, du, \quad i = 1, 2, \cdots, n$$

是鞅. 鞅残差则定义为

$$\widehat{M}_i(t) = N_i(t) - \int_0^t Y_i(u)\exp(\widehat{\beta}^{\mathrm{T}}\mathbf{Z}_i)\, d\widehat{\Lambda}_0(u), \quad i = 1, 2, \cdots, n,$$

为方便我们定义 $\widehat{M}_i(\infty) = \widehat{M}_i$.

鞅残差有一些所期望的特性. 比如, 对任意 $t \in [0, \infty)$,

$$\sum_{i=1}^{n} \widehat{M}_i(t) = \sum_{i=1}^{n} \left\{ N_i(t) - \int_0^t Y_i(s)\mathrm{e}^{\widehat{\beta}^{\mathrm{T}}\mathbf{Z}_i}\, d\widehat{\Lambda}_0(s) \right\}$$

$$= \sum_{i=1}^{n} \left[\int_0^t dN_i(s) - \int_0^t Y_i(s)\mathrm{e}^{\widehat{\beta}^{\mathrm{T}}\mathbf{Z}_i} \left\{ \frac{\sum_{j=1}^{n} dN_j(s)}{\sum_{k=1}^{n} Y_k(s)\mathrm{e}^{\widehat{\beta}^{\mathrm{T}}\mathbf{Z}_k}} \right\} \right] = 0,$$

即鞅残差和是零. 此外, 我们渐近地有 $\mathrm{Cov}(\widehat{M}_i, \widehat{M}_j) = 0 = E\widehat{M}_i$.

8.1.4　基于鞅残差的模型检验

设 $U(\beta) = (U_1(\beta), \cdots, U_p(\beta))^{\mathrm{T}}$, 则

$$U(\beta) = \sum_{i=1}^{n} \delta_i \{\mathbf{Z}_i - \bar{Z}(\beta, X_i)\},$$

其中 $U_k(\beta)(k = 1, 2, \cdots, p)$ 如式 (8.1.6) 所定义,

$$\bar{Z}(\beta, t) = \frac{\sum_{i=1}^{n} Y_i(t)\exp(\beta^{\mathrm{T}}\mathbf{Z}_i)\mathbf{Z}_i}{\sum_{i=1}^{n} Y_i(t)\exp(\beta^{\mathrm{T}}\mathbf{Z}_i)},$$

记分函数 $U(\beta)$ 能写做 $U(\beta, \infty)$, 其中

$$U(\beta, t) = \sum_{i=1}^{n} \int_0^t \{\mathbf{Z}_i - \bar{Z}(\beta, s)\}\, dN_i(s),$$

我们称 $U(\beta, t)$ 为经验记分过程. 鞅残差累积和及它们的变换可用于检测模型离差, 而鞅残差累积和是下面多参数随机过程的特别情形:

$$W_1(t, z) = \sum_{i=1}^{n} f(\mathbf{Z}_i)I[\mathbf{Z}_i \leqslant z]\widehat{M}_i(t), \tag{8.1.9}$$

及

$$W_2(t,r) = \sum_{i=1}^{n} f(\mathbf{Z}_i) I[\widehat{\beta}^{\mathrm{T}} \mathbf{Z}_i \leqslant r] \widehat{M}_i(t), \qquad (8.1.10)$$

其中 $f(\cdot)$ 是已知光滑函数. 若模型 (8.1.1) 成立, 这些过程将绕零随机波动.

在介绍模型检验之前, 我们首先讨论 $W_1(t,z)$ 与 $W_2(t,r)$ 的分布计算问题.

过程 $W_1(t,z)$ 是 $\widehat{\beta}$ 的光滑函数. 由 $W_1(t,z)$ 及 $U(\widehat{\beta})$ 在 β_0 的 Taylor 展开及一些简单的概率运算, 过程 $n^{-1/2} W_1(t,z)$ 渐近等价于过程 $n^{-1/2} \widetilde{W}_1(t,z)$, 其中

$$\widetilde{W}_1(t,z) = \sum_{i=1}^{n} \int_0^t \{ f(\mathbf{Z}_i) I[\mathbf{Z}_i \leqslant z] - \widetilde{g}(\beta_0, u, z) \} \, dM_i(u)$$

$$- \sum_{k=1}^{n} \int_0^t Y_k(s) \exp(\beta_0^{\mathrm{T}} \mathbf{Z}_k) f(\mathbf{Z}_k) I[\mathbf{Z}_k \leqslant z] \{ \mathbf{Z}_k - \widetilde{Z}(\beta_0, s) \}^{\mathrm{T}} \lambda_0(s) \, ds$$

$$\times \mathcal{G}^{-1}(\beta_0) \sum_{i=1}^{n} \int_0^{\infty} \{ \mathbf{Z}_i - \widetilde{Z}(\beta_0, u) \} \, dM_i(u), \qquad (8.1.11)$$

其中 $\widetilde{Z}(\beta,t)$ 是 $\bar{Z}(\beta,t)$ 的极限, $\widetilde{g}(\beta,t,z)$ 是下式极限

$$g(\beta,t,z) = \frac{\sum_{k=1}^{n} Y_k(t) \exp(\beta^{\mathrm{T}} \mathbf{Z}_k) f(\mathbf{Z}_k) I[\mathbf{Z}_k \leqslant z]}{\sum_{k=1}^{n} Y_k(t) \exp(\beta^{\mathrm{T}} \mathbf{Z}_k)}.$$

Lin, Wei 及 Ying (1993) 证明了 $n^{-1/2} \widetilde{W}_1(t,z)$ 收敛到零均值 Gauss 过程. 下面我们讨论如何通过 Monte Carlo 模拟计算其近似分布. 若我们知道鞅过程 $M_i(u)$ 的随机结构, 则只要用对应的估计取代式 (8.1.11) 中未知的量, 即可模拟 $\widetilde{W}_1$. 然而, $M_i(u)$ 的分布形式未知. 一种解决这一问题的方法是用一个近似但分布已知过程 $\widetilde{M}_i(u)$ 取代式 (8.1.11) 中的 $M_i(u)$. 注意到 $M_i(u)$ 的方差函数是 $E\{N_i(u)\}$, 因此 $\widetilde{M}_i(u)$ 的一个自然的选择是 $N_i(u) G_i$, 其中 $N_i(u)$ 是如前所定义的计数过程, G_i 是标准正态随机变量抽样 $(i = 1, 2, \cdots, n)$. 用 $\widehat{\beta}, \widehat{\Lambda}_0(s), \bar{Z}, g$ 及 $N_i(\cdot) G_i$ 分别取代式 (8.1.11) 中的 $\beta_0, \lambda_0(s) \, ds, \widetilde{Z}, \widetilde{g}$ 及 $M_i(\cdot)$, 我们得到

$$\widehat{W}_1(t,z) = \sum_{i=1}^{n} I[X_i \leqslant t, \delta_i = 1] \{ f(\mathbf{Z}_i) I[\mathbf{Z}_i \leqslant z] - g(\widehat{\beta}, X_i, z) \} G_i$$

$$- \sum_{k=1}^{n} \int_0^t Y_k(s) \exp(\widehat{\beta}^{\mathrm{T}} \mathbf{Z}_k) f(\mathbf{Z}_k) I[\mathbf{Z}_k \leqslant z] \{ \mathbf{Z}_k - \bar{Z}(\widehat{\beta}, s) \}^{\mathrm{T}} d\widehat{\Lambda}_0(s) \, ds$$

$$\times \mathcal{G}^{-1}(\widehat{\beta}) \sum_{i=1}^{n} \delta_i \{ \mathbf{Z}_i - \bar{Z}(\widehat{\beta}, X_i) \} G_i. \qquad (8.1.12)$$

尽管 $M_i(u)$ 可能不是 Gauss 的, Lin, Wei 及 Ying (1993) 证明了给定观察数据 $\{X_i, \delta_i, \mathbf{Z}_i\}$ 下, $n^{-1/2} \widehat{W}_1(t,z)$ 的条件分布的极限与 $n^{-1/2} \widetilde{W}_1(t,z)$ 的无条件分布极

限相同. 为获得 W_1 的近似分布, 我们在固定观察数据 $(X_i, \delta_i, \mathbf{Z}_i)$ 下, 通过重复产生正态随机抽样 $\{G_i\}$, 模拟产生一系列 $\widehat{W}_1$.

类似地, Lin, Wei 及 Ying (1993) 也证明了 $W_2(t,r)$ 的分布可用 $\widehat{W}_2(t,r)$ 的分布近似, 其中 $\widehat{W}_2(t,r)$ 是用 $I[\widehat{\beta}^{\mathrm{T}}\mathbf{Z}_i \leqslant r]$ 取代式 (8.1.12) 中的 $I[\mathbf{Z}_i \leqslant z]$ 得到 $(i = 1, \cdots, n)$. 于是, 如上面所叙, 通过模拟可计算 W_2 的近似分布.

有了上面的准备, 我们可以介绍 Lin, Wei 与 Ying (1993) 所发展的模型检验技术.

Lin, Wei 与 Ying (1993) 指出, 模型 (8.1.1) 可能不成立, 主要表现在下面 3 个方面: ①比例风险假设, 即风险比率 $\lambda(t; Z)/\lambda_0(t)$ 的时间不变性假设不成立; ②模型中指数下的协变量的函数形式假定不正确; ③联系函数, 即风险比率的指数形式假设不正确. 若模型假定不正确, 将极大影响对偏似然方法使用的正确性及有效性, 因而检验模型的合适性是非常重要的. 下面就这三方面来检验模型.

Lin, Wei 与 Ying (1993) 首先建议用 $\widehat{M}_i$ 的部分和过程

$$W_{j,1}(x) = \sum_{i=1}^{n} I[Z_{ji} \leqslant x]\widehat{M}_i, \quad j = 1, 2, \cdots, p$$

的图检验方法检验一个协变量的函数形式. 由于图方法带有某种主观性, 因而他们又提出了下面数值方法作为补充. 注意到 $W_{j,1}(\cdot)$ 是 $W_1(t,z)$ 在 $f(\cdot) = 1, t = \infty, z_j = x, z_k = \infty(k \neq j)$ 时的特殊情形, 在原假设下 $W_{j,1}(\cdot)$ 随机地绕零变动, 一个自然的数值测量是 $s_j = \sup |w_j(x)|$, 其中 $w_j(x)$ 是统计量 $W_{j,1}(x)$ 的观察值. 当 s_j 的值很大时, $\mathbf{Z}$ 的第 j 个分量 Z_j 的函数形式是不正确的. 而 p 值, $P(S_j \geqslant s_j)$ 可用 $P(\widehat{S}_j \geqslant s_j)$ 近似, 其中 $S_j = \sup_x |W_{j,1}(x)|$ 及 $\widehat{S}_j(x) = \sup_x |\widehat{W}_{j,1}(x)|$, 而 $\widehat{W}_{j,1}(x)$ 是 $\widehat{W}_1(t, \cdot)$ 在 $f(\cdot) = 1, t = \infty, z_j = x, z_k = \infty(k \neq j)$ 时的特殊情形, 因而是零均值 Gauss 过程. 注意到 $P(\widehat{S}_j \geqslant s_j)$ 的计算是基于给定的观察数据 $\{X_i, \delta_i, \mathbf{Z}_i\}$ 的, 并以概率 1 收敛到 $P(S_j \geqslant s_j)$. 另一方面, $P(\widehat{S}_j \geqslant s_j)$ 可在给定观察数据下, 通过反复抽取正态随机样本 $\{G_i\}$ 模拟计算获得.

为了检验 Cox 模型中指数联系函数形式, 我们考虑下面 $W_2(\cdot, \cdot)$ 过程的特别形式

$$W_2(x) = \sum_{i=1}^{n} I[\widehat{\beta}^{\mathrm{T}}\mathbf{Z}_i \leqslant x]\widehat{M}_i.$$

这一过程的分布能被零均值 Gauss 过程 $\widehat{W}_2(x)$ 所近似, 其中 $\widehat{W}_2(x)$ 是 $W_2(t,x)$ 在 $f(\cdot) = 1, t = \infty$ 时的特殊情形. 在原假设下 $W_2(\cdot)$ 随机地绕零变动, 使用 $W_2(x)$ 代替 $W_1(x)$, 类似上面检验协变量函数形式的方法可检验指数联系函数的合适性.

为了评估整体比例性假设, 可考虑检验统计量

$$\sup_t \|U(\widehat{\beta}, t)\| \quad \text{或} \quad \sup_t \sum_{j=1}^{p} \{\mathcal{G}^{-1}(\widehat{\beta})_{jj}\}^{\frac{1}{2}} |U_j(\widehat{\beta}, t)|.$$

注意到 $U(\widehat{\beta}, t)$ 是 $W_1(t, z)$ 在 $z = \infty$ 及 $f(x) = x$ 的特殊情形, 因此上面所描述的模拟计算方法可用来模拟计算上面统计量的近似分布.

§8.2 时间相依协变量比例风险模型

在前面所介绍的比例风险模型中, 协变量是独立于时间的, 因而该模型的一个自然推广是协变量依赖时间, 即协变量是时间相依的. 协变量时间相依的好处是它使得任何时刻 t 的风险仅依赖该时刻的解释变量. 为了表明协变量依赖时间, 我们用 $\mathbf{Z}(t) = (Z_1(t), \cdots, Z_p(t))^{\mathrm{T}}$ 表示时刻 t 时的协变量向量或风险因子. 用 $Z(t)$ 取代模型 (8.1.1) 中的 Z, 即得时间相依协变量比例风险模型

$$\lambda(t|\mathbf{Z}) = \lambda_0(t) \exp\{\beta^{\mathrm{T}}\mathbf{Z}(t)\}, \quad t \geqslant 0, \tag{8.2.1}$$

这里 β 是 p 维未知回归系数向量, $\lambda_0(t)$ 是非负未知的基准风险率函数.

8.2.1 偏极大似然估计

基于模型 (8.2.1), 类似于式 (8.1.4) 可得比例风险函数为

$$L(\beta) == \prod_{i=1}^{n} \left\{ \frac{\exp(\beta^{\mathrm{T}}\mathbf{Z}_i(X_i))}{\sum_{j \in R(X_i)} \exp(\beta^{\mathrm{T}}\mathbf{Z}_j(X_i))} \right\}^{\delta_i}. \tag{8.2.2}$$

类似上一节, 通过极大化式 (8.2.2), 可定义 β 的偏极大似然估计. 设 $\widehat{\beta}_n$ 是使得上式达到极大的 β, 即偏极大似然估计, 以下我们将介绍 $\widehat{\beta}_n$ 的渐近性质. 为简单, Anderson 与 Gill (1982) 首先限定在时间区间 $[0, 1]$ 上研究了估计的强相合性与渐近正态性, 以下我们介绍这一结果. 至于如何将 $[0, 1]$ 情形下所获得的结果扩张到 $[0, \infty)$, 可参考 Anderson 与 Gill (1982) 第四节. 设 $a = (a_1, \cdots, a_p)^{\mathrm{T}}$ 和 $b = (b_1, \cdots, b_p)^{\mathrm{T}}$ 是 p 维向量, 则我们以 $a \otimes b$ 表示 $p \times p$ 阶矩阵 ab^{T}; 其 (i, j) 元素是 $a_i b_j$. 对向量 a, 我们约定 $a^{\otimes 0} = 1, a^{\otimes 1} = a$ 及 $a^{\otimes 2} = a \otimes a$, 对矩阵 A 或向量 a, 定义 $\|A\| = \sup_{ij} |a_{ij}|, \|a\| = \sup_i |a_i|, |a| = \left(\sum a_i^2\right)^{\frac{1}{2}}$. 更进一步令

$$S_{nj}(\beta, t) = \frac{1}{n} \sum_{l=1}^{n} Y_l(t) Z_l^{\otimes j} e^{\beta^{\mathrm{T}} Z_l(t)}, \quad j = 0, 1, 2,$$

$$E(\beta, t) = \frac{S_{n1}(\beta, t)}{S_{n0}(\beta, t)},$$

$$V(\beta, t) = \frac{S_{n2}(\beta, t)}{S_{n0}(\beta, t)} - E(\beta, t)^{\otimes 2}.$$

在介绍 $\widehat{\beta}_n$ 的渐近性质前, 我们先列出下面条件:

条件 A. $\int_0^1 \lambda_0(t) \, dt < \infty$.

条件 B. 存在 β_0 的一个邻域 $\mathcal{B}$, 及定义在 $\mathcal{B} \times [0,1]$ 的数值、向量及矩阵函数 s_0, s_1 及 s_2, 使得对 $j = 0, 1, 2$, 有

$$\sup_{t \in [0,1), \beta \in \mathcal{B}} \|S_{nj}(\beta, t) - s_j(\beta, t)\| \xrightarrow{p} 0.$$

条件 C. 存在 $\delta > 0$, 使得

$$n^{-1/2} \sup_{i,t} |\mathbf{Z}_i(t)| Y_i(t) I[\beta_0^{\mathrm{T}} \mathbf{Z}_i(t) > -\delta |\mathbf{Z}_i(t)|] \xrightarrow{p} 0.$$

条件 D. 设 $\mathcal{B}, s_0, s_1$ 及 s_2 如条件 B 中所定义, 定义 $e = s_1/s_0$ 且 $v = s_2/s_0 - e^{\otimes 2}$. 对任意 $\beta \in \mathcal{B}, t \in [0,1)$,

$$s_1(\beta, t) = \frac{\partial}{\partial \beta} s_0(\beta, t), \quad s_2(\beta, t) = \frac{\partial^2}{\partial \beta^2} s_0(\beta, t),$$

$s_0(\cdot, t), s_1(\cdot, t)$ 及 $s_2(\cdot, t)$ 是关于 t 一致的 $\beta \in \mathcal{B}$ 的连续函数, s_0, s_1 与 s_2 在 $\mathcal{B} \times [0,1)$ 上有界; s_0 在 $\mathcal{B} \times [0,1]$ 上恒正, 且矩阵

$$\Sigma = \int_0^1 v(\beta_0, t) s_0(\beta_0, t) \lambda_0(t) \, dt$$

是正定矩阵.

8.2.2 $\widehat{\beta}_n$ 的相合性

引理 8.2.1 (Lenglart 不等式) (a) 设 N 是具有强度过程 λ 的计数过程, 则对所有 $\delta, \eta > 0$, 有

$$P(N(1) > \eta) \leqslant \frac{\delta}{\eta} + P\left(\int_0^1 \lambda(t) \, dt > \delta \right).$$

(b) 设 W 是局部平方可积鞅, 则对所有 $\delta, \eta > 0$, 有

$$P\left(\sup_{t \in [0,1]} |W(t)| > \eta \right) \leqslant \frac{\delta}{\eta^2} + P(\langle W, W \rangle(1) > \delta).$$

定理 8.2.1 在条件 A, B 及 D 下, 若 β_0 是 β 的真值, 则有 $\widehat{\beta} \xrightarrow{p} \beta_0$.

证 设 $N_i(s) = I[X_i \leqslant t, \delta_i = 1], \bar{N} = \sum_{i=1}^n N_i(s)$. 考虑过程

$$X(\beta, t) = n^{-1}(C(\beta, t) - C(\beta_0, t))$$

$$= n^{-1}\left[\sum_{i=1}^n \int_0^t (\beta - \beta_0)^{\mathrm{T}} \mathbf{Z}_i(s) \, dN_i(s) - \int_0^t \log\left\{ \frac{S_{n0}(\beta, s)}{S_{n0}(\beta_0, s)} \right\} \, d\bar{N}(s) \right],$$

及

$$A(\beta,t) = n^{-1}\left[\sum_{i=1}^{n}\int_0^t (\beta-\beta_0)^{\mathrm{T}}\mathbf{Z}_i(u)\lambda_i(u)\,du - \int_0^t \log\left\{\frac{S_0(\beta,u)}{S_0(\beta_0,u)}\right\}\bar{\lambda}(u)\,du\right]$$

$$= \int_0^t\left[(\beta-\beta_0)^{\mathrm{T}}S_1(\beta_0,u) - \log\left\{\frac{S_0(\beta,u)}{S_0(\beta_0,u)}\right\}S_0(\beta_0,u)\right]\lambda_0(u)\,du,$$

其中 $\bar{\lambda} = \sum_{i=1}^{n}\lambda_i$.

对每一个 β, $X(\beta,\cdot) - A(\beta,\cdot)$ 是局部平方可积鞅, 且

$$\langle X(\beta,\cdot) - A(\beta,\cdot), X(\beta,\cdot) - A(\beta,\cdot)\rangle = B(\beta,\cdot),$$

其中

$$B(\beta,t) = n^{-2}\sum_{i=1}^{n}\int_0^t\left[(\beta-\beta_0)^{\mathrm{T}}\mathbf{Z}_i(u) - \log\left\{\frac{S_0(\beta,u)}{S_0(\beta_0,u)}\right\}\right]^2\lambda_i(u)\,du$$

$$= n^{-1}\int_0^t\left((\beta-\beta_0)^{\mathrm{T}}S_2(\beta_0,u)(\beta-\beta_0) - 2(\beta-\beta_0)^{\mathrm{T}}S_1(\beta_0,u)\log\left\{\frac{S_0(\beta,u)}{S_0(\beta_0,u)}\right\}\right.$$

$$\left.+ \left[\log\left\{\frac{S_0(\beta,u)}{S_0(\beta_0,u)}\right\}\right]^2 S_0(\beta_0,u)\right)\lambda_0(u)\,du.$$

由条件 A, B 及 D, 对任意 $\beta \in \mathcal{B}$,

$$A(\beta,1) \xrightarrow{p} \int_0^1\left[(\beta-\beta_0)^{\mathrm{T}}s_1(\beta_0,u) - \log\left\{\frac{s_0(\beta,u)}{s_0(\beta_0,u)}\right\}s_0(\beta_0,u)\right]\lambda_0(u)\,du,$$

而 $nB(\beta,1)$ 依概率收敛到某个有限且依赖 β 的量, 于是由 Lenglart 不等式, 对每一个 $\beta, X(\beta,1)$ 依概率收敛到与 $A(\beta,1)$ 相同的极限.

由条件 D 中的有界条件, 我们可以通过在积分号下取微分, 分别求上面极限函数的一阶和二阶微分如下:

$$\int_0^1\left\{s_1(\beta_0,u) - s_1(\beta,u)\frac{s_0(\beta_0,u)}{s_0(\beta,u)}\right\}\lambda_0(u)\,du$$

$$= \int_0^1\{e(\beta_0,u) - e(\beta,u)\}s_0(\beta_0,u)\lambda_0(u)\,du,$$

及

$$\int_0^1\left\{-s_2(\beta,u)\frac{s_0(\beta_0,u)}{s_0(\beta,u)} + s_1(\beta,u)^{\otimes 2}\frac{s_0(\beta_0,u)}{s_0(\beta,u)^2}\right\}\lambda_0(u)\,du$$

$$= -\int_0^1 v(\beta,u)s_0(\beta_0,u)\lambda_0(u)\,du.$$

上面第一个微分在 β_0 点的值是零, 而第二个微分是负半正定矩阵, 且在 $\beta = \beta_0$ 是负正定矩阵. 这表明 $X(\beta,1)$ 依概率收敛到 β 的凸函数, 该函数在 $\beta = \beta_0$ 有惟一极大. 另一方面, $\hat{\beta}$ 使得随机凸函数 $X(\beta,1)$ 达到极大值, 由凸分析理论证得 $\hat{\beta} \xrightarrow{p} \beta_0$.

8.2.3 $\widehat{\beta}_n$ 的渐近正态性

证明 $\widehat{\beta}_n$ 的渐近正态性需应用 Rebolledo 的关于局部平方可积鞅的中心极限定理, 为方便, 现将该定理作为引理列举如下:

引理 8.2.2 对每一个 $n = 1, 2, \cdots$, 设 $N^{(n)}$ 是有 n 个分量的多元计数过程. 设 $H^{(n)}$ 是 $p \times n$ 局部有界的可料过程. 假设 $N^{(n)}$ 有强度过程 $\lambda^{(n)}$, 并定义局部平方可积鞅 $W^{(n)} = (W_1^{(n)}, \cdots, W_p^{(n)})$, 其中

$$W_i^{(n)}(t) = \int_0^t \sum_{l=1}^n H_{il}^{(n)}(u)\{dN_l^{(n)}(u) - \lambda_l^{(n)}(u)\,du\}.$$

设 A 是 $p \times p$ 的定义在 $[0,1]$ 上的连续函数矩阵, 它用来表示 p 元 Gauss 鞅 $W^{(\infty)}$ 的协方差函数, 即对所有的 i, j 及 u, $\mathrm{Cov}(W_i^{(\infty)}(t), W_j^{(\infty)}(u)) = A_{ij}(t \wedge u)$, 其中 $W^{(\infty)}(0) = 0$. 假设对所有的 i, j 与 t, 有

$$\langle W_i^{(n)}, W_j^{(n)} \rangle(t) = \int_0^t \sum_{l=1}^n H_{il}^{(n)}(s) H_{jl}^{(n)}(s) \lambda_l^{(n)}(s)\,ds \xrightarrow{p} A_{ij}(t), \tag{8.2.3}$$

且对所有的 i 和 $\epsilon > 0$,

$$\int_0^1 \sum_{l=1}^n H_{il}^{(n)}(t)^2 \lambda_l^{(n)}(t) I[|H_{il}^{(n)}(t)| > \epsilon]\,dt \xrightarrow{p} 0, \tag{8.2.4}$$

则在 $D([0,1]^p)$ 上, $W^{(n)} \xrightarrow{\mathcal{L}} W^{\infty}$.

定理 8.2.2 在条件 A~D 下, 有

$$\sqrt{n}(\widehat{\beta} - \beta_0) \xrightarrow{\mathcal{L}} N(0, \Sigma^{-1}),$$

其中 Σ 如条件 D 中所定义.

设

$$M_i(t) = N_i(t) - \int_0^t Y_i^{(n)}(u) \lambda_0(u) \exp\{\beta^{\mathrm{T}} \mathbf{Z}_i(u)\}\,du.$$

假设 $\mathbf{Z}_i(t)$ 可料且局部有界, 则 $M_i(t)$ 是局部平方可积鞅, 其可料变差过程为

$$\langle M_i \rangle(t) = \int_0^t Y_i^{(n)}(u) \lambda_0(u) \exp\{\beta^{\mathrm{T}} \mathbf{Z}_i(u)\}\,du.$$

类似于式 (8.1.5), 可得偏对数似然函数为

$$\widehat{l}_n(\beta) = \sum_{i=1}^n \delta_i \big[\beta^{\tau} \mathbf{Z}_i(X_i) - \log S_{n0}(\beta, X_i)\big].$$

设

$$\widehat{l}_n(\beta, t) = \sum_{i=1}^n \int_0^t \beta^{\mathrm{T}} \mathbf{Z}_i(s) \, dN_i(s) - \int_0^t \log \left\{ \sum_{i=1}^n Y_i(s) \exp\{\beta^{\mathrm{T}} \mathbf{Z}_i(s)\} \right\} d\bar{N}(s), \quad (8.2.5)$$

则 $\widehat{\beta}_n$ 为方程 $(\partial/\partial\beta)\widehat{l}(\beta, 1) = 0$ 的解, 其中 $\widehat{l}(\beta, t)$ 关于 β 的微分向量 $U(\beta, t)$ 为

$$U(\beta, t) = \sum_{i=1}^n \int_0^t \mathbf{Z}_i(s) \, dN_i(s) - \int_0^t \frac{S_{n1}(\beta, s)}{S_{n0}(\beta, s)} \, d\bar{N}(s). \quad (8.2.6)$$

由 $M_i(\cdot)$ 的定义, 即得

$$U(\beta, t) = \sum_{i=1}^n \int_0^t \mathbf{Z}_i(s) \, dM_i(s) - \int_0^t \frac{S_{n1}(\beta, s)}{S_{n0}(\beta, s)} \, d\bar{M}(s),$$

其中 $\bar{M} = \sum_{i=1}^n M_i$ 是局部鞅. 将 $U(\beta, 1)$ 在 β_0 处进行 Taylor 展开, 得到

$$U(\beta, 1) - U(\beta_0, 1) = -\mathcal{G}(\beta^*, 1)(\beta - \beta_0), \quad (8.2.7)$$

其中 β^* 介于 β 与 β_0 之间, 且半正定矩阵

$$\mathcal{G}(\beta, t) = \int_0^t \left(\frac{S_{n2}(\beta, X_i)}{S_{n0}(\beta, X_i)} - \left(\frac{S_{n1}(\beta, X_i)}{S_{n0}(\beta, X_i)} \right)^{\otimes 2} \right) d\bar{N}(s)$$

是 $\widehat{l}(\beta, t)$ 关于 β 的负二阶微分. 注意到 $U(\widehat{\beta}, 1) = 0$, 于是用 $\widehat{\beta}$ 取代式 (8.2.7) 中的 β, 得到

$$n^{-\frac{1}{2}} U(\beta_0, 1) = \{n^{-1} \mathcal{G}(\beta^*, 1)\} n^{\frac{1}{2}} (\widehat{\beta} - \beta_0). \quad (8.2.8)$$

显然, 为证定理 8.2.2, 只要证明

$$n^{-\frac{1}{2}} U(\beta_0, 1) \xrightarrow{\mathcal{L}} N(0, \Sigma) \quad (8.2.9)$$

和

$$n^{-1} \mathcal{G}(\beta^*, 1) \xrightarrow{\mathcal{L}} \Sigma \quad (8.2.10)$$

对任意使得 $\beta^* \xrightarrow{\mathcal{L}} \beta_0$ 成立的随机序列 $\beta^* = \beta^{*(n)}$ 成立.

为证式 (8.2.9), 我们使用下面事实:

$$n^{-1/2} U(\beta_0, t) = n^{-1/2} \sum_{i=1}^n \int_0^t \mathbf{Z}_i(u) \, dM_i(u) - n^{-\frac{1}{2}} \int_0^t E(\beta_0, u) \, d\bar{M}(u)$$

$$= \sum_{i=1}^n \int_0^t n^{-\frac{1}{2}} \{\mathbf{Z}_i(u) - E(\beta_0, u)\} \, dM_i(u).$$

应用引理 8.2.2, 在此取

$$H_{il}(t) = n^{-1/2}(\mathbf{Z}_l(t) - E(\beta_0, t))_i.$$

为验证条件 (8.2.3), 我们注意到由条件 A,B 及 D, 可得

$$\int_0^t \sum_{l=1}^n H_{il}(u)H_{jl}(u)\lambda_l(u)\,du = \left(\int_0^t \left\{ S_2(\beta_0, u) - \frac{S_1(\beta_0, u)^{\otimes 2}}{S_0(\beta_0, u)} \right\} \lambda_0(u)\,du \right)_{ij}$$
$$\xrightarrow{p} \left(\int_0^t v(\beta_0, u)s^{(0)}(\beta_0, u)\lambda_0(u)\,du \right)_{ij}.$$

为验证条件 (8.2.4), 我们利用初等不等式

$$|a - b|^2 I[|a - b| > \epsilon] \leqslant 4|a|^2 I[|a| > \frac{\epsilon}{2}] + 4|b|^2 I[|b| > \frac{\epsilon}{2}],$$

只要证

$$\int_0^1 |E(\beta_0, t)|^2 I[n^{-1/2}|E(\beta_0, t)| > \epsilon] \sum_{l=1}^n \frac{1}{n} Y_l(t)e^{\beta_0' \mathbf{Z}_l(t)}\lambda_0(t)\,dt \xrightarrow{p} 0, \qquad (8.2.11)$$

$$\int_0^1 \frac{1}{n} \sum_{l=1}^n |\mathbf{Z}_l(t)|^2 I[n^{-1/2}|\mathbf{Z}_l(t)| > \epsilon, \beta_0^{\mathrm{T}}\mathbf{Z}_l(t) \leqslant -\delta|\mathbf{Z}_l(t)|]Y_l(t)e^{\beta_0^{\mathrm{T}}\mathbf{Z}_l(t)}\lambda_0(t)\,dt \xrightarrow{p} 0. \tag{8.2.12}$$

及

$$\int_0^1 \frac{1}{n} \sum_{l=1}^n |\mathbf{Z}_l(t)|^2 I[n^{-1/2}|\mathbf{Z}_l(t)| > \epsilon, \beta_0^{\mathrm{T}}\mathbf{Z}_l(t) > -\delta|\mathbf{Z}_l(t)|]Y_l(t)e^{\beta_0^{\mathrm{T}}\mathbf{Z}_l(t)}\lambda_0(t)\,dt \xrightarrow{p} 0. \tag{8.2.13}$$

由 $E(\beta_0, \cdot)$ 与 $S_0(\beta_0, \cdot)$ 的收敛性及 $\int_0^1 \lambda_0(t)\,dt$ 有限这一条件即可证式 (8.2.11). 对式 (8.2.13), 我们注意到由条件 C, 有

$$P(\exists l, t: n^{-1/2}|\mathbf{Z}_l(t)| > \epsilon, \beta_0^{\mathrm{T}}\mathbf{Z}_l(t) > -\delta|\mathbf{Z}_l(t)|, Y_l(t) = 1) \longrightarrow 0.$$

最后, 式 (8.2.12) 左边不超过

$$\int_0^1 \frac{1}{n} \sum_{l=1}^n |\mathbf{Z}_l(t)|^2 e^{-\delta|\mathbf{Z}_l(t)|} I[|\mathbf{Z}_l(t)| > n^{1/2}\epsilon]\lambda_0(t)\,dt.$$

在上式中应用极限 $x^2 e^{-\delta x} \to 0, x \to \infty$, 可知对任意 $\eta > 0$, 当 n 充分大时, 上式不超过 $\eta \int_0^1 \lambda_0(t)\,dt$.

这证明了 $n^{-1/2}U(\beta_0, \cdot)$ 弱收敛到某个连续的 Gauss 过程, 既然该过程在 $t = 1$ 处赋值有方差矩阵 Σ, 这就证明了式 (8.2.9).

为证式 (8.2.10), 注意到

$$n^{-1}\mathcal{G}(\beta^*, 1) = \int_0^1 V(\beta^*, t) \frac{d\bar{N}(t)}{n},$$

及

$$\Sigma = \int_0^1 v(\beta_0, t) s_0(\beta_0, t) \lambda_0(t)\, dt,$$

因此

$$
\begin{aligned}
\|n^{-1}\mathcal{G}(\beta^*, 1) - \Sigma\| \leqslant {} & \left\| \int_0^t \{V(\beta^*, t) - v(\beta^*, t)\} \frac{d\bar{N}}{n}(t) \right\| \\
& + \left\| \int_0^t \{v(\beta^*, t) - v(\beta_0, t)\} \frac{d\bar{N}}{n}(t) \right\| \\
& + \left\| \int_0^t v(\beta_0, t) \left\{ \frac{d\bar{N}}{n} - \frac{\bar{\lambda}(t)}{n} dt \right\} \right\| \\
& + \left\| \int_0^1 v(\beta_0, t) \{S_0(\beta_0, t) - s_0(\beta_0, t)\} \lambda_0(t)\, dt \right\|. \quad (8.2.14)
\end{aligned}
$$

首先, 我们证明 $\lim_{c\uparrow\infty} \lim_{n\to\infty} \mathcal{P}\left[\frac{\bar{N}(1)}{n} > c \right] = 0$. 由引理 8.2.1(a), 有

$$P\left(\frac{\bar{N}(1)}{n} > c \right) \leqslant \frac{\delta}{c} + P\left(\int_0^1 S_0(\beta_0, t) \lambda_0(t)\, dt > \delta \right). \quad (8.2.15)$$

对 $\delta > \int_0^1 s_0(\beta_0, t) \lambda_0(t)\, dt$, 上式右端最后一个概率趋于零, 于是证得所欲证的结果. 下面由条件 B 及 D 中有界条件, 得到

$$\sup_{t\in[0,1], \beta\in\mathcal{B}} \|V(\beta, t) - v(\beta, t)\| \overset{p}{\longrightarrow} 0,$$

因此由 $\beta^* \overset{p}{\to} \beta_0$ 与式 (8.2.15) 推得式 (8.2.14) 右边第一项依概率趋于零.

再者, 由式 (8.2.15) 与条件 D 中 β 的连续性推得式 (8.2.14) 右边第二项依概率趋于零.

对第三项使用引理 8.2.1(b), 可得

$$P\left(\left| \int_0^1 v_{ij}(\beta_0, t) \frac{d\bar{M}}{n}(t) \right| > \delta \right) \leqslant \frac{\eta}{\delta^2} + P\left(\frac{1}{n} \int_0^t \{v_{ij}(\beta_0, t)\}^2 S_0(\beta_0, t) \lambda_0(t)\, dt > \eta \right),$$

因此条件 B 与条件 A 及 D 中有界条件证明此项也是渐近可略的.

直接应用条件 A,B 及 D, 式 (8.2.14) 右边第四项依概率趋于零.

综合上面的证明即得式 (8.2.10), 于是定理得证.

这里指出, $n^{-1}\mathcal{G}(\widehat{\beta}, 1)$ 是 $\sqrt{n}(\widehat{\beta}_n - \beta)$ 渐近协方差的相合估计. 其证明可参考上面定理证明的最后部分.

§8.3　时间变系数比例风险模型

前面所介绍的比例风险模型中参数 β 是不依赖时间的常数, 下面我们介绍一种参数依赖时间变化的比例风险模型, 该模型实际上是 8.1 节所介绍模型的推广. 具体地, 我们考虑比例风险模型

$$\lambda(t|\mathbf{Z}) = \lambda_0(t) \exp\{\beta^{\mathrm{T}}(t)\mathbf{Z}\},$$

其中 $\beta(t) = (\beta_1(t), \beta_2(t), \cdots, \beta_p(t))^{\mathrm{T}}$ 在 $\mathbb{R}^p$ 中取值, $\lambda_0(t)$ 如前所定义是基准风险函数.

8.3.1　$\beta(t)$ 的惩罚偏极大似然估计

对属于 Sobolev 空间 $H^m[0, t]$ 的 m 阶可微函数 f 与 g, 定义

$$[f, g] = \int_0^1 f^{(m)}(t)g^{(m)}(t)\, dt, \tag{8.3.1}$$

Zucker 与 Karr (1990) 通过极大一种惩罚偏似然的方法定义了回归参数 $\beta(t)$ 的估计, 具体地他们通过极大下面惩罚偏似然

$$L(\beta) = \frac{1}{n}\sum_{i=1}^n \delta_i \left[\beta^{\mathrm{T}}(X_i)\mathbf{Z}_i - \log\left(\sum_{j=1}^n Y_j(X_i)\mathrm{e}^{\beta(X_i)\mathbf{Z}_j}\right)\right] - \frac{1}{2}\alpha_n[\beta, \beta], \tag{8.3.2}$$

定义了 $\beta(t)$ 的估计, 这里, α_n 是趋于零的已知的正常数序列, 并假设是确定的, $\beta(t) \in H^m[0, t]$ 满足 $[\beta, \beta] < \infty$. 上面惩罚偏似然中第一项除了一个 $1/n$ 因子外, 恰是 Cox 偏似然的对数, 第二项是惩罚函数项, 除用来定义光滑估计并因此减少估计的方差外, 还使得 $L(\beta)$ 存在极大值, 这是因为只要 $|\beta(X_i)|$ 足够大, 没有惩罚项的对数似然就可能是任意的大.

设 $\widehat{\beta}_n(t)$ 是使得式 (8.3.2) 达到极大的 $\beta(t)$ 的估计, 称之为极大惩罚偏似然估计, 下面介绍它的渐近性质.

8.3.2 $\widehat{\beta}_n(t)$ 的渐近性质

关于 $\widehat{\beta}_n(t)$ 的存在性和相合性问题在 Zucker 与 Karr (1990) 中已有讨论, 由于篇幅所限, 这里我们仅介绍其渐近正态性. 以下我们以 $\beta_0(t)$ 表示 $\beta(t)$ 的真函数值.

设

$$S_l(x,s) = \frac{1}{n}\sum_{i=1}^{n} Y_i(s)\mathbf{Z}_i^{\otimes l}\mathrm{e}^{x\mathbf{Z}_i}, \quad l=0,1,2,3,$$

$$s_l(x,s) = E[Y(s)\mathbf{Z}^{\otimes l}\mathrm{e}^{x\mathbf{Z}}], \quad l=0,1,2,3,$$

$$a(x,s) = \frac{S_1(x,s)}{S_0(x,s)},$$

$$v(x,s) = \frac{E[Y(s)(\mathbf{Z}-a(x;s))^2\mathrm{e}^{x\mathbf{Z}}]}{s_0(x;s)} = \frac{s_2(x;s)}{s_0(x;s)} - a(x;s)^2,$$

$$w(s) = \lambda_0(s)s_0(\beta_0(s),s)v(\beta_0(s),s).$$

这里我们限定 w 是 $[0,1]$ 上 $2m-1$ 阶连续可微并对某正常数 w_0, $w(s) \geqslant w_0$.

为开始渐近正态性讨论, 对 $f,g \in H^m$, 定义

$$\langle f,g\rangle_w = \int_0^1 f(s)g(s)w(s)\,ds,$$

$$\langle f,g\rangle_{H^m} = \langle f,g\rangle_w + [f,g].$$

根据 $0 < w_0 \leqslant w(s) \leqslant \|w\|_\infty$ 的假设与 Sobolev 空间理论, 存在函数 H^m 中的函数 $\{\phi_v\}_{v=0}^\infty$ 及常数 $1 = \mu_0 \geqslant \mu_1 \geqslant \mu_2 \geqslant \cdots \geqslant 0$, 使得 $\{\phi_v\}$ 在内积 $\langle f,g\rangle_w$ 下是 $L^2[0,1]$ 的正交基, 且 $\{\mu_v^{1/2}\phi_v\}$ 在内积 $\langle f,g\rangle_{H^m}$ 下是 H^m 的正交基. 特别地有 $\rho_v = \mu_v^{-1} - 1$,

$$\langle \phi_v,\phi_\eta\rangle_w = \delta_{v\eta}, \quad \langle \phi_v,\phi_\eta\rangle_{H^m} = \mu_v^{-1}\delta_{v\eta}, \quad [\phi_v,\phi_\eta] = \rho_v\delta_{v\eta}. \tag{8.3.3}$$

定义

$$H_1(\beta) = \frac{1}{2}\alpha[\beta,\beta] + \frac{1}{2}\int_0^1 w(s)[\beta(s) - \beta_0(s)]^2\,ds$$

$$- \frac{1}{n}\sum_{i=1}^{n}\int_0^1 [\mathbf{Z}_i - A(\beta_0,s)][\beta(s) - \beta_0(s)]\,dN_i(s), \tag{8.3.4}$$

其中

$$A(\beta,s) = \frac{S_1(\beta,s)}{S_0(\beta,s)}.$$

设 $\{b_r\}$ 及 $\{b_{0r}\}$ 分别是 β 与 β_0 关于 $\{\phi_v\}$ 的展开式中的系数, 则

$$H_1(\beta) = \frac{1}{2}\alpha\sum_{v=0}^\infty \rho_v b_v^2 + \frac{1}{2}\sum_{v=0}^\infty (b_v - b_{0v})^2 - \sum_{v=0}^\infty B_v(b_v - b_{0v}),$$

其中

$$B_v = \frac{1}{n} \sum_{i=1}^{n} \int_0^1 [\mathbf{Z}_i - A(\beta_0, s)] \phi_v(s) \, dN_i(s). \tag{8.3.5}$$

设 β_1 是使得 $H_1(\beta)$ 达到最小的 β, 则 $\beta_1(t)$ 展开式中的系数为

$$b_{1r} = \frac{B_r + b_{0r}}{1 + \alpha \rho_v}. \tag{8.3.6}$$

再引进下面记号

$$X_r^* = \frac{1}{n} \sum_{i=1}^{n} \int_0^1 [\mathbf{Z}_i - a(\beta_0, s)] \phi_r(s) \, dM_i(s),$$

$$\beta^*(t) = \sum_{v=0}^{\infty} \frac{X_v^* + b_{0v}}{1 + a\rho_v} \phi_v(t),$$

$$\beta_\alpha(t) = \sum_{v=0}^{\infty} \frac{b_{0v}}{1 + \alpha\rho_v} \phi_v(t),$$

$$U(t) = \sum_{v=0}^{\infty} \frac{X_v^*}{1 + \alpha\rho_v} \phi_v(t),$$

$$R_\alpha(s, t) = \sum_{v=0}^{\infty} \frac{1}{1 + \alpha\rho_v} \phi_v(s)\phi_v(t),$$

$$r_\alpha(s, t) = \sum_{v=0}^{\infty} \frac{1}{(1 + \alpha\rho_v)^2} \phi_v(s)\phi_v(t).$$

定理 8.3.1   对给定的 $\epsilon > 0$, 假设 $\alpha_n = O(n^{-\theta})$ 及

$$\frac{1}{1 - (1+\epsilon)/2m} < \theta < \frac{2m}{7+\epsilon}, \tag{8.3.7}$$

而且假设 $m \geqslant 4$, 则当 $n \to \infty$ 时, 对每一个固定的 $t \in [0,1]$, 有

$$\frac{\sqrt{n}(\widehat{\beta}_n(t) - \beta_0(t))}{\sigma_n(t)} \xrightarrow{d} N(0,1), \tag{8.3.8}$$

其中 $\sigma_n^2(t) = r_\alpha(t, t)$.

证   根据前面所定义的记号, $\widehat{\beta}$ 满足

$$\begin{aligned}
\widehat{\beta}(t) - \beta_0(t) &= (\widehat{\beta}(t) - \beta_1(t)) + (\beta_1(t) - \beta^*(t)) \\
&\quad + (\beta_\alpha(t) - \beta_0(t)) + U(t).
\end{aligned} \tag{8.3.9}$$

下面, 我们证明若 $n^{1/2}\alpha^{1/4m} \to \infty$, 当 $n \to \infty$ 时,

$$\frac{U(t)}{\sqrt{\operatorname{Var}U(t)}} \xrightarrow{\mathcal{L}} N(0,1). \tag{8.3.10}$$

设

$$W_{ni} = \int_0^1 R_\alpha(s,t)(s,t)[\mathbf{Z}_i - \alpha(\beta_0, s)] \, dM_i(s), \tag{8.3.11}$$

则显然有 $U(t) = (1/n) \sum_{i=1}^n W_{ni}$, 且 W_{ni} $(i = 1, 2, \cdots, n)$ 是均值为 0 且独立同分布的. 由鞅理论并注意使用 ϕ_v 的正交性, 得

$$\sigma_n^2(t) \colon = n\operatorname{Var}(U(t)) = E(W_{ni}^2) = r_\alpha(t,t). \tag{8.3.12}$$

对每一个固定的 t, 因为 ϕ_v 是一个微分算子的特征函数, 于是存在正常数 r_0 与 r_1(依赖 t), 使得

$$r_0 \alpha^{-1/2m} \leqslant \sigma_n^2 \leqslant r_1 \alpha^{-1/2m}. \tag{8.3.13}$$

由 Chow 与 Teicher (1978) 推论 12.2.2, 为证式 (8.3.10), 只要证对 $\xi > 0$, $nP(|W_{ni}|/\sigma_n > \xi n^{1/2}) \to 0$. 由 Markov 不等式, 对 $\Delta > 0$,

$$nP(|W_{ni}|/\sigma_n > \xi n^{\frac{1}{2}}) \leqslant \frac{E[|W_{ni}|^{2+\Delta}]}{\xi^{2+\Delta} n^{\frac{\Delta}{2}} \sigma_n^{2+\Delta}}. \tag{8.3.14}$$

下面要证上式右边收敛到零.

由微分算子理论, $|\phi_v(t)|$ 关于 v 和 t 一致有界, 使得对某常数 C_ϵ^* 有

$$\sup_{s,t} |R_\alpha(s,t)| \leqslant C_\epsilon^* \alpha^{-\frac{1}{2m}}.$$

定义 $N_i(t) = I[X_i \leqslant t, \delta_i = 1]$, $Y_i(t) = I[X_i \geqslant t]$, $\lambda_i(t) = Y_i(t)\lambda(t|\mathbf{Z}_i)$ 及 $M_i(t) = N_i(t) - \int_0^t \lambda_i(u) \, du$, 则 $dM_i(s) = dN_i(s) - \lambda_0(s)Y_i(s)\mathrm{e}^{\beta_0(s)^{\mathrm{T}}\mathbf{Z}_i} ds$. 用 $d|M_i(s)|$ 定义 $dM_i(s)$ 的全变差, 于是有

$$d|M_i(s)| \leqslant dN_i(s) + \|\lambda_0\|_\infty \mathrm{e}^{\|\beta_0\|_\infty} ds,$$

因此

$$E[|W_{ni}|^{2+\Delta}] \leqslant 2^{2+\Delta} E\left[\left(\int_0^1 |R_n(s,t)| \, dN_i(s)\right)^{2+\Delta}\right]$$
$$+ \left(2\|\lambda_0\|_\infty \mathrm{e}^{\|\beta_0\|}\right)^{2+\Delta} \left(\int_0^1 |R_\alpha(s,t)| \, ds\right)^{2+\Delta}.$$

根据计数过程 N_i 的定义,

$$E\left[\left(\int_0^1 |R_\alpha(s,t)|\,dN_i(s)\right)^{2+\Delta}\right] = E\left[\int_0^1 |R_\alpha(s,t)|^{2+\Delta}\,dN_i(s)\right]$$

$$= \int_0^1 |R_\alpha(s,t)|^{2+\Delta}\lambda_0(s)s_0(\beta_0,s)\,ds$$

$$\leqslant \frac{\sup_{s,t}|R_\alpha(s,t)|^\Delta}{\inf_s v(\beta_0,s)}\int_0^t R_\alpha^2(s,t)w(s)\,ds$$

$$\leqslant K_1\sigma_n^2\alpha^{-\Delta/2m},$$

其中 K_1 是常数. 类似可证

$$\left(\int_0^1 |R_\alpha(s,t)|\,ds\right)^{2+\Delta} \leqslant K_2\sigma_n^2\alpha^{-\frac{\Delta}{2m}}.$$

因此, 对适当常数 κ, $E[|W_{ni}|^{2+\Delta}] \leqslant \kappa\sigma_n^2\alpha^{-\frac{\Delta}{2m}}$. 由最后不等式, 式 (8.3.14) 右边不超过 $\xi^{-(2+\Delta)}\kappa(n^{1/2}\sigma_n\alpha^{1/2m})^{-\Delta}$, 由式 (8.3.13) 及对 α_n 的假设, 该项趋于 0. 于是式 (8.3.10) 得证.

由 Slutsk 定理, 式 (8.3.9) 与 (8.3.10), 只要证明 $(n/\sigma_n^2)^{1/2}(\widehat{\beta}(t) - \beta_1(t))$, $(n/\sigma_n^2)^{1/2} \cdot (\beta_1(t) - \beta^*(t))$ 及 $(n/\sigma_n^2)^{1/2}(\beta_\alpha(t) - \beta_0(t))$ 依概率收敛到零, 在式 (8.3.7) 下这可由 Zucker 与 Karr (1990) 中命题 3、引理 5、引理 6、命题 4 及式 (8.3.13) 得证. 综上即得定理 8.3.1 的证明.

8.3.3 局部线性偏极大似然估计

以下假设在给定协变量 $\mathbf{Z}$ 下, T 与 C 独立, $\{\beta_j(s)\}$ 在 t 的某邻域内有连续二阶微分, 且 $\mathbf{Z}(t)$ 是局部有界可料过程. 则对 t 的某个邻域内的 s, 由 Taylor 展开有

$$\beta_j(s) \approx \beta_j(t) + \gamma_j(t)(s-t). \tag{8.3.15}$$

设 $\eta(t) = (\beta_1(t), \cdots, \beta_p(t), \gamma_1(t), \cdots, \gamma_p(t))^{\mathrm{T}}$ 且 $\widetilde{\mathbf{Z}}_i(u, u-t) = \mathbf{Z}_i(u) \otimes (1, u-t)^{\mathrm{T}}$, 其中 $\otimes$ 是 Kronecker 乘积. 进一步设 $h = h_n > 0$ 是窗宽参数, $K(\cdot)$ 是核函数. 则在局部线性模型 (8.3.15) 下, 局部线性偏似然函数为

$$l(\eta) = \sum_{k=1}^n \int_0^\tau K_h(u-t)\left[\widetilde{Z}_k(u, u-t)^{\mathrm{T}}\eta(t)\right.$$
$$\left. - \log\left\{\sum_{i=1}^n Y_i(u)\exp(\widetilde{\mathbf{Z}}_i(u, u-t)^{\mathrm{T}}\beta)\right\}\right]dN_i(u), \tag{8.3.16}$$

其中 $K_h(\cdot) = K(\cdot/h)/h$. 设 $\widehat{\eta}(t)$ 是使上式达到极大的 $\eta(t)$, 则 $\beta(t)$ 的局部线性偏极大似然估计 $\widehat{\beta}(t)$ 是 $\widehat{\eta}(t)$ 的前 p 个分量, 而 $\widehat{\eta}(t)$ 的后 p 个分量是 $\beta(t)$ 的一阶微

分估计. 这里主要对 $\beta(t)$ 的估计有趣. 由 Cai 与 Sun (2003), $l(\eta)$ 是关于 η 严格凸的函数 (建议读者自己验证), 因而式 (8.3.16) 的解是惟一并且是相合的. 另外, 实践中由式 (8.3.16) 所求出的局部线性偏极大似然估计可由 Newton-Raphson 迭代方法求得.

8.3.4 渐近特性

对 $0 \leqslant j \leqslant 2$, 定义 $\mu_j = \int u^j K(u)\, du$ 及 $v_j = \int u^j K^2(u)\, du$. 设 $P(t|\mathbf{z}) = P(Y \geqslant t|\mathbf{Z}(t) = \mathbf{z})$, $Q_0(t) = E[P(t|\mathbf{Z}(t))\lambda(t|\mathbf{Z}(t))]$, $Q_1(t) = E[P(t|\mathbf{Z}(t)), \lambda(t|\mathbf{Z}(t))\mathbf{Z}(t))]$, 及 $Q_2(t) = E[P(t|\mathbf{Z}(t))\lambda(t|\mathbf{Z}(t))\mathbf{Z}(t)^{\otimes 2}]$. 定义

$$\Sigma(t) = Q_2(t) - \frac{Q_1(t)Q_1(t)^{\mathrm{T}}}{Q_0(t)}.$$

对 $\epsilon > 0$ 及 $t \in [0, \tau]$, 设 $\mathcal{N}(t, \epsilon)$ 是 t 的 ϵ 邻域. 为叙述定理方便, 首先列出下面备用的条件:

(A.1) $K(\cdot)$ 是有界的且具有如 $[-1, 1]$ 这样有界支撑的核函数.

(A.2) 存在随机向量 $\mathbf{V}$, 使得 $\sup_{u \in \mathcal{N}(t, \epsilon)} |\mathbf{Z}(u)| \leqslant \mathbf{V}$ 且

$$E\left[\exp\left\{ 2\left(\sup_{u \in \mathcal{N}(t,\epsilon)} |\beta(u)| + \beta'(t) + 3 \right) V \right\} \right] < \infty.$$

(A.3) $Q_0(u) > 0, Q_1(u)$ 及 $Q_2(u)$ 在邻域 $\mathcal{N}(t, \epsilon)$ 内连续.

(A.4) $h \to 0$, $nh \to \infty$ 且 $nh^5 = O(1)$.

(A.5) 假设在 t 的某邻域, $\lambda_0(s)$ 是正的且连续, $P(s|\mathbf{z}) > 0$, 且 $\beta_j(t)$ 有连续的二阶微分.

(A.6) 假设 $\Sigma(t)$ 对 $t \in [0, \tau]$ 是正定的.

定理 8.3.2 在假设 (A.1)~(A.5) 下, 有

$$\widehat{\beta}(t) \xrightarrow{p} \beta(t).$$

为证该定理首先引入下面记号: 设 $\mathbf{H} = \mathrm{diag}\{I_p, hI_p\}$ 且 $\widetilde{U}_i(u, u-t) = \mathbf{H}^{-1}\widetilde{\mathbf{Z}}_i(u, u-t)$. 设

$$S_{n,0}(\alpha, u) = n^{-1} \sum_{i=1}^{n} Y_i(u) \exp\left(\widetilde{\mathbf{Z}}_i(u, u-t)^{\mathrm{T}}\eta + \widetilde{U}_i(u, u-t)^{\mathrm{T}}\alpha \right),$$

与

$$S_0(\alpha, u) = E[P(u|\mathbf{Z}(u)) \exp(\widetilde{\mathbf{Z}}(u, u-t)^{\mathrm{T}}\eta + \widetilde{U}(u, u-t)^{\mathrm{T}}\alpha)].$$

对 $j = 0, 1$, 设

$$S_{n,j}^*(u) = n^{-1} \sum_{i=1}^{n} Y_i(u) \exp\left(\mathbf{Z}_i(u)^{\mathrm{T}}\beta(u) \right) \widetilde{U}_i^j(u, u-t),$$

及

$$S_j^*(u) = E[P(u|\mathbf{Z}(u))\exp\left(\mathbf{Z}(u)^{\mathrm{T}}\beta(u)\right)\widetilde{U}(u, u-t)^{\otimes j}].$$

对 $0 \leqslant j \leqslant 2$, 设

$$S_{n,j}(u) = n^{-1}\sum_{i=1}^{n} Y_i(u)\exp(\widetilde{\mathbf{Z}}_i(u, u-t)^{\mathrm{T}}\eta)\widetilde{U}_i(u, u-t)^{\otimes j},$$

及

$$S_j(u) = E[P(u|\mathbf{Z}(u))\exp(\widetilde{\mathbf{Z}}(u, u-t)^{\mathrm{T}}\eta)\widetilde{U}(u, u-t)^{\otimes j}].$$

定理 8.3.2 的证明　对任意固定的 η(真值), 设 $\widehat{\eta}$ 是使得式 (8.3.16) 达到极大的极大似然估计. 设 $\alpha = \mathbf{H}(\widetilde{\eta} - \eta)$ 且 $\widehat{\alpha} = \mathbf{H}(\widehat{\eta} - \eta)$, 则由式 (8.3.16), $\widehat{\alpha}$ 关于 α 使得下式达到极大：

$$l_n(\alpha, \tau) = \int_0^\tau K_h(u-t)n^{-1}\sum_{i=1}^{n}[\widetilde{\mathbf{Z}}(u, u-t)^{\mathrm{T}}\eta + \widetilde{U}_i(u, u-t)^{\mathrm{T}}\alpha]\, dN_i(u)$$
$$- \int_0^\tau K_h(u-t)\log\{nS_{n,0}(\alpha, u)\}\, d\bar{N}(u).$$

容易看到

$$l_n(\alpha, \tau) - l_n(0, \tau) = \int_0^\tau K_h(u-t)n^{-1}\sum_{i=1}^{n}\widetilde{U}_i(u, u-t)^{\mathrm{T}}\alpha\, dN_i(u)$$
$$- \int_0^\tau K_h(u-t)\log\left\{\frac{S_{n,0}(\alpha, u)}{S_{n,0}(0, u)}\right\}\, d\bar{N}(u). \qquad (8.3.17)$$

设

$$\mathcal{F}_{nt} = \sigma\{\mathbf{Z}_i(u), N_i(u), Y_i(u), i = 1, \cdots, n, 0 \leqslant u \leqslant t\},$$

则在独立删失假设下

$$M_i(t) = N_i(t) - \int_0^t Y_i(u)\lambda(u|\mathbf{Z}_i(u))\, du \qquad (8.3.18)$$

是 $\mathcal{F}_{nt}$ 鞅. 将式 (8.3.18) 代入式 (8.3.17) 得

$$l_n(\alpha, \tau) - l_n(0, \tau) = A_n(\alpha, \tau) + X_n(\alpha, \tau), \qquad (8.3.19)$$

其中

$$A_n(\alpha, \tau) = \int_0^\tau K_h(u-t)\left[S_{n,1}^*(u)^{\mathrm{T}}\alpha - \log\left\{\frac{S_{n,0}(\alpha, u)}{S_{n,0}(0, u)}\right\}S_{n,0}^*(u)\right]\lambda_0(u)\, du, \quad (8.3.20)$$

及

$$X_n(\alpha, \tau) = \int_0^\tau K_h(u-t)n^{-1}\sum_{i=1}^n \left[\widetilde{U}_i(u, u-t)^{\mathrm{T}}\alpha - \log\left\{\frac{S_{n,0}(\alpha, u)}{S_{n,0}(0, u)}\right\}\right] dM_i(u).$$

(8.3.21)

设 $c_n(t) = n^{-1}\sum_{i=1}^n Y_i(u)g(u, \mathbf{Z}_i(u))$ 且 $c(u) = E[P(u|\mathbf{Z}(u))g(u, \mathbf{X}(u))]$. 由 Masry 与 Tj$\phi$stheim (1997) 中引理 6.1, 我们有

$$\sup_{u\in\mathcal{N}(t,\epsilon)} |c_n(t) - c(t)| = O_p(n^{-\frac{1}{2}}).$$

(8.3.22)

于是

$$A_n(\alpha, \tau) = \int_0^\tau K_h(u-t)\left[S_1^*(u)^{\mathrm{T}}\alpha - \log\left\{\frac{S_0(\alpha, u)}{S_0(u)}\right\}S_0^*(u)\right]\lambda_0(u)\,du + o_p(1)$$

$$= Q_1(t)^{\mathrm{T}} \otimes (1, \mu_1)\alpha - Q_0(t)\int \log\left\{\frac{S(\alpha, t, v)}{Q_0(t)}\right\}K(v)\,dv + o_p(1)$$

$$\equiv A(\alpha, \tau) + o_p(1),$$

(8.3.23)

其中

$$S(\alpha, t, v) = E[P(t|\mathbf{Z}(t))\lambda(t|\mathbf{Z}(t))\exp((\widetilde{\mathbf{Z}}(t, v))^{\mathrm{T}}\alpha)].$$

使用 $Z \geqslant 0$ 时 $E(Y^2Z) - E(YZ)^2 = E[(Y - E(YZ))^2Z] \geqslant 0$ 这一事实, 不难证明 $A(\alpha, \tau)$ 是严格凸的, 并在 $a = 0$ 点达到极大. $Z_n(\alpha, \cdot)$ 是局部平方可积鞅并有可料变差过程

$$C_n(v) \equiv \langle Z_n(\alpha, \cdot), Z_n(\alpha, \cdot)\rangle(v)$$

$$= n^{-2}\sum_{i=1}^n \int_0^v K_h^2(u-t)\left[\widetilde{U}_i(u, u-t)^{\mathrm{T}} - \log\left\{\frac{S_{n,0}(\alpha, u)}{S_{n,0}(0, u)}\right\}\right]^2 Y_i(u)\lambda(u|\mathbf{Z}_i(u))\,du.$$

由定理的条件及式 (8.3.22), 可证对任意的 $0 \leqslant v \leqslant \tau$,

$$E[Z_n(\alpha, v)]^2 = E[C_n(v)] = O((nh)^{-1}) = o(1).$$

由此与式 (8.3.19) 和 (8.3.23) 证明了

$$l_n(\alpha, \tau) - l_n(0, \tau) = A(\alpha, \tau) + o_p(1).$$

既然 $\widehat{\alpha}$ 使得凸函数 $l_n(\alpha, \tau) - l_n(0, \tau)$ 达到极大, 于是由 Anderson 与 Gill (1982) 附录中凸引理, 我们有

$$\widehat{\alpha} = H(\widehat{\eta} - \eta) \xrightarrow{p} 0.$$

由 η 及 $\widehat{\eta}_n$ 的定义知定理得证.

定理 8.3.3 在条件 (A.1)~(A.6) 下, 当 t 是 $[0, \tau]$ 的内点时, 我们有

$$\sqrt{nh_n} \left[\widehat{\beta}(t) - \beta(t) - \frac{h^2}{2} \mu_2 \beta''(t) \right] \xrightarrow{\mathcal{L}} N(0, v_0 \Sigma^{-1}(t)).$$

证 设 $\gamma_n = (nh_n)^{-1/2}$. 重新定义 $\alpha = \gamma_n^{-1} \mathbf{H}(\widetilde{\eta} - \eta)$, 则 $\widetilde{\eta} = \gamma_n \mathbf{H}^{-1} \alpha + \eta$. 由式 (8.3.19) 容易看到

$$l_n(\gamma_n \alpha, \tau) - l_n(0, \tau) = A_n(\gamma_n \alpha, \tau) + X_n(\gamma_n \alpha, \tau),$$

其中 $A_n(\cdot, \tau)$ 与 $X_n(\cdot, \tau)$ 如式 (8.3.20) 与 (8.3.21) 中所定义. 由 Taylor 展开, 得

$$\log \left\{ \frac{S_{n,0}(\gamma_n \alpha, u)}{S_{n,0}(0, u)} \right\} = \frac{S_{n,1}(u)^{\mathrm{T}} \gamma_n \alpha}{S_{n,0}(0, u)} + \frac{1}{2} \gamma_n^2 \alpha^{\mathrm{T}} \left[\frac{S_{n,2}(u)}{S_{n,0}(0, u)} - \frac{S_{n,1}(u)^{\otimes 2}}{S_{n,0}^2(0, u)} \right] \alpha + o_p(\gamma_n^2).$$
$$\tag{8.3.24}$$

在定理的条件下, 由式 (8.3.22), 对 $|u - t| < ch$, 式 (8.3.24) 变成

$$\log \left\{ \frac{S_{n,0}(\gamma_n \alpha, u)}{S_{n,0}(0, u)} \right\} = \frac{S_1(u)^{\mathrm{T}} \gamma_n \alpha}{S_0(0, u)} + \frac{1}{2} \gamma_n^2 \alpha^{\mathrm{T}} \left[\frac{S_2(u)}{S_0(u)} - \frac{S_1(u)^{\otimes 2}}{S_0^2(u)} \right] \alpha + o_p(\gamma_n^2). \tag{8.3.25}$$

将式 (8.3.25) 代入式 (8.3.20) 并在 $S_{n,j}^*(u)$ 中应用式 (8.3.22), 得

$$A_n(\gamma_n \alpha, \tau) = \gamma_n A_{n,1}(\tau)^{\mathrm{T}} \alpha - \frac{1}{2} \gamma_n^2 \alpha^{\mathrm{T}} F_{n,1}(\tau) \alpha + o_p(\gamma_n^2),$$

其中

$$A_{n,1}(\tau) = \int_0^\tau K_h(u - t) \left[S_1^*(u) - \frac{S_1(u)}{S_0(u)} S_0^*(u) \right] \lambda_0(u) \, du,$$

及

$$F_{n,1}(\tau) = \int_0^\tau K_h(u - t) \left[\frac{S_2(u)}{S_0(u)} - \frac{S_1(u)^{\otimes 2}}{S_0^2(u)} \right] S_0^*(u) \lambda_0(u) \, du.$$

由定理中的条件及 Sun(1984) 中定理 1, 对任意 $\tau > 0$, 有

$$F_{n,1}(\tau) - \Sigma(t) \otimes \Omega = o_p(1),$$

其中 $\Sigma(t)$ 如前所定义, 且

$$\Omega = \begin{pmatrix} \mu_0 & \mu_1 \\ \mu_1 & \mu_2 \end{pmatrix},$$

因此

$$A_n(\gamma_n \alpha, \tau) = \gamma_n A_{n,1}(\tau)^{\mathrm{T}} \alpha - \frac{1}{2} \gamma_n^2 \alpha^{\mathrm{T}} \Sigma(t) \otimes \Omega \alpha + o_p(\gamma_n^2). \tag{8.3.26}$$

类似地将式 (8.3.25) 代入式 (8.3.11), 有

$$X_n(\gamma_n \alpha, \tau) = \gamma_n X_{n,1}(\tau)^{\mathrm{T}} \alpha - \frac{1}{2} \gamma_n^2 \alpha^{\mathrm{T}} F_{n,2}(\tau) \alpha + o_p(\gamma_n^2),$$

其中

$$X_{n,1}(\tau) = \int_0^\tau K_h(u-t)n^{-1} \sum_{i=1}^n \left[\widetilde{U}_i(u, u-t) - \frac{S_{n,1}(u)}{S_{n,0}(u)} \right] dM_i(u),$$

及

$$F_{n,2}(\tau) = \int_0^\tau K_h(u-t) \left[\frac{S_2(u)}{S_0(u)} - \frac{S_1(u)^{\otimes 2}}{S_0^2(u)} \right] d\bar{M}(u),$$

而 $\bar{M}(t) = n^{-1} \sum_{i=1}^n M_i(t)$. 考虑 $F_{n,2}(\tau)$ 的二阶矩并通过简单分析, 我们有

$$F_{n,2}(\tau) = O_p(\gamma_n),$$

因此

$$X_n(\gamma_n \alpha, \tau) = \gamma_n X_{n,1}(\tau)^{\mathrm{T}} \alpha + o_p(\gamma_n^2).$$

由此与式 (8.3.19) 及 (8.3.26) 联合可推得

$$l_n(\gamma_n \alpha, \tau) - l_n(0, \tau) = [A_{n,1}(\tau) + X_{n,1}(\tau)]^{\mathrm{T}} \gamma_n \alpha - \frac{1}{2} \gamma_n^2 \alpha^{\mathrm{T}} \Sigma(t) \otimes \Omega \alpha + o_p(\gamma_n^2).$$

现设 $\widehat{\alpha} = \gamma_n^{-1} \mathbf{H}(\widehat{\eta} - \eta)$, 则 $\widehat{\alpha}$ 关于 α 使得 $l_n(\gamma_n \alpha, \tau)$ 达到极大. 由二次近似引理 (Fan, 1996), 我们获得

$$\widehat{\alpha} = \gamma_n^{-1} (\Sigma(t) \otimes \Omega)^{-1} [A_{n,1}(\tau) + X_{n,1}(\tau)] + o_p(1). \tag{8.3.27}$$

定义

$$\widetilde{S}_1(u) = E[P(u|\mathbf{Z}(u)) \exp(\widetilde{\mathbf{Z}}(u, u-t)^{\mathrm{T}} \eta) \mathbf{Z}(u)]$$

和

$$\widetilde{S}_{n,1}(u) = n^{-1} \sum_{i=1}^n Y_i(u) \exp(\widetilde{\mathbf{Z}}(u, u-t)^{\mathrm{T}} \eta) \mathbf{Z}_i(u).$$

设

$$A_{n,1}^*(\tau) = \int_0^\tau K_h(u-t) \left[Q_1(u) - \widetilde{S}_1(u) \lambda_0(u) \frac{S_0^*(u)}{S_0(u)} \right] du, \tag{8.3.28}$$

及

$$X_{n,1}^*(\tau) = \int_0^\tau K_h(u-t)n^{-1} \sum_{i=1}^n \left[\mathbf{Z}_i(u) - \frac{\widetilde{S}_{n,1}(u)}{S_{n,0}(u)} \right] dM_i(u).$$

既然 $(\Sigma(t) \otimes \Omega)^{-1} = \Sigma(t)^{-1} \otimes \Omega^{-1}$, 式 (8.3.27) 的前 p 个分量有

$$\gamma_n^{-1} (\widehat{\beta}(t) - \beta(t)) = \gamma_n^{-1} \Sigma^{-1}(t) [A_{n,1}^*(\tau) + X_{n,1}^*(\tau)] + o_p(1). \tag{8.3.29}$$

对式 (8.3.28) 中的项 $Q_1(u) - \widetilde{S}_1(u) \lambda_0(u) S_0^*(u) / S_0(u)$ 应用 Taylor 展开计算 $\widehat{\beta}$ 的偏度. 注意 $\widetilde{\mathbf{Z}}(u, u-t)^{\mathrm{T}} \eta = \beta(t)^{\mathrm{T}} \mathbf{Z}(u) + (u-t) \beta'(t)^{\mathrm{T}} \mathbf{Z}(u)$ 且

$$Q_1(u) - \widetilde{S}_1(u) \lambda_0(u) = E[P(u|\mathbf{Z}(u)) \lambda_0(u) \mathbf{Z}(u) (\exp(\beta(u)^{\mathrm{T}} \mathbf{Z}(u)) - \exp(\widetilde{\mathbf{Z}}(u, u-t)^{\mathrm{T}} \eta))].$$

当 $|u - t| < h$ 时, 有

$$\beta(u)^{\mathrm{T}}\mathbf{Z}(u) = \beta(t)^{\mathrm{T}}\mathbf{Z}(u) + (u-t)\beta'(t)^{\mathrm{T}}\mathbf{Z}(u) + \frac{1}{2}(u-t)^2\beta''(t)^{\mathrm{T}}\mathbf{Z}(u) + o_p((u-t)^2).$$

因此, 由定理条件有

$$Q_1(u) - \widetilde{S}_1(u)\lambda_0(u)$$

$$= E\left[P(u|\mathbf{Z}(u))\lambda_0(u)\exp\big(\beta(u)^{\mathrm{T}}\mathbf{Z}(u)\big)\frac{1}{2}(u-t)^2\mathbf{Z}(u)\mathbf{Z}(u)^{\mathrm{T}}\beta''(t)\right] + o((u-t)^2)$$

$$= \frac{1}{2}(u-t)^2 Q_2(u)\beta''(t) + o(h^2).$$

类似地

$$S_0^*(u) - S_0(u) = E\left[P(u|\mathbf{Z}(u))\big(\exp(\beta(u)^{\mathrm{T}}\mathbf{Z}(u)) - \exp(\widetilde{\mathbf{Z}}(u, u-t)^{\mathrm{T}}\eta)\big)\right]$$

$$= \frac{1}{2}(u-t)^2 Q_1(u)^{\mathrm{T}}\beta''(t)/\lambda_0(u) + o(h^2),$$

及

$$\frac{S_0^*(u) - S_0(u)}{S_0(u)} = \frac{(u-t)^2 Q_1(u)^{\mathrm{T}}\beta''(t)}{2Q_0(u)} + o(h^2),$$

因此

$$Q_1(u) - \widetilde{S}_1(u)\lambda_0(u)\frac{S_0^*(u)}{S_0(u)} = \frac{1}{2}(u-t)^2\Sigma(u)\beta''(t) + o_p(h^2). \tag{8.3.30}$$

将式 (8.3.30) 代入式 (8.3.28) 关于 $A_{n,1}^*(t)$ 的表达式中, 式 (8.3.29) 变为

$$\gamma_n^{-1}\left(\widehat{\beta}(t) - \beta(t) - \frac{h^2}{2}\mu_2\widehat{\beta}''(t)\right) = \gamma_n^{-1}\Sigma^{-1}(t)\mathbf{X}_{n,1}^*(\tau) + o_p(1),$$

于是

$$\sqrt{nh}\left(\widehat{\beta}(t) - \beta(t) - \frac{h^2}{2}\mu_2\beta''(t)\right) = \Sigma^{-1}(t)\sqrt{nh}\mathbf{X}_{n,1}^*(\tau) + o_p(1).$$

过程 $U_n^*(v) = \sqrt{nh}\mathbf{X}_{n,1}^*(\tau)$ 是局部平方可积鞅并有可料的变差过程

$$\langle U_n^*, U_n^*\rangle(v) = n^{-1}h\sum_{i=1}^n\int_0^v K_h^2(u-t)\left[\mathbf{Z}_i(u) - \frac{\widetilde{S}_{n,1}(u)}{S_{n,0}(u)}\right]^{\otimes 2} Y_i(u)\lambda(u|\mathbf{Z}_i(u))\,du.$$

由式 (8.3.22), 可证

$$\langle U_n^*, U_n^*\rangle(v) = \frac{\int K^2(u)\,du[Q_0(t)Q_2(t) - Q_1(t)^{\otimes 2}]}{Q_0(t)} + o_p(1)$$

$$= v_0\Sigma(t) + o_p(1).$$

$U_n^*(v)$ 的第 l 个元素为

$$\frac{\sqrt{nh}}{n} \sum_{i=1}^n \int_0^t K_h(u-t) H_{n,i,l}(u) \, dM_i(u).$$

为证明渐近正态性, 我们需要验证 Lindeberg 条件, 即对任意 $\epsilon > 0$, 有

$$\sum_{i=1}^n \int_0^v n^{-1} h K_h^2(u-t) H_{n,i,l}^2(u) I\{\sqrt{h/n} K_h(u-t)|H_{n,i,l}(u)| > \epsilon\} Y_i(u) \lambda(u|\mathbf{Z}_i(u)) du \xrightarrow{P} 0.$$

根据定理条件及式 (8.3.22), 上式成立, 从而

$$\sqrt{nh} X_{n,1}^*(v) \xrightarrow{\mathcal{L}} N(0, v_0 \Sigma(t)), \quad 0 \leqslant v \leqslant \tau.$$

因此

$$\sqrt{nh} \left[\widehat{\beta}(t) - \beta(t) - \frac{h^2}{2} \mu_2 \beta''(t) \right] \xrightarrow{\mathcal{L}} N(0, v_0 \Sigma^{-1}(t)).$$

这完成了定理的证明.

8.3.5　$\beta(t)$ 的几种其他估计方法

估计 $\beta(t)$ 除上面介绍的惩罚偏似然估计方法及局部线性偏似然方法外, 还有应用于 Cox 模型的偏似然方法 (Grenander, 1981; Geman, Hwang, 1982)、样条回归估计方法 (Murphy $et\ al.$, 1991; Hess, 1994 与 Abrahamowicz $et\ al.$, 1996)、局部偏似然估计方法 (Valsecchi, $et\ al.$ 1996) 及基于残差的估计方法 (Winnett, Sasieni, 2003) 等.

偏似然方法使用下面对数偏似然函数:

$$l(\beta) = \int \sum_{i=1}^n \left(\beta(t)^{\mathrm{T}} \mathbf{Z}_i - \log \left[\sum_{j=1}^n Y_j(t) \exp\{\beta(t)^{\mathrm{T}} \mathbf{Z}_j\} \right] \right) dN_i(t).$$

在一些合适的函数空间或一些适当的限制下通过极大化对数偏似然, 可定义 $\beta(t)$ 的偏似然估计. Grenander (1981) 和 Geman 与 Hwang(1982) 在 $\beta(t)$ 连续或可微的条件下证明了估计的相合性.

Murphy 与 Sen (1991), Hess (1994) 与 Abrahamowicz 等 (1996) 使用样条方法, 对一个有限维函数空间上的 β 极大化对数偏似然函数. 设 $B_1, \cdots, B_b$ 是一个函数基, 比如逐点常数函数或回归样条的基, 则在 $B_1, \cdots, B_b$ 的线性组合空间, β 的估计 $\widehat{\beta}$ 可由下式给出:

$$\widehat{\beta}_r(t) = \sum_{k=1}^b \widehat{\theta}_{rk} B_k(t),$$

其中 $\widehat{\theta} = (\widehat{\theta}_{11}, \cdots, \widehat{\theta}_{p1}, \cdots, \widehat{\theta}_{1b}, \cdots, \widehat{\theta}_{pb})^{\mathrm{T}}$ 使得 $l(\beta)$ 达到极大. 这种估计称为回归样条估计. 为使得估计有相合性, 维数 b 随样本容量的增加而缓慢增加. 当 $B_1, \cdots, B_b$

是逐点常数函数的基时, Murphy 与 Sen (1991) 证明了估计的相合性, 而对更一般回归估计, Winnett (1999) 对其相合性做了研究.

Valsecchi 等 (1996) 所定义的局部偏似然估计 $\widehat{\beta}(t)$ 极大化下面的局部偏似然的 β,

$$l_t(\beta) = \int_{I_t} \sum_{i=1}^{n} \left[\beta^{\mathrm{T}} \mathbf{Z}_i - \log \left\{ \sum_{j=1}^{n} Y_j(u) \exp(\beta^{\mathrm{T}} \mathbf{Z}_j) \right\} \right] dN_i(u),$$

其中 I_t 是围绕 t 的一个区间. 为使估计是相合的, 区间应随样本容量增大而减小, Winnett(1999) 证明了估计的相合性. 应该指出: 局部估计可以推广到 $l_t(\beta)$ 中使用权函数的情形, 从而使这一方法变得更具使用上的灵活性.

相关成果与文献注记

关于比例风险模型的理论与应用研究成果已相当的多, 这里所介绍的仅是其中部分比较基础的内容. 这方面的研究还有: Gill (1984) 对模型的研究、发展及应用做了深入的分析; Hastie 与 Tibshirani (1990) 探索了模型中协变量影响, Hastie 与 Tibshirani (1993) 应用时间变系数模型分析了一个肺癌数据的例子; Chen 与 Lo (1999) 在 case-cohort 及 case-control 分析中分别给出了 Cox 模型的一类估计方程方法; Gentleman 与 Crowley (1991) 应用了局部完全似然估计方法; Chen 与 Wang (1991) 提出了模型拟合的诊断图方法; Lin 与 Wei (1989) 发展了稳健推断估计方法; Wang (2003) 考虑了非时间变系数比例风险模型, 并发展了加权核估计方法; Fan, Gijbels 与 King (1997) 考虑了一种非参数影响比例风险模型的估计问题, 并应用了局部似然与局部偏似然的估计方法; Wang, Wang 与 Wang (1999) 考虑了未知联系函数单指标比例风险模型. 这方面的工作当然还可列出很多.

此外, 还有一些作者考虑了协变量有测量误差或缺失时, 比例风险回归模型的估计问题. 这方面的工作见 Herring 与 Ibrahim (2001), Pan (2001), Lin 与 Ying (1993), Chen 与 Little (1999), Nakamura (1992) 及 Buzas (1998) 等文献.

参 考 文 献

陈家鼎. 1993. 生存分析与可靠性引论. 合肥：安徽教育出版社

陈家鼎, 戴中维译. 1998. 生存数据的统计方法. 北京：中国统计出版社

胡舒合. 1994. 固定设计下半参数回归模型估计的强相合性. 数学学报, 37: 395~401

黎子良, 郑祖康. 1993. 生存分析. 杭州：浙江科学技术出版社

秦更生. 1995. 随机删失场合部分线性模型中的核光滑方法. 数学年刊, A 辑, 16(4): 241~253

孙六全, 朱力行. 1999. 随机删失下概率密度估计的 Berry-Essen 界. 应用数学学报, 42: 627~636

王启华, 郑忠国. 1996. 学生化乘积限估计的收敛速度. 应用数学学报, 39: 579~608

王启华. 1996. 基于随机截尾样本非参数回归函数加权核估计的一些收敛性质. 应用数学学报, 39(3): 338~150

王启华. 1997. 随机删失下概率密度核估计的光滑 Bootstrap 逼近. 应用数学学报, 40: 367~377

王启华. 2002. 随机删失模型中的渐近理论. 北京：高等教育出版社

郑祖康. 1988. 截断数据的统计问题. 应用概率统计, 4(2): 17~22

Aalen O O. 1978. Nonparametric inference for a family counting processes. The Annals of Statistics, **6**: 701~726

Abelson R P, Tukey J W. 1963. Efficient utilization of non-numerical information in quantitative analysis general theory and the case of simple order. The Annals of Mathematical Statistics, **34**: 1347~1369

Abrahamowicz M, MacKenzie T, Esdaile J M. 1996. Time-dependent hazard ratio: modelling and hypothesis testing with replication in Lupus Nephritis. Journal of the American Statistical Association, **91**: 1432~1439

Akritas M G. 1986. Bootstrapping the Kaplan-Meier Estimator. Journal of the American Statistical Association, **81**: 1032~1038

Akritas M G. 1986. Empirical processes associated with V-statistics and a class of estimators under random censorship. The Annals of Statistics, **14**: 619~637

Akritas M G, Murphy S, La Vally M P. 1995. The Theil-Sen estimator with doubly censored data and applications to astronomy. Journal of the American Statistical Association, **90**: 170~177

Alsthuler B. 1970. Theory for measurement of competing risks in animal experiments. Mathematical Bioscience, **6**: 1~11

Andersen P K, Borgan O, Gill R D. 1993. Statistical Models Based on Counting Processes. New York: Springer-Verlag

Anderson P K, Gill R D. 1982. Cox's regression model for counting processes: a large sample study. The Annals of Statistics, **10**(4): 1100~1120

Babu J G. 1991. Asymptotic Theory for estimators under random censorship. Probab Theory Related Fields, **90**: 275~290

Barbe P, Bertail P. 1995. The Weighted Bootstrap. New York: Springer-Verlag

Bassiakos Y C, Meng X L, Lo S H. 1991. A general estimator of the treatment effect when the data are heavily censored. Biometrika, **78**: 741~748

Bickel P J, Götze F, Van Zwet W R. 1986. The Edgeworth expansion for U-statistic of degree two. The Annals of Statistics, **14**: 1463~1481

Blum J R, Susarla V. 1980. Maximal deviation theory of density and failure rate function estimates based on censored data. In: Krishnaiah P R, ed. Multivariate Analysis V. Amsterdam: North-Holland, 213~222

Bowman A. 1984. An alternative method of cross-validation for the smoothing of density estimates. Biometrika, **71**: 353~360

Breslow N. 1970. A generalized Kruskal-Wallis test for comparing K samples subjec to unequal patterns of censorship. Biometrika, **57**: 579~594

Breslow N, Crowley J. 1974. A large sample study of the life table and product limit estimates under random censorship. The Annals of Statistics, **2**: 437~453

Breslow N E. 1972. Contribution to the discussion on the paper by D R Cox, Regression and life tables. J Roy Statist Soc B, **34**: 216~217

Breslow N E. 1974. Covariance analysis of censored data. Biometrica, **30**: 89~99

Breslow N E. 1975. Analysis of survival data under the proportional hazards model. International Statistical Review, **43**: 45~48

Buckley J, James I. 1979. Linear regression with censored data. Biometrika, **66**: 429~436

Burke M D, Csörgö S, Horváth L. 1981. Strong approximations of some biometric estimates under random censorship. Z Wahrsch verw Gebiete, **56**: 87~112

Burke M, Horváth L. 1982. Density and failure rate estimation in a competing risk model. Preprint, Dept of Math and Statist, University of Calgary, Canada

Buzas J S. 1998. Unbiased scores in proportional hazards regression with covariate measurement error. Journal of Statistical Planning and Inference, **67**: 247~257

Campbell G. 1981. Nonparametric bivariate estimators with censored data. Biometrika, **68**: 417~424

Campbell G, Földes A. 1982. Large sample properties of nonparametric bivariate estimators with censored data. In: Proceedings, International Colloquium on Nonparametric Statistical Inference, Bunapest, 1980, Amsterdam: North-Holland

Cai Z. 2002. Weighted local linear approach to censored nonparametric regression. In: Akritas, W G Politis D H, eds. Recent Advances abd Trends in Nonparametric Statistics. 217~231

Cai Z, Sun Y. 2003. Local linear estimation for time-dependent coefficients in Cox's regression models. Scandinavian Journal of Statistics, **30**: 93~111

Cao R, Jácome M A. 2004. Presmoothed kernel density estimator for censored data. Nonparametric Statistics, **16**: 289~309

Carbonesz A, Györfi L, Meulen E C. 1992. L_1-consistency of randomly censored version of histogram estimate. In: Dodge Y, ed. L_1-Statistical Analysis and Related Methods. Amsterdam: Elsevier. 389~400

Chang M N, Rao P V. 1989. Berry-esseen bound for the Kaplan-Meier estimator. Comm Statist Theory and Methods, **18**: 4647~4664

Chang M N. 1990. Edgeworth expansion for the Kaplan-Meier estimator. Communications in Statistics-Theory and Methods, **20**: 2479~2494

Chen C -H, Wang P C. 1991. Diagnostic plots in Cox's regression model. Biometrics, **47**: 841~850

Chen H Y, Little R J A. 1999. Proportional hazards regression with missing covariates. Journal of the American Statistical Association, **94**: 896~908

Chen K, Lo S H. 1996. On bootstrap accuracy with censored data. The Annals of Statistics, **24**: 569~595

Chen K, Lo S H. 1997. On the rate of uniform convergence of the product-limit estimator: Strong and weak laws. The Annals of Statistics, **25**: 1050~1087

Chen K, Lo S H. 1999. Case-cohort and case-control analysis with Cox's model. Biometrika, **86**: 755~764

Chen K, Shen J, Ying Z. 2005. Rank estimation in Partly linear model under random censorship. Statistics sinica, To appear

Chen S X. 1993. On the accuracy of empirical likelihood confidence regions for linear regression model. Ann Inst Statist Math, **45**: 621~637

Chen S X. 1994. Empirical likelihood confidence intervals for linear regression coefficients. Journal of Multivariate Analysis, **49**, 24~40

Chernoff H. 1952. A measure of asymptotic efficiency for tests of a hypothesis based on a sum of observations. Ann Math Statist, **23**: 493~507

Chorai J K, Pattanaik L M. 1990. L_1-consistency of the kernel density estimators based on randomly right censored data. Commun Statist-Theory Meth, **19**(8): 2853~2870

Chow Y S, Teicher H. 1978. Probability Theory: Independence, Inerchangeability, Martingales, New York: Springer

Cox D R. 1972. Regression models and life tables. Journal of the Royal Statistical Society, **34**: 187~220

Cox D R. 1972. Regression models and life tables (with discussion). J Roy Statist Soc, **B 34**: 187~220

Csörgö M, Gombay E, Horváth L. 1991. Central limit theorems for L_p distances of kernel estimators of densities undewr random censoeship. The Annals of Statistics, **19**: 1813~1831

Csörgö S, Horváth L. 1983. The rate of strong uniform consistency for the product-limit estimator. Z Wahrsch verw Gebiete, **62**: 411~426

Csörgö S, Horváth L. 1983. Central limit theorems for L-norms of density estimators. Probability Theory and Related Fields, **80**: 269~291

Dabrowska D M. 1987. Non-parametric regression with consored survival time data. Scand J Statist, **14**: 181~197

Devrove L P, Wagner T J. 1979. The L^1 convergence of kernel density estimates. The Annals of Statistics, **7**: 1136~1139

DiCiccio T, Hall P, Romano J. 1988. Bartlett adjustment for empirical likelihood. Technical Report 298, Dept Statistics, Stanford Univ

DiCiccio T J, Hall P, Romano J P. 1991. Bartlett adjustment for empirical likelihood. The Annals of Statistics, **19**, 1053~1061

Diehl S, Stute W. 1988. Kernel density and hazard function estimation in the presence of censoring. Journal of Multivariate Analysis, **25**: 299~310

Doss H, Gill R D. 1992. An elementary approach to weak convergence for quantile process, with applications to censored survival data. Journal of the American Statistical Association, **87**: 869~877

Dvoretzky A, Kiefer J, Wolfowitz J. 1956. Asymptotic minimax character of the sample distribution function and of the classical multinomial estimator. Ann Math Statist, **27**: 642~669

Dvoretzky A, Kiefer J, Wolfowitz J. 1956. Asymptotic minimax character of the sample distribution function and the classical multinomial estimator. Ann Math Statist, **27**: 642~669

Efron B. 1967. The two-sample problem with censored data. Proc Fifth Berkeley Symp Math Statist Prob, **4**: 831~853

Efron B. 1979. Bootstrap Methods: Another look at the Jackknife. The Annals of Statistics, **7**: 1~26

Efron B. 1981. Censored data and the bootstrap. Journal of the American Statistical Association, **76**: 312~319

Efron B. 1988. Logistic regression, survival analysis, and the Kaplan-Meier curve. Journal of the American Statistical Association, **83**: 414~425

Engle R, et al. 1986. Nonparametric estimates of the relation between weather and electricity sales. Journal of the American Statistical Association, **81**: 310~320

Erdos P. 1949. On a theorem of Hsu and Robbins. Ann Math Statist, **20**: 286~296

Fan J, Gijbels I. 1992. Variable bandwidth and local linear regression smoother. The Annals of Statistics, **20**: 2008~2036

Fan J, Gijbels I. 1994. Censored regression: Local linear approximations and their applications. Journal of the American Statistical Association, **89**: 560~570

Fan J, Gijbels I. 1996. Local Polynominal Modelling and its Applications. London: Chapman and Hall.

Fan J, Gijbels I, King M. 1997. Local likelihood and local partial likelihood in hazard regression. The Annals of Statistics, **24**: 1661~1689

Fleming T R, Harrington D P. 1981. A class of hypothesis tests for one and two samples of censored survival data. Communications in Statistics, **10**: 763~794

Földes A, Rejtö L. 1981a. Strong uniform consistency for nonparametric survival curve estimators from randomly censored data. The Annals of Statistics, **9**: 122~129

Földes A, Rejtö L. 1981b. A LIL result for the product-limit estimator. Z Wahrsch. Verw Gebiete, **56**: 75~86

Földes A, Rejtö L, Winter B B. 1980. Strong consistency properties of nonparametric estimators for randomly censored data, I: The product-limit estimator. Periodica Mathematica Hungarica, **11**: 233~250

Földes A, Rejtö L, Winter B B. 1981. Strong consistency properties of nonparametric estimators for randomly censored data, II: Estimation of density and failure rate. Periodica Mathematica Hungarica, **12**: 15~29

Gannoun A, Saracco J. 2002. A new proof of strong consistency of kernel estimation of density function and mode under random censorship. Statistics & Probability Letters, **59**: 61~66

Gatsonis C, Hsieh H K, Korway R. 1985. Simple nonparametric tests for a known standard survival based on censored data. Communications in Statistics-Theory and Methods, **14**: 2137~2162

Gehan E A. 1965. A generalized two-sample Wilcoxon test for doubly censored data. Biometrika, **52**: 650~653

Gehan E A. 1965. A generalized Wilcoxon test for comparing arbitrarily single-censored samples. Biometrika, **52**: 203~223

Gehan E. 1969. Estimating survival function from the life table. J Chron Dis, **21**: 629~644

Geman S, Hwang C R. 1982. Nonparametric maximum likelihood estimation by the method of sieves. The Annals of Statistics, **10**: 401~414

Gentleman R, Crowley J. 1991. Local full likelihood estimation for the proportional hazards model. Biometrics, **47**: 1283~1296

Ghorai J K, Pattanaik L M. 1990. L_1-consistency of the kernel density estimators based on randomly right censored data. Communication in Statistics-Theory and Methods, **19**: 2817~2877

Gijbels I, Veraverbeka N. 1991. Almost sure asymptotic representation for a class of functionals of the Kaplan-Meier estimator. The Annals of Statistics, **19**: 1457~1470

Gijbels I, Wang J L. 1993. Strong representation of the survival function estimator for truncated and censored data with application. J Multivariate Analysis, **47**: 210~229

Gill R D. 1980. Censoring and Stochastic Integrals. Mathematical Centre Tracts 124. Mathematisch Centrum, Amsterdam

Gill R D. 1983. Large sample behavior of the product-limit estimator on the whole line. The Annals of Statistics, **11**: 49~58

Gill R D. 1984. Understanding Cox regression model: A martingale approach. Journal of the American Statistical Association, **79**: 441~447

Gillespie M J, Fisher L. 1979. Confidence bounds for Kaplan-Meier survival curve estimate. The Annals of Statistics, **7**: 920~924

Gore S M, Pocock S J, Kerr G R. 1984. Regression models and non-proportional hazards in the analysis of breast cancer survival. Applied Statistics, **33**: 176~195

Gray R J. 1992. Flexible methods for analyzing survival data, using splines, with applications to breast cancer prognosis. Journal of the American Statistical Association, **87**: 942~951

Gray R J. 1994. Spline-based tests in survival analysis. Biometrics, **50**: 640~652

Grenander U. 1981. Abstract Inference, New York: Wiley

Gu M, Lai T L. 1990. Functional laws of the iterated logarithm for the product-limit estimator of a distribution function under random censorship or truncation. The Annals of Probability, **18**: 160~189

Hall P. 1981. Laws of the iterated logarithm for nonparametric density estimators. Z Wahrsch Verw Gebiete, **56**: 47~61

Hall P, La Scala B. 1990. Methodology and algorithms of empirical likelihood. International Statist Review, **58**(2): 109~127

Harrington D P, Fleming T R. 1982. A class of rank test procedures for censored survival data. Biometrika, **69**: 133~143

Hastie T, Tibshirani R. 1990. Exploring the nature of covariate effects in the proportional hazards model. Biometrics, **46**: 1005~1016

Hastie T, Tibshirani R. 1993. Varying-coefficient models (with discussion). Journal of the Royal Statistical Society B, **55**: 757~796

Herring A H, Ibrahim J G. 2001. Likelihood-based methods for missing covariates in the cox proportional hazards model. Journal of the American Statistical Association, **96**: 292~302

Hess K R. 1994. Assessing time-by-covariate interactions in proportional hazards regression models using cubic spline functions. Statistics in Medicine, **14**: 1045~1062

Hodges J L, Lehmann E L. 1963. Estimator of location based on rank test. Ann Math Statist, **34**: 598~611

Hollander M, McKeague I W, Yang J. 1997. Likelihood ratio-based confidence bands for survival functions. J Amer Statist Assoc, **92**: 215~226

Horváth L, Yandell B S. 1987. Convergence rates for the bootstrapped product-limit process. The Annals of statistics, **15**(3): 1155~1173

James L F. 1997. A study of a class of weighted bootstraps for censored data. The Annals of Statistics, **25**(4): 1595~1621

James I R. 1986. On estimating equations with censored data. Biometrika, **73**: 35~42

James I R, Smith P J. 1984. Consistency results for linear regression with censored data. The Annals of Statistics, **12**: 590~600

James L F. 1993. The bootstrap, Baysian bootstrap and random weighted methods for censored data models. Ph D dissertation, SUNY, Buffalo

Jennison C, Turnbull B W. 1985. Repeated confidence intervals for the median survival time. Biometrika, **72**: 619~625

Johansen S. 1978. The product estimator as maximum likelihood estimator. Scandinavian Journal of Statistics, **5**: 195~199

Kalbfleisch J D, Prentice R L. 1980. The Statistical Analysis of Failure Time Data, New York: Wiley

Kaplan E L, Meier P. 1958. Nonparametric estimation from incomplete observations. Journal of the American Statistical Association, **53**: 457~481

Keaney K M, Wei L J. 1994. Interim analysis based on median survival times. Biometrika, **81**: 279~286

Keilegom I V, Veraverbeke N. 2001. Hazard rate estimation in nonparametric regression with censored data. Ann Inst Statist Math, **53**: 730~745

Kim H T, Truong Y K. 1998. Nonparametric regression estimates with censored data: Local linear smoothers and their applications. Biometrics, **54**: 1434~1444

Kim B K, van Ryzin J. 1975. Uniform consistency of a histogram density estimator and modal estimation. Communications in Statistics, **4**: 303~315

Klein J P, Moeschberger M L. 1997. Survival Analysis. New York: Springer-Verlag

Komlós J, Major P, Tusnády G. 1975. An approximation of partial sums of independent r.v.'s and the sample d.f. Z. Wahrsch. verw. Gebiete, **32**: 111~132

Koul H, Susarla V, van Ryzin J. 1981. Regression analysis with randomly right-censored data. The Annals of Statistics, **9**: 1276~1288

Kulasekera K B. 1995. A bound on the L_1-error of a nonparametric density estimator with censored data. Statistics & Probability Letters, **23**: 233~238

Lai T L, Ying Z. 1991. Rank regression methods for left truncated and right censored data. The Annals of Statistics, **19**: 531~554

Lai T L, Ying Z. 1991. Large sample theory of a modified Buckley-James estimator for regression analysis with censored data. The Annals of Statistics, **19**: 1370~1402

Lai T L, Ying Z, Zheng Z. 1995. Asymptotic normality of a class of adaptive statistics with applications to synthetic data methods for censored regression. Journal of Multivariate Analysis, **52**(2): 259~270

Lawless J F. 1982. Statistical Models and Methods For Lifetime Data. New York: John Wiley & Sons, Inc

Lee E T. 1992. Statistical Methods for Survival Data Analysis New York: John Wiley & sons 陈家鼎, 戴中维译, 1998. 生存数据分析的统计方法. 北京: 中国统计出版社

Lehmann E. 1975. Nonparametrics: Statistical Methods Based on Ranks. San Francisco: Holden-Day

Leurgans S. 1987. Linear models, random censoring and synthetic data. Biometrika, **74**: 301~309

Li G. 1995. Nonparametric likelihood ratio estimation of probabilities for truncated data. Journal of the American Statistical Association, **90**: 997~1003

Li G, et al. 1996. Nonparametric likelihood ratio confidence bands for quantile functions from incomplete survival data. The Annals of Statistics, **24**: 628~640

Li G, Wang Q H. 2003. Empirical likelihood regression analysis for right censored data. Statistica Sinica, **13**(1): 51~68

Li G, Wang Q H. 2004. A Semiparametric Partly Linear Model for Censored Survival Data. Unpublished manuscript

Li L. 2003. Non-linear wavelet-based density estimators under random censorship. Journal of Statistical Planning and Inference, **117**: 35~58

Lin D Y, Wei L J. 1989. The robust inference for the Cox proportional hazards model. Journal of the American Statistical Association, **84**: 1074~1078

Lin D Y, Wei L J, Ying Z. 1993. Checking the Cox model with cumulative sums of martingale-based residuals. Biometrika, **80**(3): 557~572

Lin D Y, Wei L J, Ying Z L. 1993. Checking the Cox model with cumulative sums of martingale-based residuals. Biometrika, **80**: 557~572

Lin D Y, Ying Z. 1993. Cox regression with incomplete covariate measurements. Journal of the American Statistical Association, **88**: 1341~1349

Lininger L, et al. 1979. Comparison of four tests for equality of survival curves in the presence of sttratification and censoring. Biometrika, **66**: 417~428

Liu R Y C, Ryzin J V. 1985. A histogram estimator of the hazard rate with censored data. The Annals of Statistics, **13**: 592~605

Lo A Y. 1993. Bayesian bootstrap for censored data. The Annals of Statistics, **21**: 100~123

Lo S H, Mack Y P, Wang J L. 1989. Density and hazard rate estimation for censored data via strong representation of the Kaplan-Meier estimator. Probability Theory and Related Fields, **80**: 461~473

Lo S H, Mack Y P, Wang J -L. 1989. Density and hazard rate estimation for censored data via strong representation of the Kaplan-Meier estimator. Probability Theory and Its Related Fields, **80**: 461~473

Lo S H, Singh K. 1986. The product-limit estimator and the bootstrap: some asymptotic representations. Probab Theo Rel Field, **71**: 455~465

Lo S H, Wang J L. 1989. I.I.D representation for the bivariate product limit estimators and the bootstrap versions. Journal of Multivariate Analysis, **28**: 211~219

Major P, Rejtö L. 1988. Strong embedding of the estimator of the distribution function under random censorship. The Annals of Statistics, **16**(3): 1113~1132

Mann H B, Whitney D R. 1947. On a test of whether one of two random variables is stochastically larger than the other. The Annals of Mathematical Statistics, **18**: 5~60

Mann N R. 1968. Point and interval estimation procedures for the two-parameter Weibull and extreme-value distribution. Technometrics, **10**: 231~256

Mantel N. 1966. Evaluation of survival data and two new rank order statistics arising in its consideration. Cancer Chemotherapy Reports, **50**: 163~170

Mantel N, Haenszel W. 1959. Statistical aspects of the analysis of data from retrospective studies of disease. Journal of the National Cancer Institute, **22**: 719~748

Marron J S. 1985. A comparison of cross-validation techniques in density estimation. North Carolina Institute of Statistics Mimeo Series, 1568

Marron J S, Härdle W. 1986. Random approximations to some measures of accuracy in nonparametric curve estimation. Journal of Multivariate Analysis, **20**: 91~113

Marron J S, Padgett. 1987. Asymptotically optimal bandwidth selection for kernel density estimator from randomly right-cemsored sample. The Annals of Statistics, **15**: 1520~1535

Mastry E, Tjøstheim D. 1997. Additive nonlinear ARX time series and projection estimates. Econometric Theory, **13**: 214~254

McNichols D T, Padgett W J. 1985. Nonparametric methods for hazard rate estimation from right-censored samples. Journal of the Chinese Satistical Association, **23**: 1~15

Meng X-L, Bassiakos Y, Lo S -H. 1991. Large-sample properties for a general estimator of the treatment effect in the-sample problem with right censoring. The Annals of Statistics, **19**: 1786~1812

Mielniczuk J. 1986. Some asymptotic properties of kernel estimators of a density function in case of censored data. The Annals of Statistics, **14**(2): 766~773

Miller R G. 1976. Least squares regression with censored data. Biometrika, **63**: 449~464

Miller R G. 1981. Survival Analysis. New York: John Wiley & Sons

Murphy S A, Sen P K. 1991. Time-dependent coefficients in a Cox-type regression model. Stochestic Process Application, **39**: 153~180

Nakamura T. 1992. Proportional hazards models with covariates subject to measurement error. Biometrics, **48**: 829~838

O'Brien P C. 1988. Comparing two samples: extensions of the , rank-sum, and log-rank tests. Journal of the American Statistical Association, **83**: 52~61

Owen A. 1990. Empirical likelihood ratio confidence regions. The annals of Statistics, **18**: 90~120

Owen A. 1991. Empirical likelihood for linear models. The Annals of Statistics, **19**: 1725~1747

Padgett W, Wei L J. 1982. Estimation of the ratio of scale parameters in the two sample problem with arbitrary right censorship. Biometrika, **69**: 252~255

Padgett W J, McNichols D T. 1984. Nonparametric density estimation from censored data. Commun Statist. -Theor Meth, **13**(3): 1581~1611

Pan W. 2001. A multiple imputation approach to regression analysis for doubly censored data with application to AIDS studies. Biometrics, **57**: 1245~1250

Park H -I, Park S -G. 1995. Quantile estimation of treatment effect for the two-sample problem with right censored data. Statistics & Probability Letters , **24**: 139~145

Parzen M I, Wei L J, Ying Z L. 1994. A resampling method based on pivotal estimating functions. Biometrika, **81**: 341~350

Patil P N. 1993. On the least squares cross-validation bandwidth in hazard rate estimation. The Annals of Statistics, **21**: 1792~1810

Pazen E. 1962. On estimation of a probability density function and mode. Ann Math Statis, **33**: 1065~1076

Peterson A V. 1977. Expressing the Kaplan-Meier estimator as a function of empirical subsurvival function. Journal of the American Statistical Association, **72**: 854~858

Peto R, Peto J. 1972. Asymptotically efiicient rank invariant procedures. Journal of the Royal Statistical Society, Series A, **135**: 185~207

Phadia E G, Ryzin J V. 1980. A note on convergence rates for the product limit estimator. The Annals of Statistics, **8**: 673~678

Priesley M B, Chao M T. 1972. Nonparametric function fitting. J R Statist Soc, B, **34**: 385~392

Ramlau-Hansen H. 1983. Smoothing counting process intensities by means of kernel functions. The Annals of Statistics, **11**: 453~466

Rao B L S P. 1983. Nonparametric Functional Estimation. London: Academic

Rao B L S P. 1987. Asymptotic Theory of Statistical Inference. New York: John Wiley & Sons

Révész P. 1972. On empirical density function. Periodia Math Hungar, **2**: 85~110

Rebolledo R. 1980. Central limit theorems for local martingales. Z Wahrsch. verw Gebiete, **51**: 269~286

Richard P, Pike M C. 1973. Conservatism of the approximation $\Sigma(O-E)^2/E$ in the logrank test for survival data or tumor incidence data. Biometrics, **29**: 579~584

Robert E T, Ware J. 1977. On distribution-free tests for equality of survival distributions. Biometrika, **64**: 156~160

Rosenblatt M. 1956. Remarks on some nonparametric estimates of a density function. Ann Math Statist, **27**: 832~837

Rosenblatt M. 1971. Curve estimates. Ann Math Statist, **42**: 1815~1842

Rudemo M. 1982. Empirical choice of histograms and kernel density estimators. Scand J Statist, **9**: 65~78

Savage I R. 1956. Contribution to the theory of rank order statistics-The two sample case. The Annals of Mathematical Statistics, **27**: 590~615

Schiller G, et al. 2001. Transplantation of IL-2-mobilized autologous peripheral blood progenitor cells for adults with acute myelogenous leukemia in first remission. Leukemia, **15**(5): 757~763

Schmee J, Hahn G J. 1979. A simple method for regression analysis with censored data. Technometric, **21**: 13~16

Sedmark D D, et al. 1989. Prognostic significance of Cytokeratin-posiyive breast cancer metastases. Modern Pathology, **2**: 516~520

Serfling R J. 1980. Approximation Theorems of Mathematical Statistics. New York: John Wiley & Sons

Shorack G R, Wellner J A. 1986. Empirical Processes with Applications to Statistics, New York: John Wiley & Sons

Singh K, Liu R Y. 1990. On the validity of the Jackknife procedure. Scandinavian Journal of Statistics, **17**: 11~21

Singpurwalla N D, Wong M -Y. 1983. Kernel estimators of the failure rate function and density estimation: An analogy. Journal of the American Statistical Association, **78**: 478~481

Silverman B W. 1978. Weak and strong uniform consistency of the kernel estimates of a density and its derivatives. The Annals of Statistics, **6**: 177~184

Srinivasan C, Zhou M. 1991. Linear regression with censoring. J Multivariate Anal, **49**: 179~201

Stute W. 1982. A law of the logarithm for kernel density estimators. The Annals of Probability, **10**: 414~422

Stute W. 1993. Consistent estimation under random censorship when covariates are present. Journal of Multivariate Analysis, **45**: 89~103

Stute W. 1994. Strong and weak representation of cumulative hazard function and Kaplan-Meier estimators on increasing sets. Journal of Statistical Planning and Inference, **42**: 315~329

Stute W. 1995. The central limit theorem under random censorship. The Annals of Statistics, **23**: 422~439

Stute W. 1996. The jackknife estimate of variance of a Kaplan-Meier integral. The Annals of Statistics, **24**: 2679~2704

Stute W, Wang J -L. 1993. The strong law under random censorship. The Annals of Statistics, **21**: 1591~1607

Sun Z. 1984. Asymptotic unbiased and strong consistency for density function estimator. Acta Math Sinica, **27**: 769~782

Susarla V, Ryzin J V. 1976. Nonparametric Bayesian estimation of survival curves from incomplete observation. J Amer Statist Assoc, **61**: 897~902

Susarla V, Ryzin J V. 1978a. Expirical Bayes estimation of a distribution (survival) function from right censored observations. The Annals of Statistics, **6**: 740~754

Susarla V, Ryzin J V. 1978b. Large sample theory for a Bayesian nonparametric curve estimator based on censored sample. The Annals of Statistics, **6**: 755~768

Susarla V, Ryzin J V. 1980. Large sample theory for an estimator of the mean survival time from censored samples. The Annals of Statistics, **8**: 1002~1016

Tanner M A. 1983. A note on the variable kernel estimator of the hazard function from randomly censored data. The Annals of Statistics, **11**: 994~998

Tanner M A, Wong W H. 1983. The estimation of the hazard function from randomly censored data by the kernel method. The Annals of Statistics, **11**: 989~993

Tarone R E, Ware J. 1977. On distribution-free tests for equality of survival distributions. The Annals of Statistics, **64**: 156~160

Thomas D R, Grunkemeir G L. 1975. Confidence interval estimation fo survival probabilities for censored data. Journal of the American Statistical Association, **70**: 865~871

Tsiatis A A. 1990. Estimation regression parameters using linear rank tests for censored data. The Annals of Statistics, **18**: 354~372

Tsiatis A A. 1981. A large sample study of Cox's regression model. The Annals of Statistics, **9**: 93~108

Valsecchi M G, Silvestri D, Sasieni P. 1996. Evaluation of long-term survival: use of diagnostics and robust estimators with Cox's proportional hazards model. Statistics in Medicine, **15**: 2763~2780

van Ryzin J. 1973. A histogram method of density estimation. Comm Statist, **2**: 423~506

Verweij J M, van Houwelingen H C. 1995. Time-dependent effects of fixed covariates in Cox regression. Biometrics, **51**: 1550~1556

Wang J G. 1987. A note on the uniform consistency of the kaplan-Meier estimator. The Annals of Statistics, **15**: 1313~1316

Wang Q H. 1994. Some asymptotic behaviours of probability density kernel estimator based on censored data. Chinese Journal of Applied Probability and Statistics, **2**: 164~174

Wang Q H. 1995. Strong embedding of product-limit estimator of bivariate survival distribution function. Acta Mathematica Scientia, **15** (Supplement): 123~132

Wang Q H. 1996. Consistent estimators in random censorship semiparametric models. Science in China, Ser A, **39**: 163~176

Wang Q H. 1997a. Some large sample properties of an estimation of the hazard function from randomly censored data. Acta Mathematica Scientia, **17**: 230~240

Wang Q H. 1997b. Edgeworth expansion for bivariate product limit estimator. Science in China, ser Λ, **40**: 1136~1147

Wang Q H. 1998. Some large sample results for a class of functionals of Kaplan-Meier estimator. Acta Mathematica Sinica, **14**: 191~200

Wang Q H. 1999. Some bounds for the estimator of the hazard function from randomly censored data. Statistics and Probability Letters, **44**: 319~326

Wang Q H. 2000. Some inequalities for the kernel density estimator under random censorship. Journal of Nonparametric Statistics, **12**: 731~751

Wang Q H. 2000. Estimation of linear error-in-variables model with validation data under random censorship. Journal of Multivariate Analysis, **74**: 245~266

Wang Q H. 2000. Moment and probability inequalities for the bivariate product limit estimator. Statistics and Probability Letters, **46**: 1~12

Wang Q H Yao L L. 2003. Estimation in Varing-Coefficient Proportional Hazard Regression Model. Metrika To appear

Wang Q H, Jing B Y. 1999. Empirical likelihood for partial linear model with fixed design. Statistics & Probability Letter, **41**: 425~433

Wang Q H, Jing B Y. 2000. A martingale-based bootstrap inference for a class of functional of survival disitribution with censored data. Commun Statist, **29**: 401~415

Wang Q H, Jing B Y. 2001. Empirical likelihood for a class of functionals of survival distributions with censored data. Ann Inst Math Statist, **53**(3): 517~527

Wang Q H, Jing B Y. 2005. Estimation by method of moment under two-sample location-scale model under random censorship. Journal of Nonparametric Statistics, **17**: 1~14

Wang Q H, Li G. 2002. Empirical likelihood semiparametric regression analysis under random censorship. Journal of Multivariate Analysis, **83**: 469~486

Wang Q H, Wang J L. 2001. Inference for the mean difference in the two-sample random censorship model. Journal of Multivariate Analysis, **79**(2): 295~315

Wang Q H, Zheng Z G. 1997. Asymptotic properties for the semiparametric regression model with randomly censored data. Science in China, Ser A, **40**: 945~957

Wang Q H, Zheng Z G. 1998. The Edgeworth expansion and smoothed bootstrap approximation for the studentized Kaplan-Meier estimators. Statistica Sinica, **8**(2): 571~587

Wang Q H, Zhu L X. 2001. Estimation in partly linear error-in-covariables models with censored data. Commun Statist-Theory and Method, **30**(1): 41~54

Wang Q H, Zhu L X. 2001. Berry-Essen inequality for the Kaplan-Meier L-estimator. Acta Math Sinica-English Series, **17**(1): 169~180

Wang W, Wang J -L, Wang Q H. 1999. Proportial hazards regression with unknown link function. Unpublished manuscript

Wei L J, Gail M H. 1983. Nonparametric estimation for scale-change with censored observations. Journal of the Americal Statistical Association, **78**: 382~388

Wellner J A. 1982. Asymptotic optimality of the product-limit estimator. The Annals of Statistics, **10**: 595~602

Wilcoxon F. 1945. Individual comparison by ranking methods. Biometrics, **1**: 80~83

Winnett A S. 1999. Flexible estimators of hazard ratios for exploratory and residual analysis. Ph D Thesis. University College London, London

Winnett A, Sasieni P. 2003. Iterated residuals and time-varying covariate effects in Cox regression. J R Statist Soc B, **65**: 473~488

Xiang X. 1992. A law of the logarithm for kernel quantile density estimators. Technical report, No 339. Department of Statistics, University of Chicago

Xiang X. 1994. Law of the logarithm for density and hazard rate estimation for censored data. Journal of Multivariate Analysis, **49**: 278~286

Xue L G. 2004. Approximation rates of the error distribution of wavelet estimators of a density function under censorship. Journal of Statistical Planning and Inference, **118**: 167~183

Yandell B S. 1983. Nonparametric inference for rates with censored survival data. The Annals of Statistics, **11**: 1119~1135

Ying Z. 1989. A note on asymptotic properties of the product-limit estimator on the whole line. Statistics & Probability Letters, **7**: 311~314

Young D H. 1970. Consideration of power for some two sample tests with censoring based on a given order statistic. Biometrika, **57**: 595~604

Zhang B. 1998. A note on the strong uniform consistency of kernel density estimators under random censorship. Sankhyá, **60**: 265~273

Zhang B. 1999. A law of the iterated logarithm for kernel density estimators under random censorship. Far East J Theor Stat, **3**: 171~185

Zhang Z, Li G. 1996. A simple quantile approach to the two-sample location-scale problem with random censorship. Journal of Nonparametric Statistics, **6**: 323~335

Zhang Z, Yu Q. 2002. A minimum distance estimation approach to the two-sample location-scale problem. Lifetime Data Analysis, **8**(3): 289~305

Zheng Z K. 1986. A note on the LIL type result for the product limit estimator. Acta Mathematica Sinica, New Series, **2**: 144~151

Zheng Z K. 1987. A class of estimators for the parameters in linear regression with censored data. Acta Mathematicae Applicatae Sinica, **3**: 231~241

Zheng Z K. 1987. Strong consistency of nonparametric regression estimates with censored data. sino-American Statistical Meeting, Beijing, 627~630

Zheng Z K. 1989. Two methods of estimating the mean survival time from censored samples. Technical Report

Zhou M. 1992. Asymptotic normality of the synthetic estimator for censored survival data. The Annals of Statistics, **20**: 1002~1021

Zhou M. 1991. Some properties of the Kaplan-Meier estimator for independent nonidentically distributed random variables. Ann of Statist, **19**: 2266~2274

Zhou M. 1992. Asymptotic normality of the synthetic estimator for censored survival data. The Annals of Statistics, **20**: 1002~1021

Zucker D M, Karr A F. 1990. Nonparametric survival analysis with time-dependent covariate effects: A penalized partial likelihood approach. The Annals of Statistics, **18**: 329~353

《现代数学基础丛书》已出版书目